ADAM KAY

MEDIZIN
ECHT EKLIG UND SCHAUDERHAFT SCHRECKLICH

ILLUSTRIERT VON HENRY PAKER

Adam Kay ist ein mehrfach preisgekrönter Schriftsteller, Komiker und ehemaliger Arzt. Sein Durchbruch war das Buch „This is Going to Hurt“, das über 2,5 Millionen mal verkauft und in 37 Sprachen übersetzt wurde. Seitdem ist Kay der erfolgreichste Sachbuch-Autor Englands. Kay‘s Marvellous Medicine ist nach dem Bestseller Kay‘s Anatomy bereits das zweite Kinderbuch des Briten.

DAS NEUE URKOMISCHE SACHBUCH

VON BESTSELLERAUTOR ADAM KAY

ILLUSTRIERT VON HENRY PAKER

MEDIZIN ECHT EKLIG UND SCHAUDERHAFT SCHRECKLICH

WARUM PICKEL MIT KROKODIL-KACKE BEHANDELT WURDEN

ILLUSTRIERT VON HENRY PAKER

EMF

EIN BUCH DER
EDITION MICHAEL FISCHER

Bibliografische Information der Deutschen Bibliothek.

Die Deutsche Bibliothek verzeichnet diese Publikation in der Deutschen Nationalbibliografie.

Detaillierte bibliografische Daten sind im Internet über http://www.dnb.de/ abrufbar.

EIN BUCH DER EDITION MICHAEL FISCHER

1. Auflage 2022

Titel der Originalausgabe: Kay's Marvellous Medicine

Text: Adam Kay

Illustration: Henry Paker

Aus dem Englischen übertragen von Worthographie, Julia Strohbach, Atzbach

Covergestaltung: Katharina Bittel

Satz: Nathalie Hochholzer

Produktmanagement: Katharina Steinbach

Lektorat: Nina Lieke, München

ISBN 978-3-7459-1252-4

Gedruckt bei GGP Media GmbH, Karl-Marx-Straße 24, 07381 Pößneck

www.emf-verlag.de

FSC
www.fsc.org
MIX
Papier aus verantwortungsvollen Quellen
FSC® C145070

Für Michael Sharpington, der damals in der Schule einen unfassbaren, über eine Minute dauernden Furz hat fahren lassen, und der danach für immer Michael Furzington genannt wurde.

Und mit Dank an meine Großtante Prunella, die einen frühen Entwurf dieses Buches gelesen und mir ihre Meinung mehr als deutlich mitgeteilt hat.

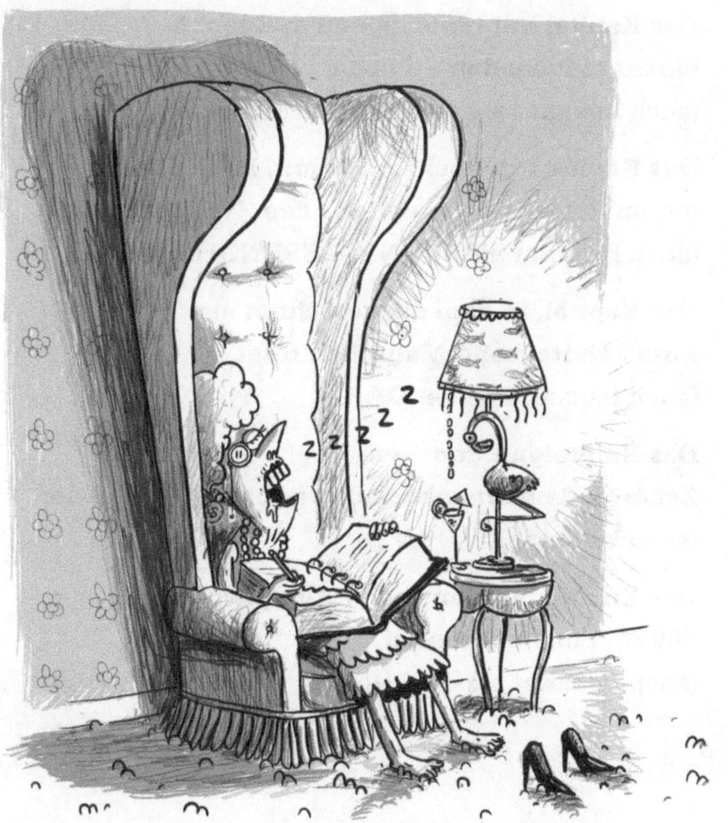

INHALT

Megamomente der Medizin 8

Der Bereich am Anfang, in dem man erfährt, worum es im Buch geht
(auch bekannt als EINLEITUNG) **11**

Das Kapitel, in dem Doktoren Löcher in Schädel bohren & Tote Stromschläge bekommen
(auch bekannt als das GEHIRN) **19**

Das Kapitel mit blutsaugenden Egeln & einem rauchenden Po-Loch
(auch bekannt als der BLUTKREISLAUF) **61**

Das Kapitel mit Pocken, Plagen, Penicillin & einem Riesenwurm, der aus dem Gesicht bricht
(auch bekannt als die INFIZIERUNG) **95**

Das Kapitel, in dem ausgerechnet ein Furz zehntausend Menschen tötet
(auch bekannt als der DARM) **129**

Das Kapitel mit den – yummy! – abfallenden Zehen & dem Shampoo aus zermahlenen Mäusen
(auch bekannt als HAUT) **157**

Das Kapitel mit den coolen Dreckwolken & 400 Millionen Hicksern
(auch bekannt als die LUNGE) **187**

Das Kapitel, in dem sich niemand die Hände wäscht & ein Friseur einem die Beine abschneidet
(auch bekannt als die CHIRUGIE) **219**

Das Kapitel, in dem Frösche Hosen tragen & neugeborene Babys mehr Taschengeld verdienen als du
(auch bekannt als FORTPFLANZUNG) **255**

Das Kapitel, in dem einfach jeder eine schöne warme Tasse Pipi trinkt
(auch bekannt als LEBER und NIEREN) **283**

Das Kapitel mit ein paar Grabräubern & Leuten, die Schädel zum Frühstück essen
(auch bekannt als die KNOCHEN) **313**

Das Kapitel mit genialen Lasern, Ziegenpisse & einem kleinen Tropfen Taubenblut
(auch bekannt als AUGEN und OHREN) **341**

Das Kapitel mit Tausenden Erbsenpflanzen, bösen Zwillingen & einem ekelhaften muskulösen Baby
(auch bekannt als GENETIK) **363**

Das Bisschen am Ende
(auch bekannt als der SCHLUSS) **383**

Rechtlicher Hinweis 386

Dank 388

Doktorografie 390

Register 397

Mitarbeit 412

MEGAMOMENTE

1600 V. CHR. (ALTES ÄGYPTEN)

Die Ärzte entdeckten, dass das Herz das Blut durch den Körper pumpt. Sie glaubten aber auch, dass die Kacke aus dem Herzen rausfließt …

400 V. CHR. (ANTIKES GRIECHENLAND)

Hippokrates erkannte, dass Krankheiten nicht durch Zauberei verursacht werden. Sorry, wenn du dachtest, dass Krankheiten durch Zauberei verursacht werden und dies ein riesiger Spoiler ist.

1928

Antibiotika wurden entdeckt von Sir Alexander Antibiotika. Nein, Sir Antibiotika Fleming. Entschuldige, Sir Alexander Fleming. Jetzt stimmt's.

1910

Marie Curie entdeckte die Radioaktivität, und seither können wir alle aktiv Radio hören. Nein, halt, mit radioaktiver Strahlung wird Krebs behandelt.

1929

Die Ärzte entdeckten, dass Rauchen schädlich ist. Bis dahin dachten die Ärzte, es sei gesund – also, ich bezeichne Leute nicht gern als Idioten, aber in diesem Fall …

1954

Die erste Nierentransplantation fand statt, bald gefolgt von Lebertransplantationen, Herztransplantationen und Potransplantationen. (Okay, Potransplantationen nicht wirklich.)

DER MEDIZIN

100 N. CHR. (ALTES ROM)
Die Römer nutzten ihre Gehirne und erkannten, dass das Gehirn für das Denken zuständig ist.

800 N. CHR. (MITTELALTER)
Die erste Medizinschule wurde eröffnet. Davor haben die Menschen vermutlich nur geraten, was man als Arzt so macht.

1590
Das Mikroskop wurde erfunden und plötzlich sah alles riesig aus.

1842
Das erste Narkosemittel wurde verabreicht, jetzt konnten die Patienten während der Operation friedlich schlafen und mussten nicht mehr „AAAAAAAAGH! STOPP!“ schreien.

1895
Die erste Röntgenaufnahme (engl. X-Ray) wurde gemacht. Ich habe keine Ahnung, wofür das X steht. Vielleicht für Xylophon?

1980
Adam Kay wurde geboren, das schönste Genie in der gesamten medizinischen Welt.

2020-
Die Coronavirus-Pandemie fegt über die Welt.

2185
Die Erde wird von den Krakenmenschen von Zaaarg übernommen. Tja, tut mir echt leid.

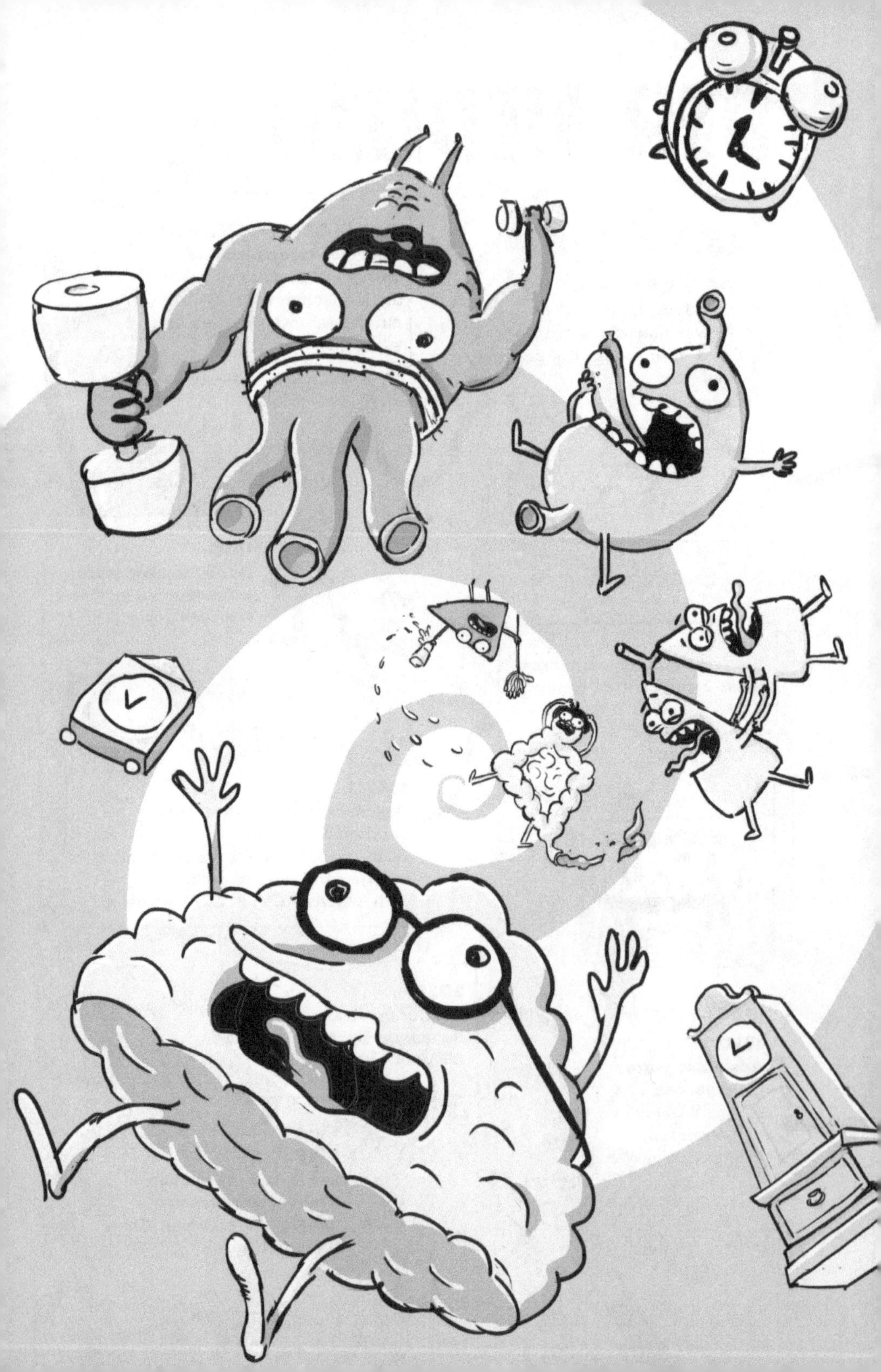

DER BEREICH AM ANFANG,

IN DEM MAN ERFÄHRT, WORUM ES IM BUCH GEHT

(auch bekannt als die *EINLEITUNG*)

LASS UNS ÜBER ALTE ZEITEN SPRECHEN. Nein, nicht über letztes Weihnachten – wir müssen noch weiter zurückgehen. Wo bist du denn jetzt auf einmal? Bei den Dinosauriern? Nein, du bist zu weit gegangen. Ein bisschen vorwärts – ja, so ist es besser.

Wenn du das Wort „Geschichte“ hörst, denkst du vielleicht an Ritter in klobig aussehenden Rüstungen, die in die Schlacht reiten, oder alte Ägypter, die Pyramiden bauen, oder Könige und Königinnen, die anderen Menschen den Kopf abhacken lassen. Vielleicht hast du auch schon davon gehört, wie Fäkalien sich ihren Weg durch die Straßen bahnen und durch die Städte flossen, weil noch niemand Toiletten erfunden hatte, und von Erwachsenen, die Kinder zwangen, auf Schornsteine zu klettern.

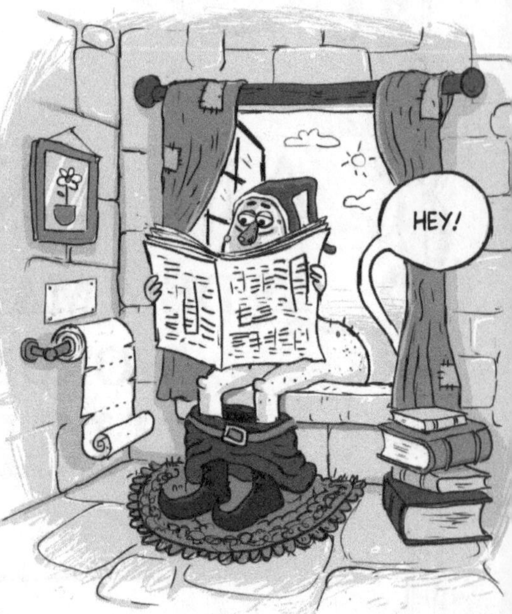

Und das mit gutem Recht! Faule, stinkende Kinder können ruhig auch zumindest ein einziges Mal in ihrem erbärmlichen Leben etwas arbeiten. Also wirklich! Prunella

Während all das passierte, blieb eine Sache ziemlich gleich: der menschliche Körper. Die Ärztin, zu der du letzte Woche wegen der Flecken auf deinem Hintern gegangen bist (keine Sorge, ich werde es niemandem sagen), war nur die aktuellste in einer langen Reihe von Ärzten, die seit Jahrhunderten die Hintern der Menschen – und verschiedene andere Körperteile – untersuchen. Aber ich bin mir ziemlich sicher, dass die Ärztin, die du gesehen hast, ein bisschen anders war als die im alten Ägypten. Zunächst einmal hatte sie wahrscheinlich bessere Zähne und trug keinen riesigen goldenen Kopfschmuck. (Ich wünschte, ich hätte einen riesigen goldenen Kopfschmuck tragen dürfen, als ich als Arzt arbeitete.) Noch wichtiger ist, dass sie viel mehr über den menschlichen Körper weiß als die Menschen damals.

Das war das Hauptproblem der alten Zeit – die Menschen hatten nicht die geringste Ahnung davon, wie unser Körper funktioniert. Wenn man also krank wurde, auch wenn es nur eine Kleinigkeit war, wie zum Beispiel Pickel am Hintern, konnte man in große Schwierigkeiten geraten. Und das Heilmittel für deine unseligen Pickel (wie steht es denn aktuell damit, hm?) wäre etwas Megaverrücktes und Nutzloses gewesen – wie mit Urin zu gurgeln oder Insekten in die Hose zu stopfen.

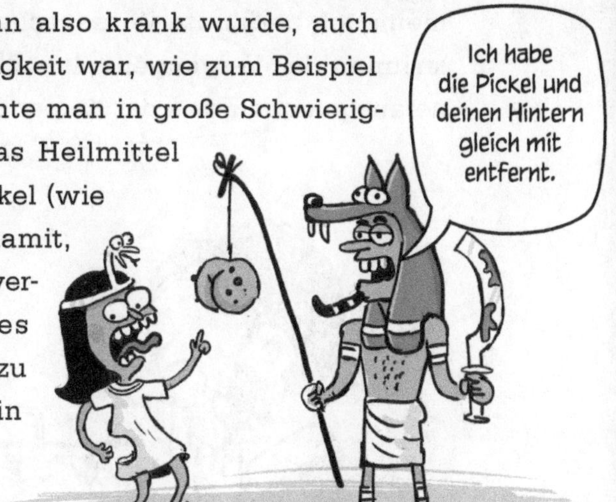
Ich habe die Pickel und deinen Hintern gleich mit entfernt.

Du glaubst mir nicht? Wie wäre es denn dann mit einer kleinen Zeitreise für dich und deinen pickeligen Hintern? Keine Sorge – du brauchst kein Lunchpaket, und es besteht auch keine Gefahr, dass du die Geschichte veränderst, indem du versehentlich auf Julius Cäsar niest und dadurch die Menschheit von Regenwürmern beherrscht wird.

Wir werden Tausende von Jahren zurückgehen, um zu sehen, wie sich die Ärzte in der Vergangenheit ohne all die Dinge durchgeschlagen haben, die uns heute tagtäglich das Leben retten, von Anästhetika und Antibiotika bis hin zu Röntgenstrahlen und … ähm … irgendetwas, das mit X beginnt. Außerdem werden wir uns all die Fehler und Experimente ansehen (hauptsächlich Fehler, um ehrlich zu sein), die schließlich dazu geführt haben, dass wir herausfinden konnten, wie alles funktioniert. Wenn ich „wir“ sage, meine ich berühmte Wissenschaftler und Wissenschaftlerinnen der Vergangenheit – **DU** hast schließlich nicht herausgefunden, wie der Körper funktioniert.

Genauso wenig wie du, Adam, du nichtsnutziger Aufschneider. Prunella

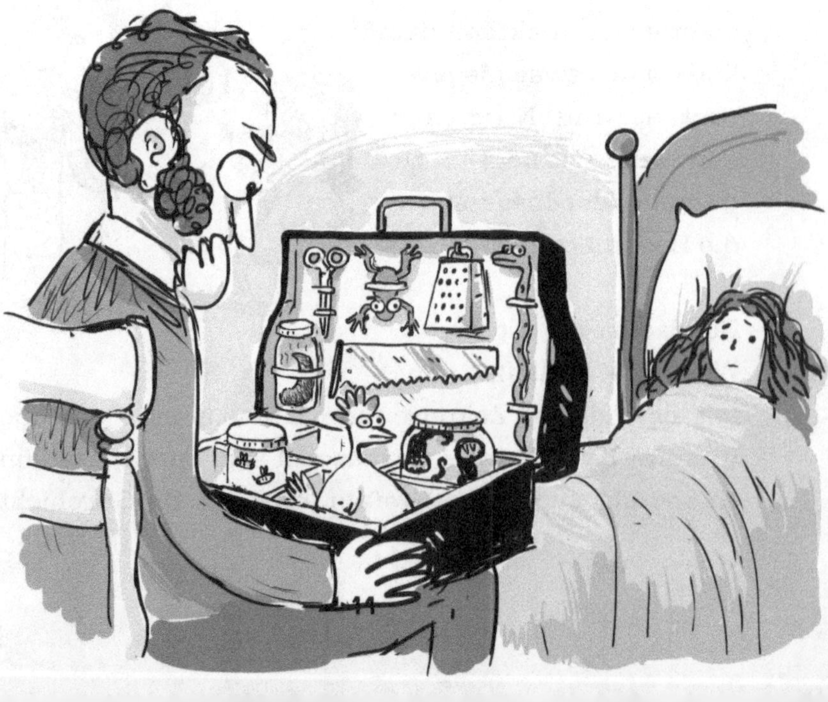

Ich werde all die Fragen beantworten, von denen du nicht einmal wusstest, dass du sie stellen willst, zum Beispiel:

WAS PASSIERTE, WENN MAN EINE BLUTKONSERVE BRAUCHTE, BEVOR BLUTTRANSFUSIONEN ERFUNDEN WURDEN?

Das hängt davon ab, bei welchem Arzt du warst, aber vielleicht hat er dir gesagt, du sollst Pipi oder Bier oder sogar Hundeblut trinken. Ich will dir die Überraschung nicht verderben, aber keine dieser Behandlungen hat besonders gut geholfen …

WAS WAR „DER GROSSE GESTANK“?

Nein, es war nicht der Geruch in deinem Schlafzimmer, nachdem du den Bohnen- und Blumenkohleintopf gegessen hattest. So nannte man tatsächlich eine Zeit, in der so viel Kacke in der Themse herumschwamm, dass ganz London monatelang nach dem Inneren eines Pferdepopos roch und die Keime Tausende von Menschen krank machten.

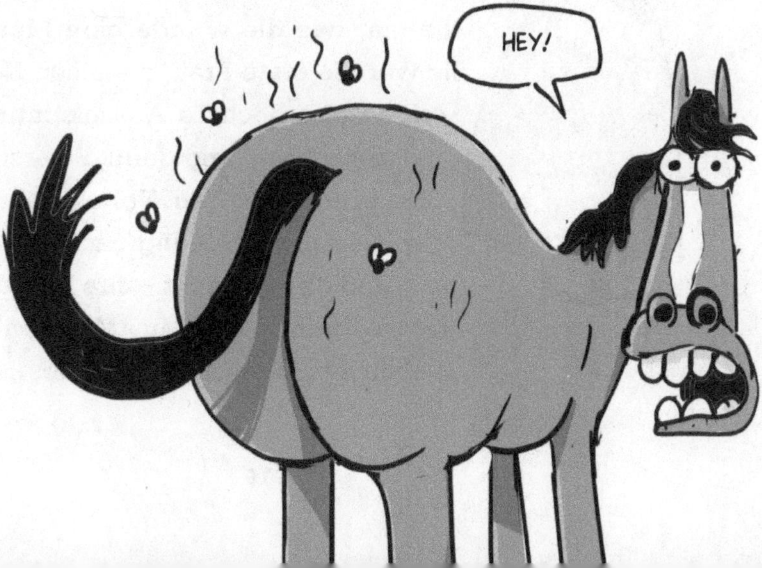

Ich erzähle dir von Genies wie Louis Pasteur, der die Pasta erfunden hat. Nein, Moment mal, das stimmt nicht. Er hat herausgefunden, dass Infektionen durch Keime verursacht werden. Davor dachte man nämlich, Infektionen würden durch schlechte Gerüche verursacht!
Er hat sogar herausgefunden, wie man Keime in Lebensmitteln loswerden kann. Seither sterben Menschen nicht mehr, nur weil sie verdorbene Milch getrunken haben.

Hast du ein Glück, dass du zu der Zeit nicht gelebt hast. Man hätte dich täglich wegen versuchten Mordes eingesperrt. Prunella

Jahrhundertelang durften Frauen nicht als Ärztinnen oder Wissenschaftlerinnen arbeiten – ein schreckliches Beispiel für den so genannten Sexismus, also die unterschiedliche Behandlung von Frauen und Männern. Frauen haben Millionen von Menschen geholfen, indem sie als Hebammen und Heilerinnen arbeiteten, aber Anerkennung bekamen sie keine dafür – oder noch schlimmer, sie wurden sogar dafür bestraft! Krank, oder? Wir werden einige brillante Frauen kennenlernen, die sich gegen diesen schrecklichen Sexismus durchgesetzt und die Welt verändert haben, wie die wunderbare Marie Curie. Sie war die erste Frau, die einen Nobelpreis erhielt (die höchste Auszeichnung in der Wissenschaft), und dann die erste Person, die einen zweiten Nobelpreis gewann (was meiner Meinung nach etwas gierig ist). Und das zu Recht – ihre Entdeckungen retten immer noch im Minutentakt das Leben von Menschen mit Krebs.

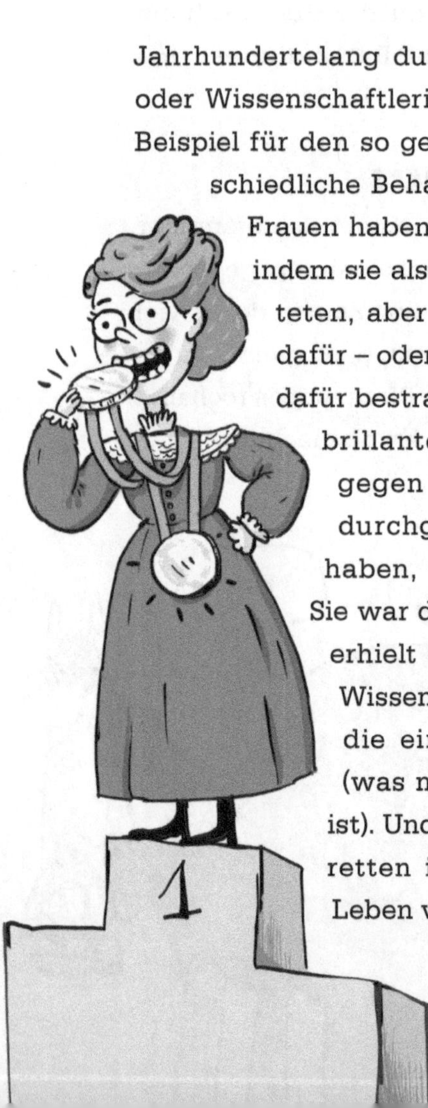

Aber nicht jeder in der Geschichte war ein Genie. Mein Vater zum Beispiel hat einmal seinen Laptop zerstört, indem er die Tastatur mit Seifenlauge reinigte.

Ich weiß genau, von wem du deine geistigen Fähigkeiten geerbt hast. Prunella

Wenn wir noch ein bisschen weiter zurückgehen, erfahren wir, warum die alten Ägypter dachten, das Gehirn sei nur ein nutzloser Haufen Füllmaterial, den man genauso gut wegschmeißen könnte, warum Lehrer ihre Schüler zwangen, Zigaretten zu rauchen, warum Friseure ihren Kunden die Beine abhackten und warum man fürs Furzen bezahlt wurde. (Leider gibt es das heutzutage nicht mehr – tut mir leid.)

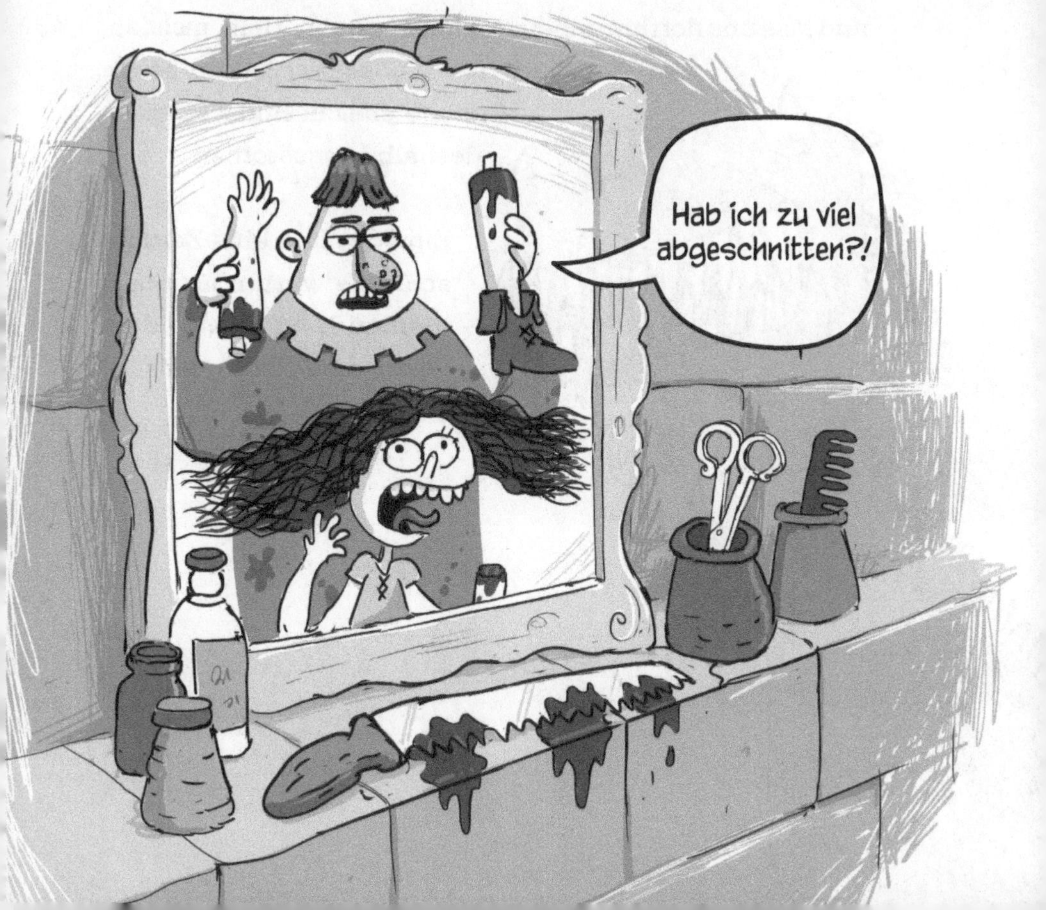

Das ist dir noch nicht eklig genug? Wie wäre es dann mit den Chirurgen, die sich nie die Hände wuschen und glaubten, je mehr Blut, Eingeweide und Hirn sie an ihrer Kleidung kleben hatten, desto besser? Oder mit denen, die der Meinung waren, dass die Patienten während der Operation hellwach sein und schreien sollten, weil die Operation sonst nicht gelingen würde? Keine Sorge – keiner von ihnen arbeitet heute noch. Nun ja, ich hoffe es zumindest …

Wenn du also bereit bist, mach dir 'ne Wäscheklammer auf die Nase (damals gab es Unmengen an stinkendem Eiter), zieh deine Gummistiefel an (es gab auch eine Menge Kacke), wasch dir die Hände (denn das taten sie damals sicher nicht) und lass uns dorthin gehen, wo alles begann. Nein, nicht zu den Dinosauriern – Dinosaurier hatten keine Ärzte. Vielleicht sind sie genau deshalb ausgestorben …

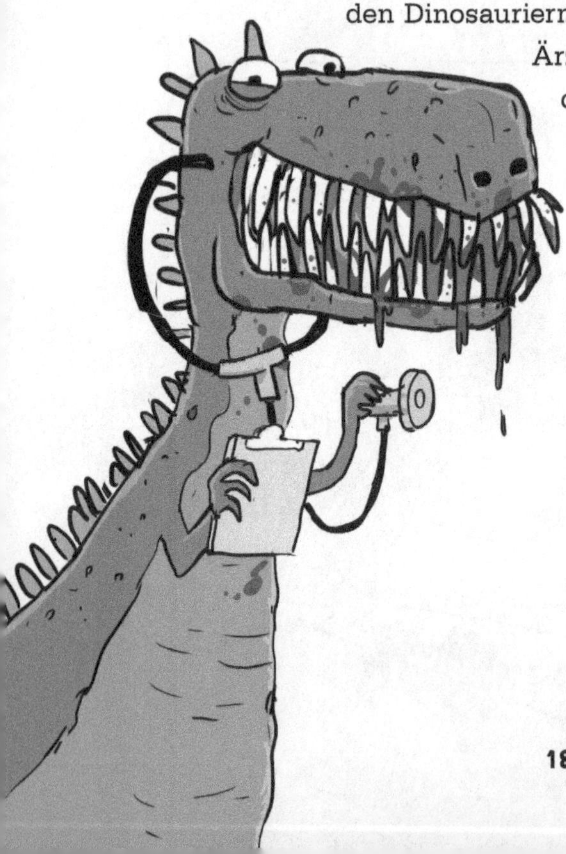

Ein Arzt und eine Zeitmaschine – warum ist noch niemand auf diese Idee gekommen?! Los geht's!

Das Kapitel, in dem

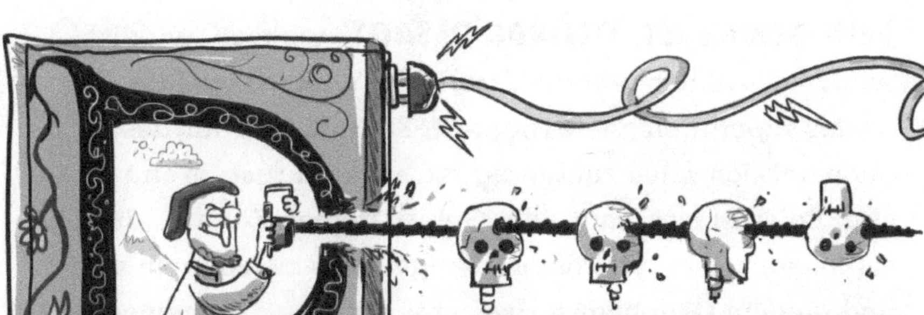

DOKTOREN LÖCHER IN SCHÄDEL BOHREN

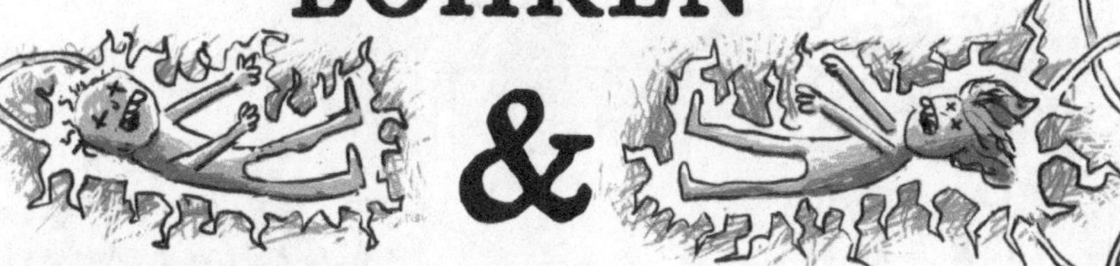

& TOTE STROMSCHLÄGE BEKOMMEN

(auch bekannt als das *GEHIRN*)

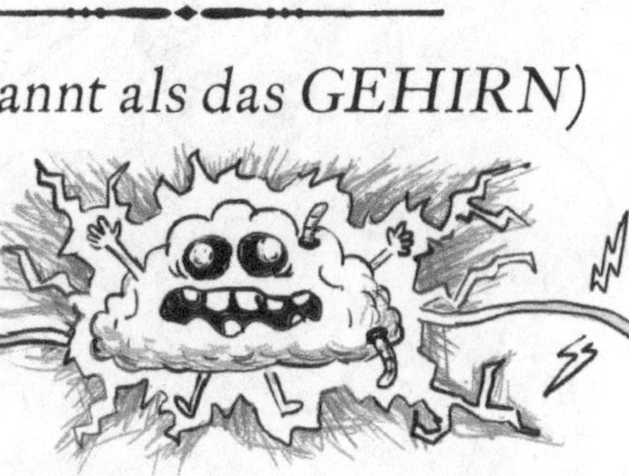

DEIN GEHIRN IST, GELINDE GESAGT, wirklich, wirklich, wirklich, wirklich, wirklich, wirklich, wirklich wichtig. Es ist das superintelligente Hightech-Kontrollzentrum, das für buchstäblich alles zuständig ist, was du tust. Wenn du zum Beispiel isst, sagt dein Gehirn deinen Zähnen, dass sie kauen sollen, und deiner Zunge, dass sie züngeln soll, und deinem Ösophagus, dass er … ähm … ösophagieren soll … (Ösophagus bedeutet übr. Speiseröhre. (Und übr. bedeutet übrigens „übrigens".)) Du musst vor einem Tiger weglaufen? Nun, dein Gehirn wird deinen Beinen befehlen, sich zu bewegen, und deinen Armen herumzufuchteln, und deinem Mund zu schreien und deinem Hintern zu furzen. (Oder furze nur ich, wenn ich Angst habe?)

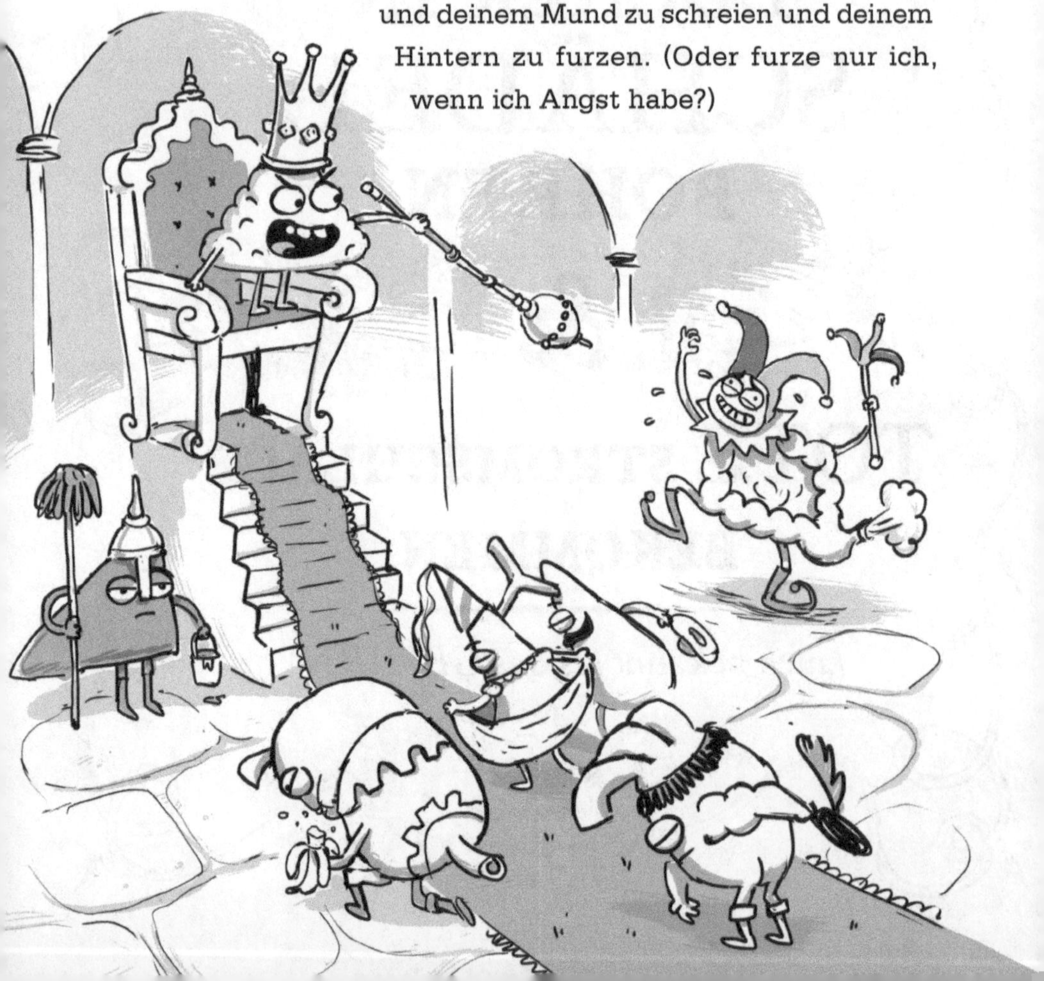

Aber das Gehirn bekam leider nicht immer den Respekt, den es eigentlich verdient. Vor vielen vielen Jahren hatten die Menschen einige Schwierigkeiten, das alles zu verstehen. Kann man es ihnen verdenken? Erstens gab es damals noch kein Internet. Außerdem hatte ich dieses Buch noch nicht geschrieben. Und wenn **DU** nicht wüsstest, wie dein Körper funktioniert, würdest du dir dann tatsächlich diesen großen, ekligen Haufen schleimiger Würste in deinem Kopf ansehen und denken: Hm, das muss der wichtigste Teil meines Körpers sein!? Wahrscheinlich nicht. Vorausgesetzt, du hättest das Gehirn überhaupt gefunden – es ist sicher in seinem geheimen Versteck versteckt, in einem großen, dicken Schädelknochen. (Ich meinte natürlich, dass dein Schädel ein dickes Stück Knochen ist, nicht, dass du dick bist. Schick mir bitte keine E-Mails, in denen du dich darüber beschwerst, ja?)

Man könnte sagen, dass dieses Kapitel eigentlich erst zur Hälfte geschrieben ist, denn es gibt eine Menge Dinge, die wir immer noch nicht über das Gehirn wissen – sogar einige ziemlich wichtige Dinge, wie zum Beispiel, welche Teile davon uns klug machen. In hundert Jahren wird man wahrscheinlich ein Exemplar dieses Buches finden und sich über uns lustig machen und darüber, wie wenig wir über den Körper wussten.

Deine armen Leser! Sie sollten ihr Geld zurückbekommen, wenn du nicht einmal weißt, wie ein Körper funktioniert! Prunella

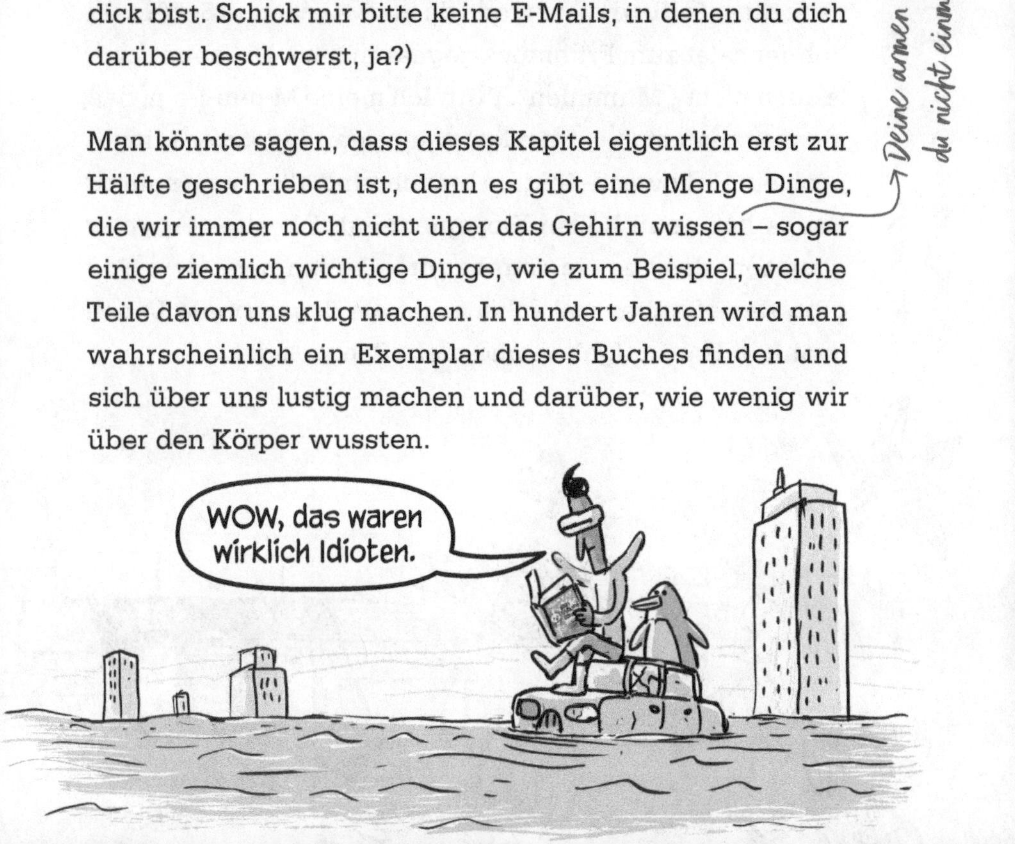

ALTES ÄGYPTEN

Wer ist die älteste Person, die du kennst? Die älteste Person, die ich kenne, ist meine Großtante Prunella. Sie ist zweiundneunzig und selbst **SIE** hat zur Zeit der alten Ägypter noch nicht gelebt. Die alten Ägypter lebten vor etwa fünftausend Jahren, also vor fast zwei Millionen Tagen, also vor drei Milliarden Minuten, also vor über 150 Milliarden Sekunden. Und das ist eigentlich eine sehr seltsame Art, die vergangene Zeit zu messen, oder?

Wie kannst du es wagen, den Leuten zu sagen, wie alt ich bin – abscheulicher Schuft! Lösch das sofort wieder! Prunella

Fangen wir am besten mit Mumien an, und damit meine ich nicht die Leute, die unheimlich viel Mumm haben und sich nach dir aufs Klo trauen, wenn du mal wieder drei Schüsseln Bohnensalat zum Frühstück gegessen hast. Die nennt man ja auch nicht „Mummien". Pffft. Ich meine M-u-m-i-e-n, das, als was man sich verkleidet, wenn man in letzter Minute noch ein Halloween-Kostüm braucht und alles, was man zu Hause hat, zehn Rollen Klopapier sind. Die alten Ägypter glaubten, dass es ein sogenanntes Leben nach dem Tod gibt, das offenbar viel schöner ist als das normale Leben (weniger Hausaufgaben und mehr Schokolade).

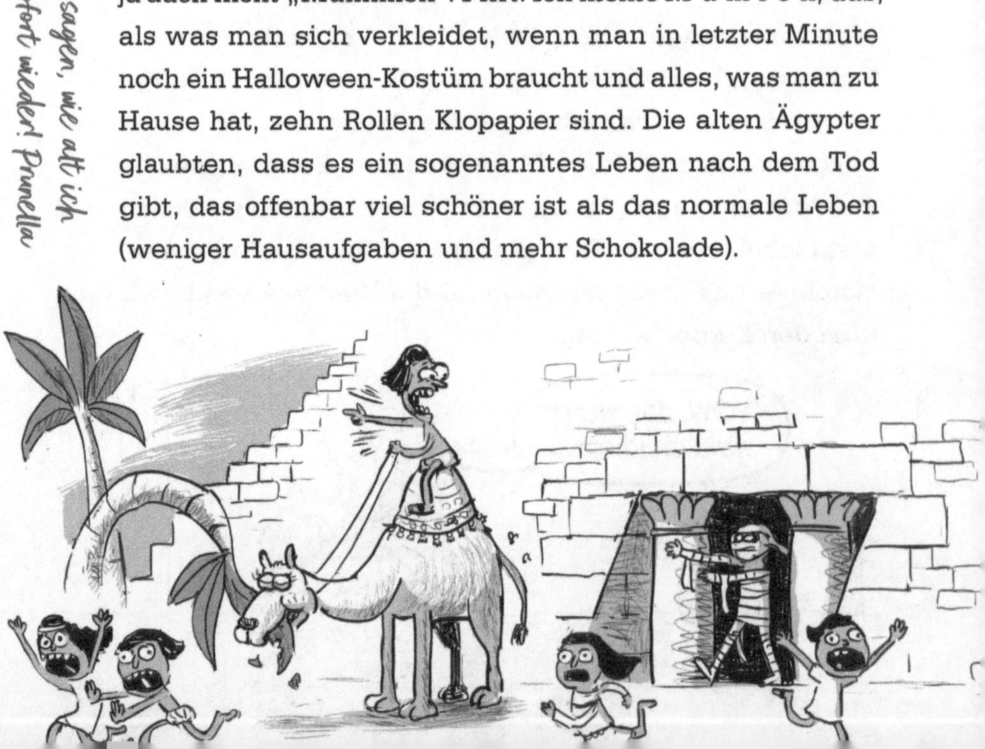

Um wichtige Menschen wie Könige und Königinnen auf das Leben nach dem Tod vorzubereiten, mumifizierten sie ihre Körper. Ich bin froh, dass man damit gewartet hat, bis die Leute tot waren, denn die Mumifizierung war kein besonders lustiger Prozess. Die Priester zogen hoffentlich zuerst Handschuhe an, entfernten dann alle Organe des Toten und balsamierten dann den Rest des Körpers ein (das bedeutet, dass sie so Substanzen wie Salz verwendeten, um zu verhindern, dass der Körper zu schimmeln anfängt). Kurz bevor sie den Körper in diese gruselig aussehenden Verbände einwickelten, steckten sie das Herz wieder zurück, weil sie erkannt hatten, dass es doch recht wichtig war. Einige andere Organe, wie die Lunge und der Magen, wurden in speziellen Gefäßen aufbewahrt, die dem Körper auf seiner Reise ins Jenseits zur Seite gestellt wurden, ähnlich wie Handgepäck, wenn man in den Urlaub fährt.

Und was passierte mit dem Gehirn? Das haben sie einfach in den Müll geworfen. Und das ist kein Witz!

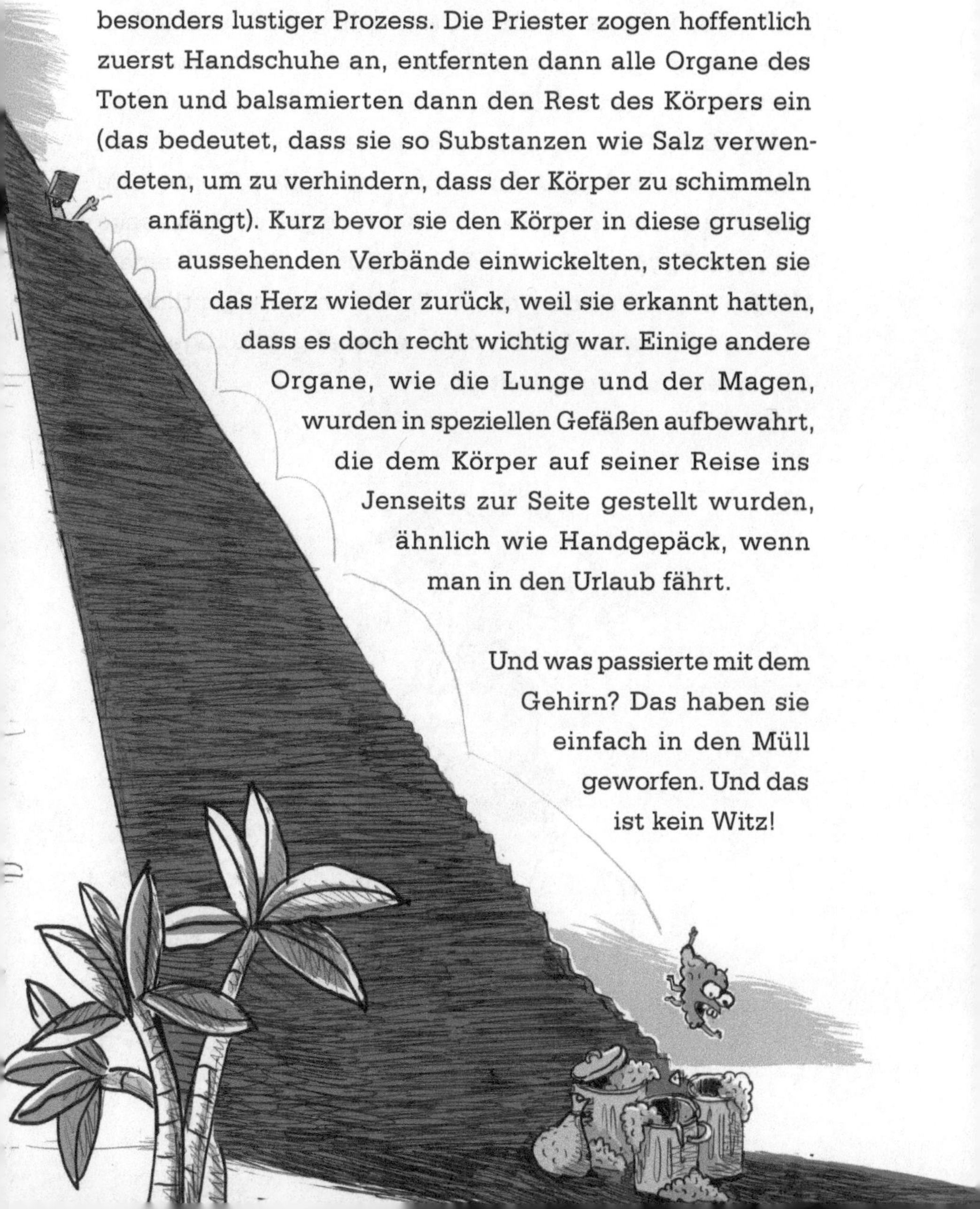

Die alten Ägypter dachten, die Klugheit käme aus dem Herzen, und das Gehirn sei nur Füllmaterial wie bei einem Kissen, und es sei nur dazu da, um zu verhindern, dass der Kopf ganz platt wird. Also rissen sie das Gehirn heraus (hör am besten sofort auf zu lesen, wenn du gerade isst), indem sie einen riesigen, spitzen Haken in die Nase steckten (ich meine es ernst – pack die Cornflakes weg!) und es wie den weltgrößten Popel herausholten, um es dann direkt in den Müll zu schmeißen. Dann stopften sie einen Haufen alte Fetzen in den leeren Schädel. Hoffentlich gab es im Jenseits der alten Ägypter keine Rechtschreibtests, denn mit einem Haufen Geschirrtücher an der Stelle, an der eigentlich ihr Gehirn sein sollte, hätten diese ehemaligen Könige nicht besonders gut abgeschnitten.

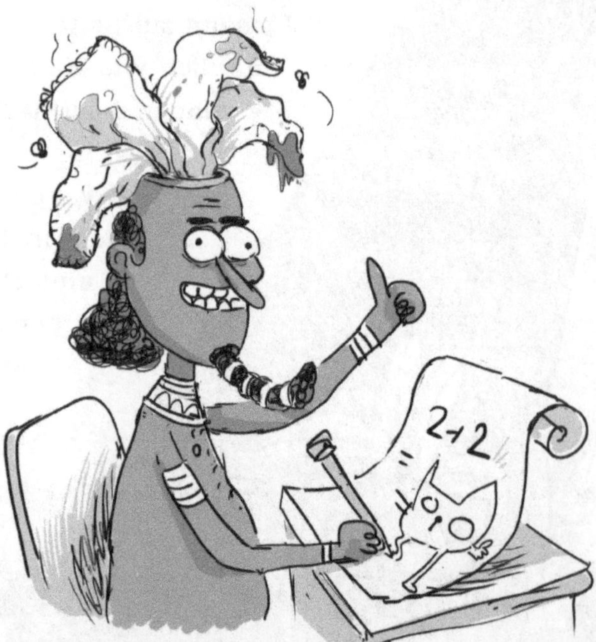

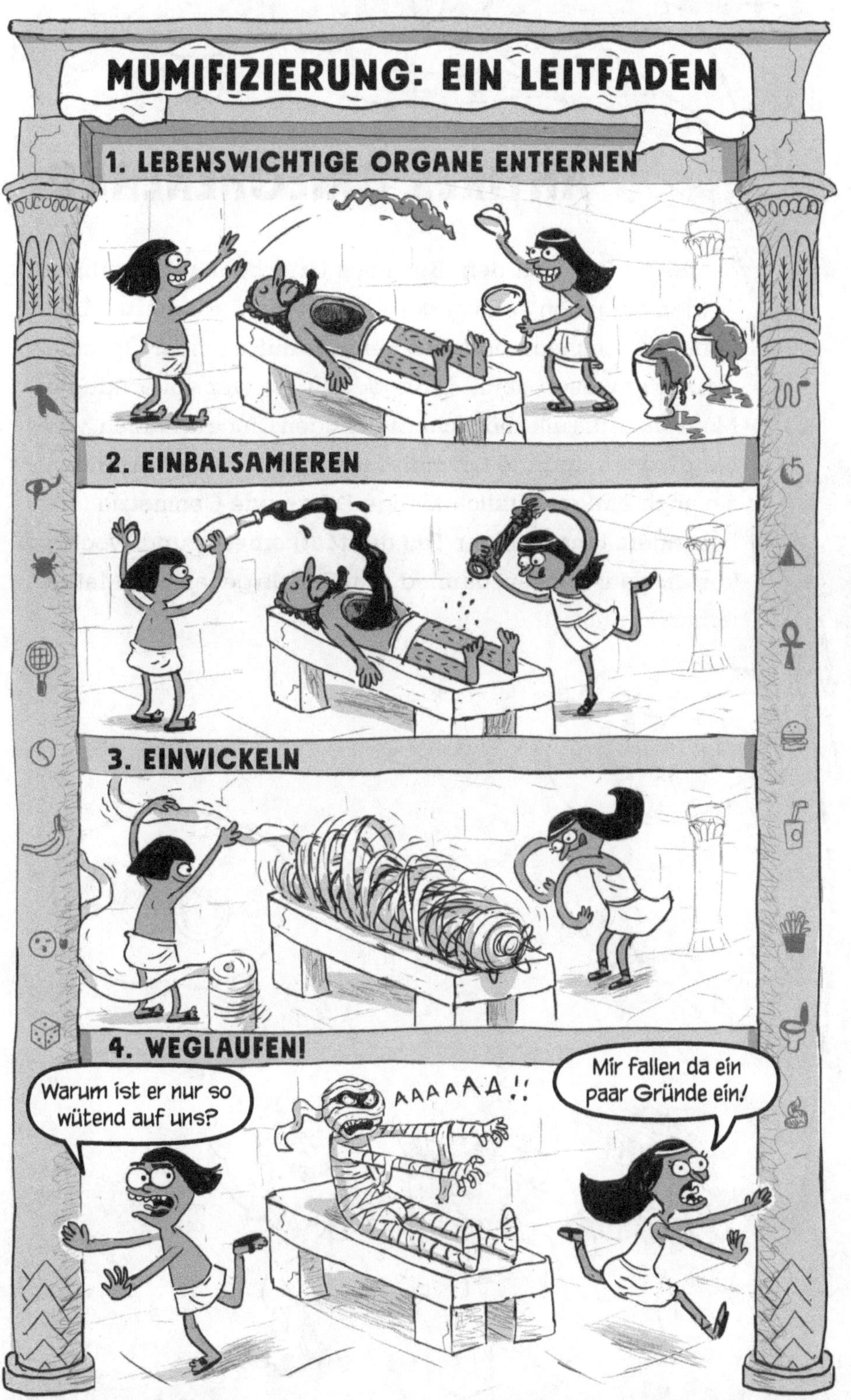
MUMIFIZIERUNG: EIN LEITFADEN
1. LEBENSWICHTIGE ORGANE ENTFERNEN
2. EINBALSAMIEREN
3. EINWICKELN
4. WEGLAUFEN!
Warum ist er nur so wütend auf uns?
AAAAAA!!
Mir fallen da ein paar Gründe ein!

ANTIKES GRIECHENLAND

Es ist Zeit, mit dem Bus nach Griechenland zu fahren (geh auf jeden Fall vor der Abfahrt auf die Toilette). Das antike Griechenland muss ein sehr aufregender Ort zum Leben gewesen sein, denn jede Stadt war voller kluger Menschen, die alle möglichen wichtigen Dinge erfanden, wie Landkarten und die Olympischen Spiele! Leider erfanden sie auch einige wirklich lästige Dinge wie Geometrie (ein besonders langweiliger Teil der Mathematik) und Wecker (die dich aufwecken, damit du zur Schule gehen und Mathe lernen kannst).

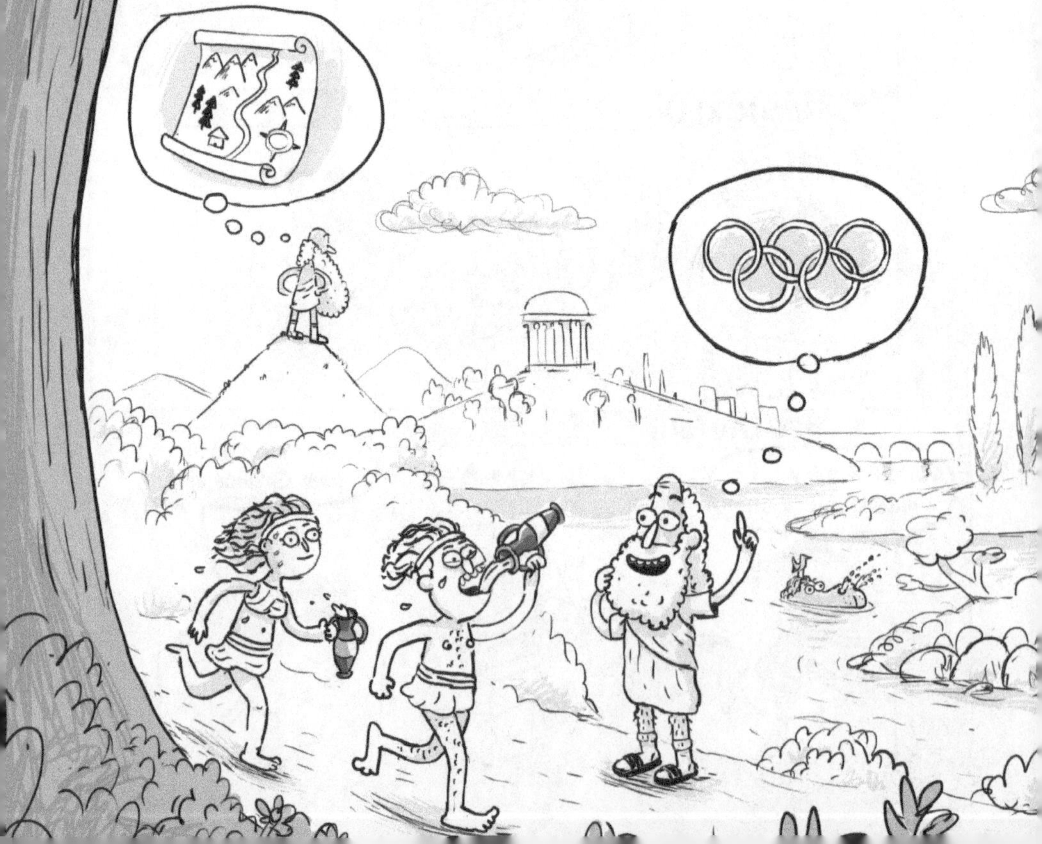

Sie bekommen die volle Punktzahl für die Entdeckung all dieser Dinge, aber ich fürchte, sie waren nicht besonders klug, was den ganzen Gehirnkram betrifft. Sie waren der Meinung, dass die alten Ägypter recht hatten, und dass das Herz für **ALLES** zuständig ist. Und wer kann es ihnen verdenken? Es befindet sich in der Mitte des Körpers, es hat Blutgefäße, die überall hinreichen, und wenn man es mit einem Taschenmesser herausschneidet, funktioniert alles andere nicht mehr. (Mein Anwalt Nigel hat mich gebeten, darauf hinzuweisen, dass man unter keinen Umständen sein Herz – oder das eines anderen – mit einem Taschenmesser herausschneiden sollte).

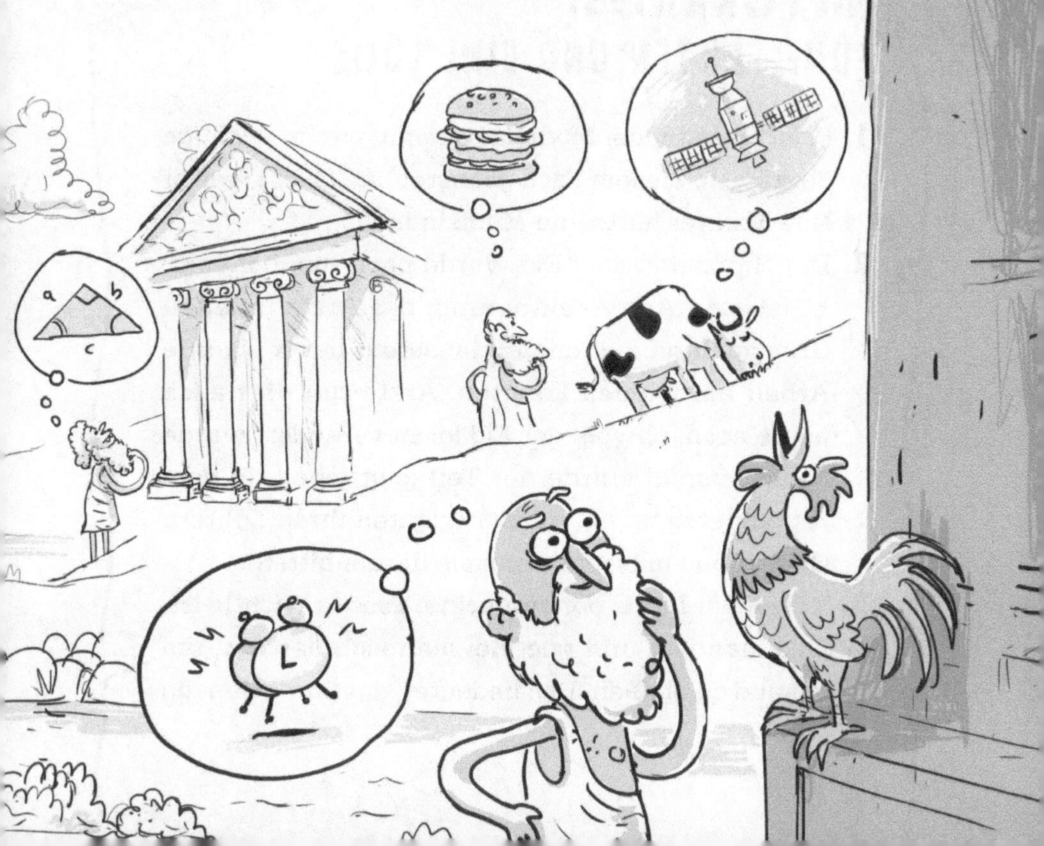

Was dachten die alten Griechen, wozu das Gehirn da ist? Nun, Hunderte von Jahren glaubten sie, es sei nur dazu da, Schleim zu produzieren – wie eine Art Schleimfabrik. (Vielleicht sahen sie, wie jemandem Rotz aus der Nase lief, und dachten, es sei das Gehirn, das überläuft – wie eine Badewanne.) Die alten Griechen bekamen dafür eine Vier minus. Glücklicherweise tauchte eines Tages ein Kerl auf, der erkannte, dass das Gehirn mehr ist als ein großer Rotzsack, und sein Name war Hippokrates.

Hippokrates war einer der wichtigsten Ärzte aller Zeiten. Deswegen bekommt er seine eigene Faktenbox.

HIPPOKRATES: FÜNF FAKTEN UND EINE LÜGE

1. Er ist als Vater der Medizin bekannt, weil er wichtige Beiträge in diesem Fach geleistet hat. (Nicht weil er eine Tochter hatte, die Medizin hieß.)
2. Der Hippokratische Eid wurde nach ihm benannt: Er ist eine Art Vereinbarung, der Ärzte im alten Griechenland zustimmen mussten, bevor sie ihre Arbeit aufnehmen konnten. Ärzte tun dies auch heute noch, obwohl der Eid leicht verändert wurde (zum Beispiel wurde der Teil gestrichen, in dem Hippokrates sagte, dass Studenten ihren Lehrern Geld geben müssen, wenn sie darum bitten).
3. Er war der Erste, der entdeckte, dass es wichtig ist, was man isst und wie viel man sich bewegt, um gesund zu bleiben. Das bedeutet, dass man ihm die

Schuld geben kann, wenn man gezwungen wird, in der Kälte draußen zu joggen und Pilze zu essen. Igitt.

4. Er hat sechzig dicke Bücher über den Körper geschrieben – ich habe nur zwei Bücher geschrieben. Heißt das, dass ich wirklich faul bin?
5. Er hat die Endoskopie erfunden, eine Methode, mit der man durch einen Schlauch (ähnlich einer leeren Klopapierrolle) in den Körper schauen kann. Die Endoskopie wird auch heute noch ständig von Chirurgen eingesetzt – danke, Hippokrates!
6. Man nannte ihn Hippokrates (griechisch für Hippofratze), weil er mit seinen Zähnen und Nasenlöchern wie ein Nilpferd aussah.

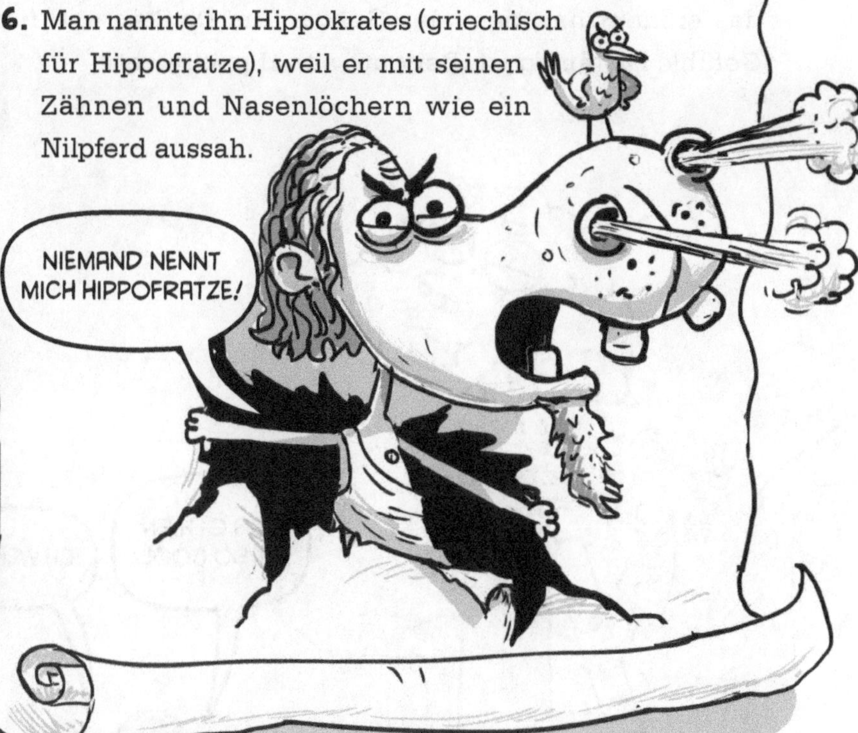

6. *Soweit wir wissen, nannte ihn niemand Hippofratze. Du kannst ihn gerne so nennen – schließlich lebt er ja nicht mehr und kann dir deshalb nicht aufs Dach steigen. Ach ja, und man spricht es Hip-PO-krates aus – denk einfach an deinen Po.*

Viele Ärzte im antiken Griechenland glaubten, dass Krankheiten durch Zauberei verursacht werden, und Hippokrates war einer der ersten, die das für einen Haufen alter Ziegenkacke hielten. Wie würdest du dich fühlen, wenn du zum Arzt gehst, weil du ständig umfällst, und der Arzt mit einem Zauberstab herumfuchtelt und sagt: „Fitzi-fatzifumm. Fall nicht immer um!“, und dir dann ein Kaninchen aus der Nase zieht? Ich denke, du solltest dir dringend sein Arztdiplom zeigen lassen. Aber warum ist Hippokrates in dem Kapitel über das Gehirn? Nun, er ist das Supergenie, das erkannt hat, dass das Gehirn fürs Denken und für Gefühle zuständig ist. Der gute alte Hippofratze!

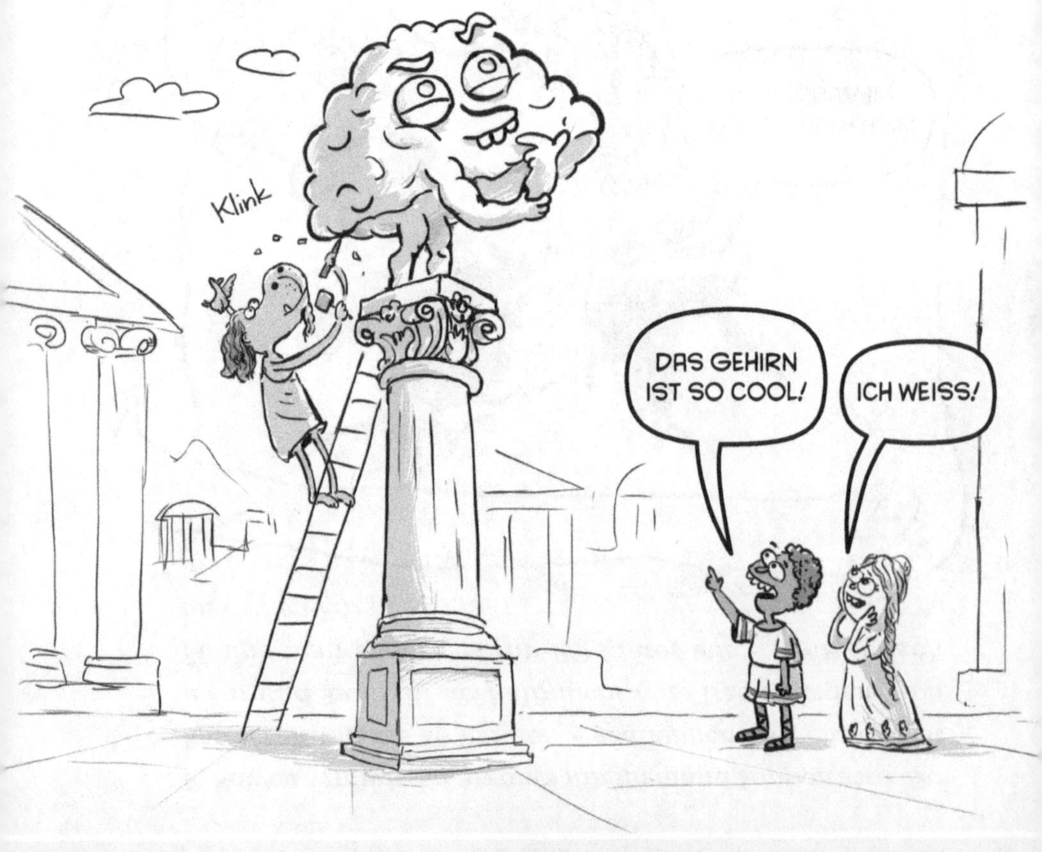

Hippokrates starb im Alter von etwa neunzig Jahren, was für jemanden, der vor so langer Zeit gelebt hat, ein erstaunlich hohes Alter ist – in der Tat ist es auch heute noch ein extrem hohes Alter. So viel Wissen über die Medizin zu erlangen hat sich für ihn offensichtlich gelohnt. Bis … er starb.

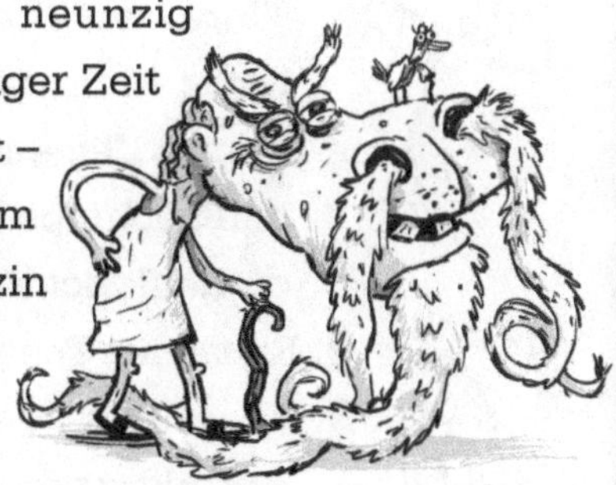

Du musst jetzt nicht traurig sein – das ist über zweitausend Jahre her. Glücklicherweise war das antike Griechenland voll von anderen schlauen Köpfen, und schon bald kam ein weiterer bärtiger Kopf namens Aristoteles hinzu.

ARISTOTELES: FÜNF FAKTEN UND EINE LÜGE

1. Er bekam den Auftrag, den Jungen zu unterrichten, der später Alexander der Große genannt werden sollte (das war ein sehr berühmter König und Soldat). Ich frage mich, wie er in der Schule genannt wurde? Ich wette, es war nicht Alexander der Große – es war wahrscheinlich so etwas wie Alexander Stinkesocke.
2. Er erfand etwas, das man Logik nennt. Das war im Grunde eine ganz neue Art des Argumentierens oder Streitens, und er lehrte es Tausenden von Schülern. Stell dir vor, du hättest Unterricht im Streiten! Nein, **DU** hältst die Klappe!
3. Er benannte über fünfhundert verschiedene Tiere. (Ich meine damit, dass er vielen verschiedenen

Tierarten Namen gab – er hatte nicht nur eine riesige Menge Katzen und sagte: „Du heißt Schnipsi, du heißt Minki, du heißt Schlumpi …")

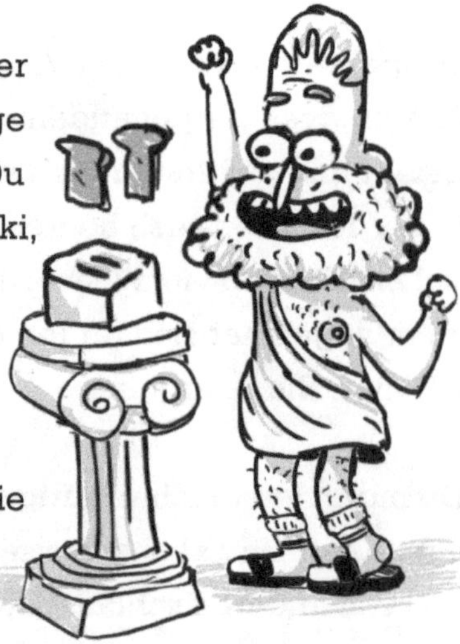

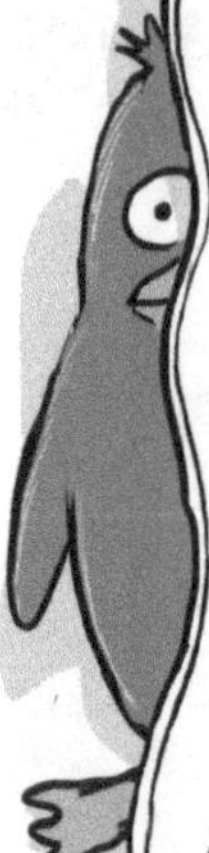

4. Er hat den Toast erfunden.
5. Er ahnte, dass es die Antarktis gibt, und gab ihr ihren Namen, obwohl er nie dort war (und daher leider auch nie einen Pinguin getroffen hat).
6. Er fand heraus, dass die Erde rund ist. Auch andere Menschen vor ihm hatten bereits vermutet, dass sie nicht flach sein könnte, aber er bewies es.

4. Brot gibt es schon seit über 30.000 Jahren, und Sachen wurden angezündet, seit die Menschen auf der Erde sind. Also gab es Toast schon lange vor Aristoteles.

Nachdem Hippokrates nun die Grundlagen des Gehirns geknackt hatte, was hatte Aristoteles dem noch hinzuzufügen? Hat er vielleicht die Funktionen aller einzelnen Hirnlappen entdeckt? Hat er herausgefunden, welcher Teil des Gehirns uns sprechen oder träumen oder mit den Ohren wackeln lässt? Oder … ist er wieder zum Anfang zurückgekehrt und hat behauptet, dass das Gehirn überhaupt nicht wichtig ist?

Ja, genau das. Ich fürchte, er hat die ganze hervorragende Arbeit von Hippokrates zunichte gemacht und das gesamte antike Griechenland davon überzeugt, dass das Herz das einzige wichtige Organ und das Gehirn im Grunde nur ein großer Haufen Sitzsackfüllung ist. Und weil er durch all seine anderen hervorragenden Entdeckungen so berühmt war, glaubten ihm die Leute das auch noch. Verflixt! (Zum Glück war Hippokrates da schon tot, sonst wäre er wütend gewesen.)

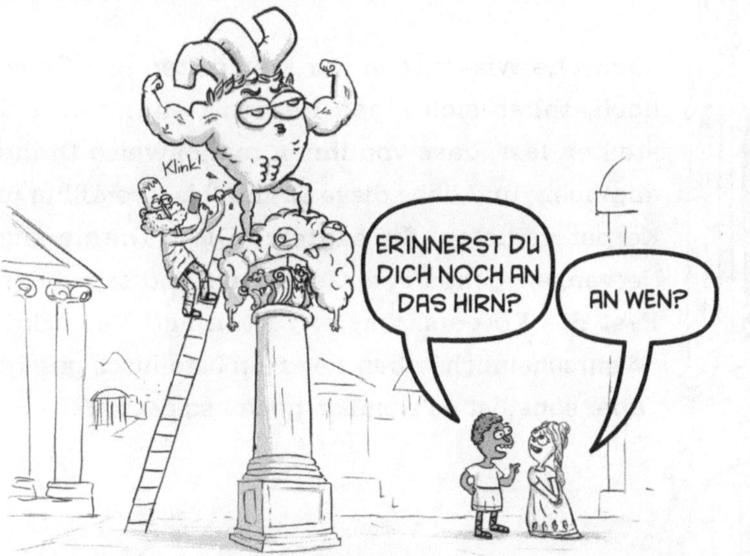
Klink!
ERINNERST DU DICH NOCH AN DAS HIRN?
AN WEN?

Hör auf, so zu tun, als ob du so klug wärst. Soll ich ihnen deine Schulzeugnisse zeigen? Prunella

Nun, wir können nicht alle perfekt sein. Ich zum Beispiel verrechne mich manchmal bei meinem 546er-Einmaleins. Und dein Schulleiter hat einen schrecklichen Kleidungsstil. Es ist also in Ordnung, dass Aristoteles ein ziemlicher Idiot war, wenn es ums Gehirn ging. Die beste Erklärung, die ihm einfiel, war, dass das Gehirn eine Art Klimaanlage ist, die den Rest des Körpers angenehm kühl hält. **FAKTENCHECK:** nicht im Entferntesten wahr.

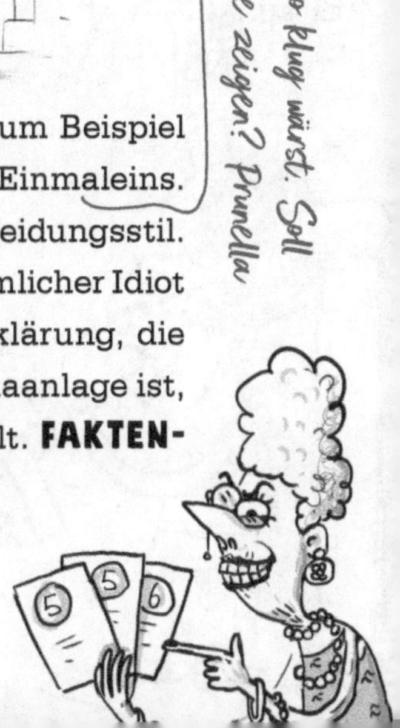

ALTES ROM

Ich freue mich, berichten zu können, dass Aristoteles' Unsinn, das Gehirn sei eine Art seltsamer, magischer Kühlschrank, nicht lange Bestand hatte. Ein paar Hundert Jahre später erkannte man in Rom, dass Hippokrates wahrscheinlich doch recht hatte und man nicht mit dem Herzen denkt. Puh.

Römische Wissenschaftler krempelten ihre Togen hoch, sahen sich einen Haufen Gehirne an und stellten fest, dass von ihnen tonnenweise Drähte abgingen, und dass diese Drähte bis überallhin im Körper verliefen. Sie sagten: „Diese Drähte sind Nerven, sie gehen vom Gehirn aus und sagen dem Rest des Körpers, was er zu tun hat! Verrückt!" Wahrscheinlich haben sie es auf Lateinisch gesagt, aber sonst ist es ziemlich genau so passiert.

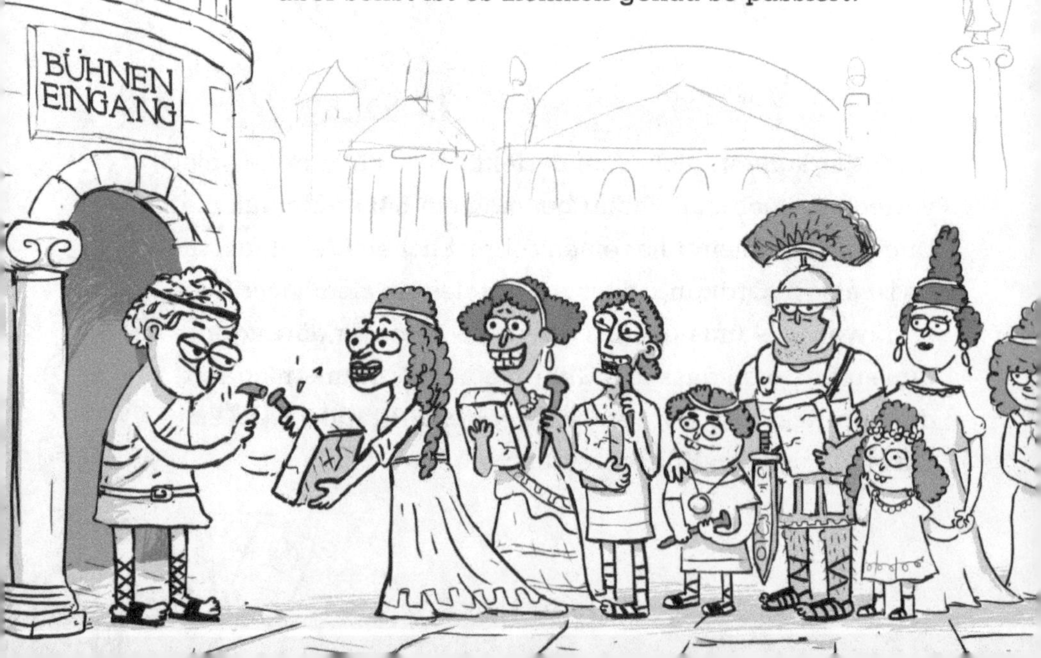

Die Entdeckung der Nerven war so aufregend, dass die Wissenschaftler verzweifelt versuchten, jedem im alten Rom davon zu erzählen! Aber wie …? Haben sie es in ein Buch geschrieben? Nein – zu langweilig. Haben sie eine Fernsehsendung darüber gemacht? Nein – so was gab es noch nicht. Richtig – sie machten eine grässliche Liveshow daraus. Massen von Menschen gingen in ein großes Freilichttheater, machten es sich mit ihren Snacks gemütlich und sahen zu, wie Wissenschaftler mit Löwen, Bären und anderen Tieren experimentierten, um die verschiedenen Funktionen der Nerven zu demonstrieren – eine Art grausamer Zirkus. Sie haben zum Beispiel einen Nerv durchtrennt, sodass die Stimme eines Tieres nicht mehr funktionierte. Hoffentlich haben sich die Löwen an den Wissenschaftlern gerächt, die all diese schrecklichen Dinge getan haben, indem sie sie gleich nach der Show gefressen haben.

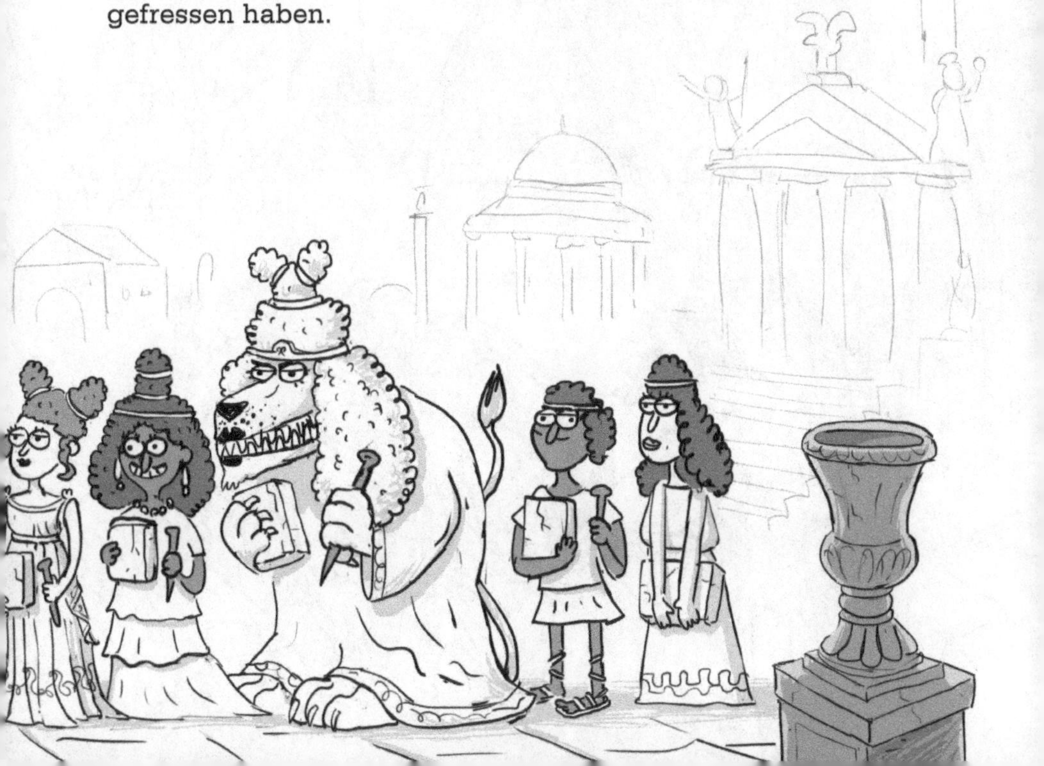

DAS MITTELALTER

Die nächsten tausend Jahre oder so waren als Mittelalter bekannt. Wir nennen diese Zeit Mittelalter, weil sie genau zwischen dem einen und dem anderen Teil der Geschichte lag – das ist ein ziemlich schrecklicher Name, um ehrlich zu sein. Er klingt *sooooooo* langweilig. Dabei war diese Zeit überhaupt nicht langweilig – es gab viele große Feste und Schlachten, und es

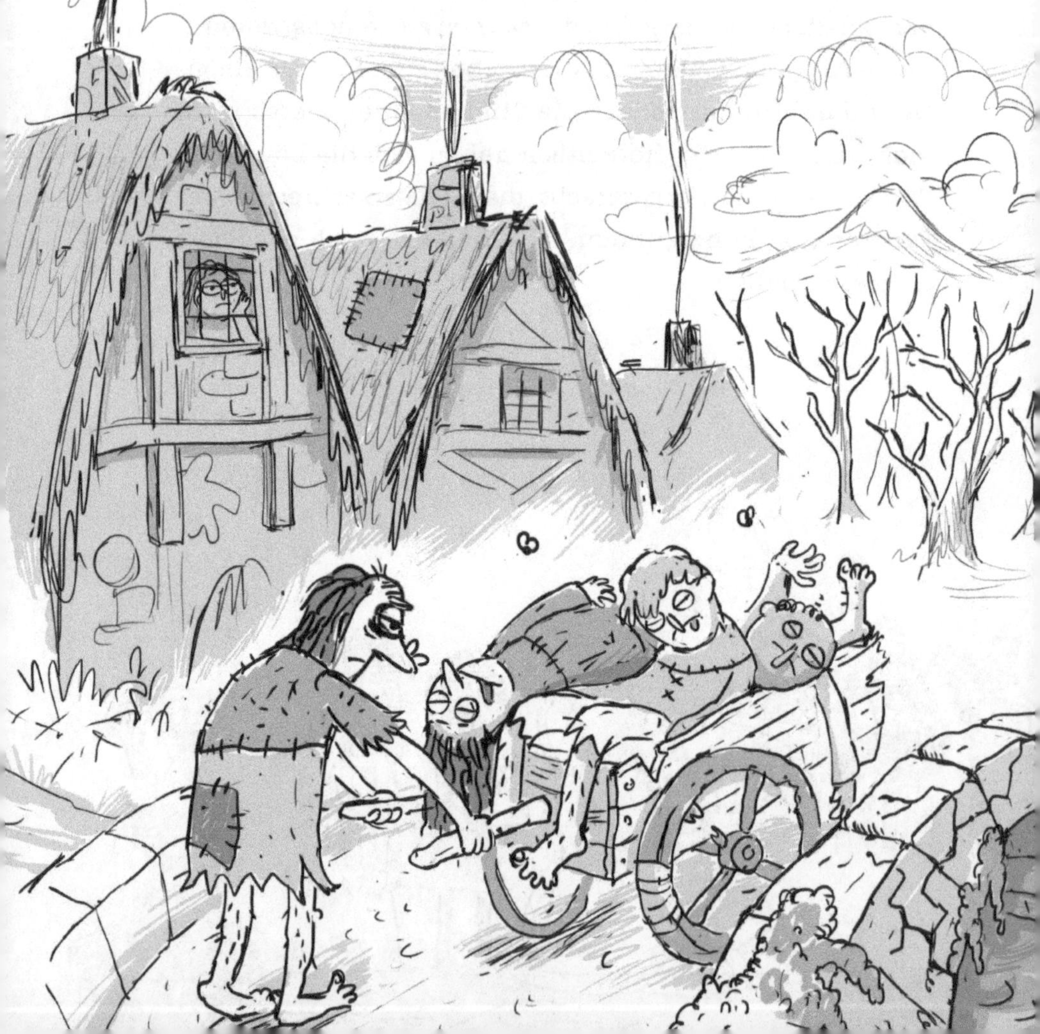

wurde alles erfunden, vom Schießpulver bis zum Buchdruck und sogar der Kalender, den wir heute benutzen. (Ich meine die Art und Weise, wie wir die Jahre zählen, nicht den Kalender, der an deinem Kühlschrank hängt). Vielleicht sollte ich das Mittelalter umbenennen, damit es etwas aufregender klingt. Und nachdem dies hier ein Fachbuch ist, wird es also wohl ein offizieller Name werden. Wie wäre es mit Glitzerzeit? Das klingt viel besser. Okay, fangen wir noch einmal mit diesem Abschnitt an.

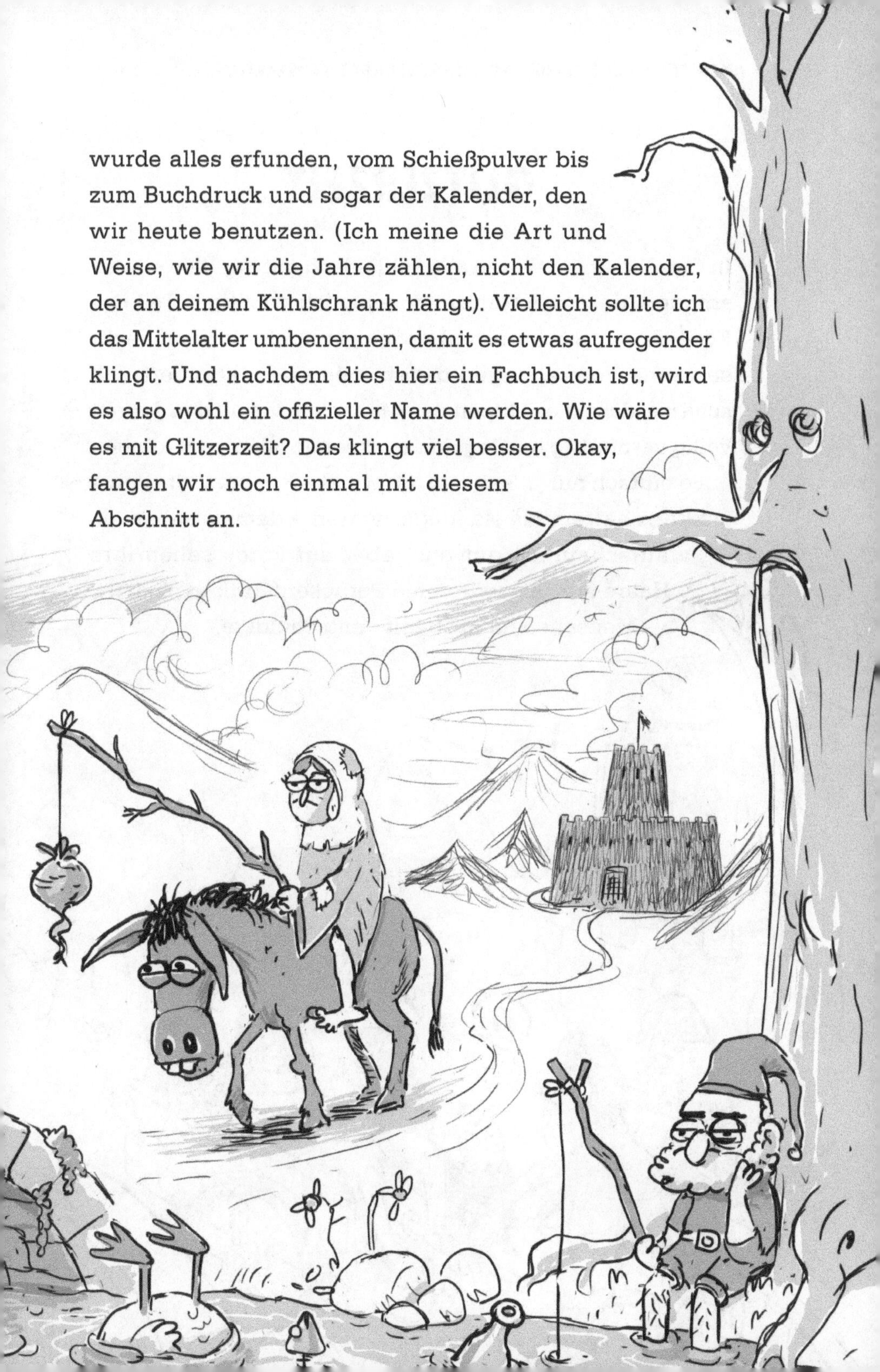

GLITZERZEIT

In der Glitzerzeit waren alle schließlich mit der Idee einverstanden, dass das Gehirn ein ziemlich wichtiger Teil des Körpers ist. Sie hatten aber immer noch ein paar recht seltsame Vorstellungen davon, wie es funktioniert. Ich schätze, dass diese Ideen den Menschen vor all den Jahren völlig vernünftig und logisch erschienen, aber jetzt klingen sie einfach nur … seltsam. So wie die Frisuren, die deine Eltern hatten, als sie jünger waren – damals sahen sie wahrscheinlich gut aus, aber auf Fotos sehen ihre Haare aus, als wäre eine Perückenfabrik explodiert. Menschen im Mittelalt-, entschuldige,

Da spricht der Richtige! Deine Haare sehen aus, als hätte sie dein Hund geschnitten. Prunella

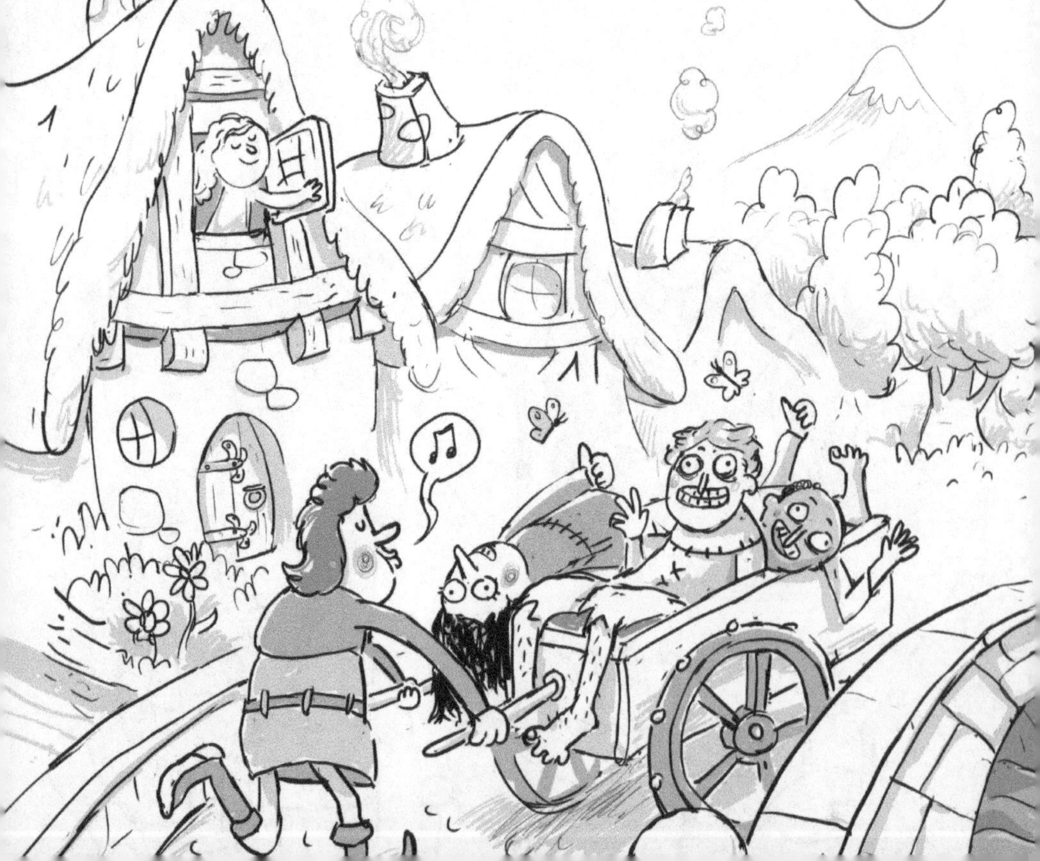

in der Glitzerzeit, dachten, dass unsere Gehirne von Geistern angetrieben werden, die in ihnen herumschwirren. Verrückt, oder? Und sie glaubten, dass man wir unsere Arme und Beine nur deshalb bewegen konnte, weil diese gruseligen kleinen Kerle durch die Nerven (von denen sie dachten, dass es hohle Röhren seien) wanderten und das alles für uns taten. *Okaaaaaaay.*

Und wenn du Kopfschmerzen hattest oder dein Bein nicht mehr richtig bewegen konntest? Nun, das waren nur die gruseligen Hirngespenster, die nicht richtig gehorchten. Ich will dir den Rest des Kapitels nicht verderben, aber … Nerven haben nichts mit unheimlichen Hirngespenstern zu tun.

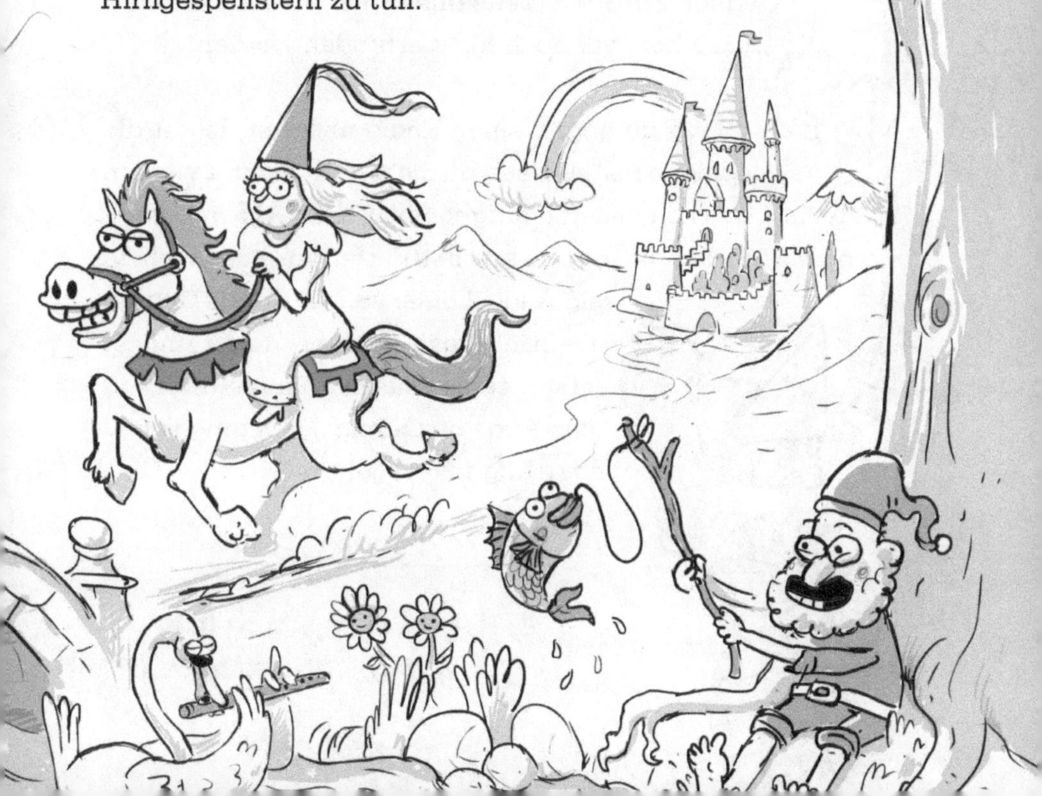

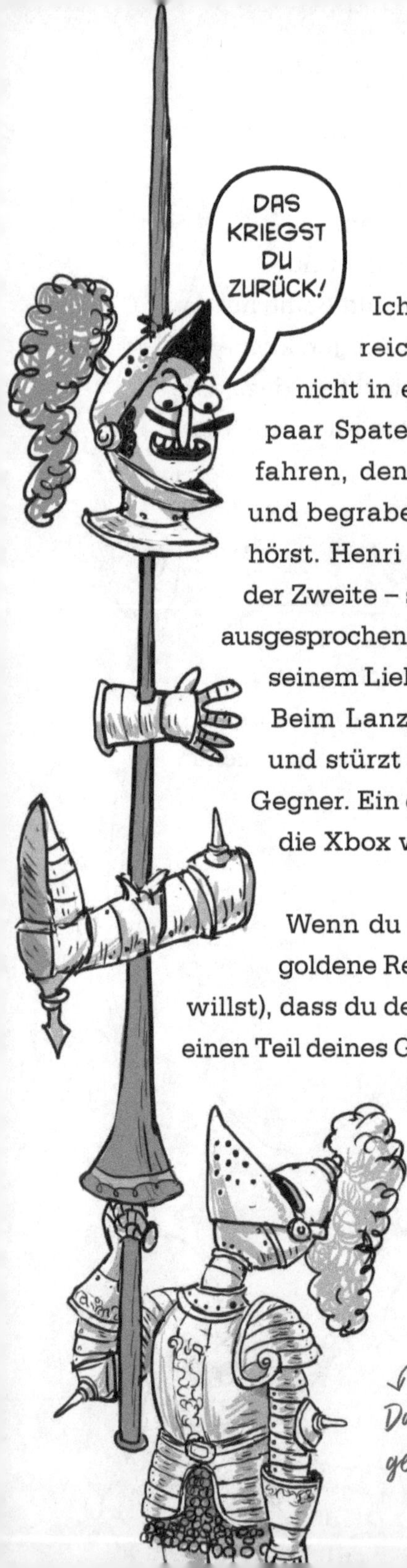

KÖNIG AM SPIESS

Ich möchte, dass du Henri II. von Frankreich kennenlernst. Also, du kannst ihn nicht in echt treffen – dazu müssten wir mit ein paar Spaten und einem Bagger nach Frankreich fahren, denn er ist schon seit Jahrhunderten tot und begraben – aber ich möchte, dass du von ihm hörst. Henri (französisch für Heinrich) II. (das heißt der Zweite – sein Nachname wurde nicht wie ieh-ieh ausgesprochen) war eines Morgens unterwegs und ging seinem Lieblingshobby, dem Lanzenstechen, nach. Beim Lanzenstechen reitet man auf einem Pferd und stürzt sich mit einem massiven Spieß auf den Gegner. Ein etwas seltsames Spiel, aber ich schätze, die Xbox war noch nicht erfunden worden.

Wenn du gegen einen König antrittst, lautet die goldene Regel (wenn du nicht hingerichtet werden willst), dass du den gewaltigen Spieß **NIEMALS** in irgendeinen Teil deines Gegners stechen darfst, vor allem nicht in sein Auge. Leider vergaß Henris Gegner Gabriel diese goldene Regel und … stach seine massive Lanze direkt in das Auge des Königs. Das ging ja mal so richtig ins Auge!

Das ist der flachste Witz, den du bisher gebracht hast. Und das will was heißen! Prunella

Es war vor allem ein Albtraum für König Heinrich, der zunächst unter schrecklichen Kopfschmerzen litt, dann hörten seine Arme und Beine auf zu funktionieren, dann fiel er in ein Koma (das ist wie ein sehr tiefer Schlaf) und schließlich verstarb er. An diesem Punkt traten seine Ärzte in Aktion (ein bisschen zu spät, wenn du mich fragst), öffneten seinen Schädel und sahen, was für ein matschiges Chaos in seinem Hirn herrschte. Dadurch wurde ihnen klar, dass wir selbst etwas tun müssen, um unser Gehirn zu schützen, auch wenn es sich inmitten einer großen Knochenschüssel befindet. Zum Beispiel, dass wir nicht bei Ritterturnieren mitspielen und immer einen Fahrradhelm tragen. Also natürlich, wenn man Rad fährt – im Bett muss man keinen Helm tragen.

ZZZZZZZZZZAP!

Im 18. Jahrhundert fand man schließlich heraus, dass das Gehirn mit Hilfe von Elektrizität Nachrichten über die Nerven sendet. Das war eine große Neuigkeit, vor allem für einen dottore (das ist italienisch für „Arzt" – ich bin so nett, ich bringe dir sogar Fremdsprachen bei!) namens Giovanni Aldini, der beschloss, diese aufregende neue Entdeckung zu nutzen, um … Menschen wieder zum Leben zu erwecken. Er tat sich mit ein paar Typen zusammen, die einen wirklich miesen Tag hatten. Man hatte ihnen nämlich gerade den Kopf abgehackt, weil sie etwas verbrochen hatten. Aldini leitete Strom durch die Nerven im Rückenmark der toten Männer, und ihre Gliedmaßen zuckten, weil ihre Arme und Beine diesen Strom fälschlicherweise für die elektrischen Nachrichten hielten, die das Gehirn ihnen normalerweise sendete.

Wurden diese Menschen also wieder lebendig? Nun, ehrlich gesagt: nein. Und das ist auch gut so, denn es wäre ziemlich beängstigend, wenn ein Haufen kopfloser Verbrecher herumlaufen und in dich hineinrennen würde. Aber als eine junge Autorin namens Mary Shelley von diesen Experimenten hörte, fühlte sie sich dazu inspiriert, ein gruseliges Buch zu schreiben, in dem es darum ging, ein Monster aus alten Körperteilen zu erschaffen und es mithilfe von Elektrizität zum Leben zu erwecken. Weißt du, wie das Buch heißt? Richtig – *Die kleine Raupe Nimmersatt.* Entschuldigung, ich meine natürlich *Frankenstein.*

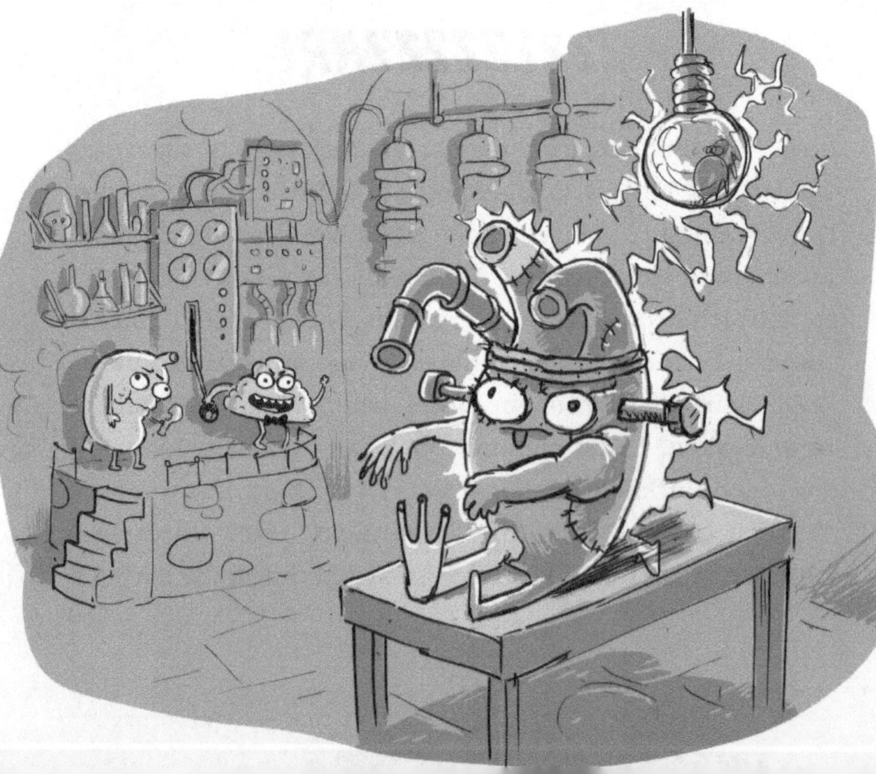

KOPFBEULOLOGIE

Kennst du das, wenn wirklich **JEDER** das gleiche angesagte Computerspiel spielt oder mit dem gleichen Gadget oder Spielzeug in die Schule kommt, das du unbedingt, unbedingt, unbediiiiingt haben musst? Und kurz darauf ist es schon wieder out und alle sind zu etwas Neuem übergegangen? Das passiert auch Erwachsenen – erinnerst du dich an den Heimtrainer, den dein Vater ein einziges Mal benutzt hat, oder an den Monat, in dem es in der Küche einen Brotbackautomaten gab?

Nun, das geht schon seit einigen Jahrhunderten so. Vor zweihundert Jahren interessierte sich jeder für etwas, was man Phrenologie nannte. Phrenologie war ein schicker Name dafür, dass man versuchte, durch das Ertasten von Beulen am Schädel etwas über einen herauszufinden – es hätte also eigentlich Kopfbeulologie heißen müssen. Phrenologie-Fanatiker glaubten, diese Beulen seien da, weil sie von übergroßen Teilen des Gehirns nach außen gedrückt worden seien. Und sie behaupteten, dass sie durch das Ertasten des Kopfes etwas über die Persönlichkeit des Menschen erfahren oder sogar die Zukunft vorhersagen könnten; zum Beispiel, ob man sich verlieben oder in einen Teich fallen würde.

Wir alle haben Beulen am Kopf (na los, fühl mal. An deinem eigenen, meine ich – nicht am Kopf deines Lehrers), aber diese Beulen haben absolut nichts mit unserem Gehirn, unserer Persönlichkeit oder unserer Zukunft zu tun. Mit anderen Worten: Die Phrenologie war ein Haufen Mist. Und zwar keine kleine Ladung Flitzekacke, wie die eines Vogels, die auf ein Auto platschen könnte. Ich meine eine riesige, **MASSIVE** Ladung Kacke, wie wenn ein Lastwagen voller Kuhmist in einem Kreisverkehr ins Schleudern gerät und sich alles über zwölf Häuser ergießt.

Bitte hör auf, so eklige Sachen zu schreiben. Niemand möchte so ein Buch lesen, du widerwärtiges Monster. Prunella

Aber damals konnten die Patienten nicht einfach googeln: „Ist Phrenologie ein großer Haufen Blödsinn?“ Also haben sie es schließlich geglaubt. Einige Erwachsene durften keine neue Stelle antreten, ohne dass ein Phrenologe ihre Schädeldecke abgetastet hatte um festzustellen, ob sie vertrauenswürdig waren oder nicht. Ziemlich übel, oder?

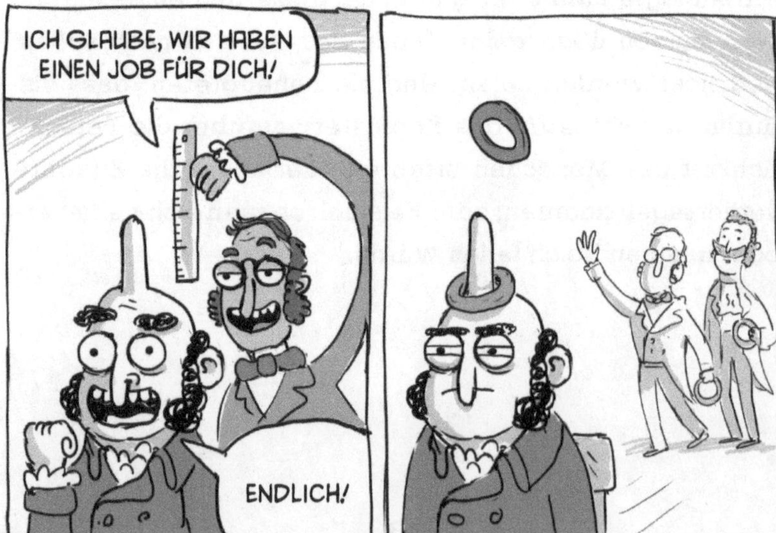

Es kommt noch schlimmer. Phrenologen behaupteten, sie könnten erkennen, ob man ein Verbrecher ist oder in Zukunft einer sein wird, und man konnte dafür sogar ins Gefängnis gesperrt werden! Das wäre eine sehr schlechte Nachricht für mich gewesen, denn mein Kopf ist holpriger als eine Achterbahn bei einem Erdbeben.

1877
Ein amerikanischer Wissenschaftler namens Harmon Northrop Morse erfand Paracetamol, um Kopfschmerzen zu lindern (früher hatten die Leute wirklich viel spannendere Namen, oder?).

GEISTIGE GESUNDHEIT

Psychische Probleme sind weit verbreitet, und heutzutage gibt es viele Menschen, an die man sich wenden kann, um Hilfe zu bekommen. Aber wir waren nicht immer gut darin, mit dieser Art von Problemen umzugehen, um es gelinde auszudrücken. Die Menschen glaubten fälschlicherweise, dass viele psychische Probleme durch den Mond verursacht werden. Daher stammt auch das dumme Wort „mondsüchtig" (oder „lunatisch", denn „luna" bedeutet „Mond"). Wenn jemand psychische Probleme hatte, galt das als beschämend – was, wie wir heute wissen, einfach nur dumm ist. Heutzutage würde sich niemand mehr für einen gebrochenen Arm oder einen entzündeten Zahn schämen, und psychische Probleme sind genauso ein medizinisches Problem wie alle anderen. Aber in der Vergangenheit wurden die Menschen in Irrenhäuser gesperrt.

Das waren schreckliche Orte, und die Menschen, die dort lebten, wurden sehr schlecht behandelt – einige der so genannten Heilmittel für ihre Krankheiten bestanden im Wesentlichen darin, sie zu verprügeln oder ihnen keine Nahrung zu geben. Die Ärzte glaubten, dass der Schock, so schlecht behandelt zu werden, die Dämonen, die sich im Körper der Kranken versteckten, vertreiben würde. Es wird dich nicht überraschen zu hören, dass dies nicht funktionierte – vor allem, weil es keine Dämonen gibt. (Entschuldigung an alle Dämonen, die das hier lesen.)

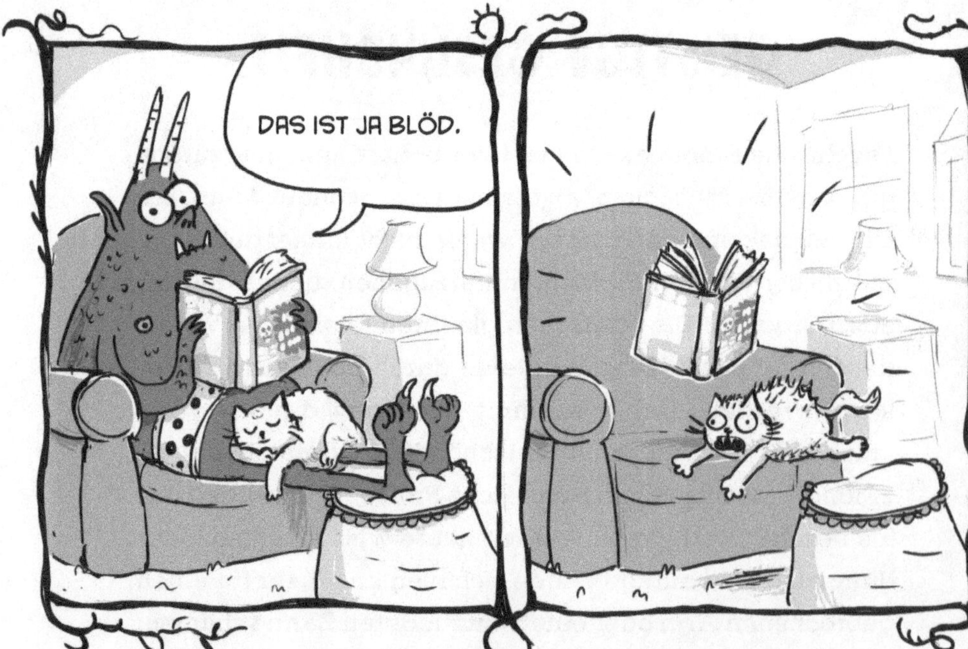

Zu allem Überfluss bezahlten manche Leute sogar dafür, in die Anstalten zu kommen und die Patienten anzustarren – für die war das ein toller Tagesausflug, wie der Besuch eines Vergnügungsparks, nur dass die Warteschlangen in den Anstalten kürzer waren und es so coole Vergnügungsparks damals noch nicht gab. So etwas würde heute nicht mehr passieren, und es ist wirklich wichtig, mit einem Erwachsenen zu sprechen, wenn man sich Sorgen um seine psychische Gesundheit oder die eines anderen Menschen macht.

Im Jahr 1921 tauchte ein deutsches Genie namens Otto Loewi auf und entdeckte etwas, das Neurotransmitter genannt wird. Du weißt wahrscheinlich nicht viel über Neurotransmitter (es sei denn, du bist Otto Loewi), aber das sind **WIRKLICH** tolle kleine Dinger. Es handelt sich im Grunde um winzige chemische Stoffe, die das Gehirn verwendet, um Nachrichten zwischen seinen Zellen zu übermitteln – und ein Zuviel oder Zuwenig an diesen Stoffen kann sich auf deine geistige Gesundheit auswirken und darauf, wie du dich fühlst und wie du dich verhältst. Das Ganze wurde noch getoppt, als andere clevere Wissenschaftler Medikamente entwickelten, die die Menge an Neurotransmittern im Gehirn regulieren können.

Diese Medikamente und Gesprächstherapien (bei denen sich ein geschulter Spezialist die Probleme anhört und hilft) führten dazu, dass Menschen mit psychischen Problemen nicht mehr vom Rest der Welt weggesperrt werden mussten. Natürlich hätten sie gar nicht erst weggesperrt werden dürfen, wenn du mich fragst, aber da hatte ich leider nichts zu sagen. Im Vereinigten Königreich leidet jedes Jahr einer von vier Erwachsenen unter irgendeinem psychischen Problem, also ein dreifaches Hoch auf die modernen Behandlungsmethoden. Hipp-hipp-hurra! Hipp-hipp-hurra!

Eigentlich ist das nur ein zweifaches Hoch. Prunella

LUST AUF EIN STÜCKCHEN HIRN?

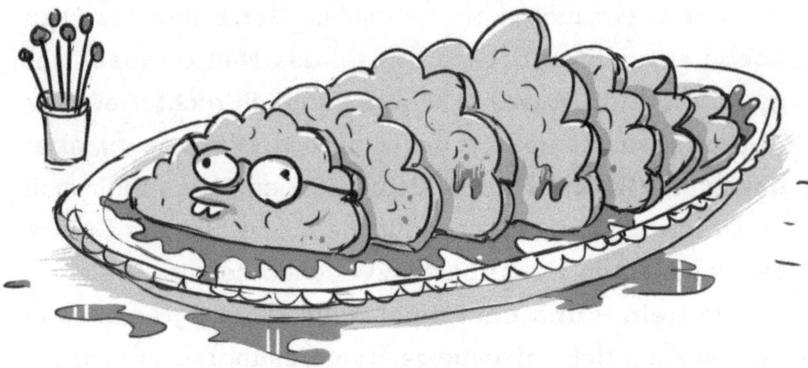

Gehirnchirurgie gibt es schon seit sehr, sehr langer Zeit. Gehirnchirurgie, die tatsächlich **FUNKTIONIERT**, ist jedoch eine viel neuere Erfindung. Archäologen sind der Meinung, dass die Gehirnchirurgie die erste Art der Chirurgie sein könnte, die jemals durchgeführt wurde. Es gibt Schädel von Höhlenmenschen, die vor 8.000 Jahren lebten, in die Löcher gebohrt worden waren. Achttausend Jahre sind eine Ewigkeit. Das ist genug Zeit, um siebzig Millionen Episoden deiner Lieblingsserie zu sehen. Obwohl du dich vielleicht nach ein paar Millionen langweilen würdest.

Das Bohren von Löchern in Köpfe war jahrhundertelang weit verbreitet und wurde aus allen möglichen Gründen angewandt, angefangen bei der Behandlung von Kopfschmerzen bis hin zum Austreiben böser Geister (die es eigentlich gar nicht gab). Es hatte sogar einen schicken Namen: Trepanation. Die Praxis war so weit verbreitet, dass man auf einigen Friedhöfen festgestellt hat, dass bei mehr als einem von zehn Menschen Löcher in den Schädel gebohrt worden waren. (Mein Anwalt Nigel hat mich gebeten, darauf hinzuweisen, dass es äußerst wichtig ist, niemandem ein Loch in den Schädel zu bohren.)

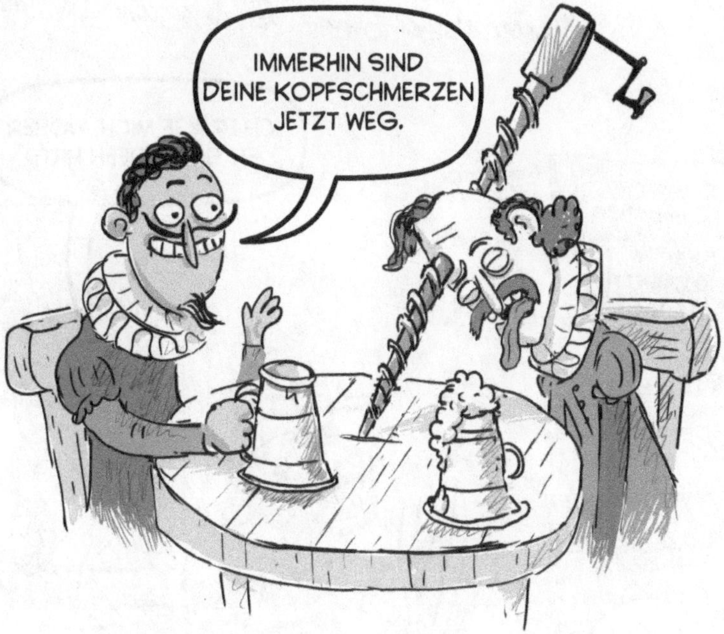

Während wir hier in Europa lange gebraucht haben, um kompliziertere Gehirnoperationen zu entwickeln, war man uns in Indien bereits meilenweit voraus. Vor über tausend Jahren litt ein indischer König namens Raja Bhoja unter schrecklichen Kopfschmerzen, von denen seine Ärzte annahmen, dass sie durch einen Klumpen in seinem Gehirn verursacht wurden. Sie lagen nicht nur mit ihrer Diagnose richtig, sondern konnten auch seinen Schädel aufschneiden, um den Knoten zu entfernen – und den König vollständig heilen! Danach baute er sein Reich gehörig aus, komponierte Musik und schrieb etwa achtzig Bücher. Ganz ehrlich, warum haben all diese Leute so viele Bücher geschrieben? Daneben komme ich mir wie ein Versager vor.

Und ihre Bücher waren vermutlich viel besser als der Schund, den du so schreibst. Prunella

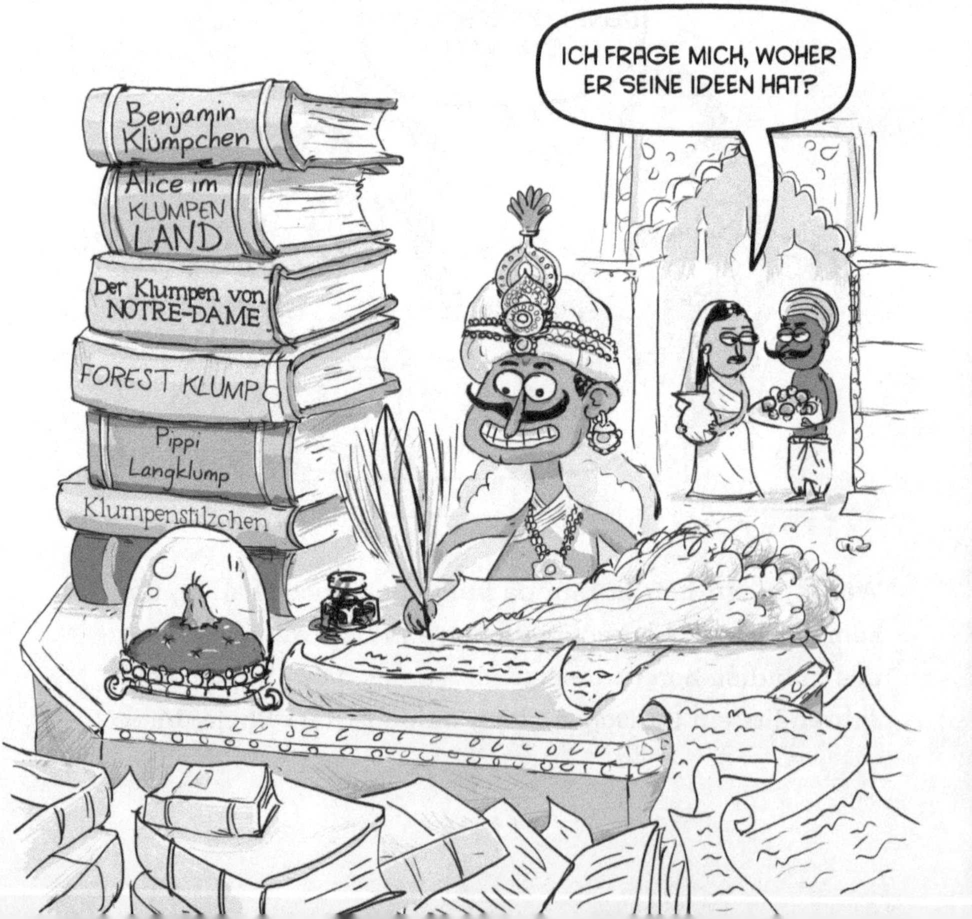

Aber nicht alle haben es richtig gemacht. Vieles von dem, was wir im Laufe der Jahrhunderte über das Gehirn gelernt haben, geht auf jene Fehler zurück, die bei Gehirnoperationen gemacht wurden. Vor etwa siebzig Jahren litt ein amerikanischer Mann namens Henry Molaison unter schrecklichen Anfällen, das heißt, sein Körper zitterte ständig. Seine Ärzte dachten, sie könnten Henrys Zustand heilen, indem sie ihm einen Teil seines Gehirns entfernten. Kannst du das kleine Problem bei diesem Plan erraten? Was wäre, wenn dieser Teil des Gehirns … wichtig wäre? Wie sich herausstellte, war der Teil, den die Ärzte entfernten, **EXTREM** wichtig, und nach der Operation konnte Henry plötzlich keine neuen Erinnerungen mehr abspeichern. Wenn man ihm an einem Tag etwas erzählte (oder ihm sogar eine Torte ins Gesicht warf), konnte er sich am nächsten Tag überhaupt nicht mehr daran erinnern. Das war eine ziemlich schlechte Nachricht für Henry, aber es bedeutete auch, dass die Wissenschaftler nun wussten, welcher Teil des Gehirns für die Erinnerungen zuständig war. Als Henry 2008 starb, wurde sein Gehirn in Tausende winzige Teile zerschnitten, und jedes einzelne Stück wurde fotografiert und ins Internet gestellt. Das mag interessant für Wissenschaftler sein, nehme ich zumindest an, aber für mich klingt das wie der langweiligste Instagram-Account aller Zeiten. Wenn mein Gehirn zerhackt wird, möchte ich, dass die Scheiben als Miniatur-Frisbees verwendet werden.

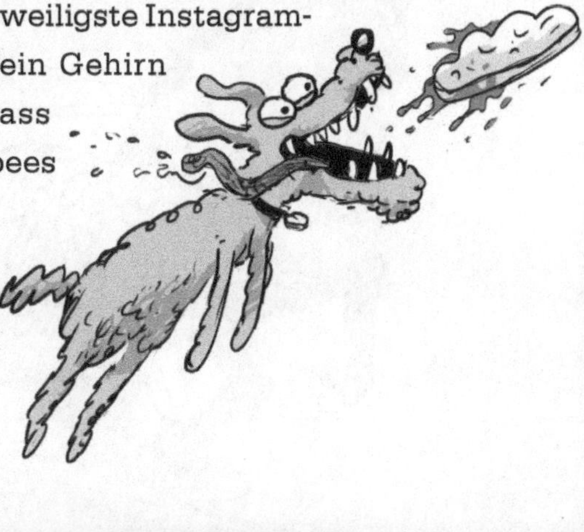

KOPFKINO

Träume sind ziemlich seltsam – sie sind wie eine Fernsehsendung, die sich im Schlaf in unserem eigenen Kopf abspielt – und so ist es nicht verwunderlich, dass es im Laufe der Jahre einige wirklich seltsame Erklärungen für sie gab. Die alten Ägypter glaubten, Träume seien Botschaften von den Göttern. Sie schliefen sogar in speziellen Traumbetten, um die Götter zu ermutigen, ihnen diese magischen WhatsApps zu schicken. Andere Menschen im Lauf der Geschichte glaubten, dass Träume die Zukunft vorhersagen können. König Xerxes von Persien träumte immer wieder, dass seine Armee in Griechenland einmarschieren sollte, und das tat er dann auch …

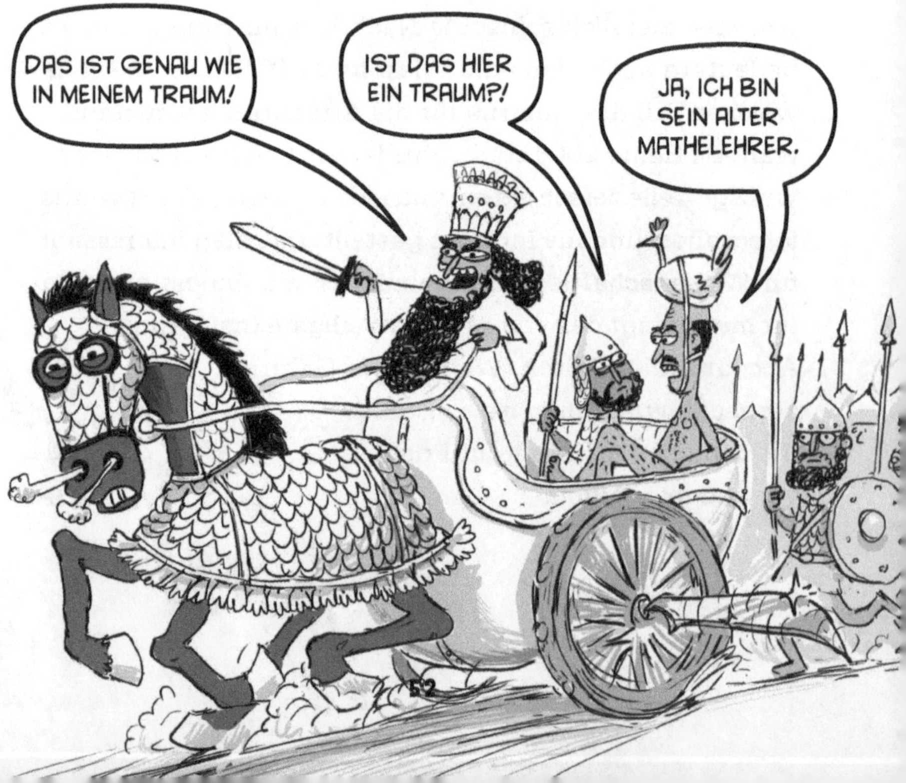
DAS IST GENAU WIE IN MEINEM TRAUM!
IST DAS HIER EIN TRAUM?!
JA, ICH BIN SEIN ALTER MATHELEHRER.

2001

Die längste Operation der Geschichte fand in Singapur statt, als zwanzig Chirurgen 103 Stunden lang arbeiteten – das sind mehr als vier komplette Tage! – um Zwillinge zu trennen, die am Kopf zusammengewachsen waren. Ich hoffe, die Ärzte hatten vorher ausgiebig gefrühstückt.

Das ging gründlich schief, was wieder einmal zeigt, dass man nicht einfach Dinge tun sollte, die passieren, während man ein Nickerchen macht. Das ist wirklich schade, denn ich habe diesen Traum, in dem ich in einem Haus aus Schokoküssen und Marshmallows wohne, und das hört sich verdammt lustig an. Wie auch immer, die Wahrheit ist, dass Träume keine Botschaften von Göttern oder Vorhersagen über die Zukunft sind. Sie sind viel langweiliger als das – es ist nur dein Gehirn, das Dinge abspeichert, die es tagsüber gelernt hat.

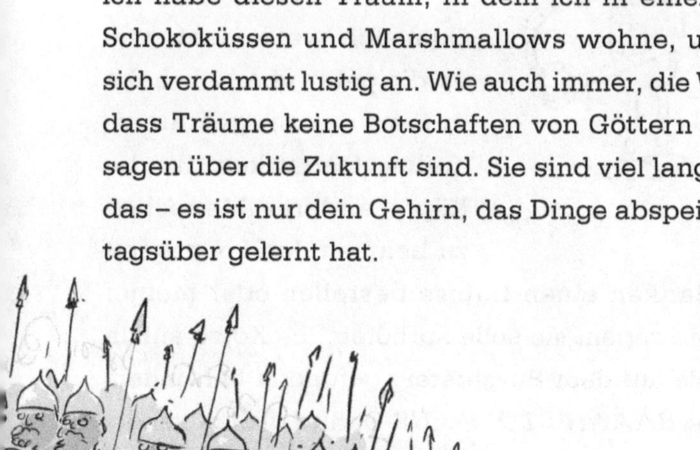

DIE ZUKUNFT

Ich bin mir sicher, dass dein Roboter-Butler alle Standardmodule eingebaut hat, wie Fensterputzen, Pizzabacken und Hundekacke vom Teppich entfernen (Gott sei Dank). Ich habe meinen gerade aufgerüstet, sodass er jetzt ein Zukunftsvorhersagemodul hat und uns sagen kann, wie die Medizin in den nächsten Jahren aussehen wird.

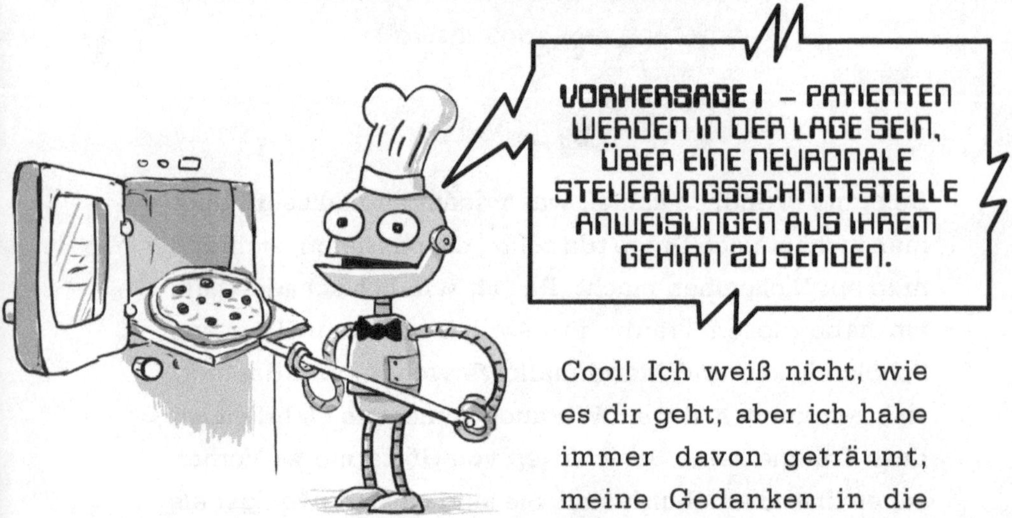
VORHERSAGE 1 – PATIENTEN WERDEN IN DER LAGE SEIN, ÜBER EINE NEURONALE STEUERUNGSSCHNITTSTELLE ANWEISUNGEN AUS IHREM GEHIRN ZU SENDEN.

Cool! Ich weiß nicht, wie es dir geht, aber ich habe immer davon geträumt, meine Gedanken in die Köpfe anderer Menschen zu beamen. Ich könnte mit meinen Gedanken einen Imbiss bestellen oder meiner Hündin Pippin sagen, sie solle aufhören, die Kotze aufzulecken, die sie auf dem Bürgersteig gefunden hat, indem ich ihr meine *BÄÄÄH-STOPP-AUS*-Gehirnströme sende. (Wahrscheinlich würde sie mich aber trotzdem ignorieren.)

Ich verstehe nicht, warum man einen so langweiligen Namen wie Gehirn-Computer-Schnittstelle für etwas so brilliantes verwendet. Ich hätte es Geistesblitz-Erkennungsmaschine genannt.

Stell dir vor, du könntest Maschinen nur mit deinen Gedanken steuern! Oder alle Hausaufgaben in einer Sekunde direkt von deinem Gehirn auf deinen Computer herunterladen! (Du solltest sie allerdings sehr sorgfältig durchlesen, falls dein Gehirn gleichzeitig auch noch damit beschäftigt war, darüber nachzudenken, wie langweilig dein Lehrer ist). Das Beste daran ist, dass diese Technologie dazu führen könnte, dass gelähmte Menschen in Zukunft ihre Arme oder Beine wieder benutzen können. Erstaunlich!

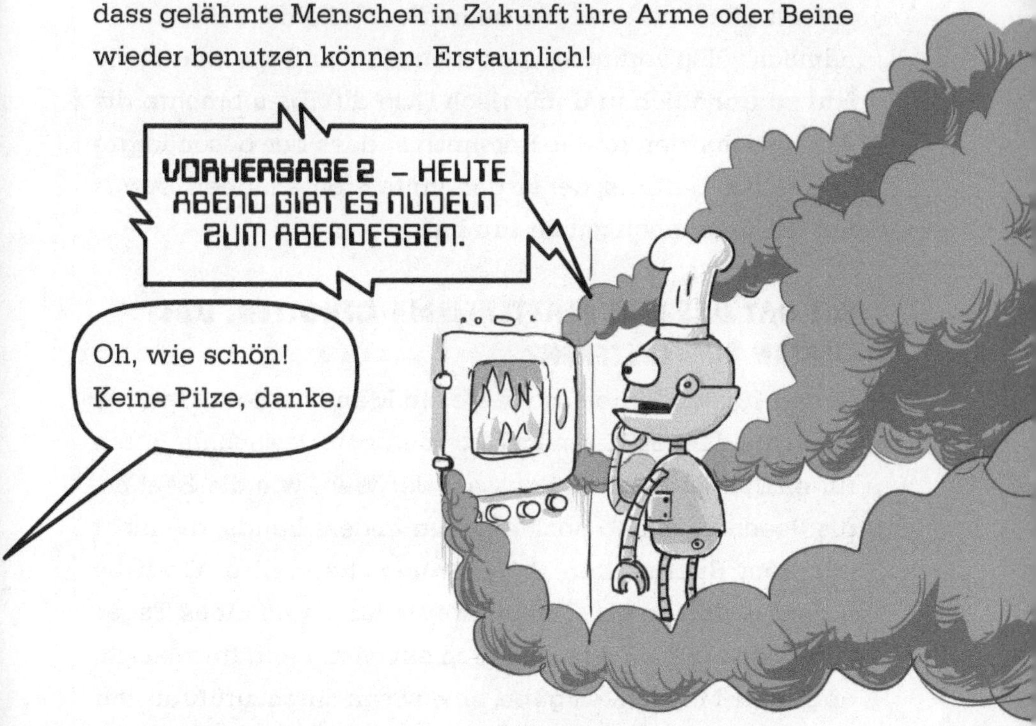
VORHERSAGE 2 – HEUTE ABEND GIBT ES NUDELN ZUM ABENDESSEN.
Oh, wie schön! Keine Pilze, danke.

ADAM ANTWORTET

WIE HABEN DIE ÄRZTE HERAUSGEFUNDEN, WELCHER TEIL DES GEHIRNS DIE PERSÖNLICHKEIT STEUERT?

Durch einen Zufall! Im Jahr 1848 hatte ein Mann namens Phineas Gage einen wirklich schlechten Tag bei der Arbeit. Er war auf einer Baustelle, wo eine neue Eisenbahn gebaut wurde, als – *BUMMMM!* – durch eine gewaltige Explosion eine riesige Metallstange durch seinen Schädel schoss. Ups. Erstaunlicherweise überlebte er, auch wenn die Stange durch ein großes Stück seines Gehirns fetzte. Eines war jedoch gänzlich anders – seine Persönlichkeit hatte sich nämlich völlig verändert, von freundlich und charmant (wie ich) zu unhöflich und mürrisch (wie du). Dies brachte die Wissenschaftler zu der Erkenntnis, dass der beschädigte Teil seines Gehirns, der so genannte Frontallappen, etwas mit der Persönlichkeit zu tun hat.

WIE HAT UNS EINE PLATTENFIRMA GEHOLFEN, DAS GEHIRN ZU VERSTEHEN?

In den 1960er-Jahren arbeitete ein Mann namens Godfrey Hounsfield bei EMI, einem Unternehmen, das Schallplatten für einige der größten Popstars der Welt, wie die Beatles, die Beach Boys und noch ein paar andere Bands, die nicht mit dem Buchstaben B begannen, herstellte. Godfrey arbeitete dort in der Computerabteilung, und eines Tages langweilte er sich offensichtlich ein wenig und fragte sich, ob es eine Möglichkeit gäbe, einen Scan durchzuführen, der das Innere des Gehirns zeigt. Nach viel Tüftelei und einer

Reihe von Experimenten (die er an sich selbst durchführte) erfand er den CT-Scanner, der mit Hilfe von Röntgentechnik scheibchenweise Bilder von jedem beliebigen Körperteil zeigt. Das ist auch heute noch eine der wichtigsten Methoden, mit denen Ärzte das Gehirn untersuchen.

WARUM WIRD DER KOPF MANCHER MENSCHEN NACH IHREM TOD EINGEFROREN?

Was für eine heitere Frage! Nun, da du danach gefragt hast: Es gibt seit fünfzig Jahren Menschen, die an die Kryonik glauben, das heißt an das Einfrieren ihres abgetrennten Kopfes nach ihrem Tod. Die Idee dahinter ist, dass sie in der Zukunft, wenn die Wissenschaft viel weiter fortgeschritten ist, wieder zum Leben erweckt und ihre Köpfe auf Roboterkörper geklebt oder in einem großen Gefäß oder so aufbewahrt werden können. Leider sind sich die Wissenschaftler ziemlich sicher, dass es nie eine Möglichkeit geben wird, diese Menschen wieder aufzuwecken, weil das Gehirn bei dieser Prozedur viel zu stark geschädigt wird. Gefrierschränke sind für Eiscreme, nicht für Köpfe.

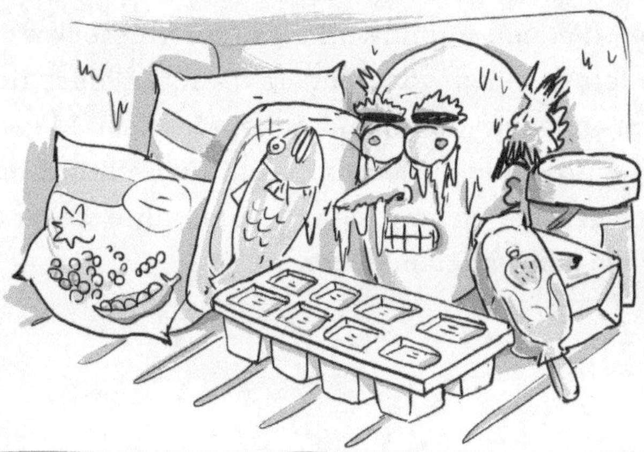

HEISS ODER SCHEISS?

UNSERE GEHIRNE SIND GRÖSSER ALS DIE UNSERER VORFAHREN.

SCHEISS Das tut mir jetzt leid. Ich weiß, du hältst Erwachsene wahrscheinlich für Idioten (und um fair zu sein, viele von ihnen sind es auch), aber ihre Gehirne sind tatsächlich größer als deins – dennoch, die Gehirne sind seit Tausenden von Jahren langsam kleiner geworden. Und nein, das liegt nicht daran, dass du so viel fernsiehst oder kein Gemüse isst. Die Wissenschaft weiß nicht genau, warum das so ist. Aber die gute Nachricht ist, dass ein kleineres Gehirn nicht bedeutet, dass wir weniger intelligent sind. Tatsächlich sind kleinere Gehirne oft schneller im Denken, so wie ein kleiner Sportwagen schneller ist als ein großer alter Müllwagen.

ÄRZTE VERSUCHTEN, PSYCHISCHE ERKRANKUNGEN ZU BEHANDELN, INDEM SIE DEN PATIENTEN DIE ZÄHNE ZOGEN.

HEISS Erschreckenderweise ist das noch gar nicht so lange her – weniger als hundert Jahre. Einige Ärzte glaubten, dass psychische Krankheiten durch Infektionen verursacht wurden, die sich irgendwo im Körper versteckten. Also entfernten sie alles, von dem sie glaubten, dass dort die Infektionen lauern könnten. Zähne, Mandeln, Mägen und Därme wurden herausgeschnitten. Offensichtlich half das nicht im Geringsten, und mehr als die Hälfte dieser armen Menschen starb an den Folgen.

SCHON VOR ZWEITAUSEND JAHREN SETZTEN ÄRZTE ELEKTRIZITÄT ZUR SCHMERZBEHANDLUNG EIN.

HEISS Ich würde es dir verzeihen, wenn du das für absoluten Blödsinn halten würdest, schließlich haben wir erst vor ein paar Hundert Jahren herausgefunden, wie man Elektrizität herstellt. Aber vor Tausenden von Jahren erkannten Ärzte, dass die schmerzenden Füße ihrer Patienten weniger wehtaten, wenn man einen Zitteraal darauf drückte. Ärzte und Ärztinnen verwenden auch heute noch Elektrizität als eine Art Schmerzlinderung, zum Glück sind keine schleimigen Seeschlangen mehr erforderlich.

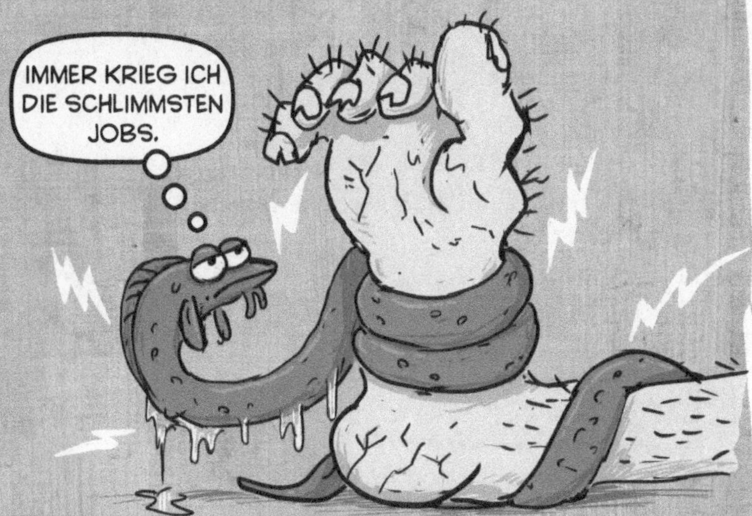

Kranke Kuren

Wenn es dich ärgert, dass die Person, auf die du stehst, dich nicht mag, dann solltest du einfach eine große Portion Popcorn essen und sie vergessen. In der Glitzerzeit (na gut, im Mittelalter) hätte dein Arzt einen anderen Plan gehabt:

Schritt Eins: Besorg dir etwas Kacke, die von der Person produziert wurde, auf die du stehst. (Das ist der schwierigste Teil.)

Schritt Zwei: Zünde die Kacke an. (Das ist der gefährlichste Teil.)

Schritt Drei: Atme die ganzen Kack-Dämpfe ein. (Das ist der ekelhafteste Teil.)

Schritt Vier: Die Person, die du magst, wird sich sofort in dich verlieben. (Das ist der unwahrscheinlichste Teil.)

(Mein Anwalt Nigel hat darum gebeten, dass du die Kranke-Kuren-Abschnitte am Ende jedes Kapitels nicht liest).

Das Kapitel mit BLUT-SAUGENDEN EGELN & EINEM RAUCHENDEN PO-LOCH

(Auch bekannt als der *BLUTKREISLAUF*)

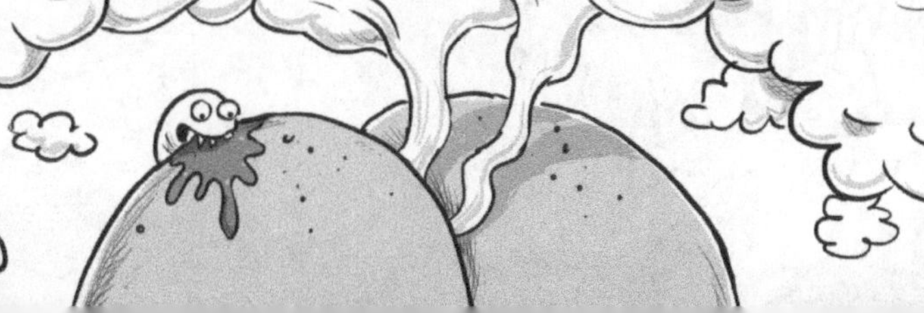

WENN DU DIESEN SATZ FERTIGGELESEN HAST, wird jeder einzelne Tropfen deines Blutes einen kompletten Kreislauf durch deinen Körper durchlaufen haben. Und – was sagt man dazu? – es hat den ganzen Weg schon wieder zurückgelegt. Dein Herz pumpt das Blut durch die Arterien, und dann fließt es durch die Venen zurück zum Herzen, bevor es in die Lungen gepumpt wird, um noch mehr köstlichen Sauerstoff aufzunehmen. Und dann beginnt der ganze Prozess von vorne. Ich bin mir sicher, dass du das schon weißt (oder zumindest so tun solltest, wenn ein Lehrer dich fragt), aber wie ist es möglich, dass wir all das heute wissen, wo wir doch früher überhaupt nichts davon wussten?

Obwohl die Menschen **EWIG** gebraucht haben, um zu erkennen, dass das Gehirn mehr ist als ein Haufen matschiges Schädelfüllmaterial, wissen wir schon seit Fantastillionen von Jahren (na ja, nicht ganz Fantastillionen), dass das Herz nützlich ist. Es hat vielleicht ein bisschen gedauert, bis wir herausgefunden haben, wie es **GENAU** funktioniert. Aber seit wir Jeans aus Mammutfell tragen, wissen wir, dass es ziemlich wichtig für das ganze „Am-Leben-sein" ist.

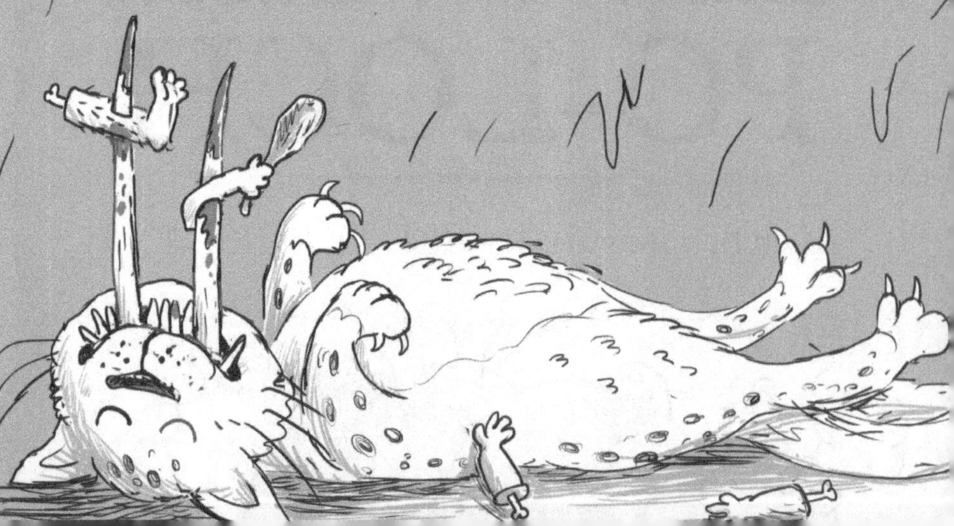

Woher wussten die Leute das vor so langer Zeit? Nun, stellen wir uns vor, ein Säbelzahntiger beschließt, ein Stück von einem Höhlenmenschen zum Mittagessen abzubeißen. Wenn er auf einen Arm oder ein Ohr scharf war, war das ziemlich ärgerlich für den Höhlenmenschen, aber das bedeutete noch nicht, dass es Zeit war, ihn für einen Sarg zu vermessen. Wenn unser Freund mit den spitzen Zähnen jedoch der Meinung war, dass das Herz des Höhlenmenschen besonders lecker aussah, war das Spiel definitiv vorbei: Kein Herz bedeutet kein Leben. Frau Höhlenmensch wäre wahrscheinlich ziemlich sauer, aber Dr. Höhlenmensch würde denken: *„Hmm – dieser Teil des Körpers scheint ziemlich wichtig zu sein. Mist.“*

Zum Glück gab es noch ein bisschen mehr über das Herz zu entdecken, sonst wäre dieses Kapitel extrem kurz.

Schade – ich wünschte, dieses Buch wäre schon zu Ende. Prunella

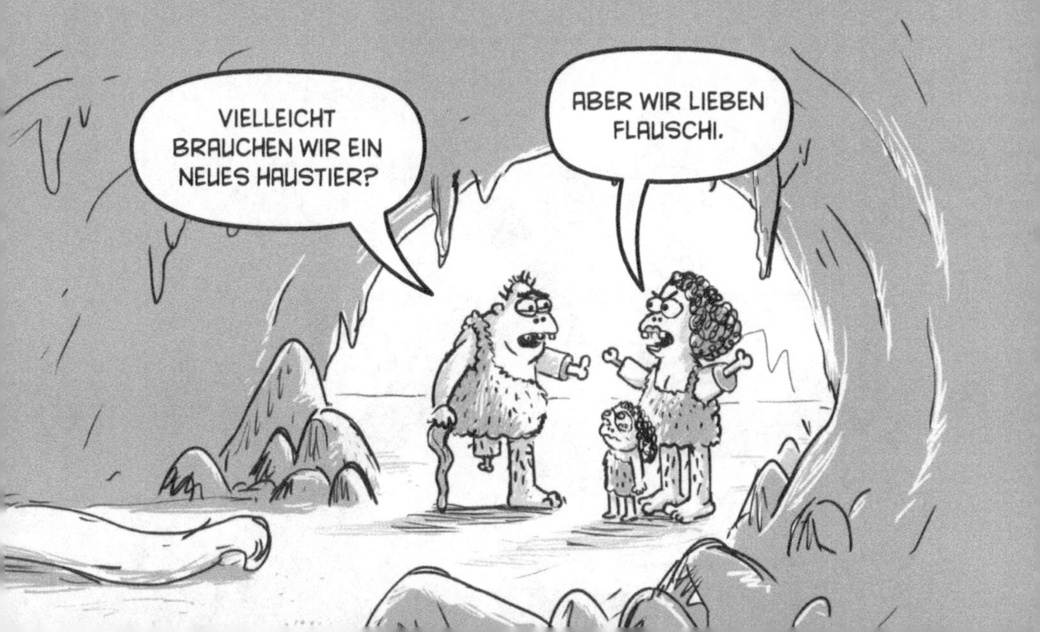
VIELLEICHT BRAUCHEN WIR EIN NEUES HAUSTIER?
ABER WIR LIEBEN FLAUSCHI.

ALTES ÄGYPTEN

Hast du schon einmal Lob und Anerkennung für etwas bekommen, das du gar nicht getan hast? Zum Beispiel, wenn deine Schwester das Wohnzimmer aufgeräumt hat und du so getan hast, als wärst du so nett gewesen? Nun, jahrtausendelang wurde das Herz für fast alles verantwortlich gemacht, was im Körper passierte. Den alten Ägyptern fiel auf, dass vom Herzen Schläuche in alle möglichen Richtungen abgingen, und so beschlossen sie, dass es für den Transport von Blut (ja!), Spucke (ähm, nein), Kot (was haben sie sich dabei gedacht?), der Seele (gibt es so etwas überhaupt?) und Geistern (ähm, Leute …) verantwortlich ist. Aber man muss den alten Ägyptern zugutehalten, dass sie die ersten waren, die erkannten, dass der Puls, den sie an den Handgelenken der Menschen fühlen konnten, ihnen verriet, wie schnell das Herz schlug. Sie stellten auch fest, dass der Puls bei Ohnmacht oft langsamer wurde und

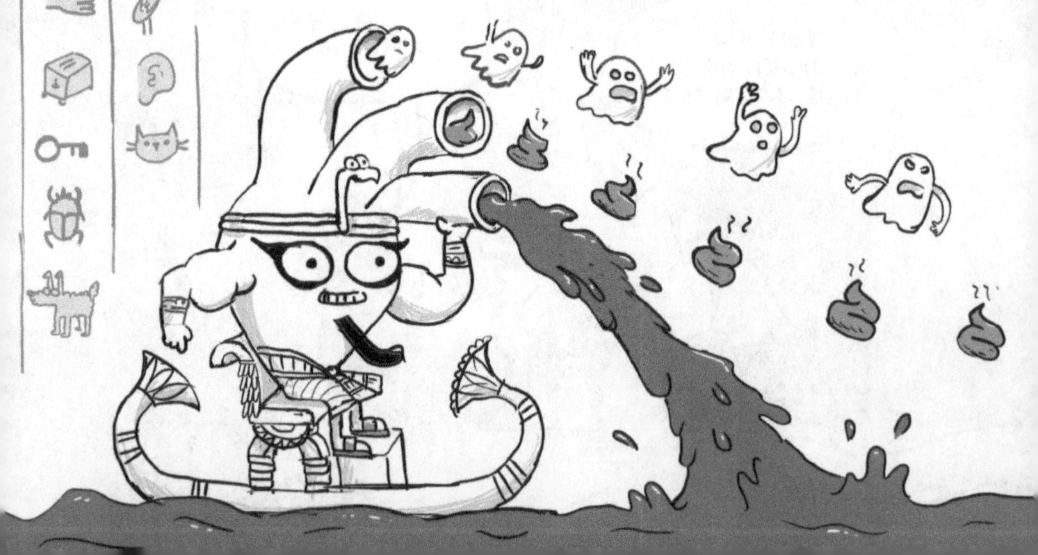

schwerer zu finden war, und dass manche Krankheiten das Herz größer werden ließen und es deswegen nicht mehr so gut arbeitete. Das macht aber immer noch nicht die ganze „Kacke-fließt-durch-das-Herz"-Sache wett.

Ihr erinnert euch vielleicht daran, dass, wenn jemand wichtig und königlich genug war, um in eine Mumie verwandelt zu werden, das Herz wieder in den Körper eingesetzt wurde, bevor dieser dann in Küchenrolle eingewickelt wurde. Aber so einfach war es nicht, ins Jenseits zu gelangen – die alten Ägypter glaubten, dass man bei den Göttern zuerst einen Test machen musste. „Was für einen Test?", werdet ihr euch vielleicht fragen … „Happy Birthday" rückwärts auf Altgriechisch singen? Durch einen mit Krokodilen verseuchten Sumpf schwimmen? Nein – die Götter wogen das Herz einer Person, und wenn es mehr als eine Feder wog, wurde sie nicht eingelassen. Im altägyptischen Jenseits muss es kaum jemanden gegeben haben – Herzen wiegen schließlich immer viel mehr als eine Feder: Sie sind normalerweise so schwer wie eine große Kartoffel.

Es wäre schon ein bisschen erbärmlich, wenn sie sich nicht erinnern. Das ist buchstäblich erst ein paar Seiten her. Prunella

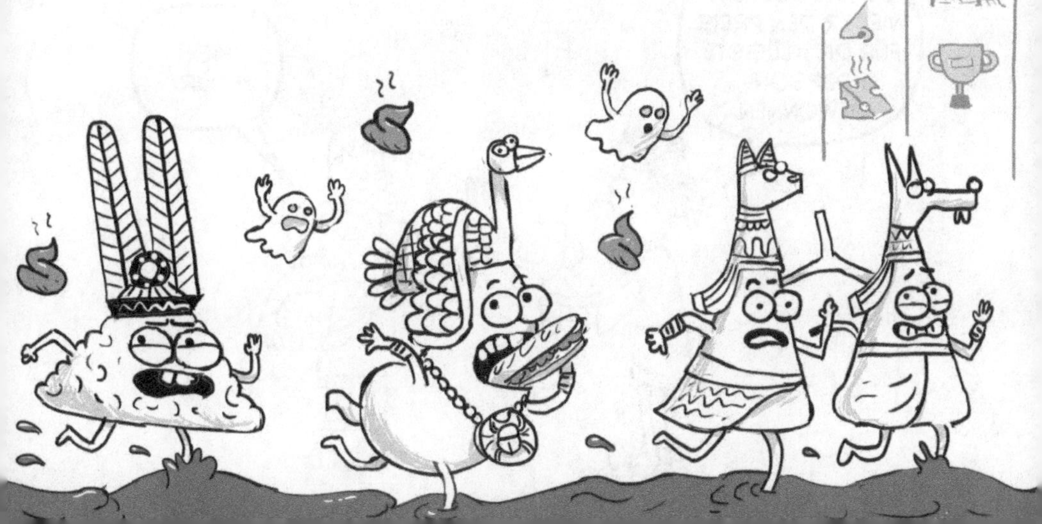

ANTIKES GRIECHENLAND

Es wird Zeit nachzusehen, was Aristoteles über das Herz gesagt hat. Sicherlich hätte er eine bessere Vorstellung davon haben können, was es so tut, außer Kot und Spucke durch den Körper zu befördern? Nun, nicht wirklich. Er dachte, es würde Luft durch die Nerven schicken, wodurch alle Muskeln bewegt würden, als wäre der Körper eine Art verrückte Marionette. Sehr fantasievoll, aber totaler Schwachsinn. Und es stellte sich heraus, dass er nicht sehr gut in Mathe war. Er schnitt ein Herz auf und behauptete, es bestünde aus drei Kammern, obwohl es vier sind. Es heißt immer, dass er dieses Supergenie war – dabei konnte er nicht einmal bis vier zählen. Ganz ehrlich.

Genau, weil du ja so ein Genie bist, oder? Ich weiß zum Beispiel ganz sicher, dass du dir nicht mal selber die Schnürsenkel binden kannst. Prunella

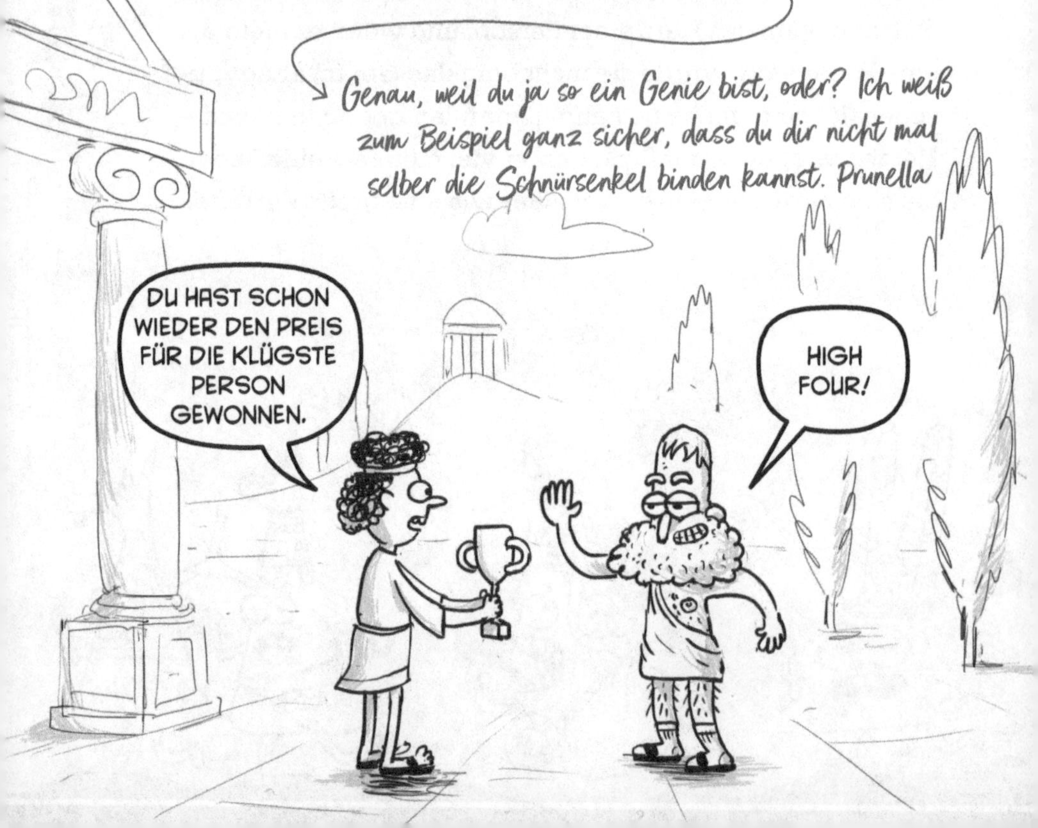
DU HAST SCHON WIEDER DEN PREIS FÜR DIE KLÜGSTE PERSON GEWONNEN.
HIGH FOUR!

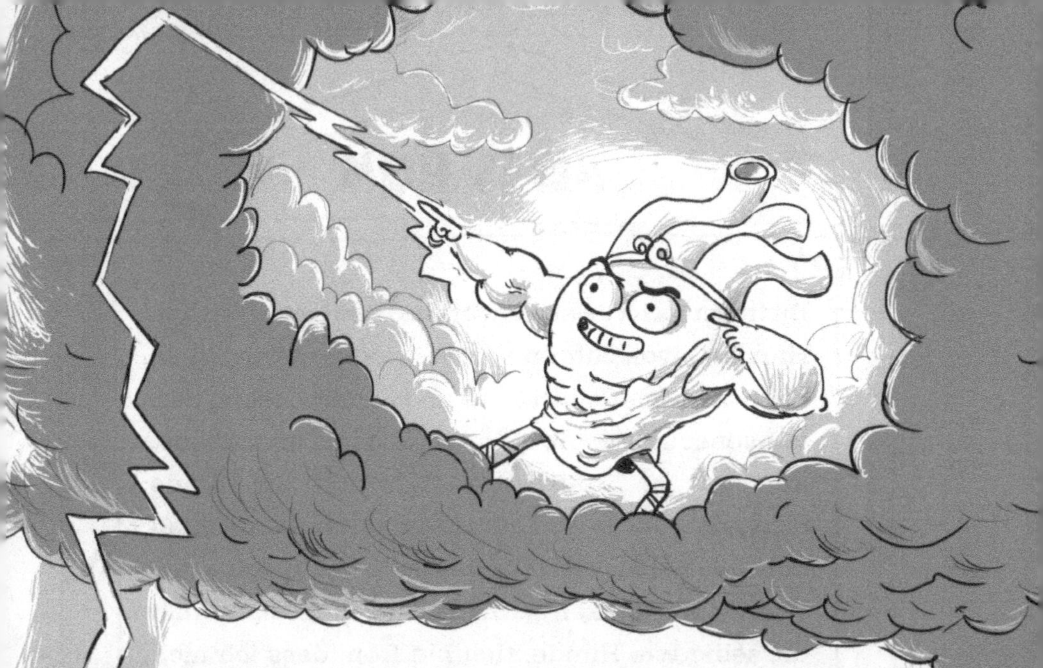

Laut Aristoteles gab es nicht viel, was das gute Herzilein nicht konnte. Er dachte, es sei für alle Gedanken und Gefühle zuständig. Außerdem sollte es eine Art Heizung sein, die den Körper am Laufen hielt – wie ein winziger fleischiger Heizkörper. Noch seltsamer war, dass er dachte, je klüger man sei, desto mehr Wärme würde das Herz produzieren. Stell dir vor, du würdest so etwas in einem Biologietest schreiben? Sie würden dich von der Schule werfen und dich zwingen, ein T-Shirt zu tragen, auf dem **ICH BIN EIN IDIOT** steht.

Ich sollte dir so ein T-Shirt zu Weihnachten schenken. Prunella

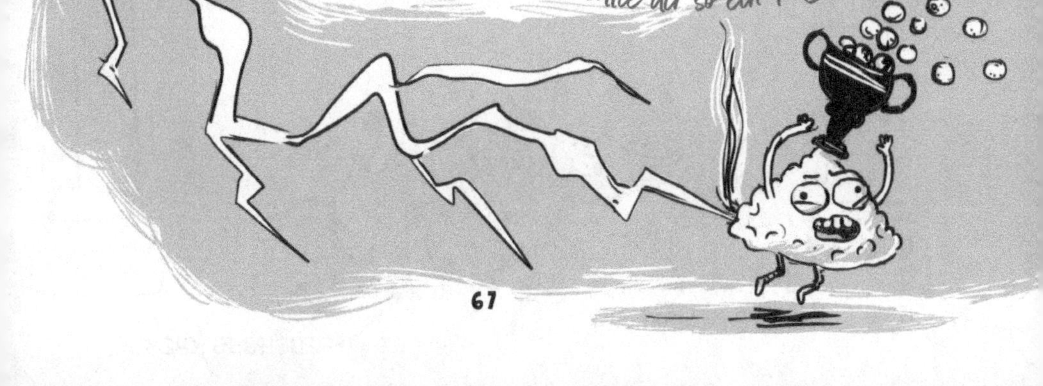

ALTES ROM

Du fragst dich vielleicht, warum diese Leute sich über Hunderte von Jahren immer wieder geirrt haben. Nun, im alten Rom war es gegen das Gesetz, dass Wissenschaftler den Körper eines Verstorbenen aufschnitten. Stattdessen schnitten sie Hunde, Schweine und Affen auf und nahmen einfach an, dass alle Lebewesen das gleiche Innenleben hatten. Wie du dir denken kannst, sind Menschen nicht dasselbe wie Hunde. (Ich bin froh, dass ich nicht so bin wie Pippin. Sonst würde ich den ganzen Tag damit verbringen, Hausschuhe zu fressen und mich in Fuchskot zu wälzen.) Wenn Menschen und Hunde wirklich dasselbe Innere hätten, könnte man zum Tierarzt gehen, um seinen gebrochenen Arm richten zu lassen – und man könnte niemals ein Twix essen, weil Schokolade für Hunde wirklich giftig ist. Aber trotz alledem haben die alten Römer einige wichtige Dinge über das Herz herausgefunden – vor allem dank eines Mannes namens Galen.

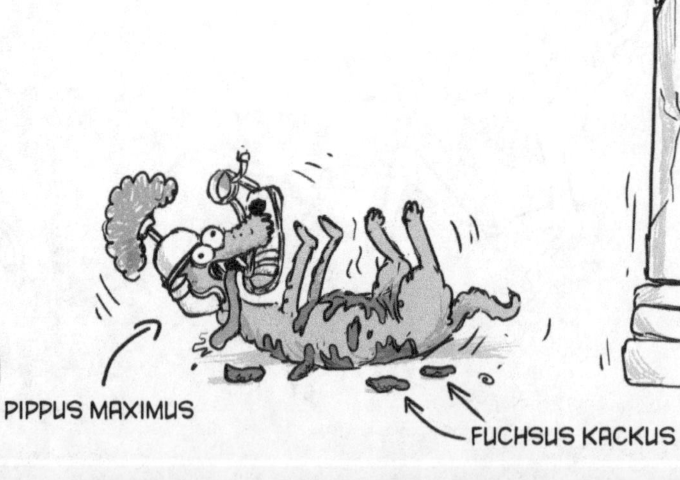

GALEN: FÜNF FAKTEN UND EINE LÜGE

1. Er schrieb sein erstes Lehrbuch, als er dreizehn Jahre alt war. Ich hoffe also, du hast vor, bald mit deinem anzufangen …

2. Die Bücher, die er schrieb, enthielten über **ZEHN MILLIONEN** Wörter. Das ist mehr als zehnmal so lang wie alles, was der faule Shakespeare geschrieben hat (und zweihundertmal länger als dieses Buch).

3. Eines Nachts hatte Galens Vater einen Traum, der ihm sagte, Galen sollte Medizin statt Philosophie studieren, also zwang Papa Galen ihn, das zu tun.

4. Sein voller Name war Galen Xalen.

5. Er war der Chefarzt der Gladiatoren. (Es gab nicht viel für ihn zu tun – man kann jemandem nicht wirklich helfen, der durch das Schwert seines Gegners in einen menschlichen Spieß verwandelt wurde.)

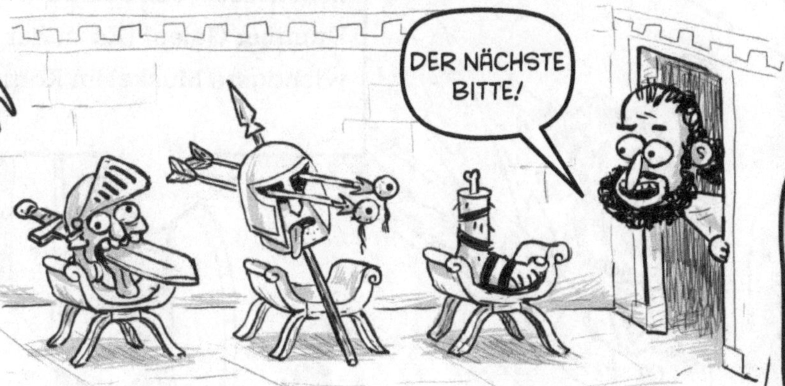

6. Er erfand eine Art der Augenoperation, die noch heute durchgeführt wird.

4. Wir wissen nicht, wie er mit Nachnamen hieß, nur dass sein Vorname Galen war. Vielleicht war er einer dieser Menschen, die nur einen Namen haben, wie Adele oder Pink oder Gott.

Wenn es um seine Entdeckungen über das Herz geht, lag Galen entweder absolut richtig oder eben völlig und vollkommen falsch.

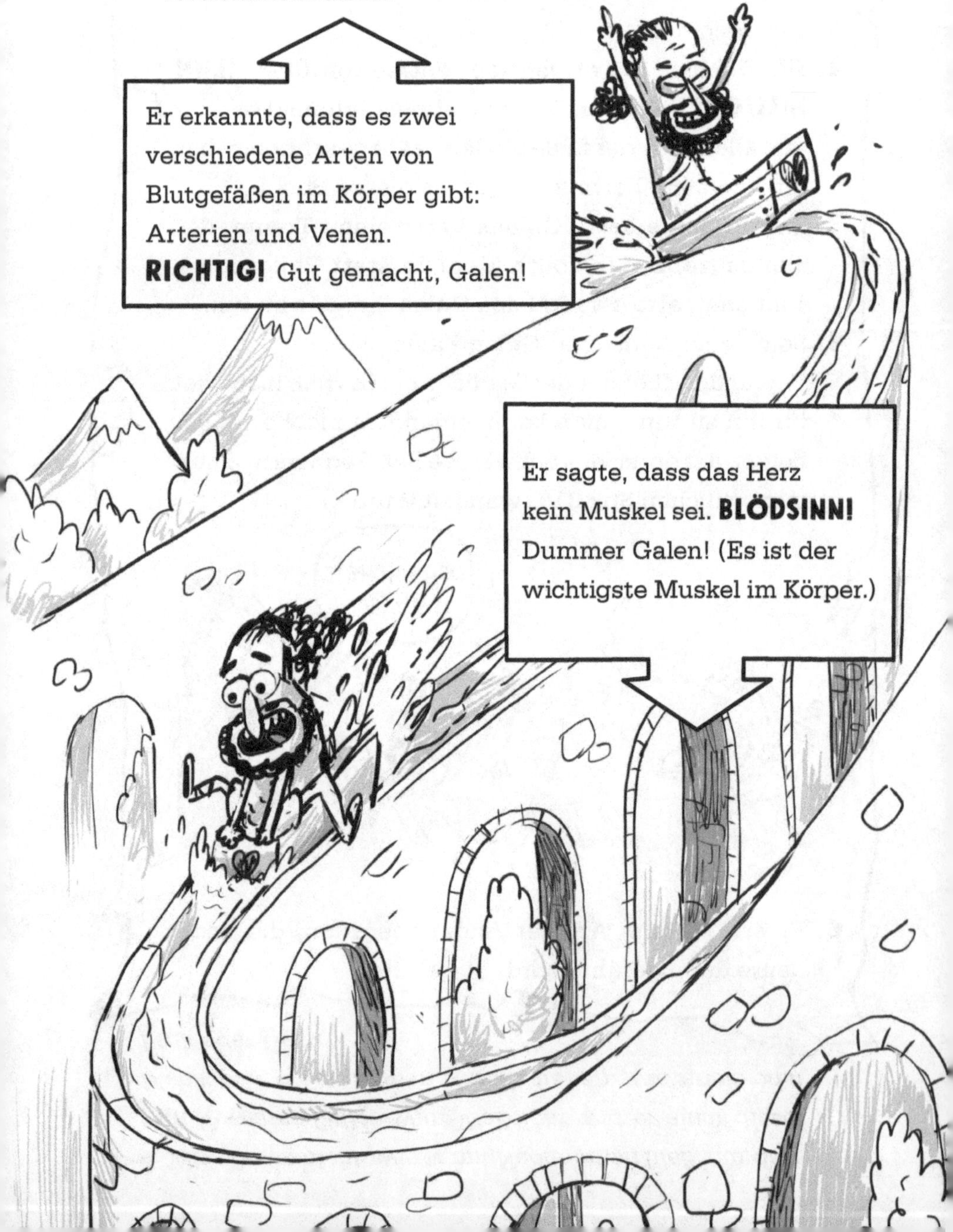
Er erkannte, dass es zwei verschiedene Arten von Blutgefäßen im Körper gibt: Arterien und Venen. **RICHTIG!** Gut gemacht, Galen!
Er sagte, dass das Herz kein Muskel sei. **BLÖDSINN!** Dummer Galen! (Es ist der wichtigste Muskel im Körper.)

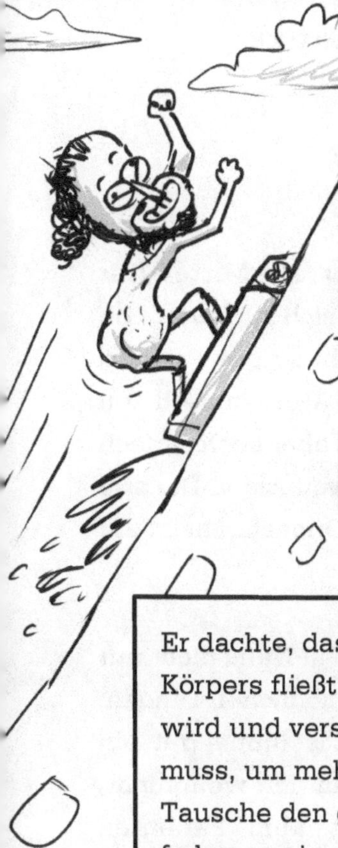

Er stellte fest, dass das Blut in den Arterien viel heller ist als das Blut in den Venen. **RICHTIG!** Gut gemacht, Galen! Hier, ein goldener Stern, Galen! (Das liegt daran, dass das Blut in den Arterien viel mehr Sauerstoff enthält als das in den Venen.)

Er dachte, dass das Blut, das in einen Teil des Körpers fließt, dort absorbiert, also aufgenommen wird und verschwindet, sodass man etwas essen muss, um mehr Blut zu produzieren. **BLÖDSINN!** Tausche den goldenen Stern gegen einen kackefarbenen ein. (Das Blut fließt im Kreis durch den Körper – zuerst durch die Arterien und zurück durch die Venen – deshalb heißt es ja auch Kreislauf).

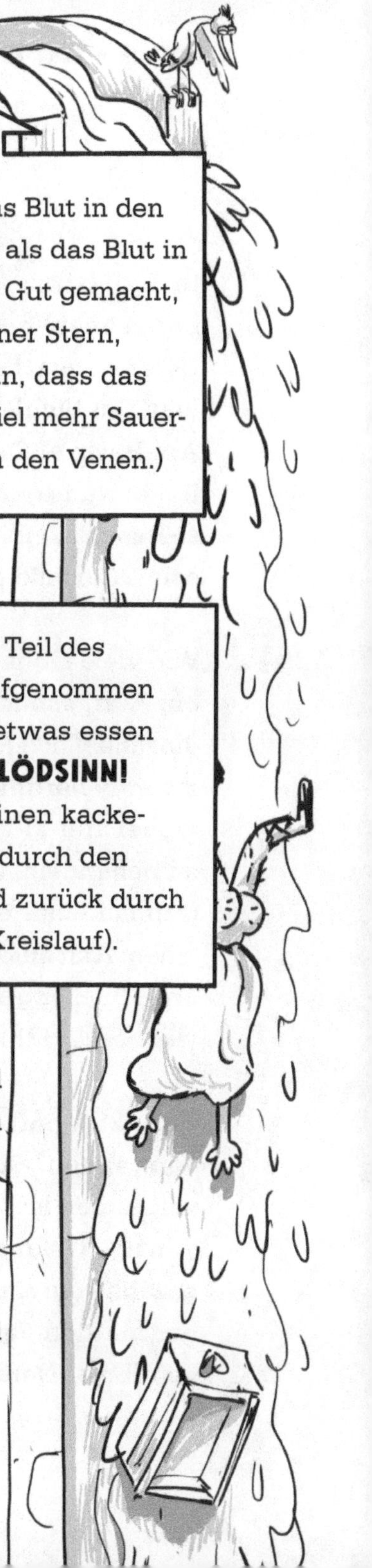

Galens Bücher müssen äußerst überzeugend und gut geschrieben gewesen sein, denn alle Leute glaubten ihm. Das Problem daran war, dass er die meiste Zeit nur geraten hat. Das ist nicht gerade toll, oder? Nun, es kommt noch schlimmer – mehr als tausend Jahre lang hat niemand seine Ideen infrage gestellt!

Ganz anders als bei dir also. Prunella

GLITZERZEIT

In der Glitzerzeit (die manche Loser als Mittelalter bezeichnen) begann ein Arzt in Syrien sich zu fragen, ob Galens Herztheorie vielleicht doch nicht so ganz richtig war. Endlich! Er hieß Ala-al-Din abu al-Hasan Ali ibn Abi-Hazm al-Qarshi al-Dimashqi, wurde aber auch einfach Ibn al-Nafis genannt – wahrscheinlich weil Ala-al-Din abu al-Hasan Ali ibn Abi-Hazm al-Qarshi al-Dimashqi nicht auf sein Türschild passte.

Wie viele kluge Köpfe jener Zeit war Ibn al-Nafis nicht nur ein Arzt, sondern ein Experte in allen möglichen Dingen, einschließlich Recht und Astronomie. Es ist immer gut, ein zweites berufliches Standbein zu haben. Ich weiß nicht, woher Ibn al-Nafis überhaupt die Zeit nahm, Patienten zu behandeln, denn er schrieb auch über hundert Bücher. (Einmal – nur ein einziges Mal – würde ich dir gerne von einem Arzt aus der Vergangenheit erzählen können, der nur zwei Bücher geschrieben hat. Dann würde ich mich gleich viel besser fühlen.)

Um 1250 hatte Ibn al-Nafis den Blutkreislauf endlich verstanden. Er erkannte, dass das Herz mit der Lunge verbunden ist, dass es zwischen den Venen und Arterien winzige Gefäße gibt, die Kapillaren genannt werden, und er zählte die Anzahl der Kammern im Herzen richtig. Hurra – her mit den Fanfaren! Leider gerieten die Entdeckungen von Ibn al-Nafis bald in Vergessenheit, und alle wandten sich wieder den schrecklichen Ideen von Galen zu. Buh – und wieder weg mit den Fanfaren.

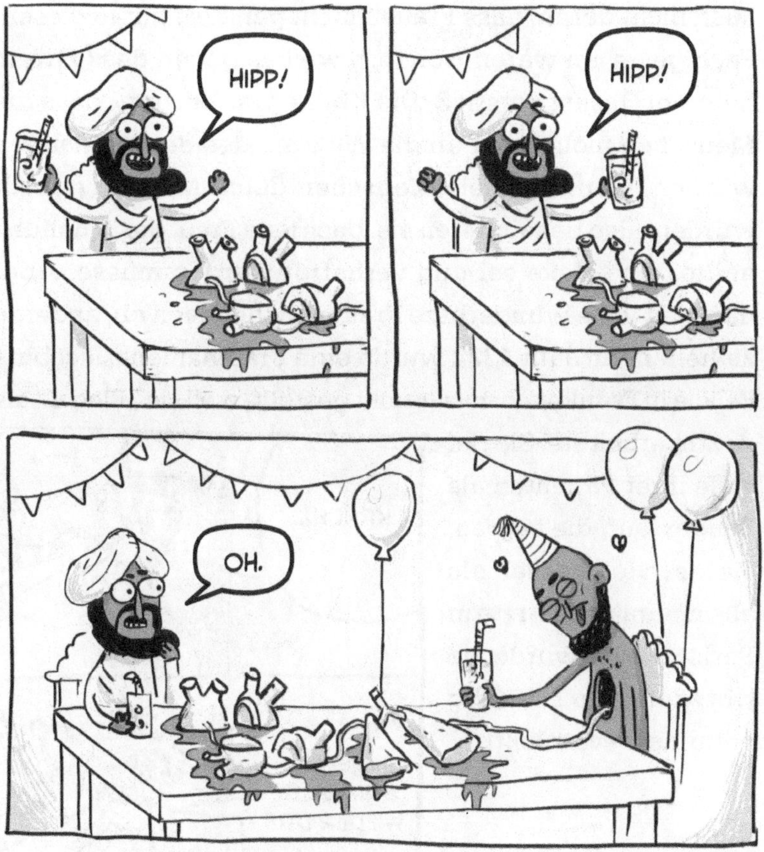

Erst 1924 entdeckte jemand eines seiner Bücher und sagte: „Hoppla, dieser Kerl hat das alles ja schon vor Ewigkeiten herausgefunden!"

Vielleicht ist dir schon einmal aufgefallen, dass in früheren Zeiten irgendwie alle Ärzte Männer waren. Das liegt nicht daran, dass Frauen nicht Ärztinnen werden wollten, und auch nicht daran, dass Frauen nicht genauso gut in diesem Fach gewesen wären, sondern weil es gegen das (extrem dumme) Gesetz verstieß. Die Kirche war besorgt, dass die Menschen nicht mehr an die Wirkung des Betens glauben würden, wenn zu viele Menschen durch Medizin geheilt würden; also behaupteten sie, dass jede Frau, die jemanden heilte, eine Hexe sei und verhaftet werden müsse. Aber das hielt viele wunderbare Frauen nicht davon ab, anderen zu helfen. Im Jahr 1322 wurde eine Frau namens Jacobina Félicie in Frankreich vor Gericht gestellt, weil sie „illegal" als Ärztin arbeitete. Sie rief viele ihrer Patienten als Zeugen auf, die sagten, sie sei viel besser als alle männlichen Ärzte in Paris. Leider wurde sie trotzdem für schuldig befunden – verrückt!

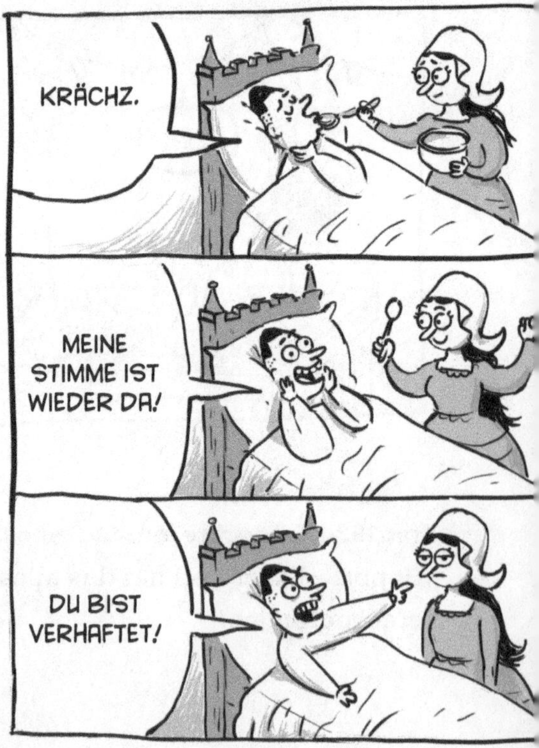

WILLIAM HARVEY

Spulen wir vor ins 17. Jahrhundert. Isaac Newton ist damit beschäftigt, die Schwerkraft zu entdecken, indem er sich Äpfel auf den Kopf fallen lässt, Galilei starrt in den Himmel um herauszufinden, was die Planeten vorhaben, und Shakespeare sitzt an seinem Schreibtisch und schreibt langweilige Stücke. Währenddessen begann William Harvey sich zu fragen, ob Galens Theorien nicht vielleicht ein Haufen Unsinn seien. Er fand es nicht ganz logisch, dass der Körper sofort alles Blut verbraucht, das durch ihn fließt, und dass man dann neues Blut aus der Nahrung herstellen muss: Wenn das stimmte, müsste jeder Mensch jeden Mittag etwa achthundert Hamburger essen, um am Leben zu bleiben. Niemand isst so viel (wenn du achthundert Hamburger zu Mittag essen solltest, rate ich dir dringend, weniger zu essen), und wir brechen nicht alle zusammen, weil wir kein Blut mehr haben. Also hat er bewiesen, dass Galen sich das alles nur ausgedacht hat. Zack! Das gibt eine Sahnetorte ins Gesicht, Galen!

Du musst grad reden! Dieses ganze Buch ist Müll. Prunella

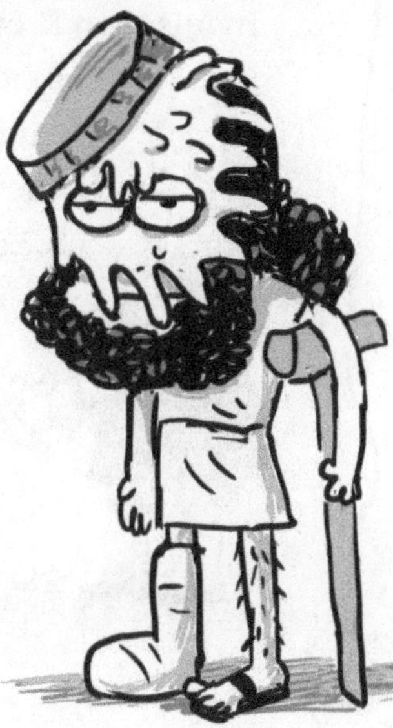

WILLIAM HARVEY: FÜNF FAKTEN UND EINE LÜGE

1. Er lebte in einem riesigen Baumhaus in einer Eiche am Ende seines Gartens, damit er mehr Zeit damit verbringen konnte, die Tierwelt zu beobachten.
2. Er war Chefarzt eines großen Krankenhauses in London und bekam ein Gehalt von umgerechnet 40 Euro pro Jahr. (So viel kosten heute ungefähr 40 Tafeln Milka-Schokolade, ich hoffe, Schokolade war damals viel billiger).
3. Er lernte etwas über den menschlichen Körper, indem er Menschen aufschnitt, darunter seinen Vater und seine Schwester. (Mein Anwalt Nigel bittet mich zu erwähnen, dass man keine Familienmitglieder aufschneiden sollte, egal wie nervig sie sind).
4. Er rettete das Leben vieler Frauen, die als Hexen angeklagt waren. Er zerschnitt ihre angeblich magischen Kröten vor Gericht, um zu beweisen, dass es sich nur um normale, langweilige Kröten handelte und die Frauen deshalb keine Hexen sein konnten.
5. Er wurde der Arzt von König James I., und seine Berufsbezeichnung im Palast war „Physician Extraordinary" – was so viel wie Leibarzt bedeutet.

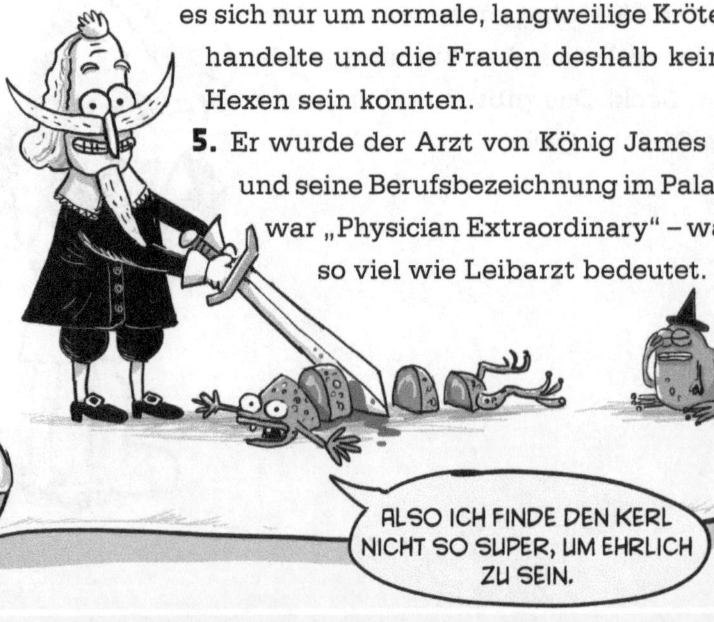
ALSO ICH FINDE DEN KERL NICHT SO SUPER, UM EHRLICH ZU SEIN.

6. Viele seiner Entdeckungen gingen für immer verloren, als seine Bibliothek im Großen Brand von London 1666 zerstört wurde. (Er hätte Kopien davon machen sollen – ganz ehrlich, sichere deine Arbeit, Willi.)

1. Das ist natürlich kompletter Blödsinn, sorry. Er lebte in einem ganz normalen Haus, das sich nicht auf einem Baum befand.

Harvey hat nicht nur den Blutkreislauf erforscht, sondern auch herausgefunden, warum unsere Venen **VENTILE** haben, was zuvor noch immer als großes Rätsel galt. Sie haben Ventile, damit das Blut nur in eine Richtung fließt, sonst würde alles in die Beine zurückschwappen, und statt Füßen hätten wir riesige Ballons, die mit Blut gefüllt wären.

Er war so aufgeregt, seine Entdeckungen in einem Buch niederzuschreiben, dass er dreizehn Jahre lang niemandem davon erzählte. Warum war er denn so aufgeregt? Vielleicht war er besorgt, dass seine Handschrift nicht sauber genug war und dass sich alle über ihn lustig machen würden? Oder vielleicht dachte er, dass niemand sein Buch kaufen würde, weil es nicht genug Witze enthielt, und dass sein Schlafzimmer voller Kisten mit unverkauften Exemplaren sein würde? Nein – in der Vergangenheit wurden Leute, die behaupteten, Galen könnte sich irren, auf dem Scheiterhaufen verbrannt (im Ernst!), und der gute Willi hatte es nicht eilig, gegrillt zu werden.

So wie deins? Prunella

HERZ-NEUSTART

Reden wir über Herz-Lungen-Wiederbelebung oder HLW, wie wir es nennen, wenn wir es eilig haben. Und wenn jemand eine Herz-Lungen-Wiederbelebung braucht, dann ist man definitiv in Eile. Das bedeutet nämlich, dass sein Herz nicht mehr richtig schlägt. Uiuiui! Wahrscheinlich hast du das schon einmal im Fernsehen gesehen oder es sogar in der Schule gelernt – es geht darum, auf den Brustkorb zu drücken, um das Herz in Gang zu bringen, und manchmal auch in die Lungen der Person zu pusten, um sie mit Sauerstoff zu füllen. Vermutlich haben die Ärzte, sobald sie den Kreislauf entdeckt hatten, sofort die HLW erfunden … Natürlich haben sie das nicht!

Tatsächlich haben sie es wirklich, wirklich, wirklich, wirklich, wirklich (bitte stell dir hier weitere sechstausend „wirklich"s vor) richtig falsch gemacht. Anstatt jemandem in den Mund zu pusten, dachten sie, es wäre gut, Rauch in sein Po-Loch zu blasen. Hör auf zu lachen – dies ist ein ernstes Lehrbuch.

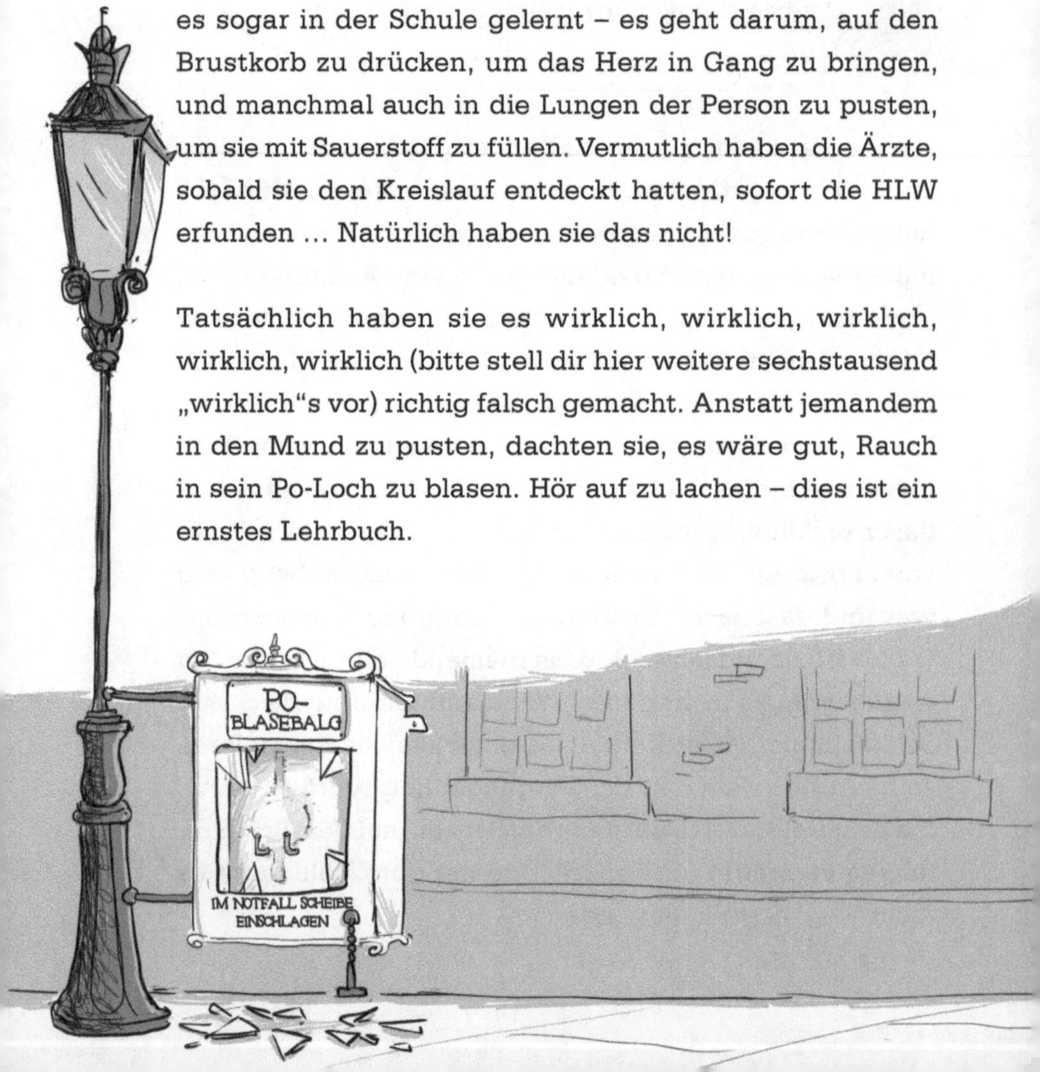

Wenn vor etwa dreihundert Jahren jemand zusammenbrach, besorgten sich die Ärzte einen Blasebalg (im Grunde eine altmodische handbetriebene Pumpe) und einen Schlauch, der in den Hintern gesteckt wurde. Dann füllten sie den Blasebalg mit Rauch und pumpten drauflos. Wenn das nicht funktionierte, bliesen sie den Rauch direkt in den Mund der Person. Ich hoffe wirklich, dass sie das Rohr vorher gereinigt haben.

Das ist ein Buch für Kinder! Streiche diesen ganzen Abschnitt oder du kommst ins Gefängnis. Dann wären wir dich endlich los! Prunella

Das Seltsamste ist, dass man das nicht nur in Krankenhäusern machte. So wie wir heute Defibrillatoren (Maschinen, die das Herz wieder in Gang setzen können) an öffentlichen Plätzen haben, gab es damals diese Po-Rauch-Pumpen auf der Straße, nur für den Fall, dass jemand draußen zusammenbrach.

Und hat es funktioniert? Was denkst du?!

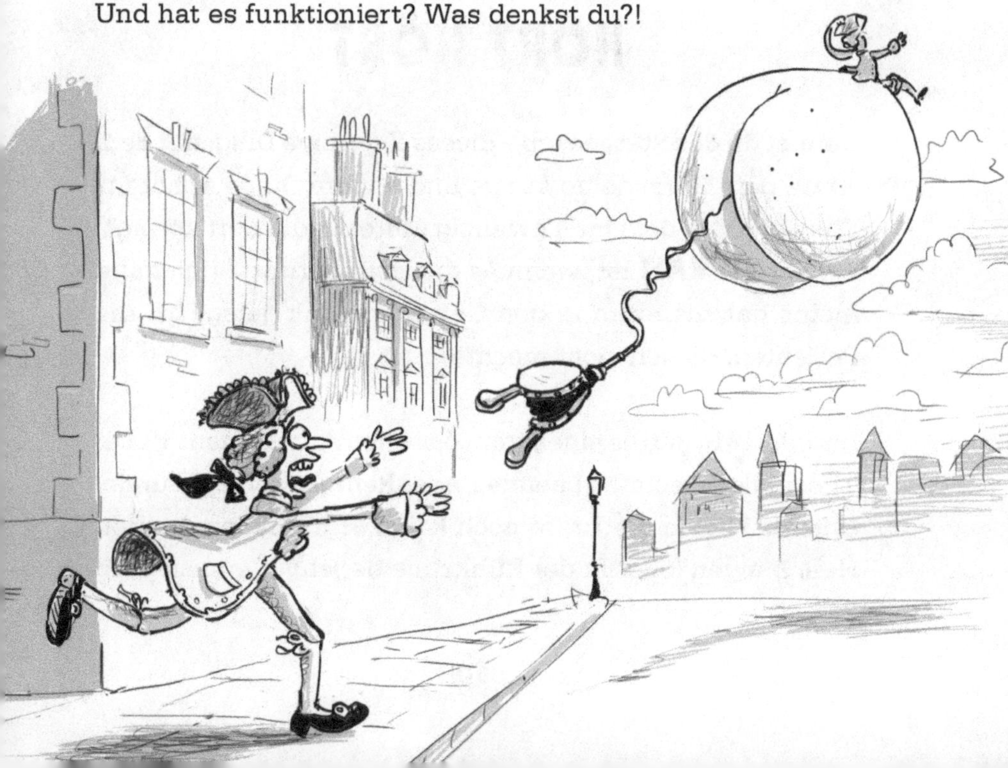

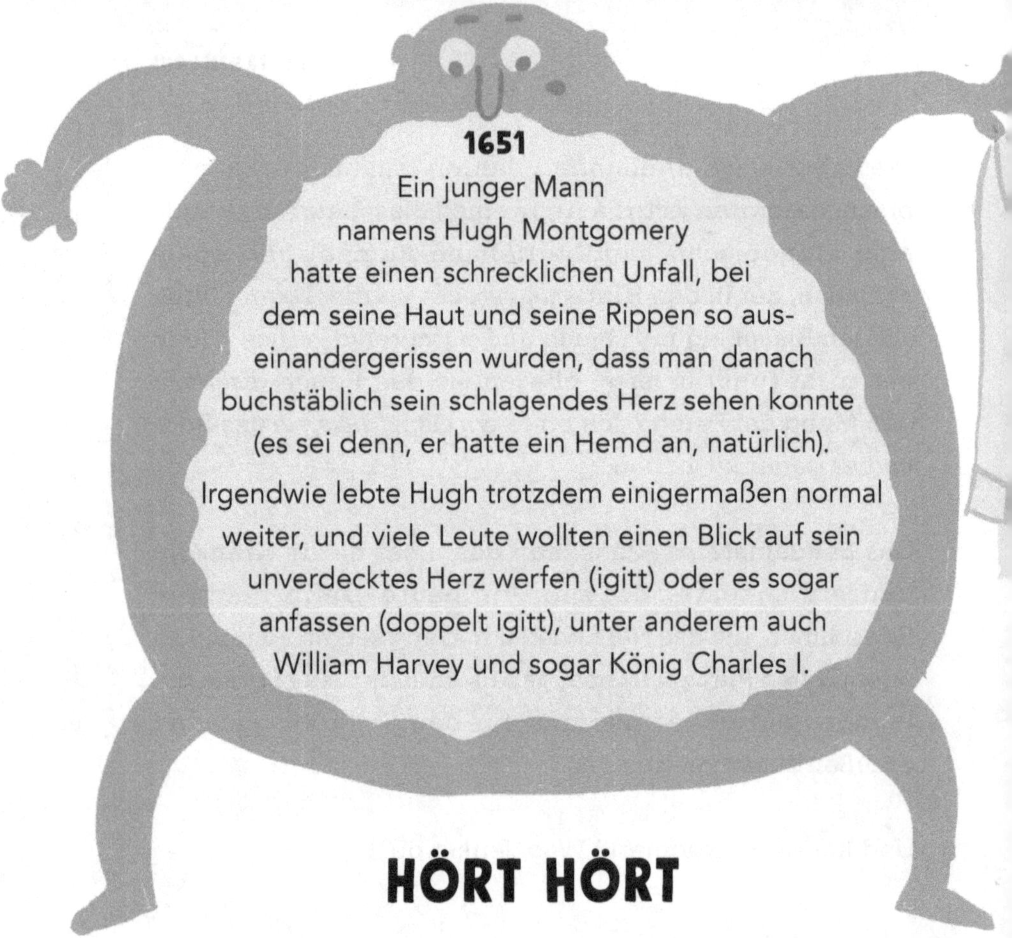

1651

Ein junger Mann namens Hugh Montgomery hatte einen schrecklichen Unfall, bei dem seine Haut und seine Rippen so auseinandergerissen wurden, dass man danach buchstäblich sein schlagendes Herz sehen konnte (es sei denn, er hatte ein Hemd an, natürlich).

Irgendwie lebte Hugh trotzdem einigermaßen normal weiter, und viele Leute wollten einen Blick auf sein unverdecktes Herz werfen (igitt) oder es sogar anfassen (doppelt igitt), unter anderem auch William Harvey und sogar König Charles I.

HÖRT HÖRT

Kennst du das Stethoskop – dieses Y-förmige Ding, mit dem Ärzte dein Herz, deine Lunge und andere Dinge abhören? Das Ding, bei dem man zwanzig Meter in die Luft springt, weil es **SO KALT** ist, wenn es die Haut berührt? (Ich habe meins damals extra in den Gefrierschrank gelegt für die Patienten, die ich nicht mochte …)

Im Jahr 1816 gab es einen französischen Arzt namens René-Théophile-Hyacinthe Laennec, oder René für seine Freunde. Damals hatten die Ärzte noch keine Stethoskope um den Hals hängen (oder in der Kühltruhe liegen). Wenn sie also das Herz oder die Lunge abhören wollten, mussten sie ihr Ohr direkt an die Haut des Patienten pressen. Eines Tages dachte René: „Das ist doch ein bisschen seltsam und eklig, oder?“ (er dachte natürlich auf Französisch) und beschloss, eine Zeitung zusammenzurollen, um damit die Brust des Patienten abzuhören. „Potzblitz!“, dachte er (wieder auf Französisch), denn plötzlich konnte er die Geräusche viel deutlicher hören als vorher.

Er meinte wohl, dass zusammengerolltes Zeitungspapier nicht professionell genug aussah, also machte er sich auf den Weg zu seiner Flötenbauwerkstatt (sein Hobby war das Flötenbauen – such dir ein cooleres Hobby, Bro). Er baute ein Rohr aus Holz und Metall, das wie eine breite Flöte aussah, und hatte – Tadaaaa! – das erste Stethoskop der Welt.

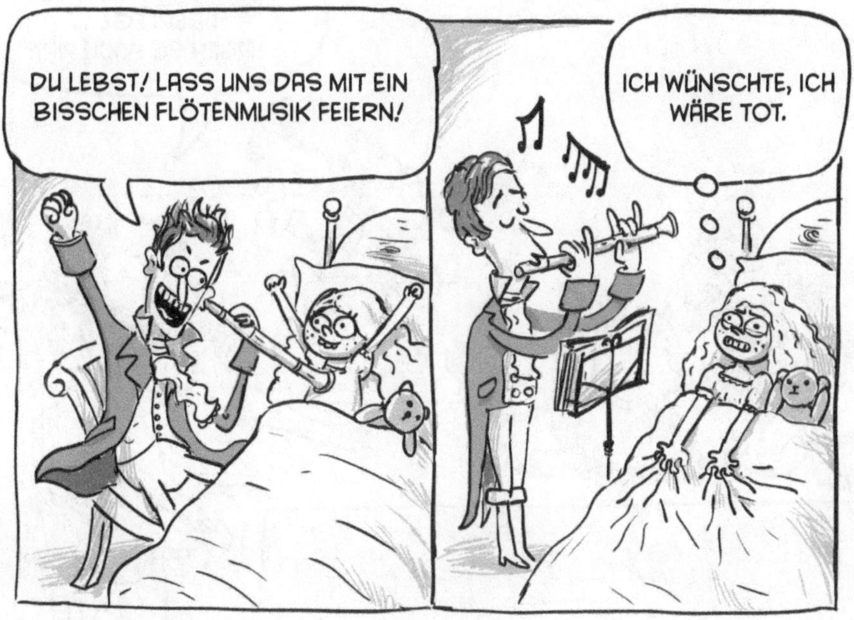
DU LEBST! LASS UNS DAS MIT EIN BISSCHEN FLÖTENMUSIK FEIERN!
ICH WÜNSCHTE, ICH WÄRE TOT.

ERSATZ FÜR DAS ROTE ZEUG

Ich verrate keine großen medizinischen Geheimnisse, wenn ich dir sage, dass es sehr ernst sein kann, wenn du nicht genug Blut in deinem Körper hast (wenn du zum Beispiel bei einem Unfall oder einer Operation viel verlierst). Seit der Zeit, in der William Harvey lebte, haben Ärzte versucht, verlorenes Blut zu ersetzen. Sie haben alles Mögliche verwendet, um den Blutvorrat des Körpers aufzufüllen, darunter Bier, Wein, Milch, Hundeblut und (falls dir eine dieser Ideen noch nicht lächerlich genug erscheint) Pipi. Es überrascht nicht, dass nichts davon funktioniert hat. Überhaupt nicht.

Wenn du nicht sofort aufhörst über diese ekligen Flüssigkeiten zu reden, schreib ich deiner Mutter. Prunella

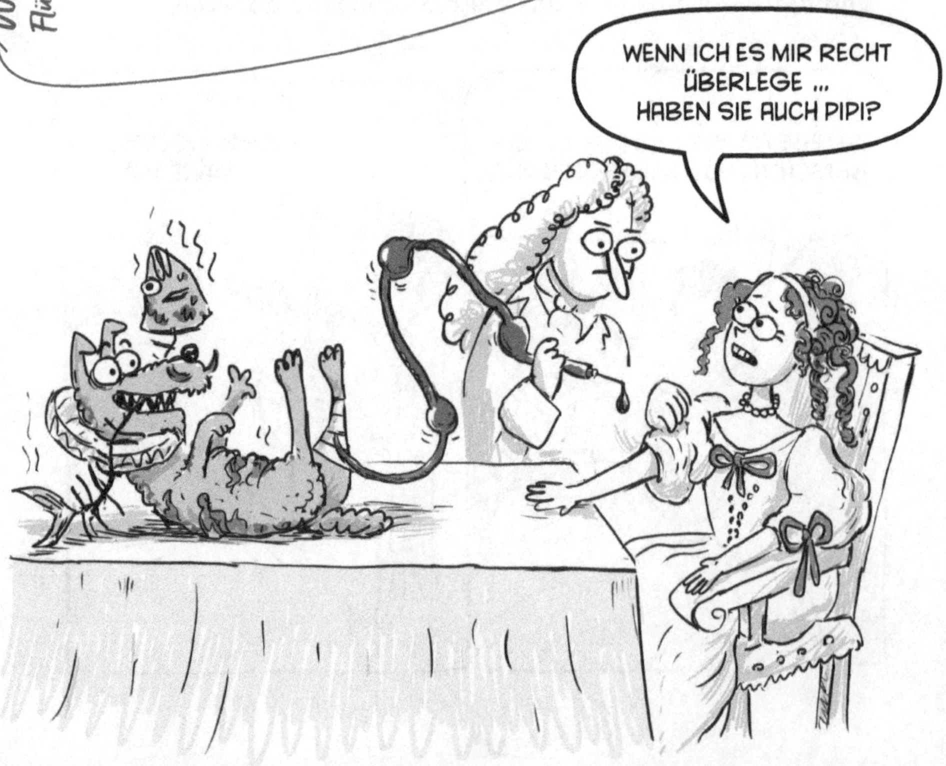
WENN ICH ES MIR RECHT ÜBERLEGE ... HABEN SIE AUCH PIPI?

1956

Wilson Greatbatch erfand ein tragbares Gerät, das man sich auf die Brust setzen konnte, um den Herzschlag zu messen. Leider baute er einen kleinen Fehler ein, der dazu führte, dass das Gerät alle ein bis zwei Sekunden einen elektrischen Schlag abgab. Zum Messen des Herzschlags taugt das Gerät nicht, aber großartigerweise verhilft es den Menschen, deren Herz von alleine nicht richtig tickt, zu einem regelmäßigen Herzschlag. Er nannte es Herzschrittmacher, und heute laufen weltweit drei Millionen Menschen mit Herzschrittmachern herum. Nicht schlecht für etwas, das durch Zufall erfunden wurde!

1818 wurde ein Arzt namens James Blundell zu einer Frau gerufen, die bei der Geburt ihres Kindes viel Blut verloren hatte. „Ich weiß!“, dachte er. „Ich werde das Blut, das sie verloren hat, durch das ihres Mannes ersetzen.“ Und er machte sich an die Arbeit und verband die beiden mit Schläuchen. Mit Erfolg! Und weil es ein bisschen schwierig war, „Blut-von-einer-Person-nehmen-und-es-einer-anderen-geben“ zu sagen, nannte man es halt Transfusion.

Er war sehr zufrieden mit dieser neuen Wunderheilung und begann, diese Methode bei vielen Patienten anzuwenden, die Blut verloren hatten. Leider war das aber doch kein so großes Wunder, wie er gehofft hatte – die Hälfte seiner Patienten starb nämlich daran. Ups. Warum genau das geschah, blieb ein Rätsel, bis Karl Landsteiner im Jahr 1900 herausfand, dass verschiedene Menschen unterschiedliche Blutgruppen haben. Heute wissen wir, dass man (wenn man am Leben bleiben will) eine Transfusion mit genau jener Blutgruppe braucht, die man selber hat – sonst ist es, als würde man ein Auto mit Milch statt mit Treibstoff betanken.

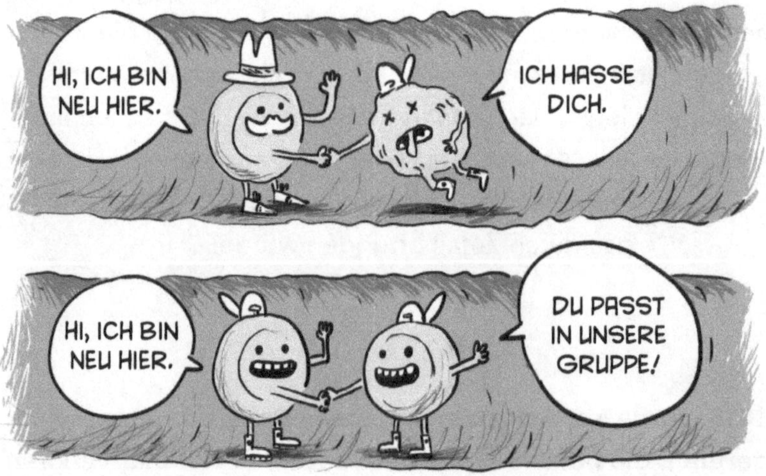
HI, ICH BIN NEU HIER.
ICH HASSE DICH.
HI, ICH BIN NEU HIER.
DU PASST IN UNSERE GRUPPE!

GLITSCHIGE CHIRURGIE

Wenn Rauch aus meinem Auto käme, würde ich wahrscheinlich die Motorhaube öffnen, ein paar Minuten lang hineinstarren und mich fragen, was zu tun ist … und sie dann wieder schließen, weil mir das da drin viel zu kompliziert wäre. So ging es den Ärzten Tausende Jahre lang mit dem Herzen. Eine Operation des Herzens hielten sie für unmöglich und gingen davon aus, dass ein solcher Versuch nur zu einem sehr toten Patienten und einer sehr wütenden Krankenhausreinigungskraft führen würde, weil die Wände, der Boden und die Decke voller Blut wären.

Erst 1896 führte ein Arzt namens Ludwig Rehn die erste Herzoperation durch, und zwar an einem Mann, der ein sehr gebrochenes Herz hatte. Und mit „gebrochenem Herzen" meine ich nicht, dass er traurig war. Nein, jemand hatte ihm mit einem Messer mitten ins Herz gestochen. Ludwig dachte: „Wenn ich nichts tue, wird er sterben." Also holte er Nadel und Faden heraus und rettete dem Patienten das Leben. Heute werden jedes Jahr mehr als eine halbe Million Operationen am offenen Herzen durchgeführt, und, ja, eine Operation am offenen Herzen ist genau das, wonach sie klingt – sie öffnen das Herz. Igittigitt.

EKELIG BLUTEGELIG

Wenn man vor etwa zweitausend Jahren wegen irgendetwas zum Arzt ging, war die Wahrscheinlichkeit groß, dass dieser vorschlug, einen zur Ader zu lassen. „Was machte man dann, wenn man bei der Ader angekommen war?", wirst du dich vielleicht fragen. Antwort: Du hast ja mal wieder nichts kapiert! Man hat das Blut aus dir herausschwappen lassen und in den Abfluss geleitet. Richtig – Ärzte glaubten früher, dass viele Probleme durch zu viel Blut verursacht wurden. Kopfschmerzen? Lass etwas Blut heraus. In Ohnmacht gefallen? Zeit für einen Aderlass. Ein Hauch von Pest? Platsch, platsch, platsch. Wessen Idee war das? Ich bin mir nicht sicher, aber es klingt wie etwas, das sich ein Vampir ausdenken würde.

Die verschiedenen Ärzte hatten unterschiedliche Methoden für den Aderlass, manche benutzten Megamacheten und andere scharfe Skalpelle. Und manche schnallten den Patienten auf einen speziellen Stuhl und ließen blutsaugende Tiere, Blutegel genannt, mit ihren hässlichen, zahnartigen Kiefern ans Werk. In einem Krankenhaus in Manchester wurden in einem einzigen Jahr über 50.000 Blutegel eingesetzt! Und die alten Ägypter glaubten, dass Blutegel ein wirklich gutes Mittel gegen Pupsen seien.

Wie gut, dass du damals nicht gelebt hast. Ich weiß, wie es in deinem Zimmer riecht! Prunella

Erfreulicherweise war der Aderlass ein Riesenerfolg, und jeder, der ihn durchführen ließ, wurde fast sofort geheilt. Nun ja, das ist eigentlich nicht ganz richtig. Der Aderlass war eine totale Katastrophe, und buchstäblich Millionen von Menschen sind dabei gestorben.

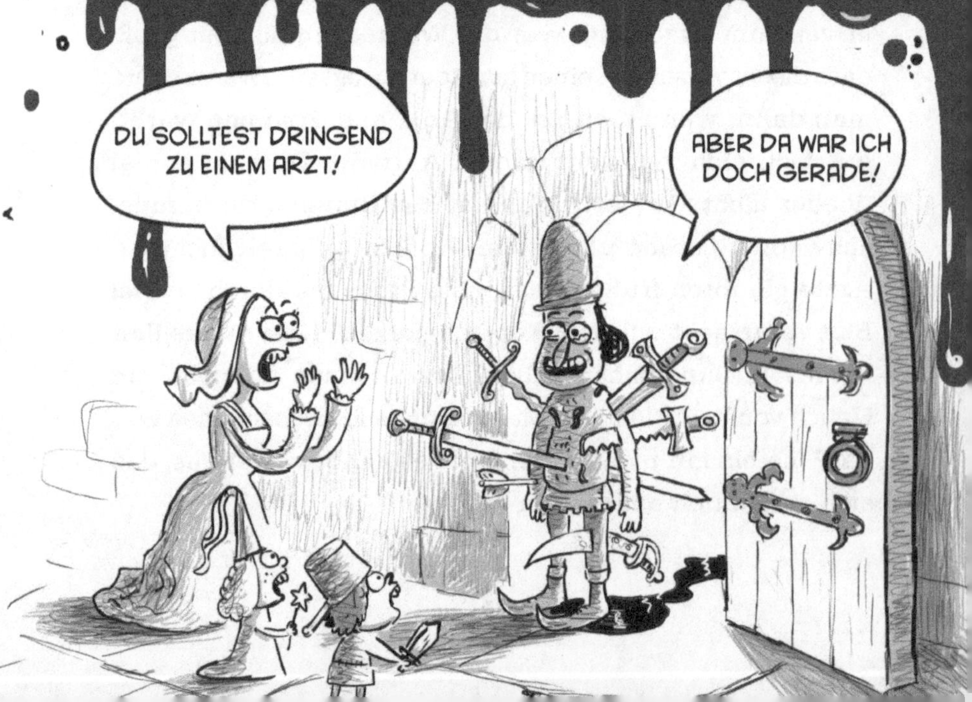
DU SOLLTEST DRINGEND ZU EINEM ARZT!
ABER DA WAR ICH DOCH GERADE!

Warum haben sie es dann so lange gemacht? Keine Ahnung, wirklich. Ich schätze, sie hatten keine andere Möglichkeit. Oder natürlich, sie waren alle Vampire.

Okay, kurzes Quiz. Was verbindet die folgenden Personen: Papst Innozenz VIII, König Charles II, Königin Anne, Mozart und Präsident George Washington?

1. Sie waren alle in einer Popgruppe namens The Beatles.
2. Sie starben alle nach einem Aderlass.
3. Sie aßen alle Schwaneneier zum Frühstück.

Hier ist ein Hinweis: Dies ist der Abschnitt über den Aderlass. (Es war 2. Sie starben alle nach einem Aderlass.)

Als die Ärzte echte Heilmittel für Krankheiten entwickelt hatten, wurde der Aderlass glücklicherweise so populär wie ein Sprung aus einem Flugzeug ohne Fallschirm. Aber es dauerte lange, bis dies geschah – 1935 empfahl ein medizinisches Lehrbuch immer noch den Aderlass als Heilmittel für Dinge wie Asthma, Infektionen und sogar Sonnenstich. Seltsamerweise sind Blutegel aber wieder in Mode gekommen, und heute verwenden einige Ärzte sie, um Wunden zu heilen. Irgendwie cool, aber auch ziemlich egelig, ähm, ekelig.

DIE ZUKUNFT

Zurück zum Roboter-Butler, der mir gerade einen Bananensplit gemacht hat. (Leider hat er Slip statt Split verstanden und Unterhosen benutzt.)

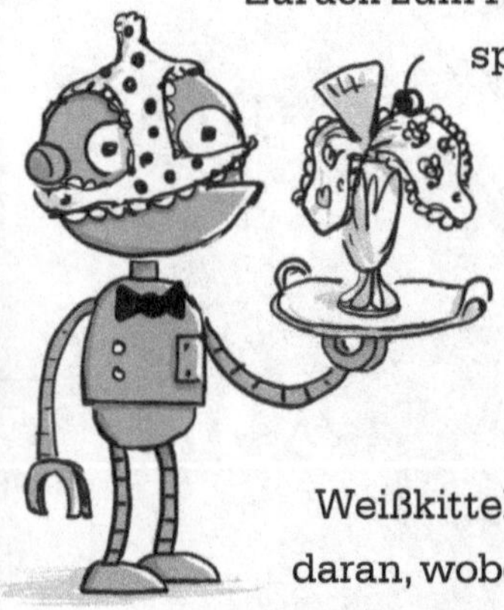
VORHERSAGE 1 – KÜNSTLICHE HERZEN WERDEN IM 3D-DRUCKVERFAHREN HERGESTELLT WERDEN.

Weißkittel tragende Genies arbeiten derzeit tatsächlich daran, wobei sie Gewebezellen von Schweinen verwenden. In absehbarer Zeit (aber hoffentlich nach Erscheinen dieses Buches, sonst stehe ich wie ein Idiot da) sollte es möglich sein, im Labor ein nagelneues Herz für Menschen herzustellen, deren Herz nicht mehr richtig funktioniert. Das wäre eine großartige, lebensverändernde Nachricht für Patienten und Patientinnen, die auf einer Warteliste für eine Herztransplantation stehen. (Mein Anwalt Nigel hat mich gebeten zu erwähnen, dass der 3D-Druck eines Herzens mit Schweinezellen viel schwieriger ist, als es sich anhört, also solltest du das nicht zu Hause versuchen, indem du ein paar Würstchen in deinen Drucker steckst).

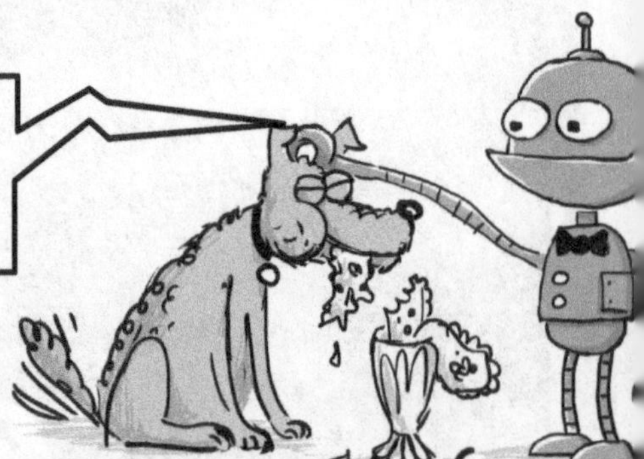
VORHERSAGE 2 – WEIHNACHTEN WIRD DIESES JAHR AM 24. DEZEMBER SEIN.

Also, ganz ehrlich? Das ist keine besonders beeindruckende Vorhersage, oder?

44

ADAM ANTWORTET

WANN HABEN DIE ÄRZTE AUFGEHÖRT, MENSCHEN ZUR ADER ZU LASSEN?

Noch immer nicht! Ich weiß, dass ich gesagt habe, dass die Erfolgsquote bei der Behandlung von Kranken nicht besonders hoch war (weil sie oft zum Tod führte), aber der Aderlass hat ein kleines Comeback erlebt. Er wird allerdings nur bei einigen Krankheiten angewandt, zum Beispiel bei Polyzythämie, bei der der Körper zu viele rote Blutkörperchen bildet. (Heutzutage wird das Blut sehr vorsichtig mit einer Spritze entnommen: Niemand blutet mehr in eine Schüssel hinein.)

WANN WURDE DIE ERSTE HERZTRANSPLANTATION DURCHGEFÜHRT?

Die erste Herztransplantation wurde 1964 von einem Arzt namens James Hardy an einem Mann durchgeführt, dessen Herz nicht mehr richtig funktionierte. Dr. Hardy beschloss, es durch das Herz eines Schimpansen zu ersetzen, aber das funktionierte … überhaupt nicht. Drei Jahre später, 1967, führte Dr. Christiaan Barnard die erste Transplantation mit einem menschlichen Herzen durch, die sehr viel erfolgreicher war. Sie verlief sogar so gut, dass Herztransplantationen heute jedes Jahr Tausenden von Menschen das Leben retten.

WIE VIEL BLUT KANN EIN BLUTEGEL BEI EINER EINZIGEN MAHLZEIT TRINKEN?

Etwa zehn Milliliter, das sind ein paar Teelöffel. Das hört sich vielleicht nicht viel an, aber das ist etwa das Zehnfache seines eigenen Gewichts. (Mir geht es genauso, wenn ich an einem All-you-can-eat-Buffet stehe, um ehrlich zu sein.)

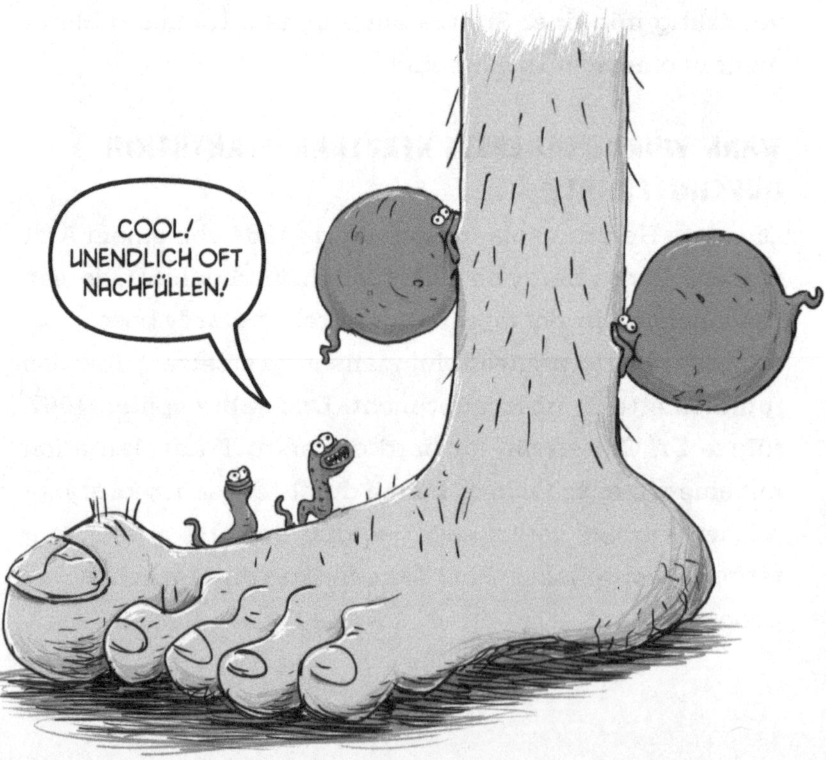

HEISS ODER SCHEISS?

IM ALTEN ROM WAR DAS TRINKEN VON BLUT EINE BELIEBTE BEHANDLUNGSMETHODE.

HEISS Es funktionierte natürlich nicht, aber man glaubte, man könne Krankheiten wie Epilepsie mit einer köstlichen Tasse warmen Blutes heilen. Aus irgendeinem ekelhaften Grund war man der Meinung, dass man am besten das Blut von Kriminellen trinken sollte. Auch das könnten Vampire gewesen sein, was meinst du?

DIE MENSCHEN WURDEN IMMER MIT IHREM HERZEN IM KÖRPER BEGRABEN.

SCHEISS In der Glitzerzeit (ich hoffe, du nennst das Mittelalter inzwischen so) wurden viele Menschen mit ihrem Herzen getrennt vom Rest ihres Körpers begraben. Warum eine Beerdigung, wenn man zwei haben kann, oder? Manche Menschen wollten, dass ihr Körper auf demselben Friedhof wie ihre Familie begraben wird, ihr Herz aber an einem Ort, der ihnen zu Lebzeiten viel bedeutet hat. (Ich würde mein Herz wahrscheinlich auf dem Parkplatz meines liebsten China-Restaurants begraben lassen.) Es gab noch einen anderen, etwas ekligeren Grund dafür: Wenn jemand in einer Schlacht starb, die meilenweit von zu Hause entfernt war, wurde sein Herz in einem Gefäß mit nach Hause genommen, um es frisch zu halten. Sein Körper aber musste zurückgelassen werden, da er sich sonst auf der Reise zersetzen würde. Und niemand möchte, dass sein Gepäck mit Leichensaft vollgekleckert wird, oder?

EIN ARZT ERHIELT DEN NOBELPREIS FÜR DIE OPERATION AN SEINEM EIGENEN HERZEN.

HEISS Im Jahr 1929 entwickelte der deutsche Arzt Werner Forßmann eine Methode, um über eine Vene im Arm einen Schlauch direkt ins Herz zu legen. Er war (zu Recht) der Meinung, dass das Einführen eines Schlauches in das Herz für die Verabreichung bestimmter Medikamente sehr nützlich sein würde, aber niemand hatte dies zuvor ausprobiert, und er befürchtete, dass die Person daran sofort sterben könnte. Anstatt es an einem Patienten auszuprobieren, versuchte er es also an sich selber. Und er war sofort tot. – Nein! Komm zurück! Hör auf zu weinen! Ich mach nur Spaß – es ging ihm gut. Dieses Verfahren wird tatsächlich immer noch dauernd angewendet. (Mein Anwalt, Nigel, rät dir dringend davon ab, medizinische Experimente an dir selbst durchzuführen, vor allem nicht an deinem Herzen. Es gibt keine Garantie, dass man dafür einen Nobelpreis bekommt.)

KRANKE KUREN

Im alten Ägypten war man ein großer Fan von dem roten Zeug. Deine Haare werden grau? Was du brauchst, ist ein schönes Blutshampoo. Hast du einen Infekt? Nimm ein entspannendes, leuchtend rotes Blutbad. Mal ehrlich, hatten die noch nie etwas von Antibiotika gehört? (Nun, nein, das hatten sie tatsächlich nicht.)

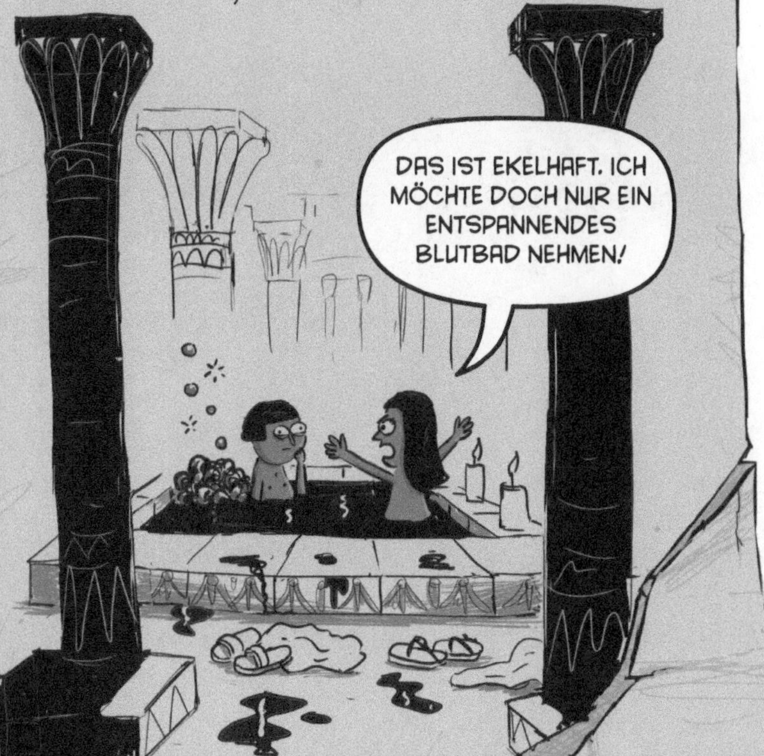
DAS IST EKELHAFT. ICH MÖCHTE DOCH NUR EIN ENTSPANNENDES BLUTBAD NEHMEN!

Das Kapitel mit

POCKEN, PLAGEN, PENICILLIN & EINEM RIESENWURM, DER AUS DEM GESICHT BRICHT

(Auch bekannt als die INFEKTION*)*

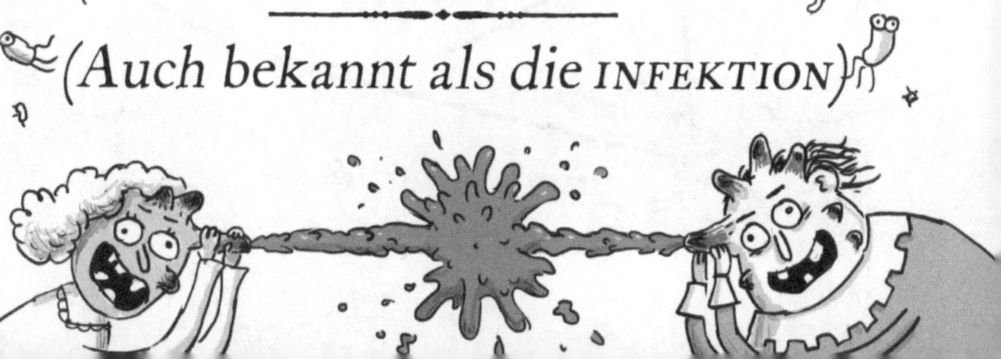

Ich mache mich gerne über die Ärzte in der Vergangenheit lustig, die glaubten, das Herz sei ein Heizkörper, oder die Nerven würden von Geistern gesteuert, oder das Gehirn sei ein Haufen unnützes Zeug – ich hab das tatsächlich auf Hunderten von Seiten schon gemacht. Aber ich kann ihnen eigentlich gar nicht böse sein, weil sie damals einfach nicht in der Lage waren herauszufinden, was Infektionen verursacht. Schließlich sind Bakterien und Viren so winzig, dass sie für das bloße Auge absolut unsichtbar sind.

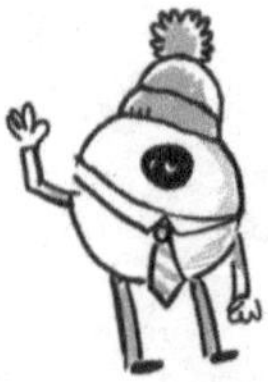

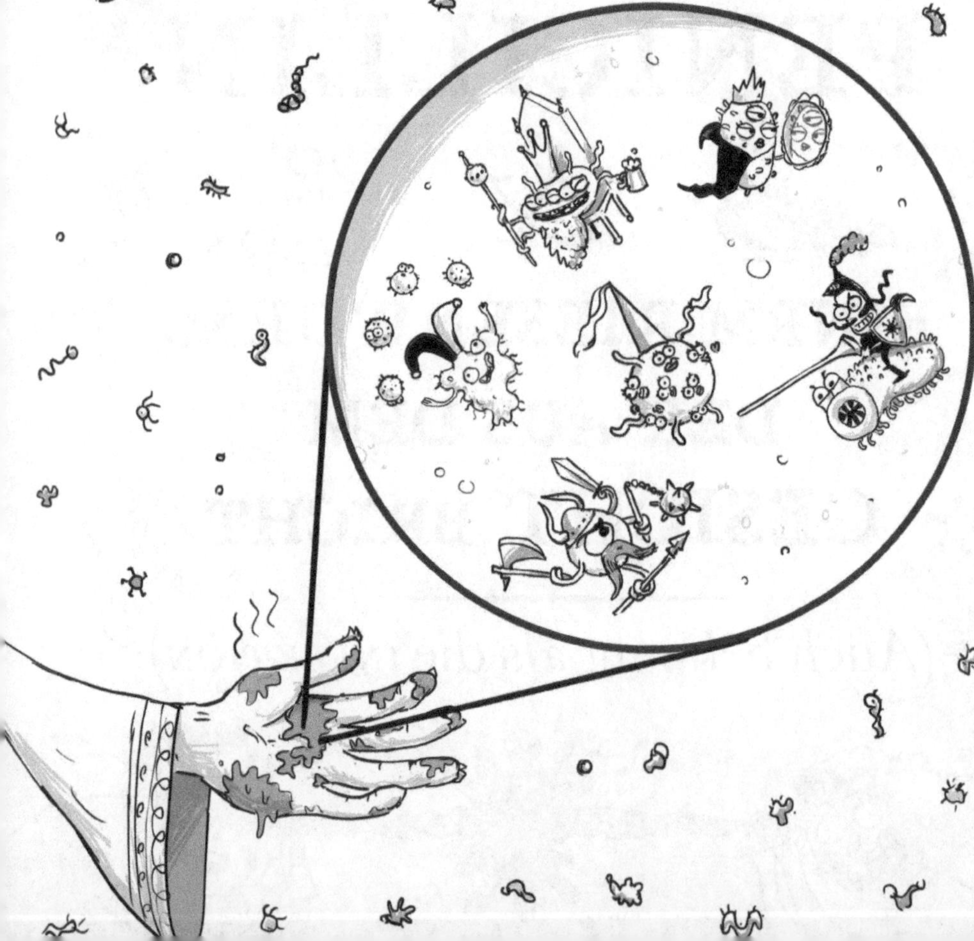

Bevor das Mikroskop erfunden wurde und Ärzte diese mikroskopisch kleinen Fieslinge entdeckten, wie gingen sie da mit Ansteckungskrankheiten um? Also, abgesehen von den Fällen, wo sie richtig schlecht damit umgingen? Lass es uns herausfinden. Oder, wenn dir das egal ist, lies beim nächsten Kapitel weiter.

Genau das werde ich jetzt tun. Prunella

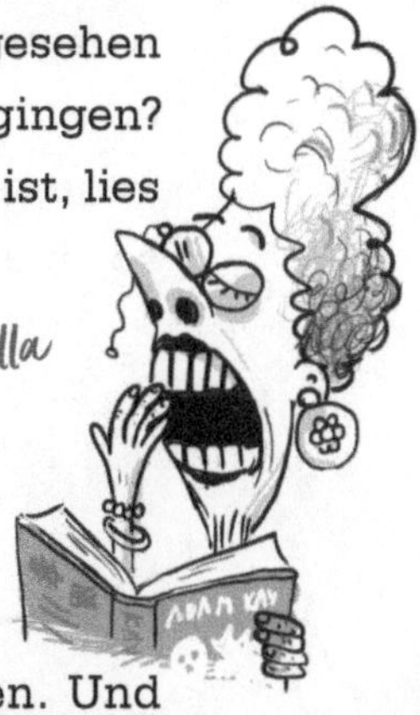

MESOPOTAMIEN

Nein, ich hab dieses Wort nicht einfach erfunden. Und nein, es ist kein Körperteil oder eine Art Suppe – es ist ein Ort. Ja, ich weiß, du hast noch nie eine Werbung für einen Kurzurlaub in Mesopotamien gesehen. Ja, ich weiß, du hast noch nie eine Folge von Mesopotamien sucht den Superstar gesehen. Aber Länder ändern ihre Namen im Laufe der Zeit. New York hieß früher New Amsterdam, Frankreich hieß früher Gallien, und das Land, das wir heute Irak nennen, gehörte früher zu einem Gebiet namens Mesopotamien.

Kennst du das, wenn du eine wirklich gute Idee hast, aber niemand auf dich hört, obwohl du recht hast? Als ich zum Beispiel die Idee hatte, dass Pilze verboten werden sollten, schrieb ich an die Regierung und forderte sie auf, das zu tun, aber sie ignorierten mich, und deshalb werden immer noch jeden Tag Menschen Pilze zum Mittagessen vorgesetzt, obwohl sie komplett widerlich und wahrscheinlich giftig sind.

Damals, 500 v. Chr., haben Ärzte in Mesopotamien die Grundlagen zu Ansteckungskrankheiten erforscht. Sie wussten noch nichts über Bakterien und Viren, aber sie erkannten, dass, wenn jemand sich mit einer Krankheit angesteckt hatte und man ihn wegschloss, sich niemand sonst anstecken konnte.

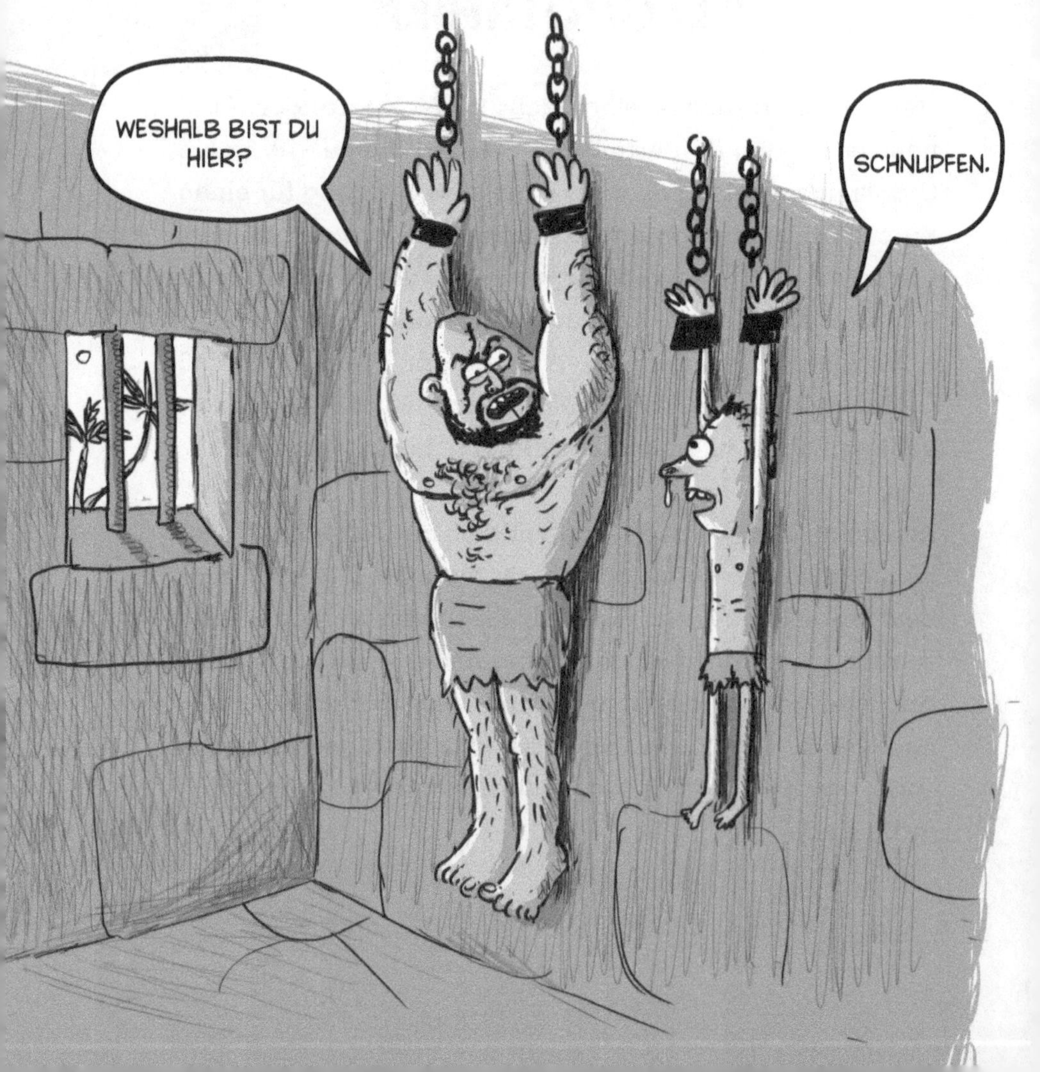

Sie stellten sogar fest, dass Wunden schneller heilten, wenn Ärzte ihre Hände in einer Mischung aus Honig, Alkohol und Myrrhe wuschen – im Grunde das erste Handdesinfektionsmittel der Welt. Erstaunlich! Aber ... das alles wurde gänzlich ignoriert und für Tausende von Jahren vergessen. Stattdessen kamen Ärzte daher, die entschieden, dass Infektionen entweder eine Art Strafe der Götter waren, oder von schlechter Luft kamen, die umherwehte, oder dass der Körper von bösen Geistern übernommen worden war. Seufz.

ALTES ÄGYPTEN

Wenn man im alten Ägypten lebte, war die Wahrscheinlichkeit groß, dass man ein Haustier hatte, das man überallhin mitnahm. Keinen Hund wie Pippin, der erst seinen eigenen Hintern und dann mein Gesicht ableckt (igitt). Oder gar ein Haustier wie einen Pavian oder ein Krokodil. Nein, man hatte einen Wurm. Das Problem bei diesem speziellen Haustier war, dass man es nicht an die Leine nehmen oder für Selfies mit ihm posieren konnte. Und warum? Weil es leider in deinem Körper lebte! Damals war das Wasser mit winzigen Wurmeiern verseucht, die in demjenigen schlüpften, der das Wasser trank. Dann wuchsen sie auf etwa dreißig Zentimeter Länge heran, was etwa der Länge eines Lineals entspricht. Oder der Länge eines Line-Aals. Haha. Der war gut.

Irgendwann beschlossen diese Würmer, dass es an der Zeit war, sich aus dem Körper zu befreien. Puh. Aber sie wurden nicht einfach auf dem Klo ausgeschieden – sie bohrten sich gerne durch den Körper und brachen an Stellen wie dem Bein oder im Augenwinkel durch die Haut aus dem Menschen heraus. Igitt, ist das eklig. Ich glaube, ich muss jetzt in den Garten gehen, um etwas frische Luft zu schnappen – bis gleich. Oh nein! Ich habe einen Regenwurm gesehen, als ich im Garten war, und er hat mich an die Würmer erinnert, die aus den Augenhöhlen der Menschen herauskommen.

Wenn Ärzte sahen, dass ein Wurm aus jemandem herauskam, wickelten sie ihn um einen Zweig und drehten diesen immer wieder, bis der Wurm herausgezogen war – so wie man Spaghetti auf eine Gabel wickelt. Zum Glück ist diese Art von Wurmbefall heute ziemlich selten, aber es gibt immer noch ein paar Fälle pro Jahr. Schlaf gut!

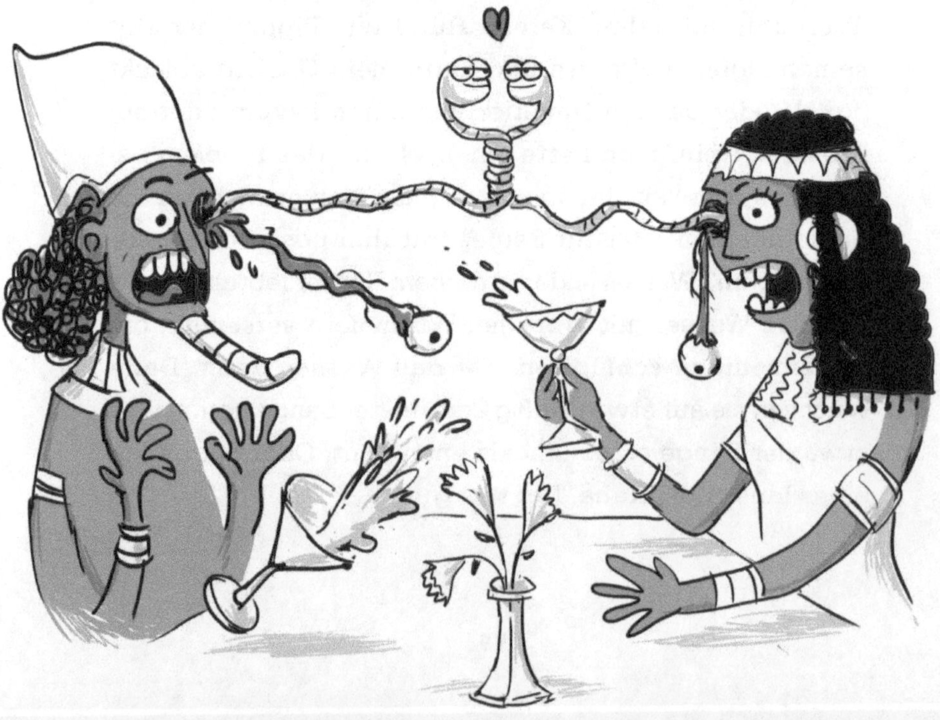

GLITZERZEIT

Ich weiß nicht, ob es einen Preis für die furchterregendste Krankheit gibt, aber der Schwarze Tod gehört auf jeden Fall dazu, oder? Ich meine, das Wort „Tod" kommt ja auch schon darin vor.

Eines Tages im Jahr 1347 legten in Italien eine Reihe von Schiffen an, auf denen alle Matrosen entweder tot oder mit eitrigen Furunkeln übersät waren. Die Leute, die am Hafen standen, schrien: *„Aaaagh!"* (das ist italienisch für „Aaaagh!"); aber es war bereits zu spät. Denn die Ratten waren schon vom Schiff gehuscht und mit ihnen auch die Flöhe, von denen ihr Fell übersät war, und diese Flöhe wiederum trugen pestverursachende Bakterien in sich.

Wenn sich jemand mit der Pest, wie der Schwarze Tod auch genannt wird, infizierte, bekam er sehr hohes Fieber und große schwarze Schwellungen in den Achselhöhlen oder am Hals (daher der „Schwarze"-Teil des Namens), und dann verfaulten seine Finger und Zehen, und dann erbrach er Blut, fiel ins Koma und starb (daher der „Tod"-Teil des Namens). Insgesamt alles ziemlich unangenehm, da wirst du mir sicher zustimmen. Du solltest dich also nie wieder über einen leichten Schnupfen beschweren.

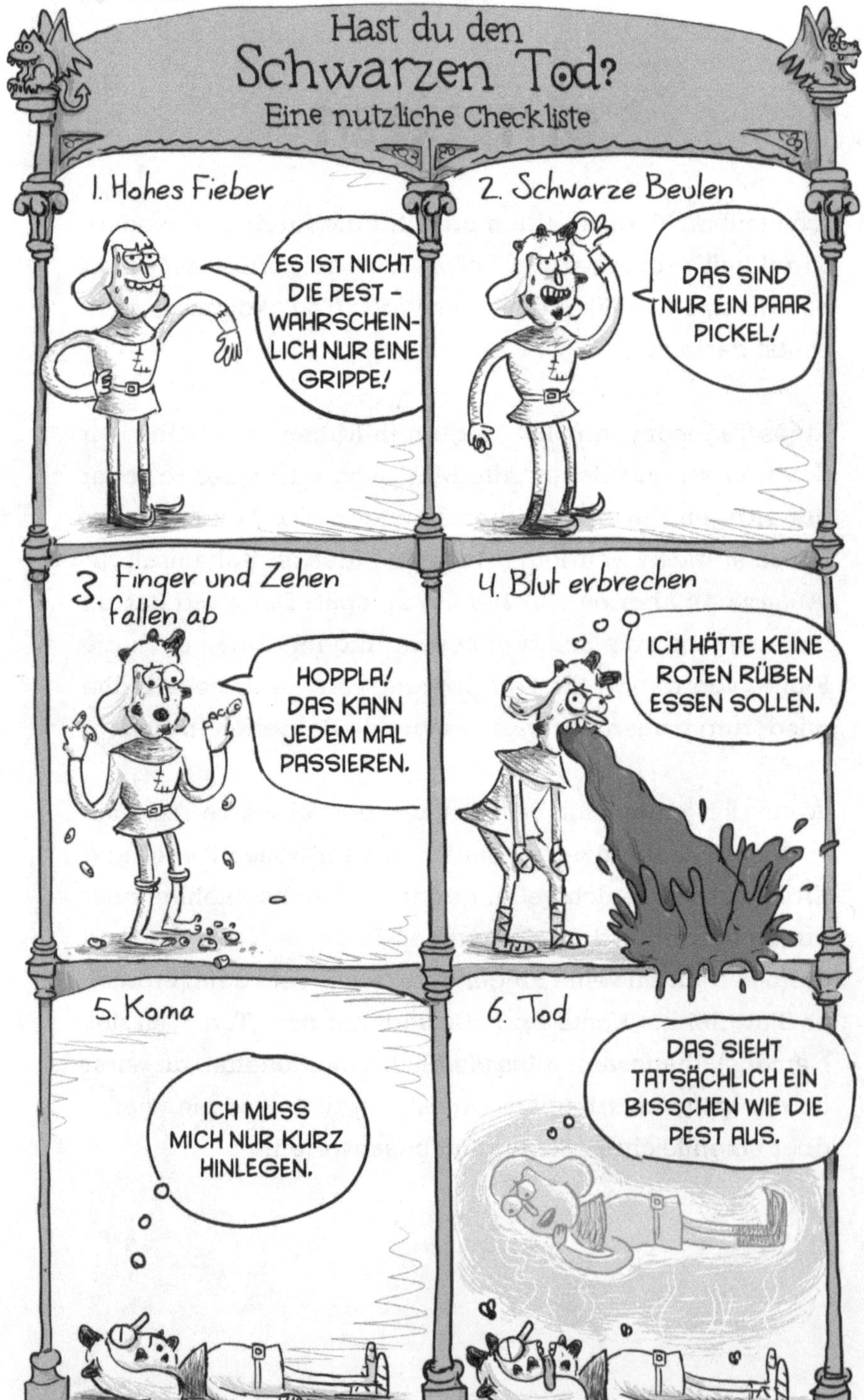
Hast du den
Schwarzen Tod?
Eine nutzliche Checkliste
1. Hohes Fieber
ES IST NICHT DIE PEST – WAHRSCHEIN-LICH NUR EINE GRIPPE!
2. Schwarze Beulen
DAS SIND NUR EIN PAAR PICKEL!
3. Finger und Zehen fallen ab
HOPPLA! DAS KANN JEDEM MAL PASSIEREN.
4. Blut erbrechen
ICH HÄTTE KEINE ROTEN RÜBEN ESSEN SOLLEN.
5. Koma
ICH MUSS MICH NUR KURZ HINLEGEN.
6. Tod
DAS SIEHT TATSÄCHLICH EIN BISSCHEN WIE DIE PEST AUS.

Der Schwarze Tod fegte durch Europa und tötete zig Millionen Menschen: mehr als ein Drittel der Bevölkerung. Das Hauptproblem bestand darin, dass niemand herausgefunden hatte, warum sich die Krankheit ausbreitete. Die schlüssigste Vermutung war, dass Gott die Pest geschickt hatte, um die Menschen zu bestrafen, und so verbrachten diese viel Zeit damit, die Pest wegzubeten oder sich selbst zu bestrafen, indem sie sich auspeitschten. Sie zündeten auch viele große Feuer an, um die schlechte Luft zu verbrennen, die sie für die Ursache der Krankheit hielten. Leider hat das alles nicht funktioniert.

Letztendlich wurde die Pest durch eine Idee namens Quarantäne ausgerottet. Wenn jemand aus einem anderen Land einreiste, musste er vierzig Tage lang im Haus bleiben und durfte erst wieder ausreisen, wenn er in dieser Zeit nicht erkrankt war. Das Wort Quarantäne kommt von *quaranta,* dem italienischen Wort für „vierzig“. Wenn ein Erwachsener das nächste Mal das Wort Quarantäne benutzt, frag ihn, ob er das weiß. (Wenn nicht, dann darfst du ihn einen Vollidioten nennen und ihn vierzig Minuten lang in die Ecke stellen). Quarantäne wird immer noch angewandt, und sie funktioniert immer noch – sie war eines der wichtigsten Mittel, mit denen die Länder die Coronavirus-Pandemie eindämmen konnten.

Wie die schreckliche Band, deren Lieder deine Eltern immer im Auto anhören, kam die Pest immer wieder für eine erneute letzte Tour aus dem Ruhestand zurück. In den nächsten paar Hundert Jahren tauchte sie immer wieder auf, so auch in der Großen Pest von London im Jahr 1665. Alle reichen Leute (inklusive des Königs) flohen aus London in ihre großen Häuser auf dem Land, sodass die Pest hauptsächlich die ärmeren Leute traf, die in der Stadt zurückblieben. Im Laufe der Geschichte und auch heute noch ist es eine traurige Tatsache, dass die Menschen, die am wenigsten haben, am meisten unter Krankheiten leiden.

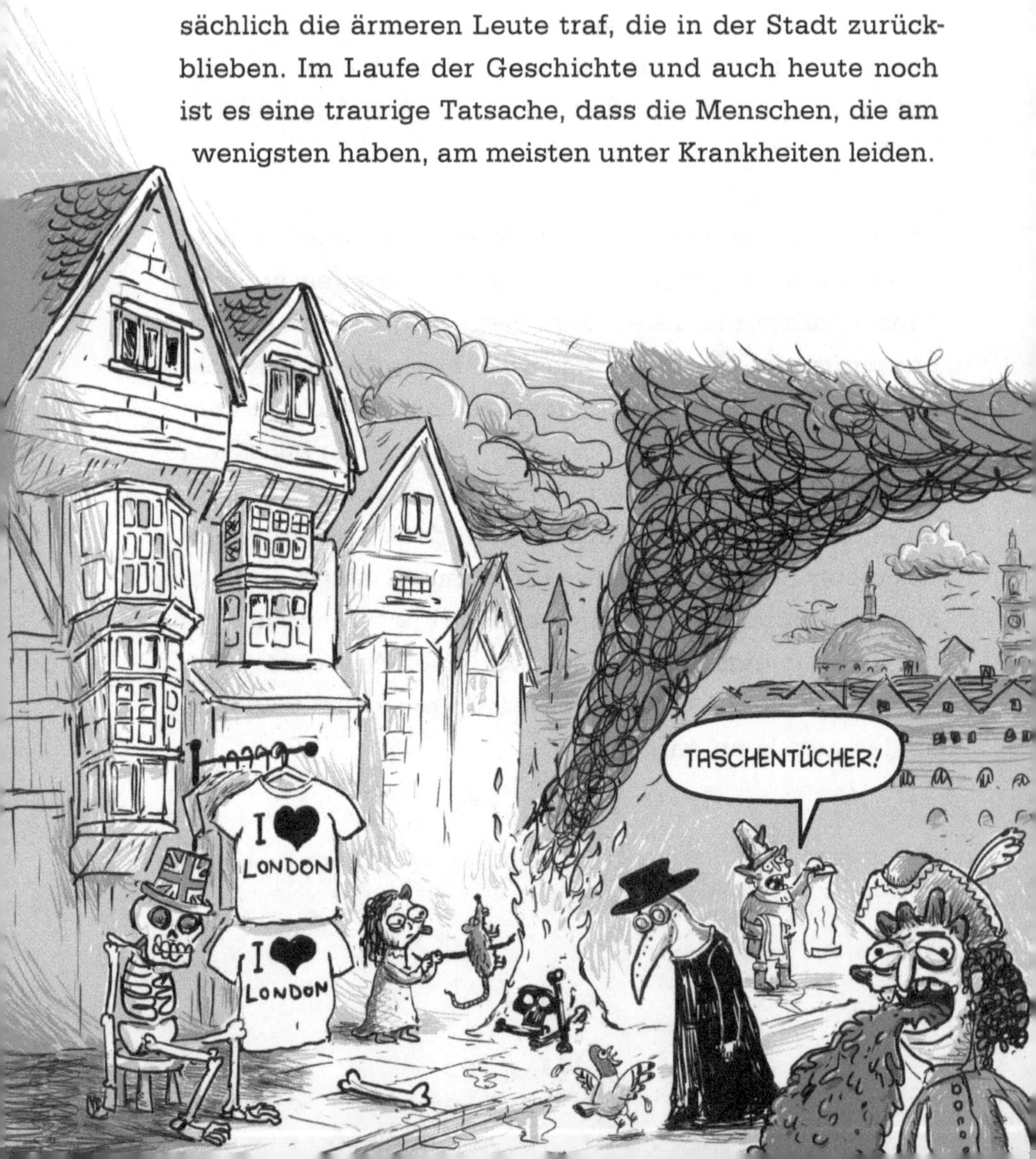

Pestärzte zogen durch London und boten völlig nutzlose Behandlungen wie Aderlässe an. Es gab zwei Gründe, warum sie nur nutzlose Behandlungen anboten: Erstens gab es noch keine Antibiotika, und zweitens waren das nicht einmal richtige Ärzte – das waren im Grunde nur Kerle, die in schrecklichen Kostümen rumliefen. Sie trugen schwarze Hüte, schwarze Umhänge und Masken in Form eines Taubenkopfes mit einem sehr langen Schnabel, in den sie stark riechende Blumen steckten, weil sie (fälschlicherweise) dachten, das würde sie vor Krankheiten schützen. Pestärzte gibt es heutzutage vielleicht nicht mehr, aber sie besuchen mich immer noch mindestens einmal in der Woche in meinen Albträumen.

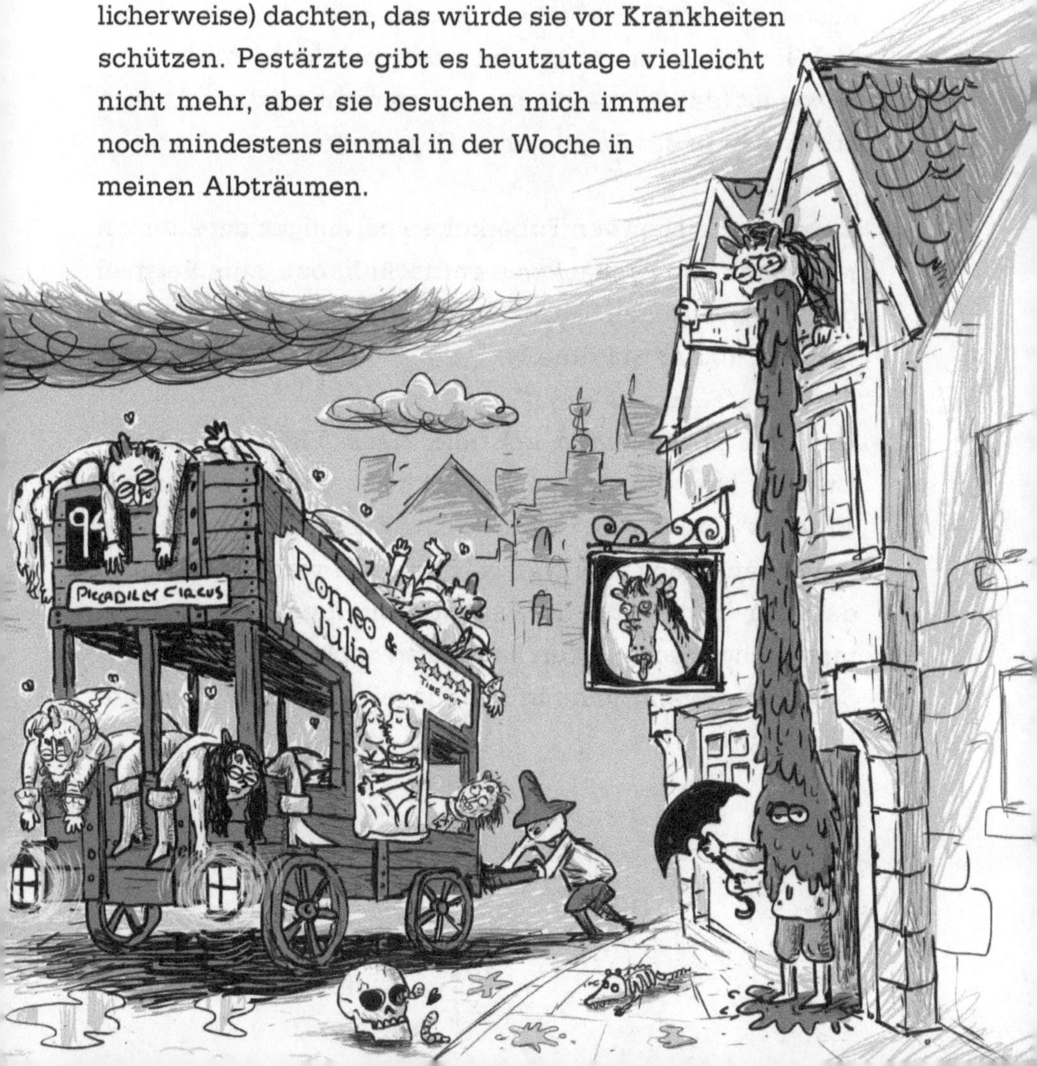

TB OR NOT TB

Der TB ist dieses große schwarze Rechteck, das in der Ecke deines Wohnzimmers steht, auf dem du Computerspiele spielen kannst und wo deine Eltern langweilige Filme ansehen, in denen nur geredet und geweint wird. Nein, warte mal, das ist dein TV. TB oder TBC ist die Abkürzung für Tuberkulose, eine bakterielle Infektion, bei der man Blut hustet, schreckliches Fieber und Schweißausbrüche hat und viel Gewicht verliert. Oh, und wenn man keine Antibiotika bekommt (das Tausende von Jahren nicht existierte), dann stirbt man in der Regel daran. Urgs.

Es gibt Anzeichen von Tuberkulose bei einigen der ältesten Menschen, die Archäologen entdeckt haben, zum Beispiel bei prähistorischen Skeletten, altägyptischen Mumien und meiner Großtante Prunella.

Soll das witzig sein? Ist es nämlich nicht. Keiner deiner Witze ist witzig. Prunella

Der alte Hippofratze schrieb, dass TBC im antiken Griechenland die häufigste Krankheit war, und nannte sie „Phthisis" – vielleicht wollte er eine Fliege ausspucken, als ihn jemand nach dem Namen fragte? Er war der Meinung, dass die Krankheit in der Familie weitergegeben wird und man nichts dagegen tun kann, also zuckte er nur mit den Schultern, wenn jemand mit dieser Krankheit in seiner Klinik auftauchte.

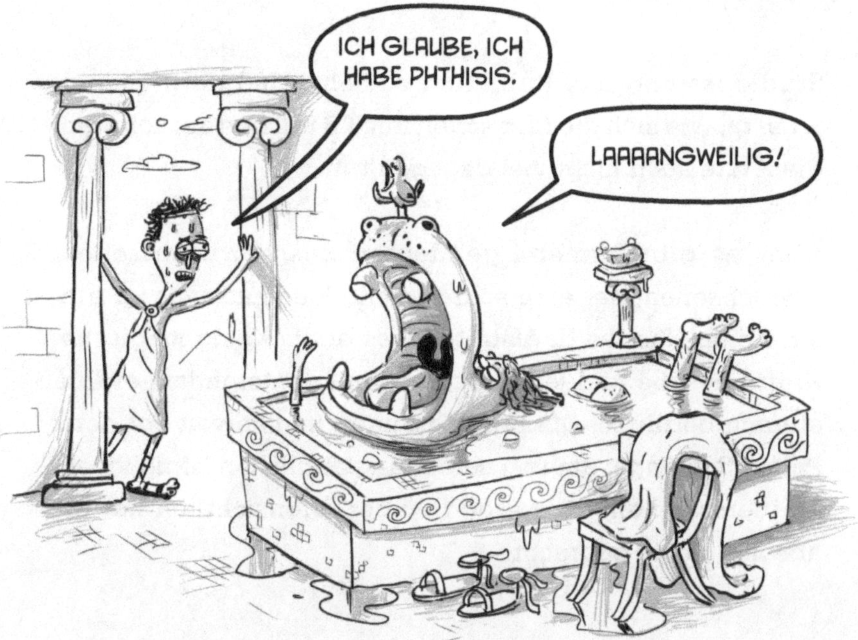

Später wurde sie als „die weiße Pest" bekannt, weil sie einen wirklich blass werden ließ (mit einem Spritzer Rot, wenn das Blut aus dem Mund austrat und sich über die ganze Strickjacke verteilte), und andere Leute nannten sie „Schwindsucht", weil sie einen so dünn werden ließ, dass es so aussah, als würde der Körper von der Krankheit **VERZEHRT** werden.

Tuberkulose war während der gesamten Glitzerzeit ein großes Problem – sie tötete eine große Anzahl an Menschen und niemand hatte die geringste Ahnung, wie sie sich verbreitete. Es scheint jetzt so offensichtlich zu sein, aber ich denke, es ist wie bei einer Quizshow im Fernsehen – wir sitzen alle da und rufen die Antworten bequem von unserem Sofa aus (zumindest bei den einfachen Fragen). Aber es ist viel schwieriger, wenn man ein Kandidat im

Studio ist und das Publikum zusieht. Und da niemand wusste, wie sich die Menschen mit TB infizierten, konnten die Ärzte auch nicht viel dagegen tun.

Aber es gibt immer irgendeinen besserwisserischen Erwachsenen, der eine schreckliche Idee hat, was zu tun ist. König Charles II. glaubte, dass er als König magische Kräfte besäße und jemanden heilen könnte, indem er ihn einfach berührte. Die Leute standen meilenweit vor dem Palast Schlange, um von seiner unglaublichen königlichen Zauberei geheilt zu werden – aber offensichtlich hat es absolut nichts gebracht.

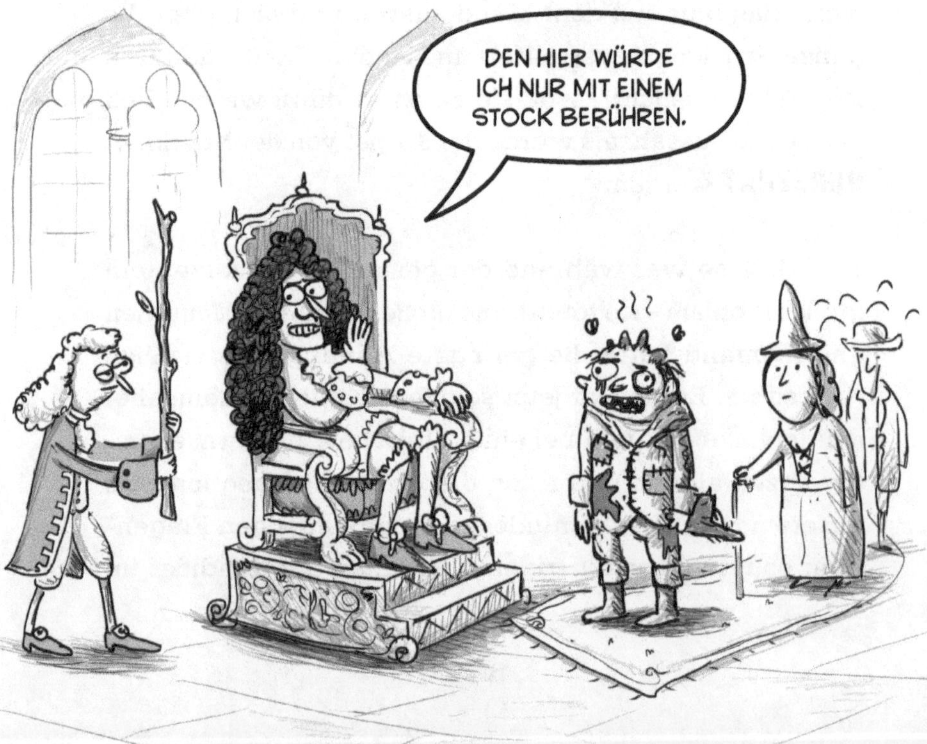

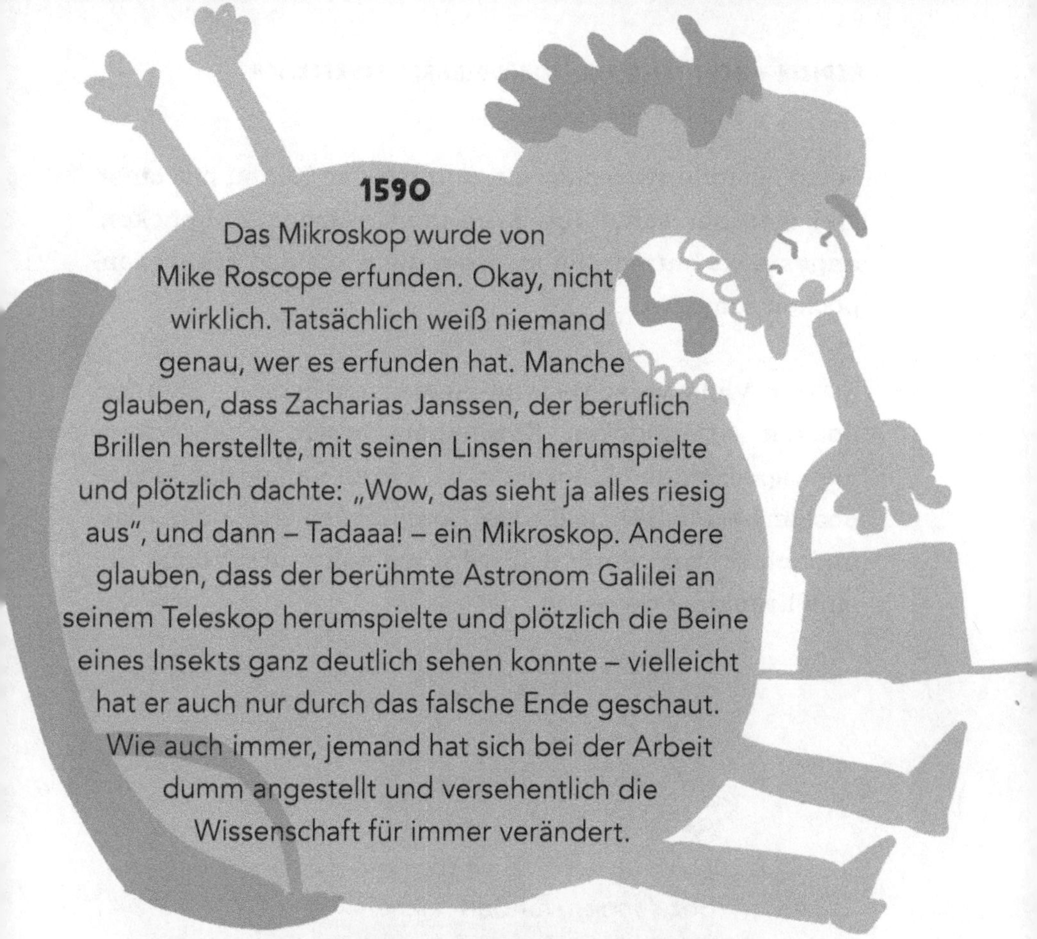

1590

Das Mikroskop wurde von Mike Roscope erfunden. Okay, nicht wirklich. Tatsächlich weiß niemand genau, wer es erfunden hat. Manche glauben, dass Zacharias Janssen, der beruflich Brillen herstellte, mit seinen Linsen herumspielte und plötzlich dachte: „Wow, das sieht ja alles riesig aus", und dann – Tadaaa! – ein Mikroskop. Andere glauben, dass der berühmte Astronom Galilei an seinem Teleskop herumspielte und plötzlich die Beine eines Insekts ganz deutlich sehen konnte – vielleicht hat er auch nur durch das falsche Ende geschaut. Wie auch immer, jemand hat sich bei der Arbeit dumm angestellt und versehentlich die Wissenschaft für immer verändert.

DAS IST DER SPITZENMÄSSIGE SPRITZENABSCHNITT

So, genug von Tod und Krankheit – es ist Zeit für eine gute Nachricht. Im 18. Jahrhundert wütete eine Krankheit namens Pocken in Europa und tötete mehrere Hundert Millionen Menschen – und die, die überlebten, bekamen schlimme Narben. Einem Arzt namens Edward Jenner fiel auf, dass Menschen, die Kühe molken, anscheinend nie an Pocken erkrankten, und er beschloss, den Grund dafür zu erforschen.

Das sollen gute Nachrichten sein? Also ich weiß nicht. Prunella

Seine Theorie war, dass sie sich bei den Kühen mit einer viel weniger schweren Krankheit namens Kuhpocken angesteckt hatten, die sie irgendwie vor den Menschenpocken schützte.

Es gab viele verschiedene Arten von Pocken: Hühnerpocken, Affenpocken, Kaninchenpocken, Schafpocken, Pferdepocken und Mäusepocken. Leider gab es die Zockerpocken bei Menschen, die viel Computer spielen, nicht. Das find ich schade, denn das wäre ein sehr guter Name für eine Krankheit gewesen.

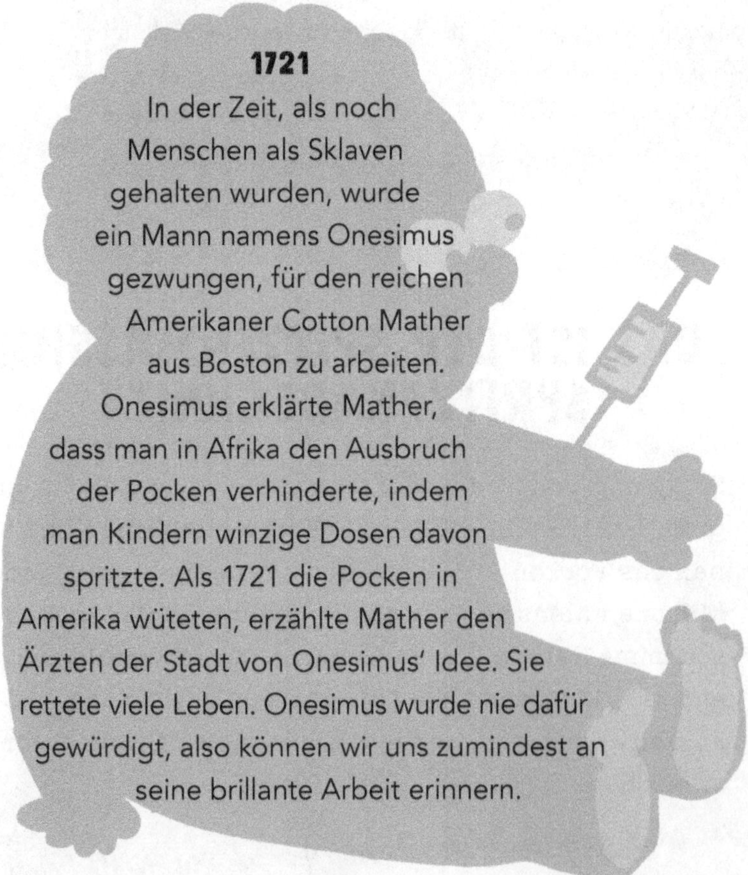

1721

In der Zeit, als noch Menschen als Sklaven gehalten wurden, wurde ein Mann namens Onesimus gezwungen, für den reichen Amerikaner Cotton Mather aus Boston zu arbeiten. Onesimus erklärte Mather, dass man in Afrika den Ausbruch der Pocken verhinderte, indem man Kindern winzige Dosen davon spritzte. Als 1721 die Pocken in Amerika wüteten, erzählte Mather den Ärzten der Stadt von Onesimus' Idee. Sie rettete viele Leben. Onesimus wurde nie dafür gewürdigt, also können wir uns zumindest an seine brillante Arbeit erinnern.

1796 quetschte Edward Jenner (ich weiß nicht, ob er mit Kylie und Caitlyn Jenner verwandt war, aber nehmen wir einfach an, dass er es war) etwas Eiter aus einer Blase eines an Kuhpocken erkrankten Milchmädchens und spritzte ihn dem achtjährigen Sohn seines Gärtners, James. Dann steckte er James mithilfe einer Spritze mit den echten Pocken an und … James wurde nicht krank! (Das ist die gute Nachricht.) James hatte einen Impfstoff erhalten: eine Injektion mit etwas Harmlosem, die verhindert, dass man eine schwere Krankheit bekommt. Seitdem haben Impfstoffe buchstäblich Hunderte Millionen von Leben gerettet, und das Beste daran ist, dass sie heutzutage in einem Labor hergestellt werden und nicht mehr aus ekligen Eiterpusteln.

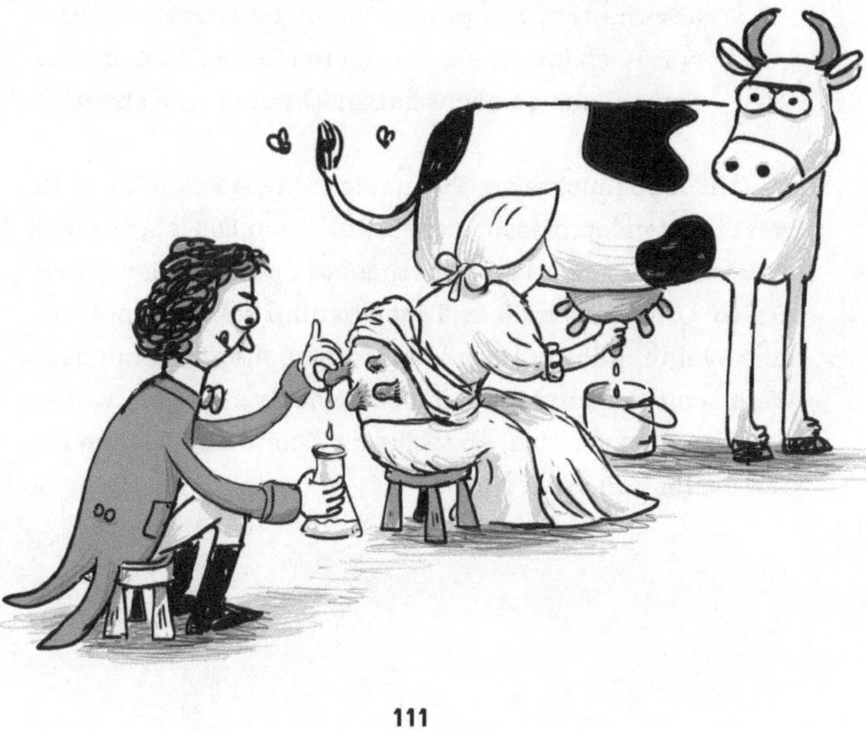

PASTEURI ... WAS?!

Gut, wir stecken tief im Kapitel über Infektionen, und wir sind durch Tausende von Jahren gerauscht, aber die Wissenschaftler haben immer noch nicht herausgefunden, wodurch sie eigentlich verursacht wurden. Hier sind nur einige ihrer Vermutungen:

- stinkende Luft
- Kälte
- nasse Füße
- zu viel liegen
- wütend sein
- zu lange aufbleiben (vielleicht haben sich die Eltern das auch nur ausgedacht, um ihre Kinder davon abzuhalten, die ganze Nacht fernzusehen, oder was auch immer sie in früheren Zeiten anstelle des Fernsehens gemacht haben. Gemälde ansehen?)

Im Jahr 1856 tauchte ein Typ namens Louis Pasteur auf. Er war ein Chemieprofessor, der ein paar (ziemlich langweilige, aber offenbar wichtige) Experimente mit Kristallen durchführte. Gähn. Doch eines Tages bat ihn sein Kumpel, der eine Weinhandlung besaß, zu untersuchen, warum sein Wein schlecht wurde. Louis ließ seine Kristalle ein wenig ruhen und fragte sich, ob vielleicht Keime die Ursache für den ekelhaften Wein waren.

Wenn das stimmt, dachte er, dann würde das Erhitzen des Weins die Bazillen abtöten. Und er hatte recht – der Wein war gerettet! Dann erkannte er, dass die Keime in der Milch die Menschen krank machten, wenn sie sie tranken, und so fand er einen Weg, die Milch zu erhitzen, um sie sicher zu machen. Seine Methode (die er Pasteurisierung nannte – Was für ein Angeber, oder?) wird noch heute angewendet, um Lebensmittel haltbarer zu machen..

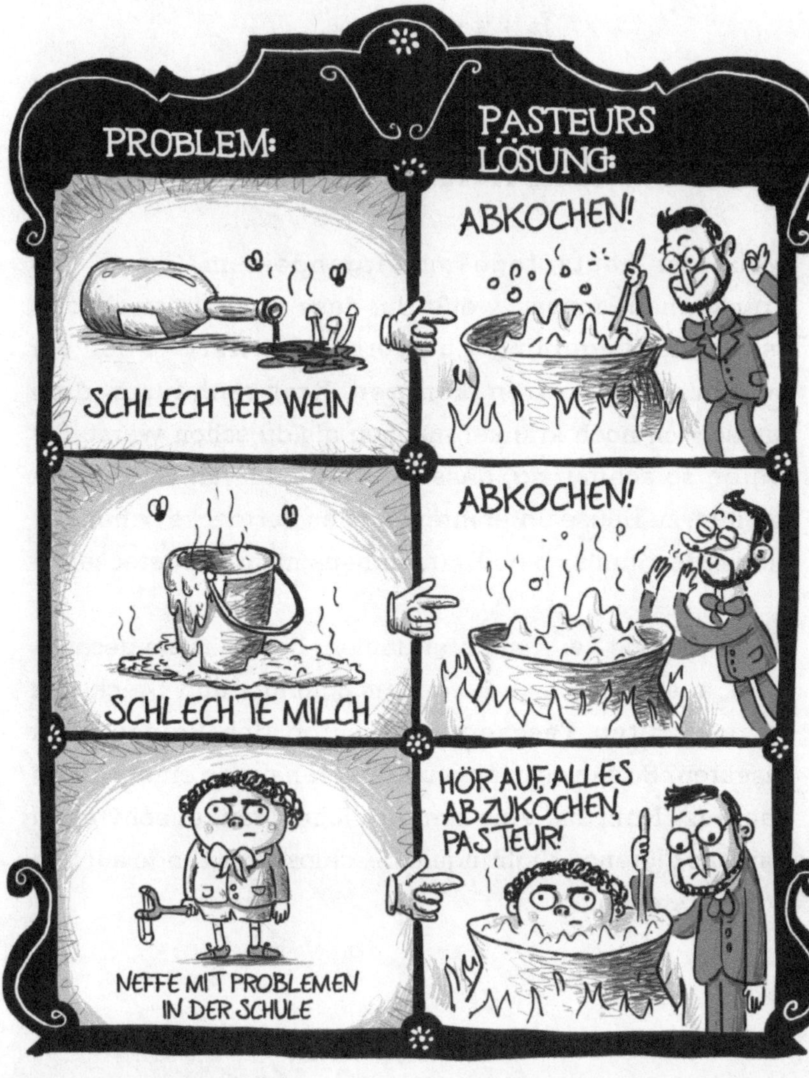
PROBLEM:
PASTEURS LÖSUNG:
SCHLECHTER WEIN
ABKOCHEN!
SCHLECHTE MILCH
ABKOCHEN!
NEFFE MIT PROBLEMEN IN DER SCHULE
HÖR AUF, ALLES ABZUKOCHEN, PASTEUR!

1786

Das Bethlem Hospital in London stellte den hervorragenden Robert Roberts als Käferfänger ein. Für drei Guineen im Jahr (das sind drei Goldmünzen) bestand seine Aufgabe darin, die Matratzen der Patienten auszuschütteln und die herausfallenden Läuse, Rüsselkäfer und anderen Tierchen aufzufegen. Wenn du das nächste Mal schlechte Laune hast, weil du langweilige Hausaufgaben machen oder Pilze essen oder dein Zimmer aufräumen musst, sei einfach dankbar, dass du kein Krankenhauskäferfänger bist.

KRANKENGRAUS

Wenn du heutzutage aus irgendeinem Grund ins Krankenhaus musst, weißt du, dass du in einer absolut sauberen Umgebung gut versorgt wirst – aber vor zweihundert Jahren konnten Krankenhäuser dich tatsächlich noch kränker machen als du schon warst. Sie waren so schmutzig, dass reiche Leute viel Geld dafür zahlten, zu Hause unter ihrer eigenen Bettdecke behandelt zu werden, um sich im Krankenhaus nicht anzustecken.

Weißt du, wie der Teil unter deinem Bett, der nie gesaugt wird, aussieht? Diese Berge aus Schmutz und Dreck und rotzigen alten Taschentüchern und den Beinen toter Insekten? So sah es in einem Krankenhaus an einem guten Tag aus. Nun, bis eine erstaunliche Krankenschwester namens Florence Nightingale beschloss, die Dinge auf den Kopf zu stellen.

FLORENCE NIGHTINGALE: FÜNF FAKTEN UND EINE LÜGE

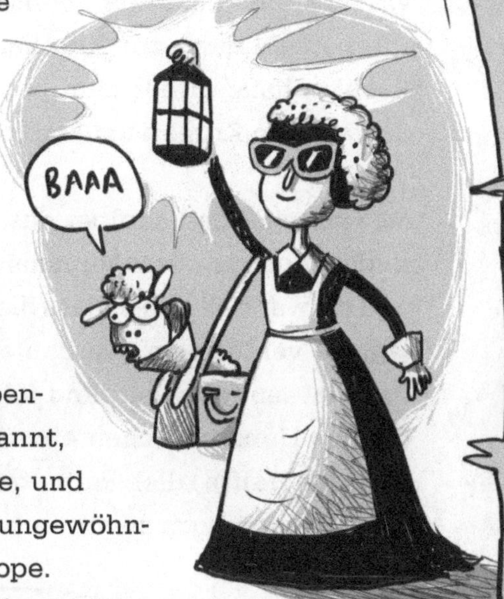

1. Sie war bekannt als die Dame mit dem Lamm, weil sie immer ein verletztes Babyschaf mit sich herumtrug.
2. Sie wurde nach der Stadt benannt, in der sie geboren wurde – Florenz in Italien.
3. Ihre Schwester wurde ebenfalls nach der Stadt benannt, in der sie geboren wurde, und erhielt daher den etwas ungewöhnlicheren Namen Parthenope.
4. Sie war die erste Frau (außer der Königin), deren Bild auf einem britischen Geldschein abgebildet war.
5. Sie hasste es, fotografiert zu werden, und es existieren nur wenige Fotos von ihr. (Sie hätte bestimmt nicht Instagram benutzt.)
6. Sie war ein großes Mathegenie und entwickelte eine neue Art von Tortendiagramm. (Das ist eine Art, Daten mit Hilfe von Bildern darzustellen, und nicht etwa ein Poster mit vielen verschiedenen Torten darauf).

1. So niedlich das auch klingen mag, in Wahrheit war sie bekannt als die Dame mit der Lampe, weil sie nachts mit einer Lampe in der Hand durchs Krankenhaus lief, um nach allen Patienten zu sehen.

Florence wurde 1820 in eine reiche Familie hineingeboren – sie beschrieb das Ferienhaus ihrer Eltern als „ein kleines Haus mit nur fünfzehn Zimmern". Schon in jungen Jahren wusste sie, dass sie Menschen helfen wollte. Nach ihrer Ausbildung zur Krankenschwester ging Flo in ein Krankenhaus in der heutigen Türkei, wo die britischen Soldaten im Krimkrieg kämpften.

Sie war schockiert darüber, dass fast die Hälfte der Patienten in dem dortigen Krankenhaus starb, meist an Infektionen, und sie war sich sicher, dass dies an der schlechten Hygiene lag. Sie veranlasste den Bau eines neuen Krankenhauses, das viel sauberer war, und führte äußerst strenge Regeln für das Händewaschen ein. Und es funktionierte! Zuvor war die Hälfte aller Patienten gestorben, und plötzlich waren es nur noch zwei von hundert.

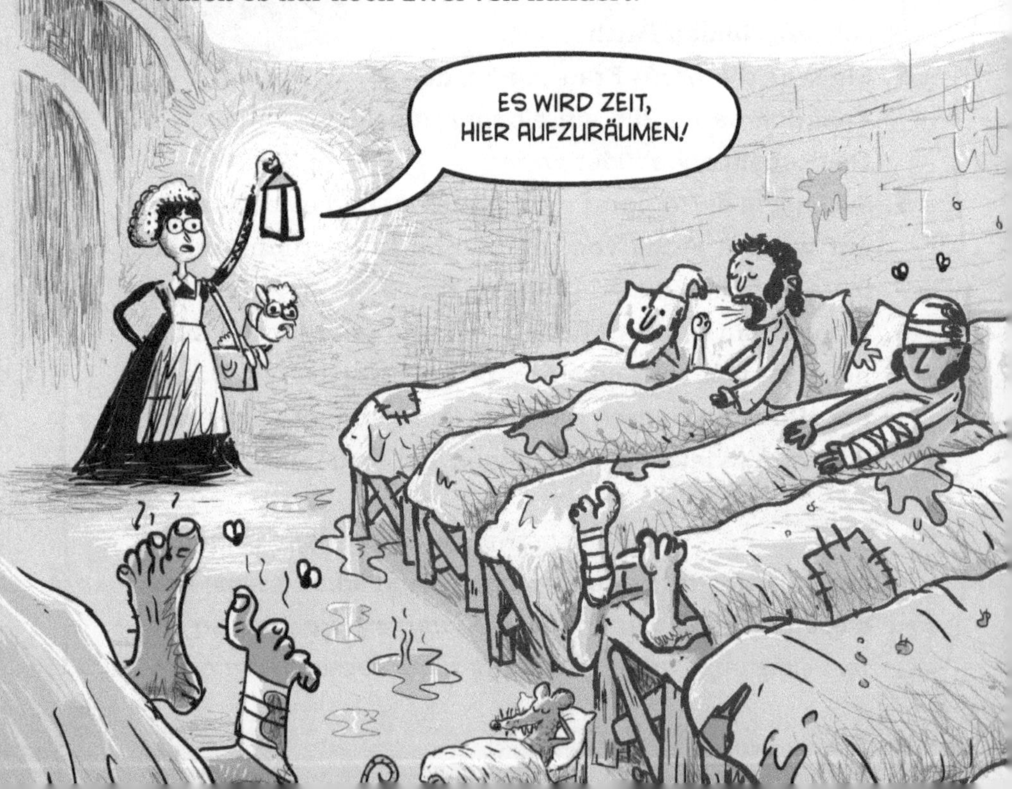

Als sie nach England zurückkehrte, gründete sie die allererste Krankenpflegeschule und schrieb das allererste Buch darüber, wie man Krankenschwester wird. Heute sind viele Krankenhäuser, eine Flotte an Flugzeugen, die Kranke transportieren, die höchste Auszeichnung in der Krankenpflege und sogar ein Asteroid nach ihr benannt. Das ist alles **ZIEMLICH** beeindruckend, aber wenn man gleichzeitig rülpst und furzt, nennt man das „einen Adam Kay machen", was ich viel besser finde.

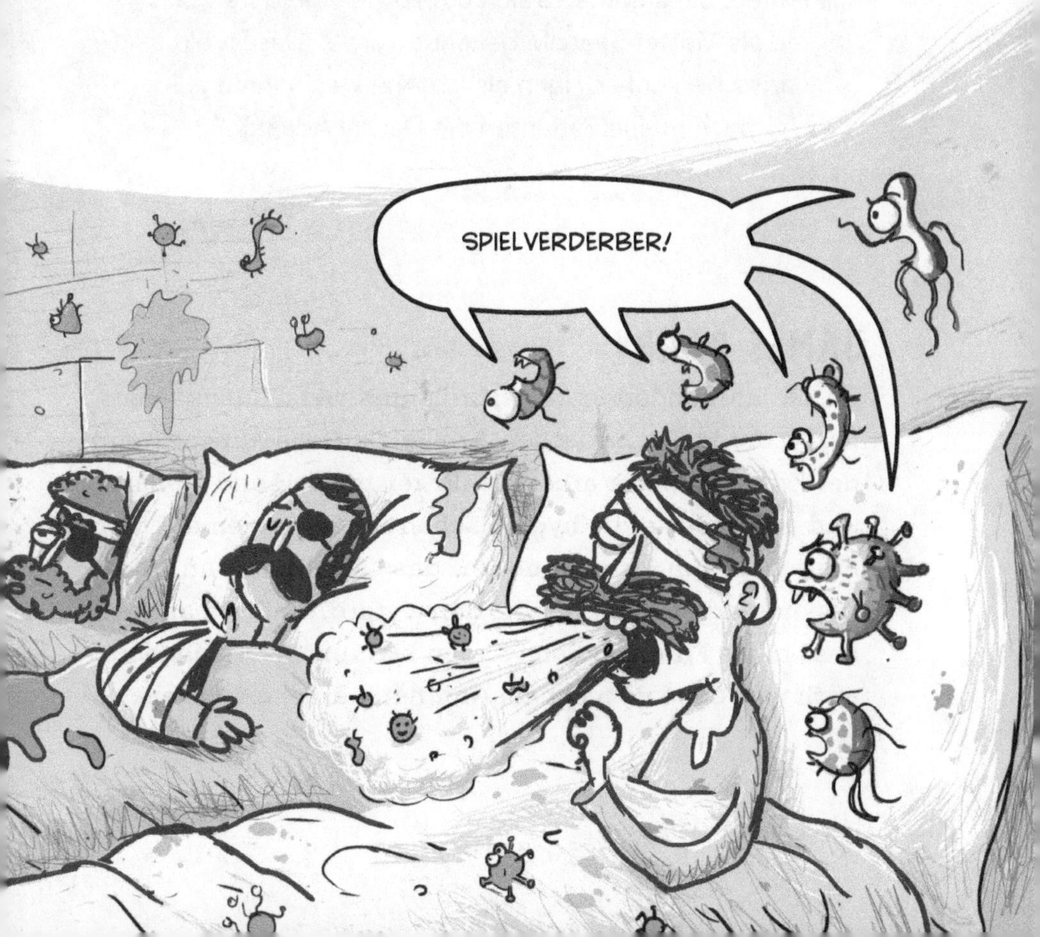

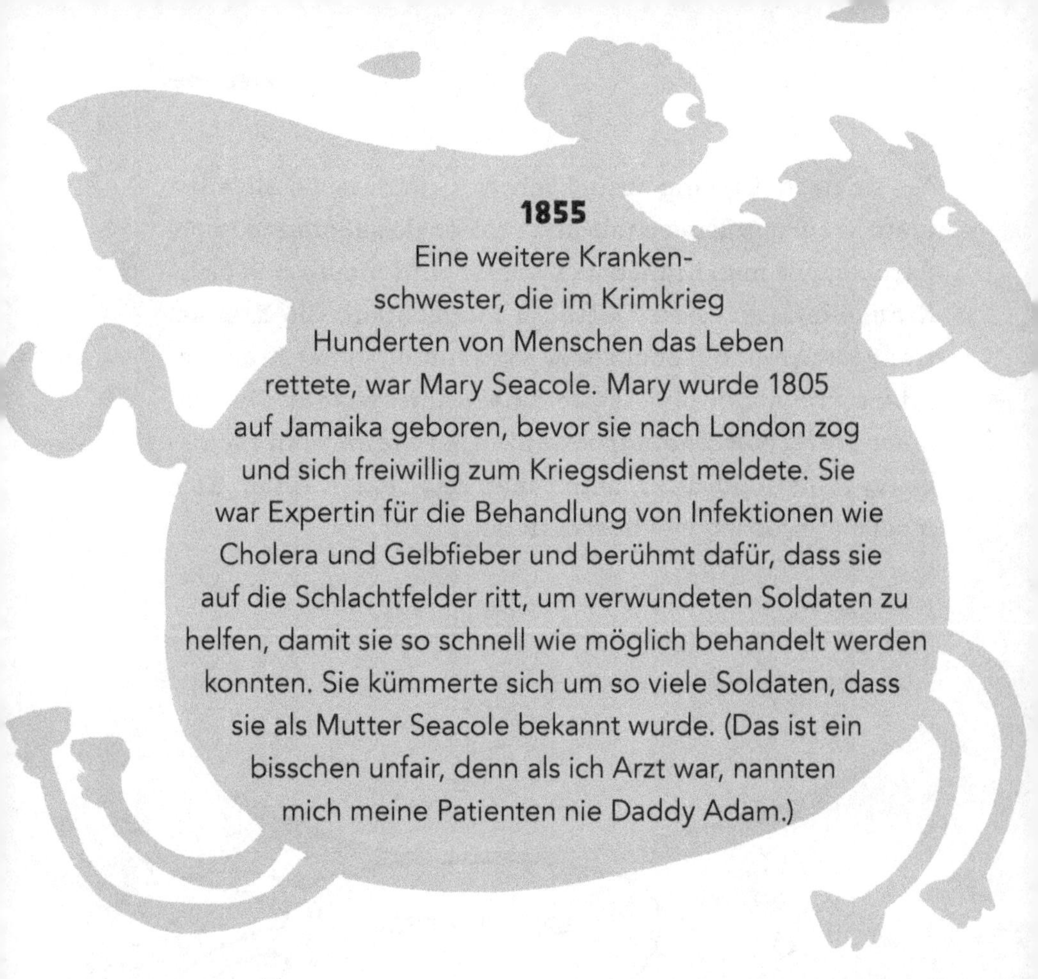

1855

Eine weitere Krankenschwester, die im Krimkrieg Hunderten von Menschen das Leben rettete, war Mary Seacole. Mary wurde 1805 auf Jamaika geboren, bevor sie nach London zog und sich freiwillig zum Kriegsdienst meldete. Sie war Expertin für die Behandlung von Infektionen wie Cholera und Gelbfieber und berühmt dafür, dass sie auf die Schlachtfelder ritt, um verwundeten Soldaten zu helfen, damit sie so schnell wie möglich behandelt werden konnten. Sie kümmerte sich um so viele Soldaten, dass sie als Mutter Seacole bekannt wurde. (Das ist ein bisschen unfair, denn als ich Arzt war, nannten mich meine Patienten nie Daddy Adam.)

JAMES BARRY

Im 19. Jahrhundert lebte ein brillanter Arzt namens James Barry, der in der britischen Armee als Generalinspekteur der Krankenhäuser arbeitete. Er reiste von Land zu Land und verbesserte die hygienischen Bedingungen auf den Stationen, um zu verhindern, dass Menschen an Infektionen starben. Erst als Dr. Barry starb, stellte man fest, dass er als Frau geboren worden war und als Mann lebte, auch weil er sonst nicht als Arzt hätte arbeiten dürfen.

SCHAURIG SCHÖNER SCHIMMEL

Mir passieren viele Dinge aus Versehen. Einmal habe ich mein Handy in den Trockner gesteckt, und es gab den Geist auf (aber es war danach schön flauschig). Oder das eine Mal, als ich bei meiner Großtante Prunella übernachtete und aus Versehen meinen Milchshake über ihr Klavier schüttete. Oder das eine Mal, als ich meinen Geburtstagskuchen auf einem niedrigen Tisch abstellte, den Pippin erreichen konnte, und sie den ganzen Kuchen aß und zwei Tage lang schrecklichen Durchfall hatte (und ich keinen Geburtstagskuchen – das macht mich immer noch wütend).

Du warst das? Es hat mich ein Vermögen gekostet, das reinigen zu lassen. Du unfassbarer Schwachkopf! Prunella

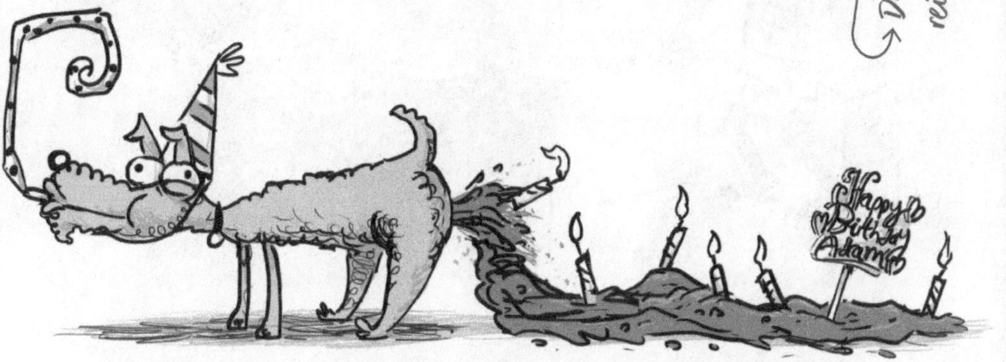

Aber man kann mit Fug und Recht behaupten, dass keines dieser Versehen die Weltgeschichte verändert hat. Im Jahr 1928 hatte es ein schottischer Wissenschaftler namens Alexander Fleming etwas eilig, in den Urlaub zu fahren, und räumte deshalb einige kleine Schalen voller Bakterien nicht weg, die er für ein Experiment gezüchtet hatte.

Ein paar Wochen später kam er sonnengebräunt und mit einem Micky-Maus-T-Shirt zurück (ich bin mir nicht sicher, ob er tatsächlich in Disneyland war – vermutlich eher nicht, weil es noch nicht gebaut worden war), und auf seinen Bakterienschalen wuchs Schimmel.

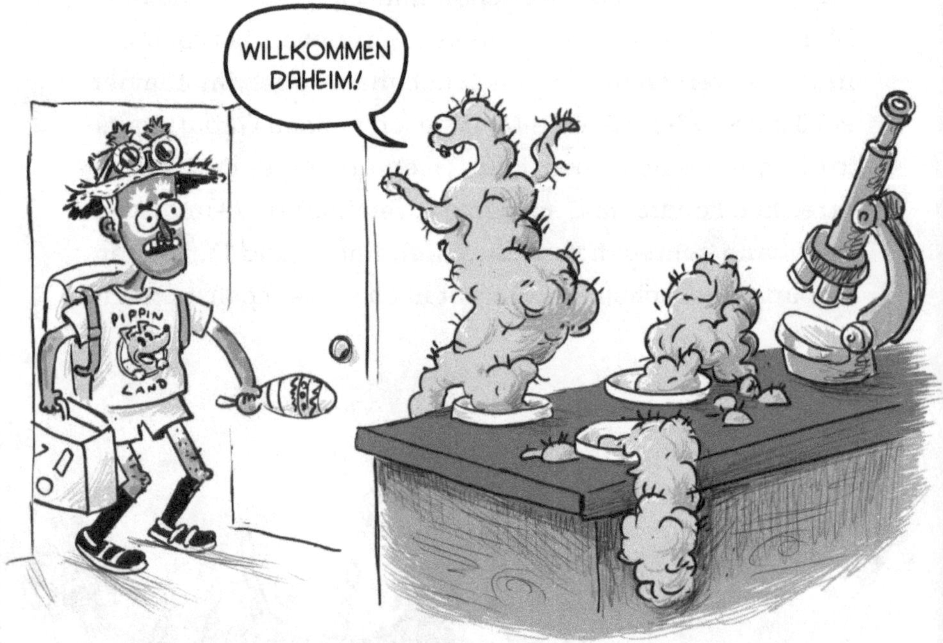

So weit, so langweilig – Schimmel wächst auf Sachen, wenn man sie zu lange stehen lässt. Schau dir mal die Socken auf deinem Zimmerboden an, wenn du einen Beweis dafür brauchst. Aber Flemmy ist etwas Seltsames aufgefallen. Nein, nicht bei deinen Socken, bei seinen Bakterienschalen. Um den Schimmel herum lebten überhaupt keine Bakterien – der Schimmel produzierte eine Substanz, die Bakterien abtötete. Fleming nannte sie … Schimmelsaft. Zum Glück merkte er bald, dass das nicht besonders wissenschaftlich klang und ihn nicht gerade schlau erscheinen ließ, also dachte er sich einen neuen Namen aus: Penicillin. Dies war das allererste Antibiotikum, also ein Medikament, das Bakterien abtötet. Dafür erhielt er den Nobelpreis – und das ist auch gut so, denn es hat inzwischen Hunderte von Millionen Menschenleben gerettet. Denk nur an all die Menschen, die im Laufe dieses Kapitels hätten gerettet werden können, wenn es Antibiotika zur Behandlung von Tuberkulose, dem Schwarzen Tod und vielen anderen schrecklichen Krankheiten gegeben hätte.

1965

Wenn du in Australien Urlaub machst und schwimmen gehst, was ist das schlimmste Lebewesen, dem du begegnen könntest? Ein Krokodil von der Größe eines Autos? Falsch! Ein großer weißer Hai mit dreihundert Zähnen, von denen jeder so scharf wie ein Messer ist? Nö. Es ist viel kleiner als diese beiden – es ist sogar fünfmal dünner als ein einzelnes Haar. Ich möchte dir die hirnfressende Amöbe vorstellen. Sie schwimmt in deine Nase hinein und … nun, den Rest kannst du dir wahrscheinlich denken. Die gute Nachricht ist, dass Infektionen mit diesen Amöben extrem selten sind – sie wurde erstmals 1965 entdeckt, und seither gab es nur wenige Fälle. Es ist wahrscheinlicher, dass du erst im Lotto gewinnst und dann sofort vom Blitz getroffen wirst.

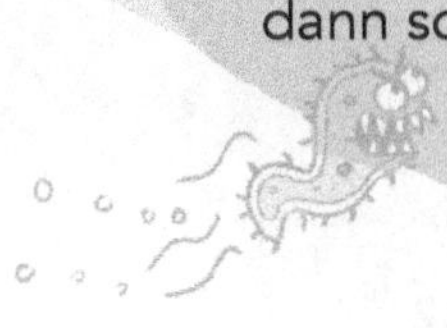

DIE ZUKUNFT

Es ist Zeit für eine Vorhersage von meinem Roboter-Butler, der gerade die Mülltonnen geleert hat (leider hat er sie alle auf das Sofa geleert).

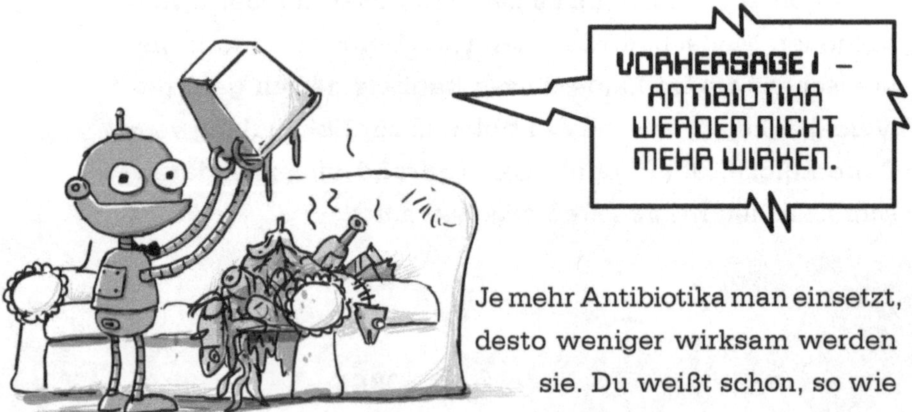

Je mehr Antibiotika man einsetzt, desto weniger wirksam werden sie. Du weißt schon, so wie wenn man einmal „Arsch“ sagt, dann ist es ein bisschen schockierend, aber wenn man es immer wieder sagt, ist es nicht mehr so wirksam. Oder wie ein Stück Schokoladenkuchen köstlich ist, aber 435 Stücke sind ... ein bisschen viel.

Schon jetzt gibt es einige Antibiotika, die nicht mehr wirken, und man befürchtet, dass eines Tages kein Antibiotikum mehr wirkt und es so sein wird, als wären sie gar nicht erst entdeckt worden. Aber keine Panik: Es gibt einiges, das wir tun können, um dies zu verhindern.

Zunächst einmal sollten Antibiotika **NUR** von Menschen eingenommen werden, die sie wirklich brauchen – das gilt für bakterielle Infektionen, nicht für Viren, Schnupfen oder Flitzekacke. Und wenn dir ein Antibiotikum verschrieben wird, musst du es unbedingt bis zum Ende einnehmen, denn wenn du es nach ein paar Tagen absetzt, können die Bakterien dagegen resistent werden. Und das Wichtigste: Versuche, selbst nicht krank zu werden oder zumindest andere Menschen nicht anzustecken. Du kannst viel tun um zu vermeiden, dass du krank wirst, zum Beispiel dir die Hände waschen, dir die Nase mit einem Taschentuch putzen und nicht aus der Toilettenschüssel trinken. (Der letzte Punkt ist hauptsächlich für Pippin wichtig.)

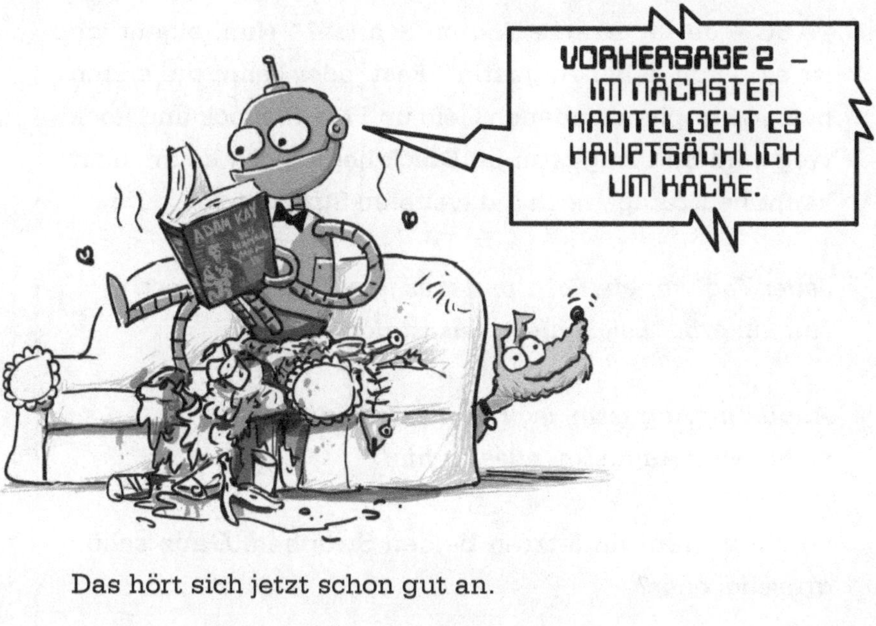
VORHERSAGE 2 – IM NÄCHSTEN KAPITEL GEHT ES HAUPTSÄCHLICH UM KACKE.
ADAM KAY

Das hört sich jetzt schon gut an.

44

ADAM ANTWORTET

WARUM SAGEN WIR, DASS WIR UNS LAUSIG FÜHLEN?

Kennst du das, wenn sich dein Hals manchmal anfühlt, als hättest du mit Reißnägeln gegurgelt? Oder dein Kopf fühlt sich an, als hätte sich ein Baby-Nilpferd daraufgesetzt? Manche Menschen sagen, wenn sie krank sind, dass sie sich „lausig" fühlen. Das sagen sie schon seit Hunderten von Jahren, und früher bedeutete es, dass ihnen buchstäblich Läuse über den ganzen Körper krabbelten. Na? Hast du dich gekratzt, als du diesen Satz gelesen hast? Ich mich auch.

WELCHES KINDERLIED HANDELT VON DER PEST?

„Alle meine Pusteln?"
„ABC – der Schwarze Tod im Schnee?" Nun, eigentlich ist es „O du lieber Augustin". Fast jeder kennt die ersten beiden Strophen, in denen Geld und Mädl, Stock und Rock weg sind und Augustin im Dreck liegt. Doch kaum einer kennt heutzutage noch die weiteren Strophen:

Jeder Tag war ein Fest, und was jetzt? Pest, die Pest!
Nur ein groß' Leichenfest, das ist der Rest.

Augustin, Augustin, leg nur ins Grab dich hin!
O du lieber Augustin, alles ist hin!

So singt man die letzten beiden Strophen. Ganz schön gruselig, oder?

HABEN ARMEEN JEMALS ANSTECKUNGSKRANKHEITEN ALS WAFFEN EINGESETZT?

Das haben sie in der Tat. Vor Tausenden von Jahren tauchten Soldaten die Spitzen ihrer Pfeile in Kacke, um die Wahrscheinlichkeit zu erhöhen, dass die getroffene Person an einer Infektion stirbt. Und wenn sie in der Glitzerzeit nicht in eine Stadt eindringen konnten, katapultierten sie manchmal die Leiche eines an der Pest Verstorbenen über die Stadtmauer, um gleich einen ganzen Haufen von Menschen dahinter zu töten. (Mein Anwalt Nigel hat mich gebeten, darauf hinzuweisen, dass es sowohl illegal als auch gefährlich ist, die Leiche eines Pestopfers in den Garten des Gegners zu katapultieren.)

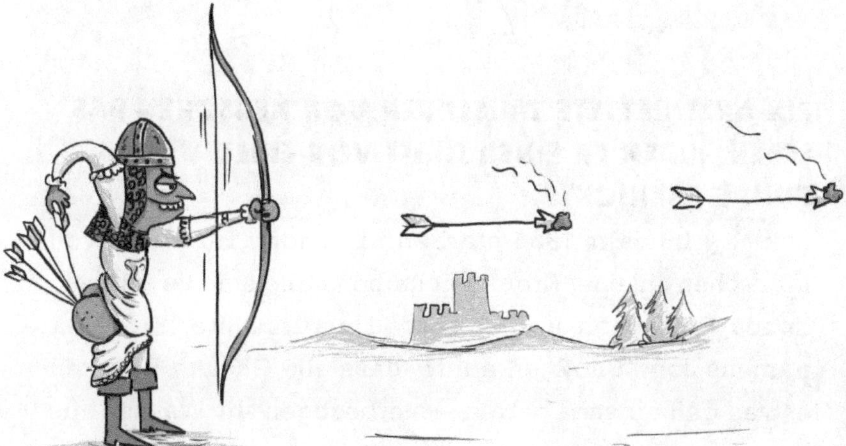

HEISS ODER SCHEISS?

KANINCHEN KÖNNEN ERKENNEN, OB DU EINE INFEKTION HAST.

SCHEISS Kaninchen wissen nicht, ob du dich wo angesteckt hast, aber Hunde schon! (Na ja, nicht alle Hunde. Pippin kann nicht einmal den Unterschied zwischen Gras und Teppich erkennen, deshalb kackt sie regelmäßig auf meinen Schlafzimmerboden.) Aber einige sehr schlaue Hunde (nichts für ungut, Pippin) wurden darauf trainiert, zu erschnüffeln, ob ein Patient eine Krankheit wie Malaria hat, die von Moskitos übertragen wird. Guter Hund!

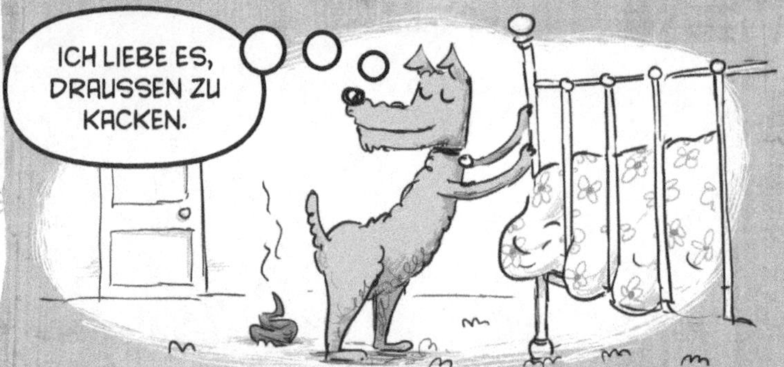

EIN ARZT RETTETE TAUSENDEN VON MENSCHEN DAS LEBEN, INDEM ER EINEN GRIFF VON EINER WASSERPUMPE ABKNICKTE.

HEISS Im Jahr 1854 starben in London Hunderte von Menschen an einer Krankheit namens Cholera, die schreckliches Erbrechen und Durchfall verursachte. Ein Arzt namens John Snow erkannte, dass alle Cholera-Kranken etwas gemeinsam hatten – sie bezogen ihr Wasser aus einem bestimmten Brunnen. Im 19. Jahrhundert hatten die Menschen keine Wasserhähne in ihren Häusern. Wenn sie also ein Bad nehmen oder eine Tasse Tee trinken wollten, mussten sie zu einer Wasserpumpe gehen und das Wasser nach Hause tragen. John war sich seiner Theorie sehr sicher, aber da man damals noch nichts über Keime wusste, glaubte ihm niemand so recht. Die anderen Ärzte waren der Meinung, dass die Cholera durch den Verzehr von „kalten Früchten“ wie Melonen und Gurken verursacht wurde. (Wie bitte?!) Aber John war damit nicht einverstanden, also brach er den Griff der Wasserpumpe ab, damit niemand mehr Wasser aus dem Brunnen pumpen konnte, und – schwupps! – gab es keine neuen Cholera-Fälle mehr. Wenn du jemals in London bist, kannst du die Pumpe in der heutigen Broadwick Street besuchen. Und sie haben den Griff immer noch nicht wieder angebracht – sicher ist sicher.

MANCHE INFEKTIONEN BRINGEN EINEN ZUM LÄCHELN.

HEISS Es gibt eine Krankheit namens Tetanus, die man bekommt, wenn man sich an einem rostigen Nagel kratzt oder von einem Tier gebissen wird. Sie führt dazu, dass sich die Muskeln im Körper verkrampfen, was sich auf das Gesicht auswirken kann und ein ständiges breites Lächeln verursacht – ein bisschen wie der Joker in Batman oder Pippin, wenn sie eine riesige Schlammpfütze findet, in die sie springen kann. Mit Tetanus ist allerdings überhaupt nicht zu spaßen: Wenn du dich so verletzt, solltest du dich unbedingt von einem Arzt untersuchen lassen, damit er dir eine Spritze geben kann und du nicht krank wirst.

Kranke Kuren

Hast du dich ein bisschen mit der Pest angesteckt? Bevor es Antibiotika gab, konnte man da nicht viel tun. Aber das hielt die Ärzte nicht davon ab, es zu versuchen. Besonders beliebt war es, ein lebendes Huhn zu nehmen, ihm alle Federn am Hintern auszurupfen und das Huhn dann auf die geschwollene Achselhöhle des Patienten zu drücken. Es hieß, es sei besonders wichtig, mit dem Po-Loch des Huhns auf die Mitte der Achselhöhle zu zielen.

Leider hat das dem Patienten (oder dem Huhn) überhaupt nichts genützt.

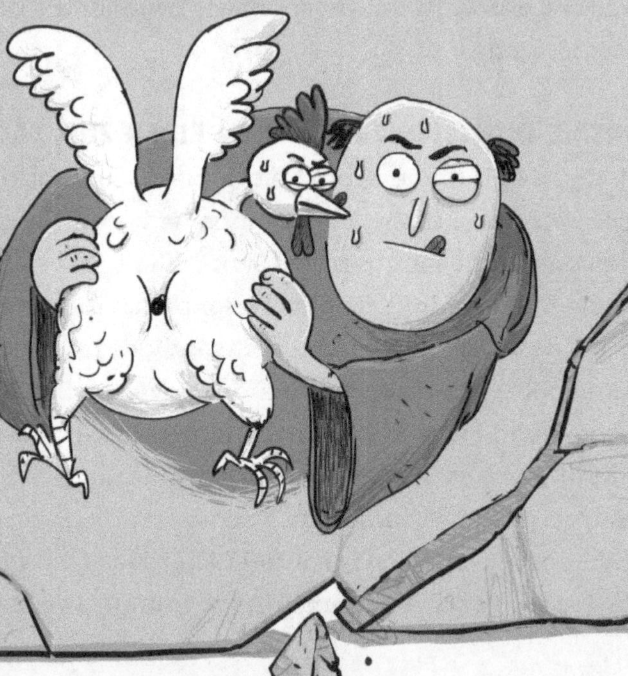

Das Kapitel, in dem Ausgerechnet EIN FURZ ZEHNTAUSEND MENSCHEN *TÖTET*

(auch bekannt als der DARM)

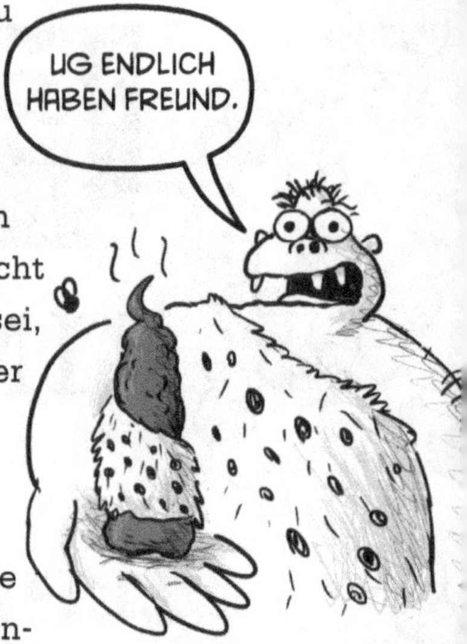

ICH WEISS NICHT, ob das als zu viel Information zählt, aber ich schreibe dieses Kapitel während ich auf dem Klo sitze. Vielleicht hätte ich die übrig gebliebenen Nudeln zum Mittagessen doch nicht aufwärmen sollen. Wie dem auch sei, ich bin nicht der erste Mensch, der Probleme mit dem Bauch hat, und ich werde bestimmt nicht der letzte sein. Die Menschen sind von ihren Eingeweiden besessen, seit der erste Höhlenmensch sein erstes Höhlen-Gacksi gemacht hat.

Und genauso lange haben wir schon Probleme mit unseren Innereien. Vor ein paar Jahren waren ein Mann und eine Frau im Urlaub in den Bergen, als sie auf einen Mann namens Ötzi trafen. Ötzi sagte nicht viel zu ihnen, weil er seit über fünftausend Jahren tot war, aber aufgrund der eisigen Temperaturen war er perfekt konserviert worden. Wissenschaftler untersuchten ihn und entdeckten, dass er Würmer in seinen Eingeweiden und Geschwüre in seinem Magen hatte. Armer Ötzi. (Ich weiß übrigens nicht, woher sie wussten, dass das sein Name war. Vielleicht hatte er seinen Führerschein in der Hand?) Wie auch immer, ich komme jetzt besser vom Klo runter und erzähle dir von den Klo-Gewohnheiten der alten Ägypter.

→ *Das ist ekelhaft. Du schrecklicher Junge. Schreib das noch einmal neu, wenn du nicht auf dem Klo sitzt. Prunella*

ALTES ÄGYPTEN

Sie wussten vielleicht nicht so viel über den Körper, aber selbst die alten Ägypter wussten, dass Kacke aus dem Hintern rauskommt. (Obwohl es für den ersten Menschen, dem das passiert ist, eine ziemliche Überraschung gewesen sein muss. Wahrscheinlich schrien sie: „Aaaagh! Was ist denn hier los? Warum spritzt diese braune, stinkende Schlange aus meinem Körper! Ruft einen Krankenwagen!")

Sie wussten auf jeden Fall, dass die Därme wichtig waren. Wenn nämlich jemand mumifiziert wurde, steckte man seine Därme in ein spezielles Gefäß, um sie sicher ins Jenseits zu befördern. Sie hatten sogar einen besonderen Gott namens Kebechsenuef, der die Därme auf dieser Reise beschützte. Ich wette, Kebechsenuef hat sich geärgert, dass alle anderen Götter sich um so coole Dinge wie das Herz und die Lunge kümmern durften, und er bekam nur einen Topf mit kackverschmierten Därmen.

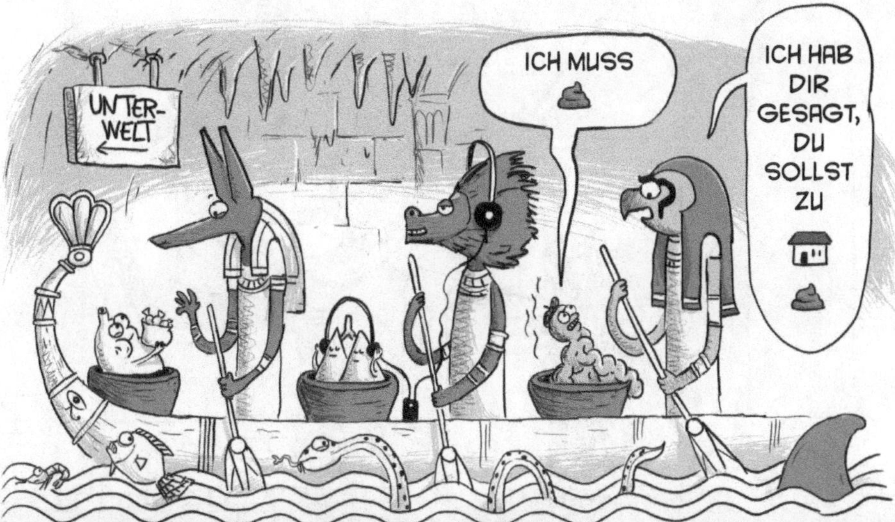
UNTER-
WELT
ICH MUSS
ICH HAB
DIR
GESAGT,
DU
SOLLST
ZU

Die alten Ägypter wussten allerdings **NICHT SO RICHTIG,** was mit der Nahrung passiert, wenn sie zur Verdauung in den Körper gelangt. Zunächst einmal dachten sie, dass die Nahrung durch eine Reihe von Schläuchen zum Herzen wandert und dann zum Po-Loch gelangt. (Oder zum Anus, wenn du willst, dass ich die richtigen Fachbegriffe verwende. Und das ist auch gut so, denn ich bin ausgebildeter Arzt.) Es scheint, als hätten die Pharaonen und ihre Freunde das Herz und den Magen verwechselt. Sie meinten, die beste Methode zur Behandlung von Magenschmerzen sei das Tragen einer speziellen Halskette, auf der aufmunternde Worte stehen. Ich kann bestätigen, dass das Tragen einer Halskette keine Bauchschmerzen heilt – falls du dachtest, dass es gegen deinen Durchfall hilft, wenn du die Worte DU SCHAFFST DAS! auf die Perlenkette deiner Großtante schreibst.

Lass deine dreckigen Finger von meinem Schmuck. Prunella

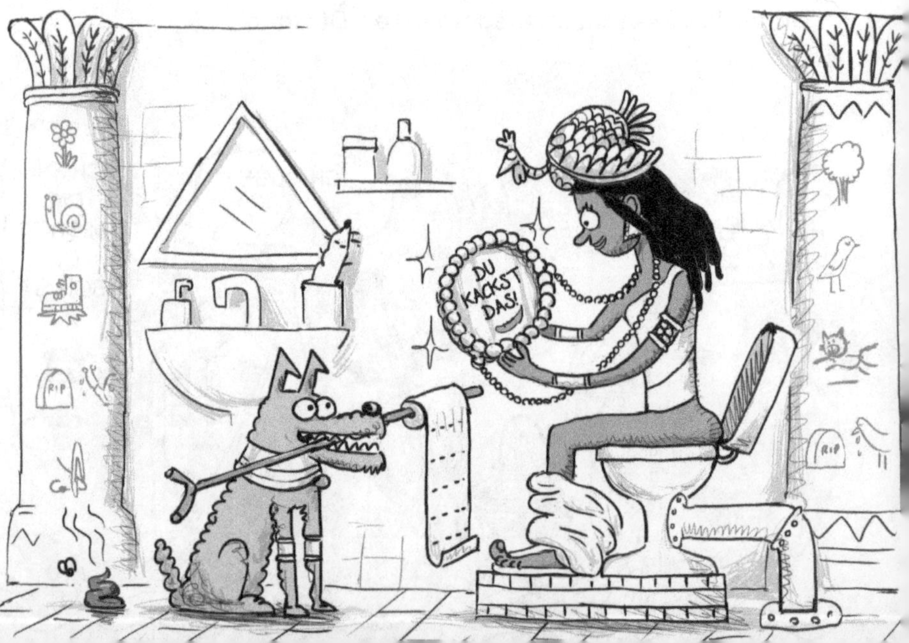

1926

Ein Archäologe stöberte in den Pyramiden von Gizeh herum und fand das Grab eines bedeutenden Arztes aus dem alten Ägypten namens Iry. Sein Titel lautete „Wächter des königlichen Anus". Beschwere dich nie wieder darüber, dass man dich bittet, dein Zimmer aufzuräumen oder deine Schuhe zu putzen, denn diesen Mann traf es viel schlimmer. Er kümmerte sich sein ganzes Berufsleben lang fünf Tage die Woche von 9 bis 17 Uhr um ein einziges Po-Loch.

Einiges haben die alten Ägypter aber auch richtig gemacht. Zum Beispiel haben sie die Zahnpasta erfunden! Sie hatte zwar keine schönen Streifen und schmeckte wahrscheinlich eklig, weil sie aus zerkleinerten Steinchen, Salz, Pfeffer und Minze bestand, aber sie haben es wenigstens versucht. Und wenn man Zahnschmerzen hatte? Nun, die behandelten sie, indem sie dir eine tote Maus in den Mund steckten. Ich persönlich würde lieber ein Schmerzmittel nehmen, im Bett liegen und Comics lesen.

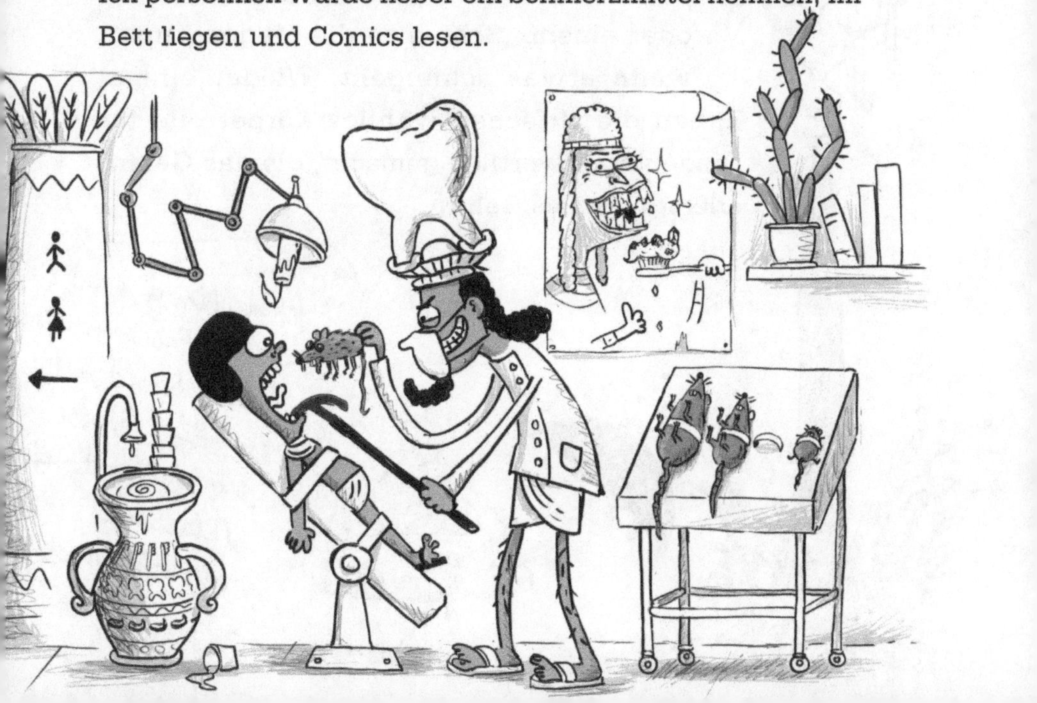

ANTIKES GRIECHENLAND

Du kennst das bestimmt. Wenn du dein Essen erbrechen musst, kommt es als eklige Suppe hoch – wie eine im Mixer zerkleinerte Version deines Frühstücks. Heute wissen wir, es liegt daran, dass die Magensäure das Essen zerkleinert hat, aber die alten Griechen glaubten, dass der Magen es gekocht hat – wie eine Art Mini-Ofen, der in deinem Unterleib installiert ist.

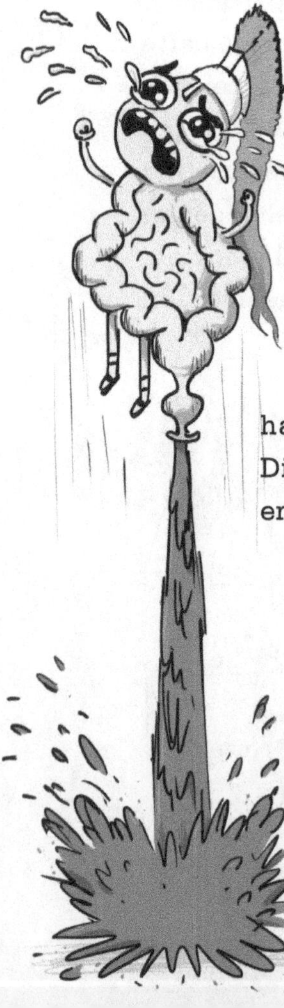

Sie dachten auch, dass Emotionen aus dem Bauch kommen – vielleicht haben sie bemerkt, dass sie, wenn sie sich wegen etwas wirklich Sorgen machten, Flitzekacke bekamen, und nahmen an, dass es ihr Bauch sein musste, der sich Sorgen machte. Deshalb sprechen wir auch heute noch von einem „Bauchgefühl" oder einem „Schlag in die Magengrube", wenn etwas schiefgeht. Wieder einmal haben die Griechen wahllos Körperteile für Dinge verantwortlich gemacht, die das Gehirn erledigt. Armes Gehirn.

Ich dachte, dies soll ein seriöses Fachbuch sein. Bitte benutz doch vernünftige Wörter wie „Durchfall" und nicht „Flitzekacke". Also wirklich! Prunella

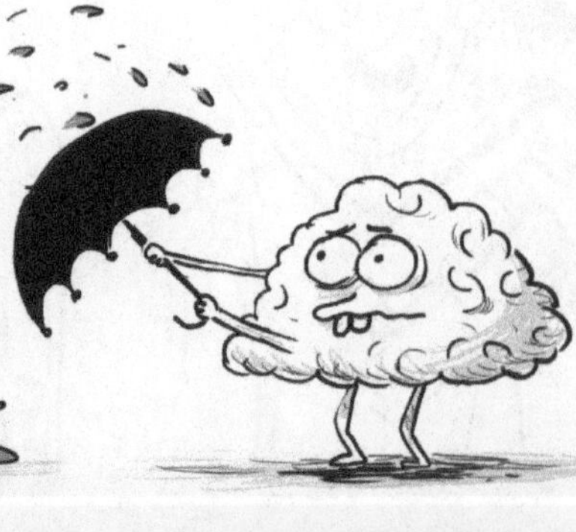

Die alten Griechen gehörten zu den ersten Menschen, die sich mit operativen Eingriffen am Po beschäftigten. Sie interessierten sich vor allem für Hämorrhoiden. Das sind kleine Knäuel aus Muskeln und Blutgefäßen, die wie Weintrauben aussehen (entschuldige, wenn du gerade Weintrauben isst) und aus dem Po herausragen, sodass es dort unten sehr weh tut. Der alte Hippofratze, Hippokrates, erfand eine Operation, um sie loszuwerden. Er erhitzte einen Metallstab so lange in einem Ofen, bis er weiß glühte, und drückte ihn dann auf die Hämorrhoiden, bis sie verbrannten. Es hat funktioniert. Ich finde nur, man muss sich genau überlegen, ob es besser ist, Hämorrhoiden zu haben oder vor Schmerzen zu schreien, während der Hintern wie eine Wurst am Grill brutzelt.

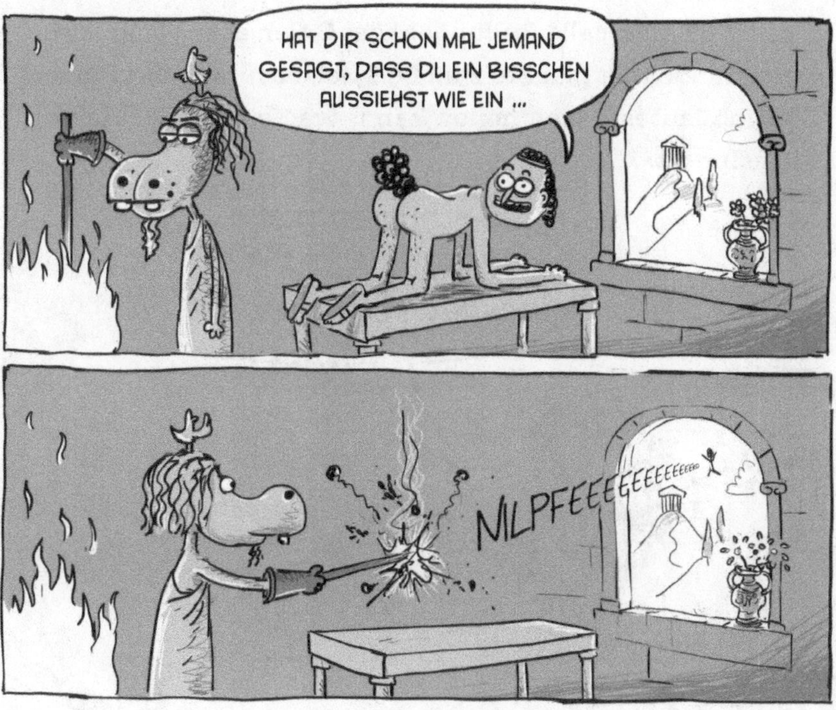
HAT DIR SCHON MAL JEMAND GESAGT, DASS DU EIN BISSCHEN AUSSIEHST WIE EIN ...
NILPFEEEEEEEEEEEE

ALTES ROM

Du kannst dich bestimmt an das Kapitel über den Blutkreislauf erinnern und weißt noch (es sei denn, du hast ein Loch im Gehirn), dass Galen der unglaublichen (und unglaublich falschen) Theorie nachging, dass das gesamte Blut in deinem Körper direkt aus der Nahrung stammt. Galen zufolge aß man etwas, das wanderte dann in eine Art magisches Gerät, das Nahrung in Blut verwandelte, und dann ... ping! Jede Menge schönes neues Blut. Hmm, so funktioniert das aber nicht wirklich, oder?

Er schrieb in seinen Büchern auch ziemlich viel über das Furzen. Wer kann es ihm verdenken? Das tue ich auch! Aber im Gegensatz zu mir (hoffentlich stimmt das, sonst fällst du durch alle Prüfungen) hat Galen alles völlig falsch verstanden. Er glaubte zum Beispiel, dass man das Furzen durch lautes Lesen heilen kann, was ein großer Haufen Unsinn ist.

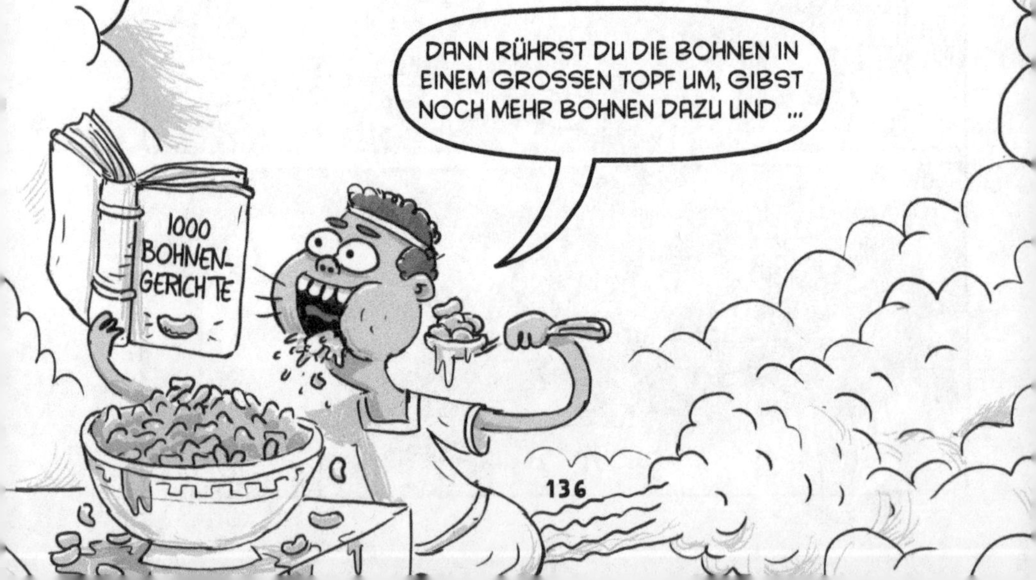
DANN RÜHRST DU DIE BOHNEN IN EINEM GROSSEN TOPF UM, GIBST NOCH MEHR BOHNEN DAZU UND ...
1000 BOHNEN-GERICHTE

GLITZERZEIT

In der Glitzerzeit (oder im Mittelalter, wenn du aus irgendeinem Grund darauf bestehst, den schrecklichen früheren Namen zu verwenden) dachte man noch, der Magen sei eine Art seltsame innere Mikrowelle.

Sie stellten aber auch fest, dass man umso dicker wurde, je mehr Zeug man sich in den Mund stopfte. Eines Tages merkte König William I, auch bekannt als William der Eroberer, auch bekannt als Würstchen-Willi (nun ja, nur ich kenne ihn unter diesem Namen), dass er nicht mehr auf sein Pferd passte. Zur Erleichterung seines Pferdes fragte er seinen Arzt, wie er ein wenig abnehmen könne. Der Arzt schlug vor, dass er vielleicht aufhören sollte, so viel zu essen.

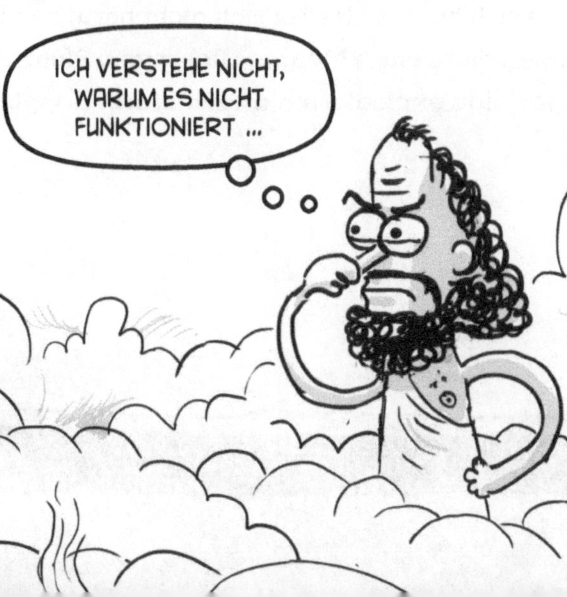

„Perfekt“, sagte Würstchen-Willi. „Ich werde einfach den ganzen Tag im Bett liegen bleiben und überhaupt nichts essen. Ich werde einfach nur noch Wein trinken.“ Sein Arzt war wahrscheinlich etwas besorgt wegen dieses Plans. Leider ist es ein bisschen schwierig, dem König zu sagen, was er tun soll, wenn man seinen Kopf gerne am Körper behalten möchte, also konnte er nicht wirklich etwas sagen. (Mein Anwalt Nigel hat mich gebeten, darauf hinzuweisen, dass man nicht den ganzen Tag im Bett liegen und **SCHON GAR NICHT** den ganzen Tag Wein trinken sollte.) Jedenfalls funktionierte diese seltsame Diät irgendwie, und schon bald konnte Willi wieder auf seinem Pferd reiten. Es stellte sich heraus, dass er sich nicht hätte bemühen müssen, denn eines Morgens fiel er vom Pferd, seine Eingeweide explodierten und er starb. Hoppla.

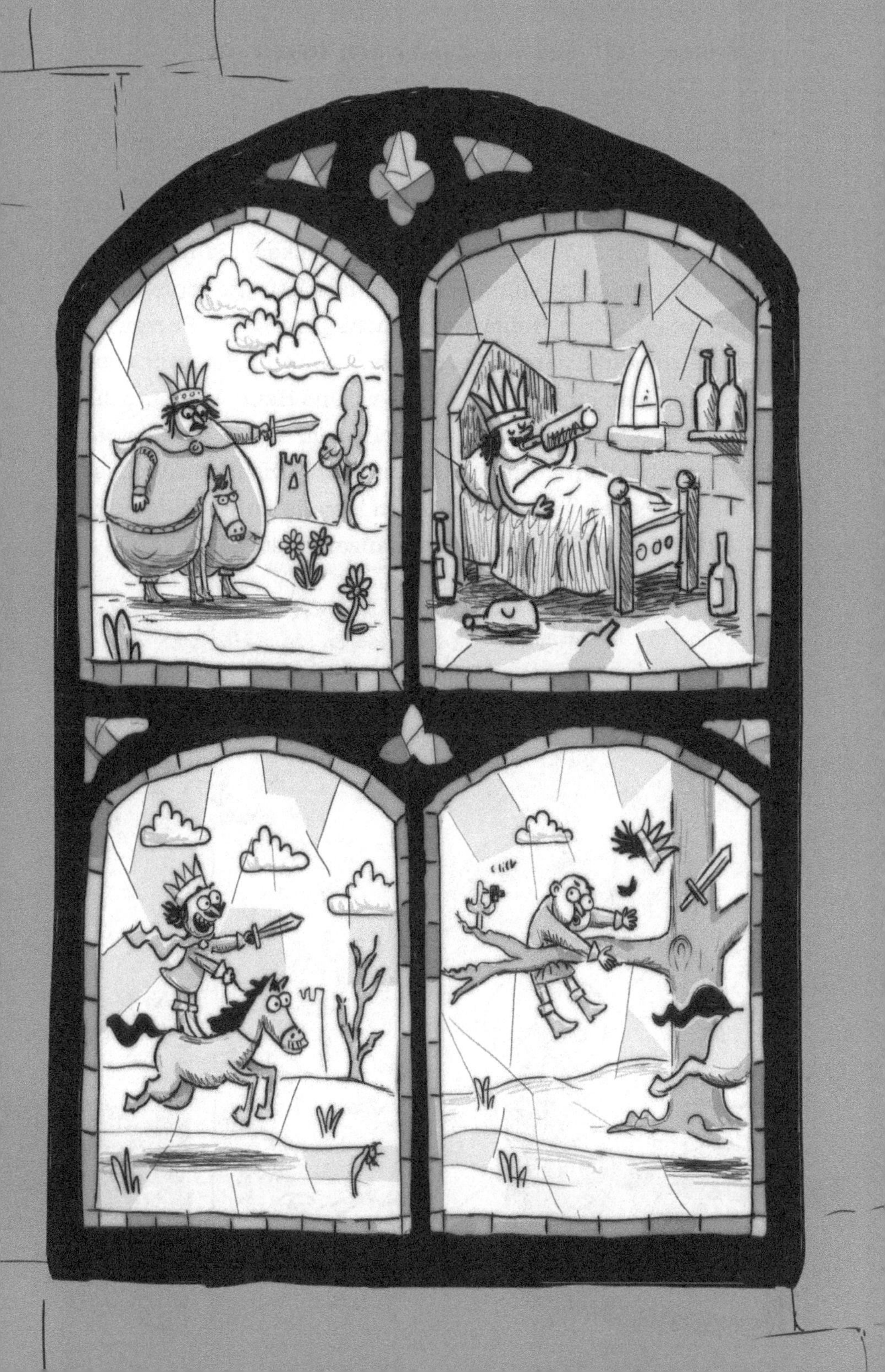

Spulen wir hundert Jahre vor zu einem König namens Henry. Man könnte meinen, Könige seien langweilige Leute, die nur Kronen tragen und mit Federkielen unterschreiben, aber Henry war … Wie soll ich das ausdrücken? Henry war … extrem am Furzen interessiert. Er beschäftigte sogar einen hauptamtlichen Hofnarren namens Roland der Furzer. Es ist nicht wirklich schwer zu erraten, was der Partytrick von Roland dem Furzer war. Ja, genau. Und Henry belohnte ihn für seine hervorragende Arbeit, indem er ihm ein riesiges Herrenhaus und Unmengen von Land schenkte. (Wenn es noch möglich wäre, fürs Furzen bezahlt zu werden, wäre Pippin der reichste Hund der ganzen Welt).

Das ist das schlechteste Buch, das ich je gelesen hab. Ich rate dir, alles zu löschen und stattdessen über schöne Dinge zu schreiben, wie Spaziergänge am Fluss und Blumengestecke. Prunella

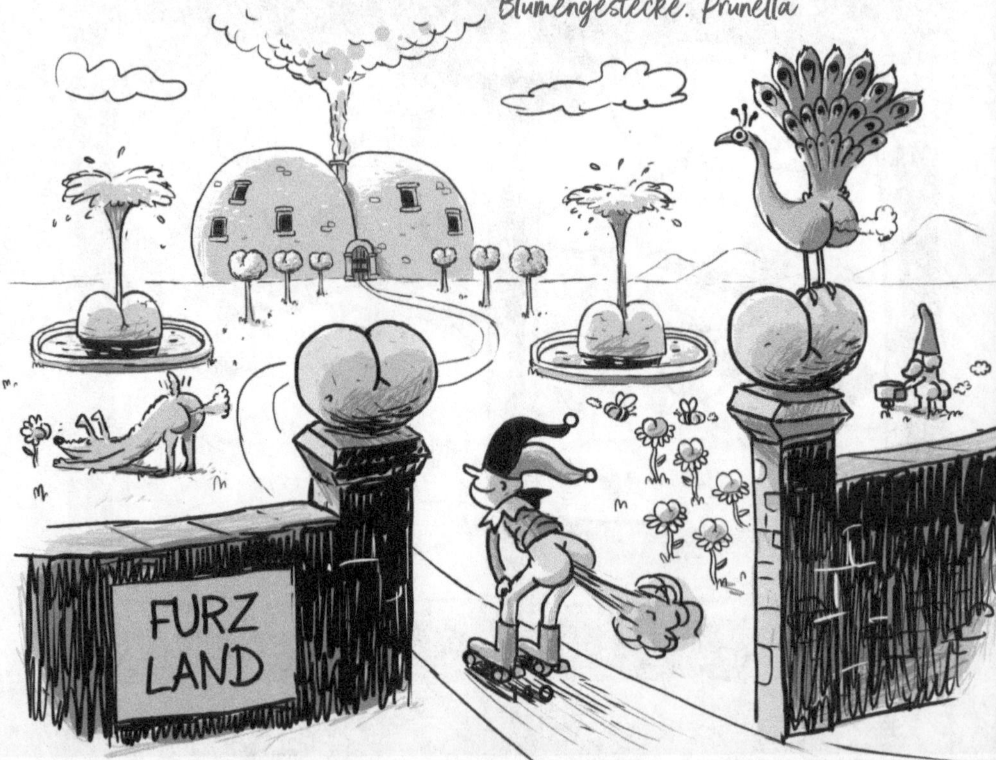

1666

Die Große Pest fegte durch London und tötete Tausende von Menschen, aber die Ärzte wussten noch nichts über Infektionen und dachten, das sei eine Art böser Nebel, der sich über die Luft verbreitete. Und was empfahlen sie, damit die Menschen pestfrei blieben? Nun, man riet allen, in ein Glas zu furzen, und wenn sich jemand in der Nähe mit der Pest ansteckte, sollte man das Glas öffnen. Sie dachten, dass das Furzgas das Pestgas im Grunde genommen verdrängen würde und alles in Ordnung wäre. Es ist schwer zu zählen, wie viele Dinge an dieser Idee falsch sind, aber ich gehe von acht Millionen aus.

POS UND BUSSARDE

Wir schreiben das Jahr 1780, und seit Hunderten von Jahren wurde nichts Neues über die Maschinerie herausgefunden, die deine Kacke produziert. Glücklicherweise war ein italienisches Genie namens Lazzaro Spallanzani im Begriff, das zu ändern. Spallanzani erkannte, dass der Magen kein seltsamer Ofen oder eine dieser großen Pfeffermühlen in italienischen Restaurants ist, sondern tatsächlich funktioniert, indem er Säure auf die Nahrung spritzt, und es genau das ist, was sie auflöst! Er nannte die Magensäure „Magensaft“, was sich viel leckerer anhört, als es tatsächlich ist.

SPALLANZANI: FÜNF FAKTEN UND EINE LÜGE

1. Spallanzani war nicht nur Wissenschaftler, sondern auch Priester und Chef eines Museums.
2. Er entdeckte, dass Fledermäuse sich nicht mit den Augen, sondern mit den Ohren beim Fliegen orientieren um herauszufinden, wohin sie fliegen. Er nahm seine Haustier-Eule (wer hat schon eine Eule als Haustier?! Die Leute waren schon verrückt damals) und ein paar Fledermäuse und ließ sie im Stockdunkeln einen Hindernisparcours durchfliegen. Die Eule schaffte es nicht, aber die Fledermäuse hielten das für das Einfachste auf der Welt.

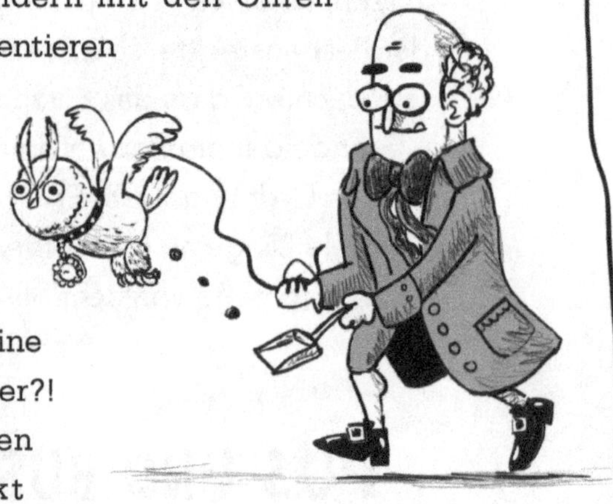

3. Das Wort Lanze stammt von SpalLANZani, weil er so gerne auf Mittelalterfesten im Ritterkostüm bei Turnieren mitmachte.
4. Die erste wissenschaftliche Abhandlung, die er schrieb, handelte davon, wie man Steine übers Wasser hüpfen lassen kann. Zum Glück wurde es ihm langweilig, Steine zu erforschen, und er wandte sich dem Menschen zu.

5. Vor Spallanzani glaubten die Menschen, dass winzige Insekten aus dem Nichts, aus dem Staub, entstehen könnten, was als Spontanerzeugung bekannt war. Spallanzani sagte: „Eher spontane Kack-Erzeugung“, und bewies, dass das alles dummes Geschwätz war.

6. Er spielte einem anderen Professor einen Streich, indem er zwei Hälften verschiedener Tiere zusammenklebte und sie in seinem Büro zurückließ. Der Professor dachte, er hätte eine unglaubliche neue Art entdeckt und veröffentlichte eine Abhandlung darüber – und dann verriet Spallanzani, dass das alles nur ein Scherz war. (Damals waren Streiche ziemlich seltsam.)

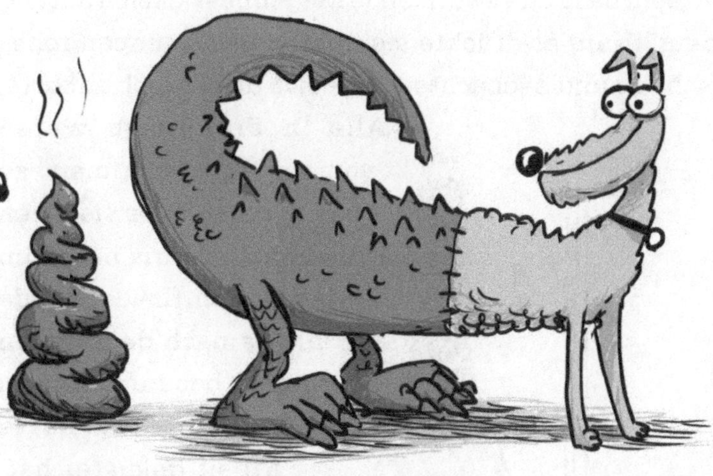

3. Lanze hat natürlich nichts mit Spallanzani zu tun. Das Wort Lanze wurde um 1200 n. Chr. aus dem altfranzösischen lance entlehnt und bedeutet eigentlich „Wurfwaffe“.

Für den Fall, dass die Leute von Spallanzanis Magensafttheorie nicht überzeugt waren, führte ein französischer Wissenschaftler namens René de Réaumur ein Experiment durch, um sie mit seinem Haustier, einem Bussard, zu beweisen. Im Ernst, warum hatten alle so seltsame Haustiere? Was ist falsch daran, einen Hund zu haben? (Nun gut, mein Hund kotzt überall hin und leckt es dann sofort wieder auf.)

René hat nicht aufgeschrieben, wie der Bussard hieß, also nehme ich an, dass er Bussé hieß. René gab Bussé Schwämme, die er an einem Faden festgebunden hatte, zum Frühstück, Mittag- und Abendessen. Nachdem der Schwamm eine Weile in Bussés Magen gelegen hatte, zog René an dem Faden, und der Schwamm kam voller Saft wieder aus Bussés Schnabel heraus. Aber wie konnte er beweisen, dass diese stinkende Magenflüssigkeit Nahrung verdaut? Nun, er drückte sie über einem Klumpen rohes Fleisch aus und beobachtete, wie sich das Fleisch auflöste. Alle in Frankreich waren von seinem Experiment so beeindruckt, dass sie einen Bahnhof in Paris nach ihm benannten. (Leider wurde nichts nach dem armen Bussé benannt, obwohl er die ganze harte Arbeit geleistet hat. Es sei denn, er hieß eigentlich Eiffel …)

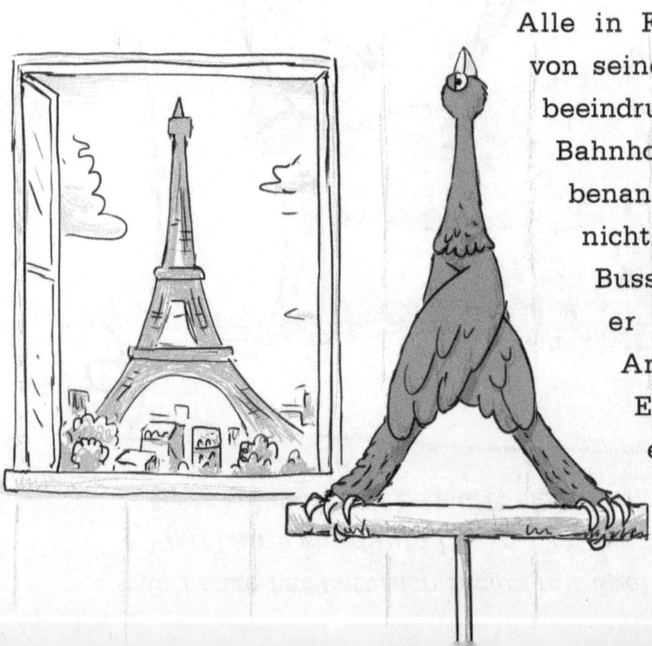

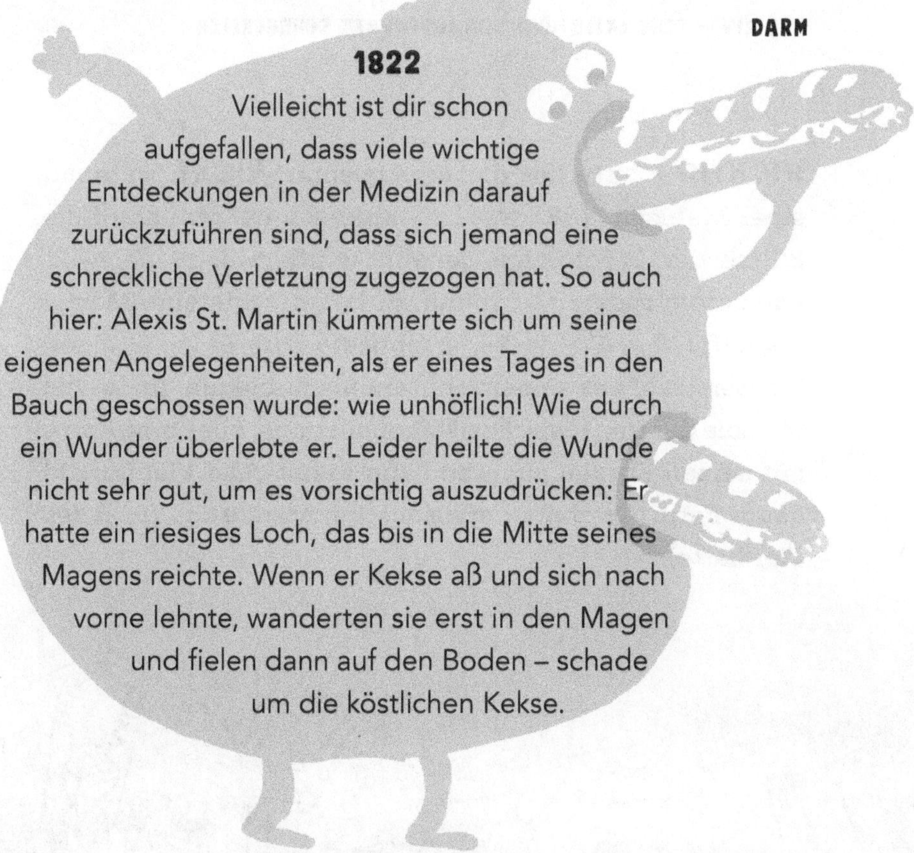

1822

Vielleicht ist dir schon aufgefallen, dass viele wichtige Entdeckungen in der Medizin darauf zurückzuführen sind, dass sich jemand eine schreckliche Verletzung zugezogen hat. So auch hier: Alexis St. Martin kümmerte sich um seine eigenen Angelegenheiten, als er eines Tages in den Bauch geschossen wurde: wie unhöflich! Wie durch ein Wunder überlebte er. Leider heilte die Wunde nicht sehr gut, um es vorsichtig auszudrücken: Er hatte ein riesiges Loch, das bis in die Mitte seines Magens reichte. Wenn er Kekse aß und sich nach vorne lehnte, wanderten sie erst in den Magen und fielen dann auf den Boden – schade um die köstlichen Kekse.

Fasziniert von diesem Loch in Alexis' Bauch stellte ein Arzt namens William Beaumont Alexis als seinen Diener ein – unter anderem, um Holz zu hacken, Einkäufe zu tragen und … um abscheuliche Experimente an ihm durchzuführen. Beaumont führte mehr als zweihundert Experimente an Alexis durch. Eines davon bestand darin, dass Dr. Beaumont das Innere von Alexis' Magen ableckte. Bitte entschuldige mich einen Moment, ich muss mich übergeben. Okay, ich bin wieder da. Jedenfalls hat Dr. Beaumont durch diese widerliche Ekelhaftigkeit eine Menge wichtiger Entdeckungen gemacht, unter anderem, dass der Magen mehr Säure produziert, wenn sich Nahrung in ihm befindet.

WICHTIG – bitte lies diesen Abschnitt **NICHT** während einer Mahlzeit. 1887 trat in Frankreich ein Mann auf die Bühne, der Le Pétomane genannt wurde, was so viel heißt wie der verrückte Furzmann. Er beherrschte eine Menge unglaublicher Po-Tricks, er spritzte zum Beispiel einen Wasserstrahl aus seinem Hintern ins Publikum, furzte die Melodie der französischen Nationalhymne, blies eine Kerze mit seinen Fürzen aus und sang damit „Old MacDonald had a Farm" (wobei er spezielle Furzgeräusche für jedes Tier hatte).

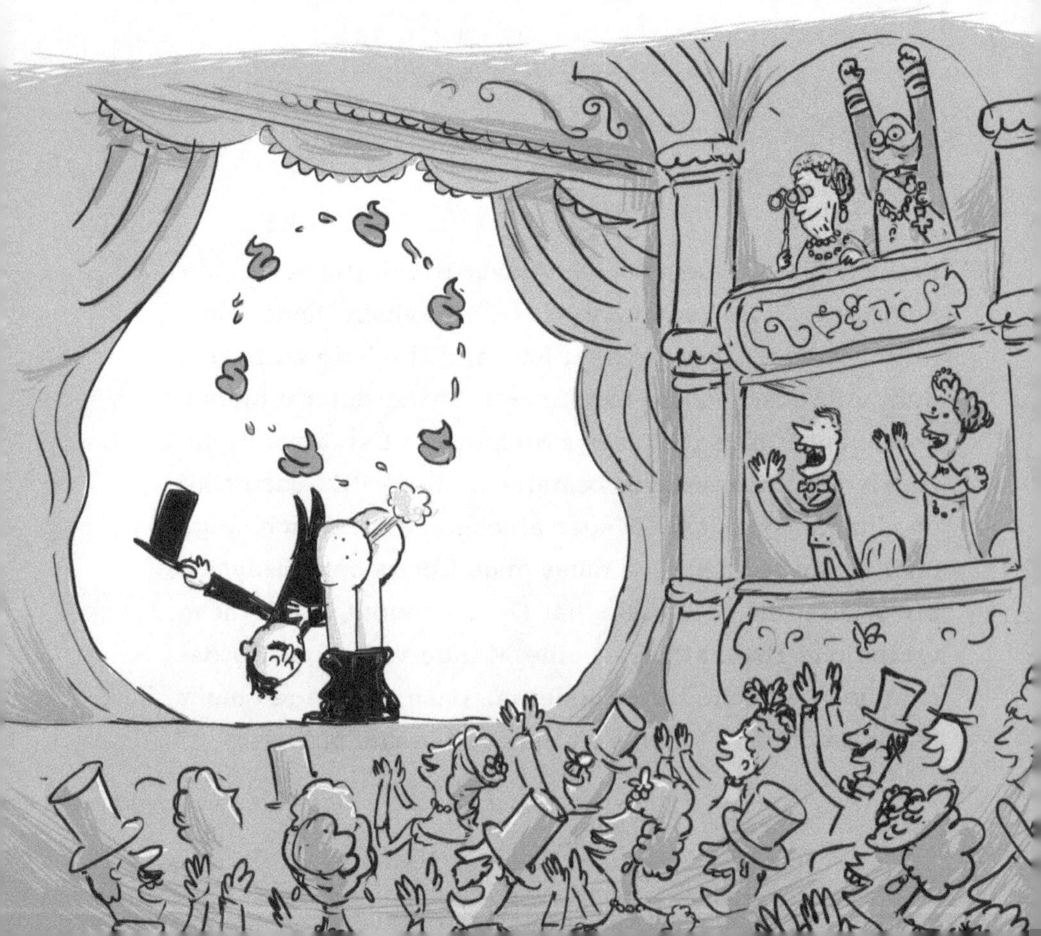

ENDOSKOP GUT, ALLES GUT

Wenn sich eine Ärztin heutzutage Sorgen um den Magen oder den Darm eines Patienten macht, kann sie mit einem sogenannten Endoskop hineinschauen. Dabei handelt es sich im Grunde um eine winzige Kamera am Ende eines dünnen, biegsamen Schlauchs, mit der die Ärztin deine Eingeweide auf einem Bildschirm sehen kann, wie bei einer besonders langweiligen Fernsehsendung. Bevor clevere Technologien wie Videokameras und Glasfaserkabel aufkamen, konnten Ärzte und Ärztinnen nur gerade Röhren verwenden, weil es unmöglich ist, um Ecken herum zu sehen. (Es sei denn, man ist ein Außerirdischer. Das bist du aber nicht, oder?) Das bedeutete leider, dass sie unmöglich in den Magen eines Menschen schauen konnten, weil der Hals und die Speiseröhre so gebogen sind.

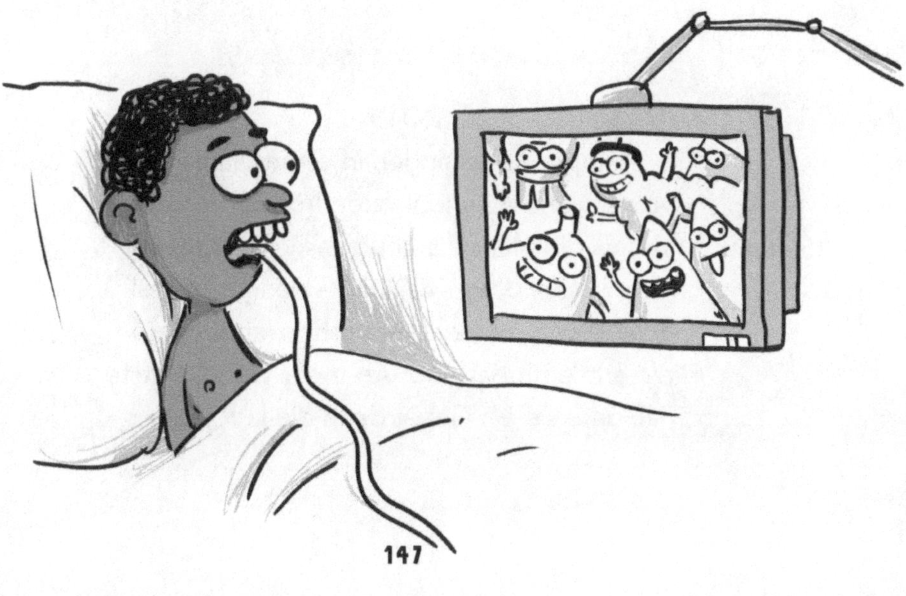

1868 vergnügte sich ein deutscher Arzt namens Adolf Kussmaul im Theater und sah sich einen Schwertschlucker an, als er plötzlich dachte: „Ich hab's! Ich werde den Schwertschlucker fragen, wie er das macht, und dann kann ich ein Endoskop bauen, das in den Magen schaut!" Wahrscheinlich sahen ihn alle anderen Leute im Theater an und sagten: „Pst! Wir versuchen hier, die Show zu sehen!"

Damals wussten die Ärzte schon ziemlich genau, wie unsere Eingeweide funktionieren, und die Lehrbücher unterschieden sich nicht allzu sehr von den heutigen – obwohl sie viel langweiliger waren. Ich habe mir eines angeschaut, das 227 Seiten über Hämorrhoiden hatte, diese Po-Gewächse, von denen ich dir schon erzählt habe.

Klingt um einiges besser als dieses Buch.
Prunella

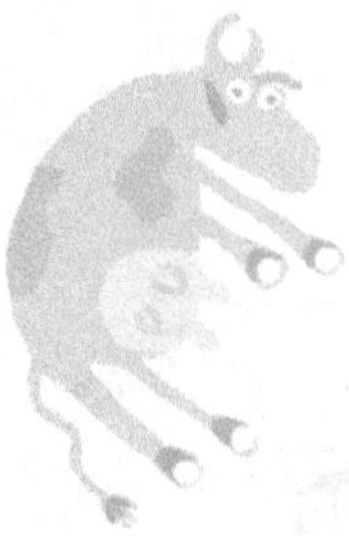

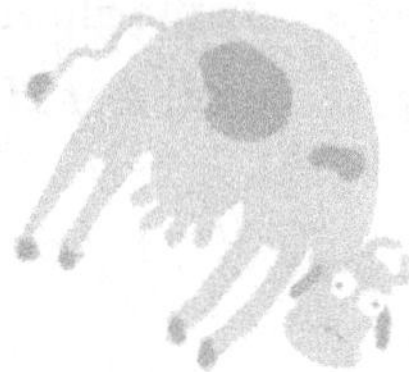

2014

Neunzig Kühe hingen in einem Stall in Deutschland ab und furzten fröhlich vor sich hin, als die Menge an Furzgas in der Luft so hoch wurde, dass – *BOOM!* – der ganze Stall explodierte. Wir wussten schon lange, dass Fürze entflammbar sind. Aber das war das erste Mal, dass sie ein Gebäude in die Luft jagten.

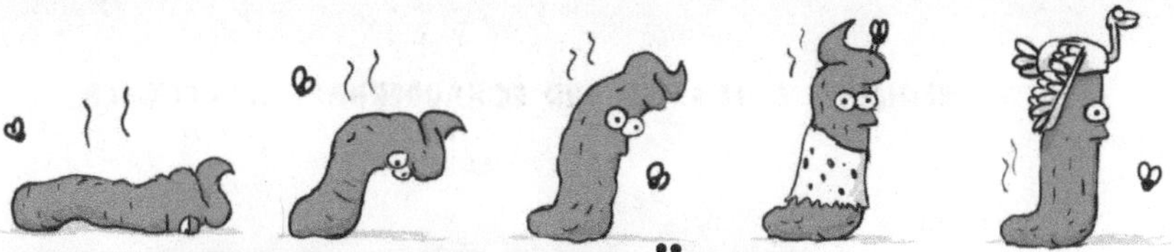

EIN PAAR WORTE ÜBER KACKHAUFEN

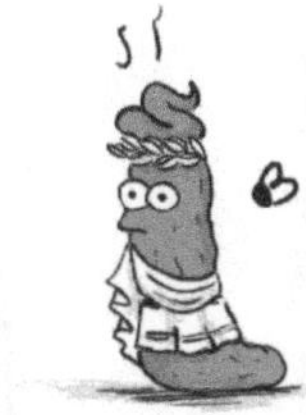

Ich könnte kein ganzes Kapitel über den Darm schreiben, ohne einen eigenen Abschnitt über Kacke zu schreiben. Wenn ich das täte, würdest du sicher dein Geld zurückverlangen, und wer könnte dir das verdenken? Kacke hat sich im Laufe der Jahre offensichtlich nicht sehr verändert – sie ist immer noch braun und stinkt – obwohl sich das, was wir mit ihr machen, **SEHR** verändert hat. Heutzutage spülen wir sie einfach weg. Früher hingegen, da wurde sie als Medizin verwendet … Im alten Ägypten verschrieb der Arzt sie für so ziemlich alles. Kopfschmerzen? Friss etwas Kacke. Ausschlag? Schmiere etwas Kacke drauf. Schwierigkeiten, schwanger zu werden? Friss noch mehr Kacke. Ich hoffe nur, dass diese Ärzte auch Pfefferminzbonbons für danach verschrieben haben.

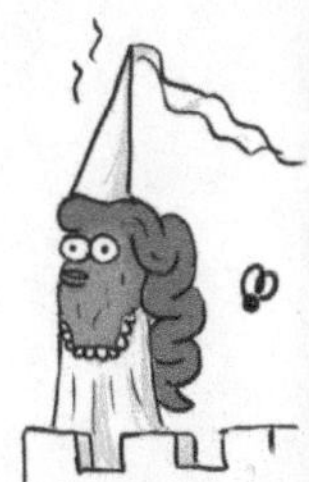

Wenigstens hat Kacke heute nichts mehr in der Medizin zu suchen. Puh! Oh nein, warte mal – hat sie doch. Es gibt eine Art von Infektion im Darm, die manchmal nicht mit Antibiotika behandelt werden kann. Und die Ärzte haben herausgefunden, dass sie die Infektion loswerden können, wenn sie ein kleines Kügelchen Kot von einer gesunden Person in den Darm der kranken Person geben. Dies nennt man „Fäkaltransplantation“, denn wenn man es „Kacke auf Rezept“ nennen würde, könnten die Ärzte vor ihren Patienten in Gelächter ausbrechen.

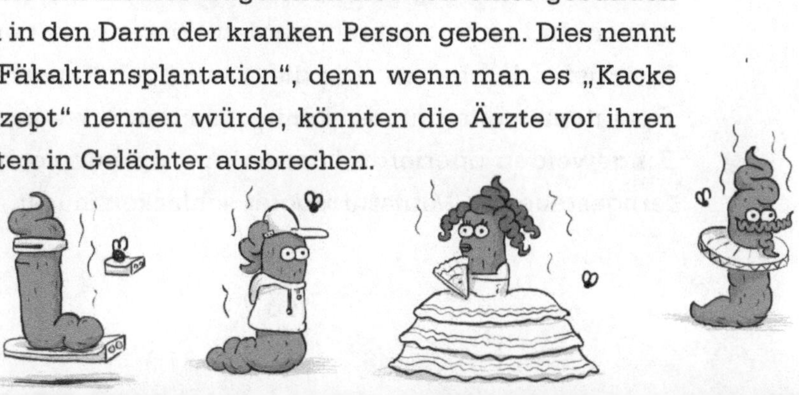

DIE ZUKUNFT

Hören wir nun, was mein Roboter-Butler über die Zukunft zu sagen hat. Er hat gerade nicht nur meine Bettwäsche gewechselt – er hat auch mein Bett mit einer Schubkarre verwechselt.

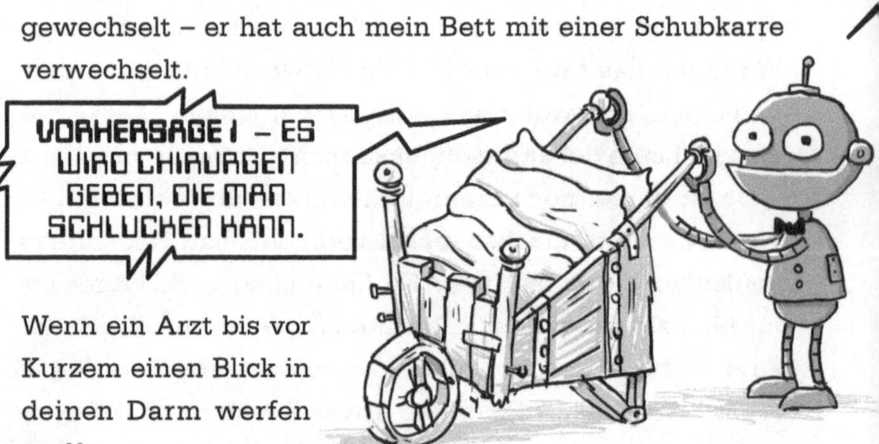

Wenn ein Arzt bis vor Kurzem einen Blick in deinen Darm werfen wollte, musste er einen Schlauch hineinstecken und eine Endoskopie durchführen. Das war für den Patienten natürlich nicht besonders angenehm, und so kamen Wissenschaftler auf die Idee, eine winzige Tablette zu entwickeln, die man schlucken kann. Sie schwimmt in deinen Eingeweiden herum wie in einem Wasserpark und macht Hunderte von Fotos, bis du sie schließlich wieder ausspuckst. Viel einfacher und viel bequemer – man muss nur daran denken, sie nicht im Waschbecken runterzuspülen. In hundert Jahren werden Wissenschaftler einen Weg gefunden haben, wie diese winzigen Kapseln echte Operationen durchführen können, sodass Ärzte an deinen Eingeweiden operieren können und du nur noch einen ferngesteuerten Miniaturroboter schlucken musst.

VORHERSAGE 2 – ICH WERDE EINE FEHLFUNKTION HABEN.

Oje, ich hoffe, es ist nichts Ernstes.

VORHERSAGE 3 – DU WIRST A8^YN%O%OOFPFPO%%

Gute Besserung.

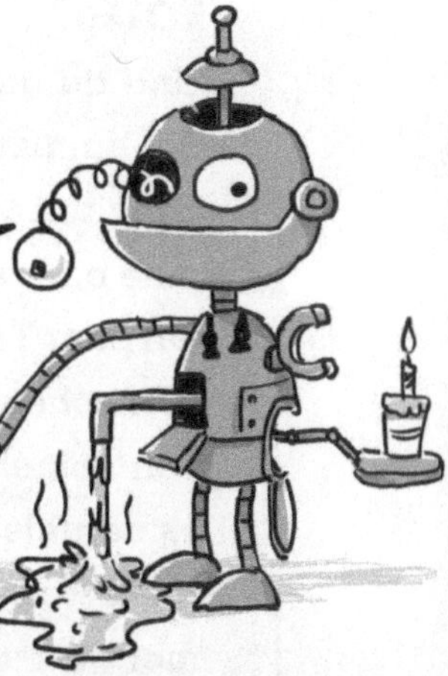

ADAM ANTWORTET

WIE HABEN ÄRZTE FRÜHER EINGEWEIDE ZUGENÄHT?

Die ersten Aufzeichnungen über Ärzte, die Eingeweide von Menschen wieder zunähen, finden sich in Büchern aus Indien von vor etwa dreitausend Jahren. Haben sie Baumwollfäden verwendet? Oder vielleicht Bronzedraht? Oder besorgten sie sich riesige Ameisen, deren Kiefer sie über der Wunde festklemmten, dann ihren Körper abdrehten und damit also eine Reihe abgetrennter Ameisenköpfe entlang der Wunde hinterließen? Ja – du hast es erraten! Sie haben im Grunde eine Art Tacker aus Ameisen erfunden. Chirurgen verwenden auch heute noch Klammern, um Löcher in Därmen zuzunähen (obwohl dabei keine Ameisen mehr enthauptet werden).

WIE KONNTE EIN FURZ ZEHNTAUSEND MENSCHEN TÖTEN?

Und du dachtest, deine Fürze wären schlimm – das Schlimmste, was sie bewirken, ist, dass sich alle die Nase zuhalten und den Raum verlassen. (Und vielleicht würde der eine oder andere sich übergeben.) In Jerusalem tötete vor ein paar Tausend Jahren ein römischer Soldat zehntausend Menschen mit einem einzigen Furz. Nein, sie wurden nicht von seinem giftigen Gestank erstickt – Bohnensalat gab es damals noch nicht zu kaufen. Sie starben, weil er seine Hose runterzog und einen riesigen Furz auf eine Menschenmenge freiließ, die so schwer beleidigt war, dass die Menschen einen riesigen Aufstand anzettelten und viele verletzt wurden. Die Moral von der Geschicht' ist wohl: Erst denken, dann furzen.

WAS IST DER GROSSE GESTANK?

So bezeichnen die Ärzte heimlich deinen Hintern. Außerdem nennt man so ein paar Monate im Jahr 1858, als so viel Kacke in die Themse gekippt wurde, dass London unglaublich stank und viele Leute wegen der ganzen Bakterien und Krankmacher im Wasser eben krank wurden. Daraufhin wurde ein neues Abwassersystem gebaut, um zu verhindern, dass die Fäkalien ins Trinkwasser gelangen.

WARUM HABEN DIE ALTEN RÖMER IM LIEGEN GEGESSEN?

Vielleicht hast du schon einmal Bilder von Kaisern gesehen, die sich auf riesigen Sofas räkeln, während sie von Dienern mit Weintrauben gefüttert werden. Der Grund dafür war, dass sie faul und herrisch waren und zeigen wollten, dass sie viel zu wichtig sind, um sich das Essen selber in den Mund zu schieben. Aus medizinischer Sicht gibt es keine wirklichen Vorteile, und ich fürchte, du kannst nicht jeden Tag dein Abendessen im Bett verlangen und behaupten, es sei vom Arzt angeordnet. Im Liegen zu essen ist nämlich nicht besonders gut für dich: Es erhöht die Wahrscheinlichkeit, dass Säure aus dem Magen in die Speiseröhre, auch Ösophagus genannt, schwappt, was zu Schmerzen führen kann, die man Sodbrennen nennt. (Heutzutage weiß keiner mehr, was „Sod" bedeutet – Nerd-Wissen, es bedeutet „Sieden", also eine Art Kochen. Ich finde, man sollte nicht mehr Sodbrennen sagen. Obwohl „Ösophagusbrennen" ist auch blöd, oder?)

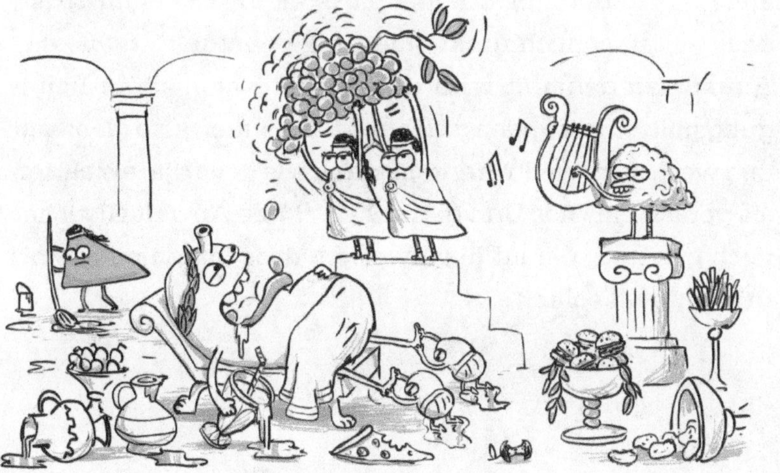

HEISS ODER SCHEISS?

SHAKESPEARE SCHRIEB FURZWITZE.

HEISS Obwohl er angeblich der beste Schriftsteller war, den es je gab, war der alte Shakey ein großer Fan von Furzwitzen. Mindestens sechs seiner Stücke enthalten Zeilen über Furzgase. In der *Komödie der Irrungen* zum Beispiel sagt ein Diener namens Dromio: „Ein Mann kann ein Wort mit Ihnen brechen, Sir; und Worte sind nur Wind." Ja, das ist nicht wirklich lustig. Aber wenn dir ein Lehrer vorschlägt, Shakespeare zu lesen, kannst du einfach sagen, dass es viel zu ordinär für dich ist und du ein vernünftigeres, passenderes Buch lesen solltest. Ich empfehle dieses hier.

Ich nicht. Prunella

DIE ALTEN RÖMER NUTZTEN FLITZEKACKE ALS MUNDWASSER.

SCHEISS Absoluter Scheiß! Selbst die alten Römer würden so etwas Seltsames und Ekelhaftes nicht tun. Sie benutzten … Oh. Urin. Das war sogar so beliebt, dass sie extra Pipi aus anderen Ländern importieren mussten. Das Seltsamste ist, dass es tatsächlich funktionierte. Pipi enthält etwas, das Ammoniak genannt wird und auch heute noch in Reinigungsmitteln zu finden ist. Ihre Zähne waren also glänzend und weiß, auch wenn ihr Atem stank wie … nun ja, als hätten sie gerade ein Glas Urin getrunken. (Mein Anwalt Nigel hat mich gebeten, darauf hinzuweisen, dass man niemals mit Urin gurgeln sollte.)

IM ALTEN GRIECHENLAND HABEN DIE ÄRZTE DAS ERBROCHENE PROBIERT.

HEISS Ich bin sehr froh, dass ich nicht im antiken Griechenland als Arzt gearbeitet habe. Erstens spreche ich kein Altgriechisch. Und zweitens glauben einige Historiker, dass die Ärzte durch die Untersuchung des Erbrochenen herausfanden, was mit einem Patienten los war. Damit meine ich nicht nur die Farbe und die Beschaffenheit der Kotze, was schon schlimm genug ist, sondern auch … wie sie schmeckte. Ich hätte das Medizinstudium sofort abgebrochen, wenn man mir gesagt hätte, dass das zum Job dazugehört. Und wie haben sie ihre Patienten zum Erbrechen gebracht? Mit allen möglichen Tricks: vom Trinken eines großen Glases voller Salzwasser bis zum Verzehr von abgeschnittenen Zehennägeln. Mir wird übel, wenn ich das nur schreibe. Entschuldige mich für eine Sekunde. *Wüüüüürg!* Ah. So ist es besser.

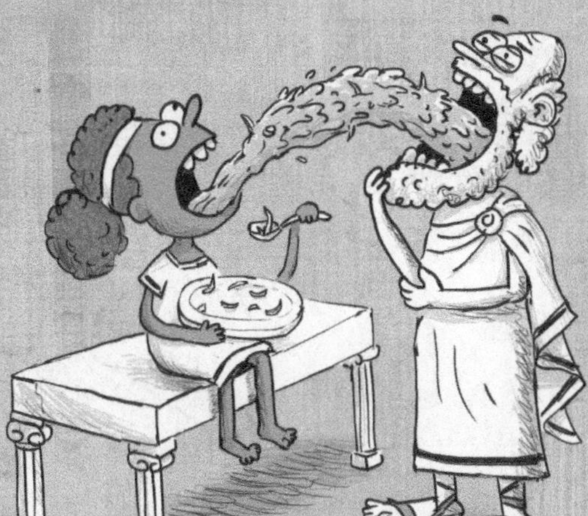

Kranke Kuren

Knirschst du nachts mit den Zähnen? Heutzutage rät dir dein Arzt vielleicht, eine Zahnschiene zu tragen, während du schläfst. Aber vor ein paar Tausend Jahren war die Behandlung noch ein bisschen abscheulicher. Eigentlich war sie sogar noch viel abscheulicher. Die Ärzte ordneten an, dass man einen menschlichen Schädel auf dem Kopfkissen liegen haben sollte. Und ein paar Mal pro Nacht musste man ihn küssen oder ablecken – ganz wie man wollte! Sie dachten, Zähneknirschen sei ein Zeichen dafür, dass man im Schlaf mit einem Geist spricht, und vielleicht würde das Ablecken eines Schädels helfen. Absolute Spinner.

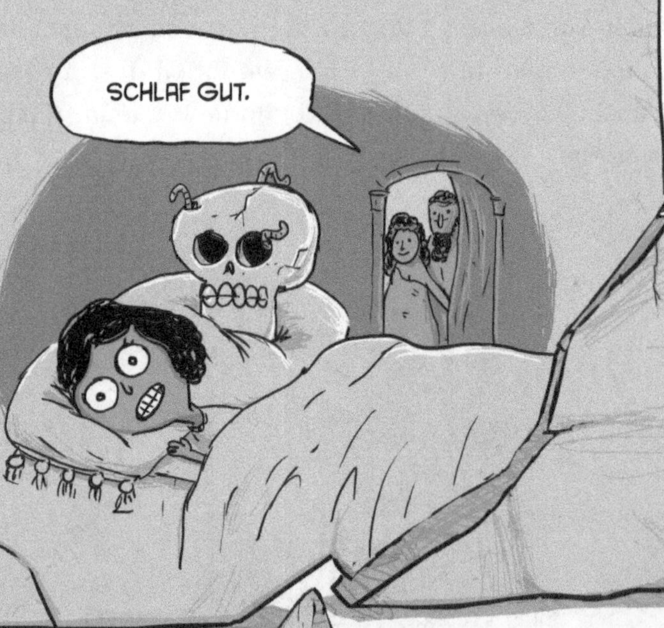

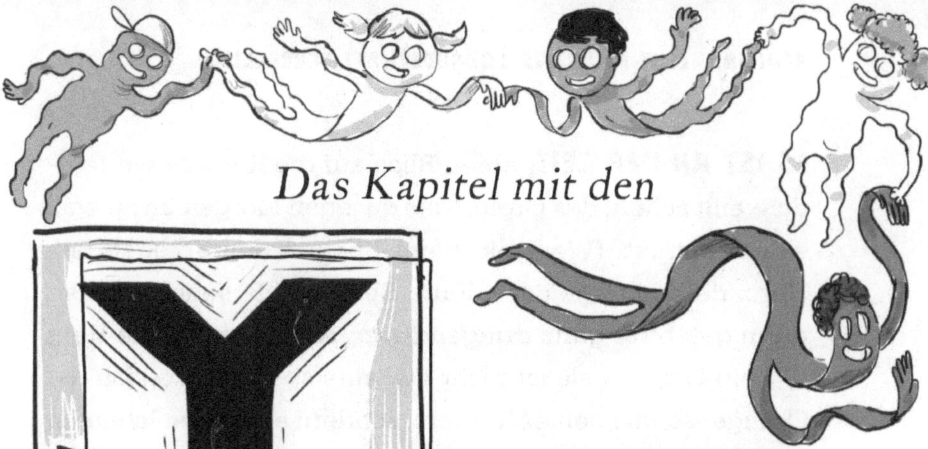

Das Kapitel mit den

YUMMY! ABFALLENDEN ZEHEN & DEM SHAMPOO AUS ZERMAHLENEN MÄUSEN

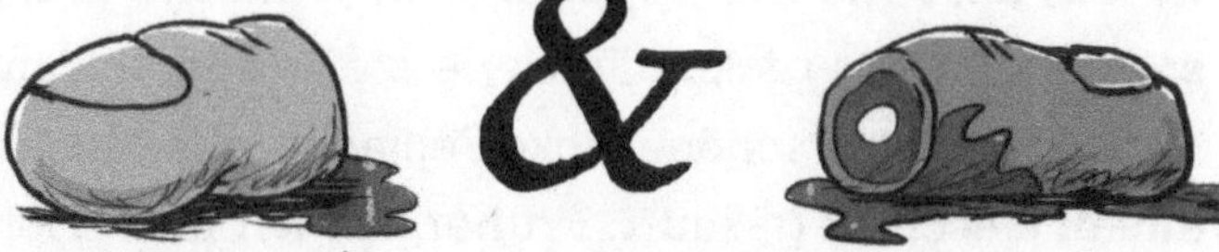

(auch bekannt als die HAUT)

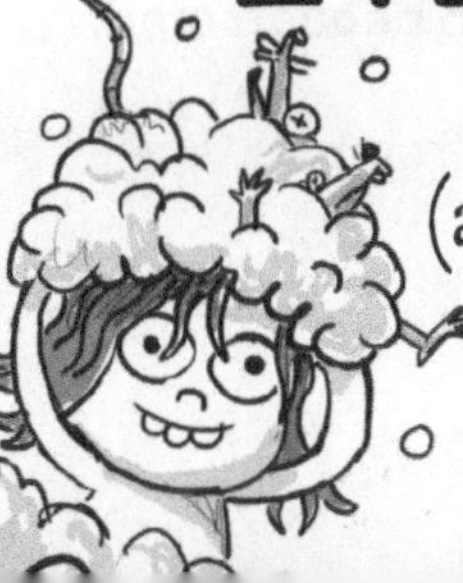

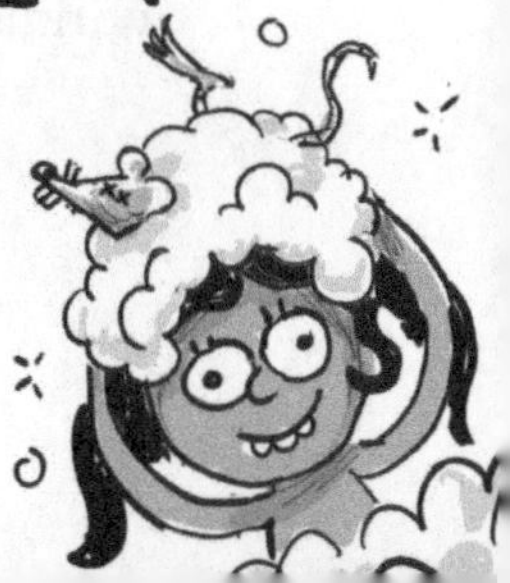

ES IST AN DER ZEIT, einen Blick auf die Haut zu werfen – du weißt schon, das Organ, das du jeden Morgen im Spiegel sehen kannst. (Wenn du beim Blick in den Spiegel dein Herz, deine Lunge oder deine Eingeweide sehen kannst, dann geh bitte ganz dringend zum Arzt). Und ja, die Haut IST ein Organ – sie ist nicht nur eine spezielle Version der Orangenschale deines Körpers, sondern ein echter lebender Teil von dir. Sie ist sogar das größte Organ des Körpers. Also, am Körper. Hmm. Um den Körper herum? Wie auch immer – es ist das größte Organ des Körpers, okay? Durchforsten wir ihre Geschichte nach ihren besten Dellen. Sorry, ich meine die besten Stellen.

Wir sollten auch über Haare sprechen – deine ganz persönliche eingebaute Pudelmütze und Decke. Manchmal, wenn es kalt ist, sehe ich Pippin an und wünsche mir, ich hätte so ein schönes dickes Fell wie sie. Na ja, ich meine, ich habe schon eine schöne dicke Felljacke, aber die habe ich in einem Geschäft gekauft. Früher, als wir noch Höhlenmenschen waren – also vor *gaaaaanz* langer Zeit – waren wir komplett behaart. Wir haben die Haare eigentlich nie ganz verloren: Wir haben alle genauso viele Haare wie ein Schimpanse. Der einzige Unterschied ist, dass unser Haar viel dünner ist, sodass man es auf den meisten unserer Körper kaum sehen kann. Die einzige Ausnahme ist dein Onkel, der aussieht, als hätte er eine Fußmatte unter seinem Hemd und einen Besen, der aus jedem Ohr kommt. Niemand weiß wirklich, warum wir heute nicht mehr ganz so behaart sind, aber das ist auch gut so – sonst müssten wir uns ständig das Gesicht kämmen und der Gang zum Friseur würde ein Vermögen kosten.

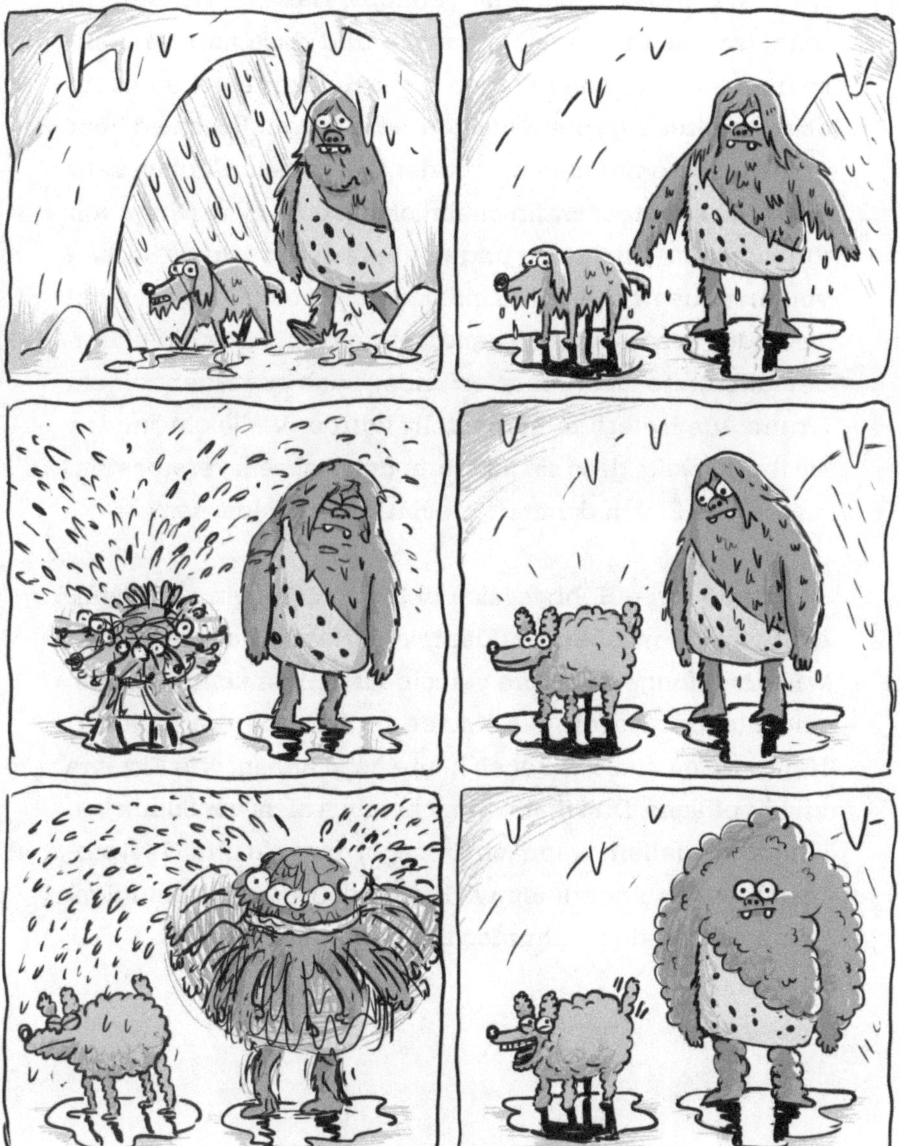

ALTES ÄGYPTEN

Nun, sie haben vielleicht gedacht, das Gehirn sei ein nutzloser, seltsamer Bohnensack und dass man Magenschmerzen durch das Tragen einer Halskette heilen kann, aber die alten Ägypter wussten ziemlich gut Bescheid über ihre Haut. Sie nahmen es mit der Sauberkeit nämlich sehr ernst (du könntest wahrscheinlich ein oder zwei Dinge von ihnen lernen – nichts für ungut, aber ich kann deine Socken von hier aus riechen) und sie badeten regelmäßig, obwohl sie leider keine Quietscheentchen hatten. Aber sie haben das allererste Deodorant erfunden, das aus irgendeinem Grund aus Haferbrei hergestellt wurde. Vielleicht fanden sie ihn so eklig, dass sie ihn unter den Achseln versteckten, damit ihre Eltern dachten, sie hätten ihn gegessen?

Aufgrund ihres Hobbys, sich in Mullbinden einzuwickeln, sind viele Menschen von damals perfekt erhalten, sodass wir eine Menge über ihre verschiedenen Beulen, Furunkel und Blasen wissen. Sie hatten im Grunde die gleichen Hautprobleme, die wir auch heute noch haben, wie Ekzeme und Kopfläuse. Du wirst wahrscheinlich nicht vor Schreck in Ohnmacht fallen, wenn ich dir sage, dass sie ihre Hautprobleme etwas anders als wir behandelten. (Entschuldige, wenn du gerade in Ohnmacht gefallen bist.)

Wenn sie sich geschnitten hatten, machten sie sich einen Verband aus … rohem Fleisch. (Hmm, erst Brei für ihre Achseln, jetzt Rindfleisch für ihre Wunden. Ich schätze, es gab keine Apotheken, also haben sie stattdessen einen Blick in ihren Vorratsschrank geworfen.)

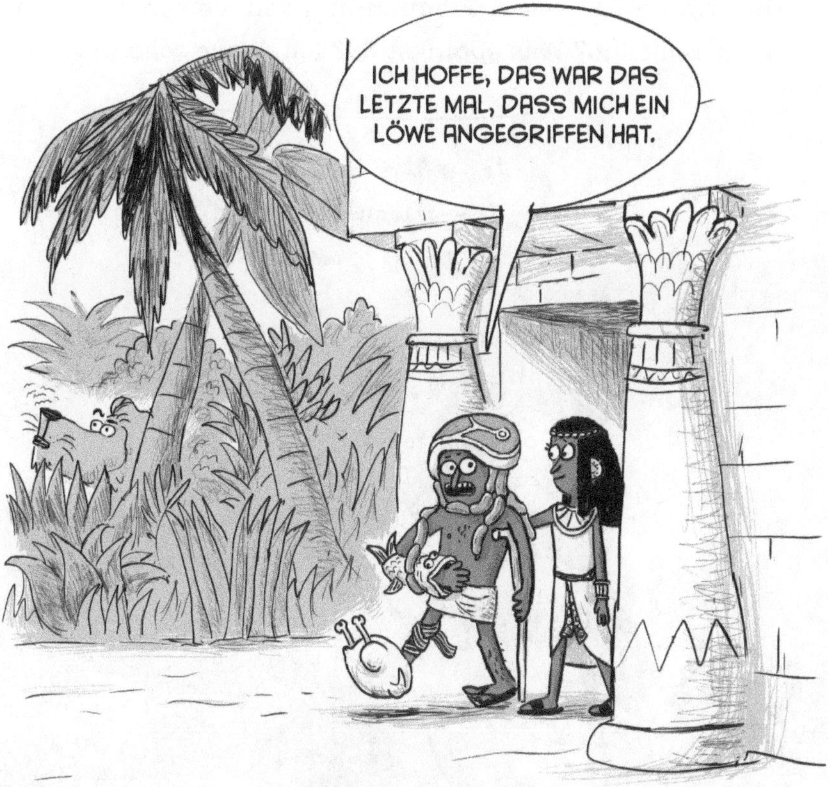
ICH HOFFE, DAS WAR DAS LETZTE MAL, DASS MICH EIN LÖWE ANGEGRIFFEN HAT.

Und wenn sie schlimme Pickel hatten, schmierten sie sich mit Honig ein. (Na? Was hab ich gesagt?) Ich habe keine Ahnung, ob Honig bei Pickeln hilft – vielleicht hat er nur dafür gesorgt, dass eine Menge Fliegen um ihr Gesicht schwirrten, sodass niemand ihre Pickel sehen konnte?

Wenn Eiter aus einer Wunde floss, legten die alten Ägypter eine Scheibe verschimmeltes Brot darauf. (Haben die Ägypter eigentlich jemals etwas gegessen oder haben sie alles nur als Erste-Hilfe-Mittel benutzt?) Vielleicht lagen sie mit dem schimmeligen Brot gar nicht so falsch – erinnerst du dich an Alexander Fleming und sein verschimmeltes altes Penicillin? Was sphinkst du? Ich denke schon.

Soll das witzig sein? Das ist fürchterlich! Bitte ändere deinen Nachnamen, damit niemand merkt, dass wir verwandt sind. Prunella

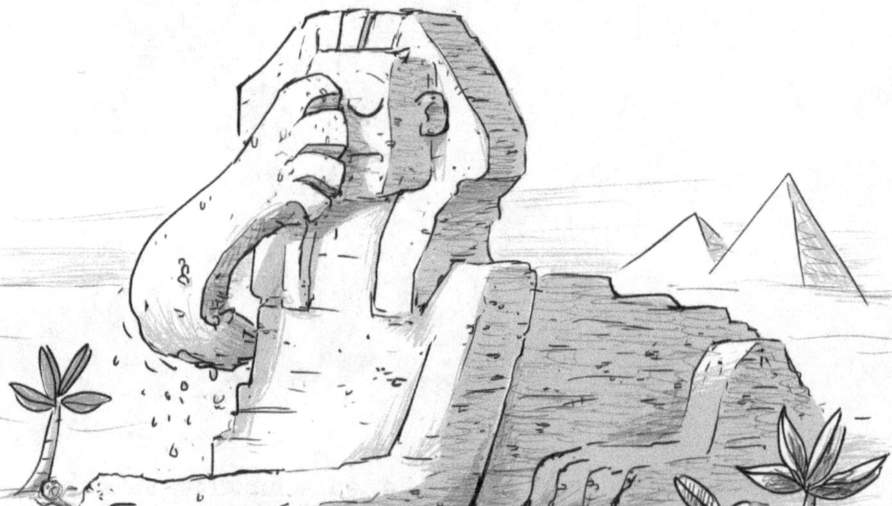

ANTIKES GRIECHENLAND

Im antiken Griechenland hatte man keine Ahnung von der Haut – Aristoteles dachte, sie sei darauf zurückzuführen, dass das Fleisch darunter einfach trocken und hart geworden sei, wie wenn man Pudding zu lange stehen lässt. Aber sie erkannten etwas sehr Wichtiges: Die Haut muss vor der Sonne geschützt werden. Sie versuchten, dies zu erreichen, indem sie sich mit Olivenöl einrieben – wenn du mich fragst, ob das funktioniert, dann denk daran, was passiert, wenn man Kartoffeln mit Olivenöl bedeckt und sie in den Ofen schiebt … Sie werden knusprig.

Die alten Griechen hatten auch einige recht ungewöhnliche Vorstellungen davon, warum man eine Glatze bekommt. Sie glaubten, dass Männer mehr Haare verlieren als Frauen, weil sie heißer sind. Nicht attraktiver – ich meine buchstäblich heißer. Diese griechischen Genies glaubten, dass der Körper des Mannes eine Art Ofen sei, der alle Haare auf dem Kopf wegbrutzelt. (Diese Theorie passte nur nicht so recht zu den großen haarigen Teppichen, die Männer auf der Brust hatten …)

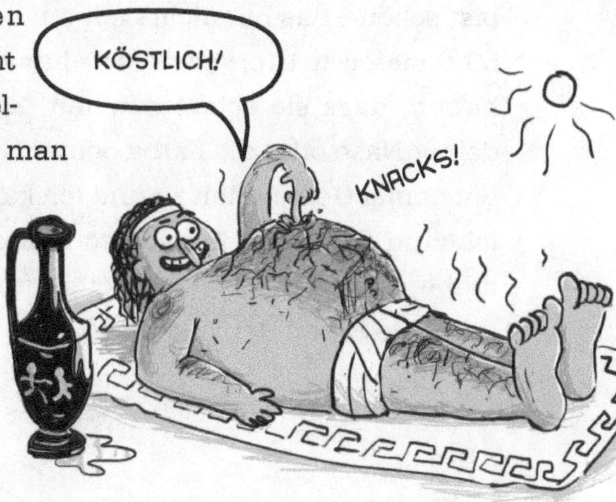

Unser alter Freund Hippofratze erfand ein Heilmittel gegen Kahlheit. Er mantschte eine wunderbare Paste aus Kümmel (lecker) und Radieschen (lecker) und Brennnesseln (weniger lecker) und Taubenmist (aaaaagh!) zusammen. Nun, ich sage, er erfand ein Heilmittel – es war ungefähr so effektiv wie der Versuch, Pippin Spanisch beizubringen.

ALTES ROM

Die Römer glaubten, dass ein schönes Äußeres gleichbedeutend mit einem gesunden Inneren ist. Das ist natürlich absoluter Blödsinn. Erstens: Egal, wie du aussiehst, du bist schön – das hat nichts mit einer willkürlichen Liste an Merkmalen zu tun, von denen ein paar Idioten beschlossen haben, dass sie schön machen. Zweitens hat die Form deiner Nase oder die Farbe deiner Haare überhaupt nichts mit deiner Gesundheit zu tun! Ich kann es beweisen: Wenn ich zum Bus laufe, bin ich so außer Atem, dass ich eine halbe Stunde lang sitzenbleiben muss – und ich bin der schönste Mann der Welt.

Blödsinn! Du bist ungefähr so schön wie meine kleine Haus-Tarantel. Prunella

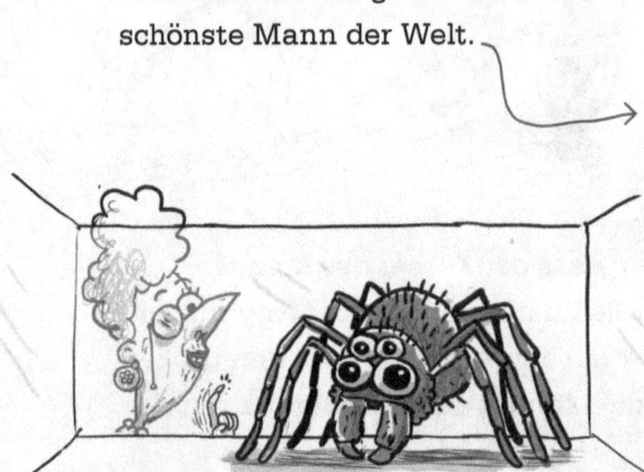

Wenn die Menschen irgendwelche Makel hatten, trugen sie tonnenweise Make-up auf, um diese zu verbergen. Make-up wurde aus verschiedensten Dingen wie Schafsschweiß, Pferdeurin, Essig, Eiern und Zwiebeln hergestellt – also ich hätte lieber Pickel, als mir so etwas ins Gesicht zu schmieren. Ich habe keine Ahnung, ob dieses ekelhafte Heilmittel funktionierte, aber es muss dafür gesorgt haben, dass die Leute wie das Innere eines Müllwagens rochen. Wenn man wirklich reich war, konnte man sich vielleicht eine Art Make-up leisten, das sehr teuer, sehr gefährlich zu beschaffen und genauso stinkend war. Ja, man betupfte sein Gesicht mit herrlicher Krokodilkacke.

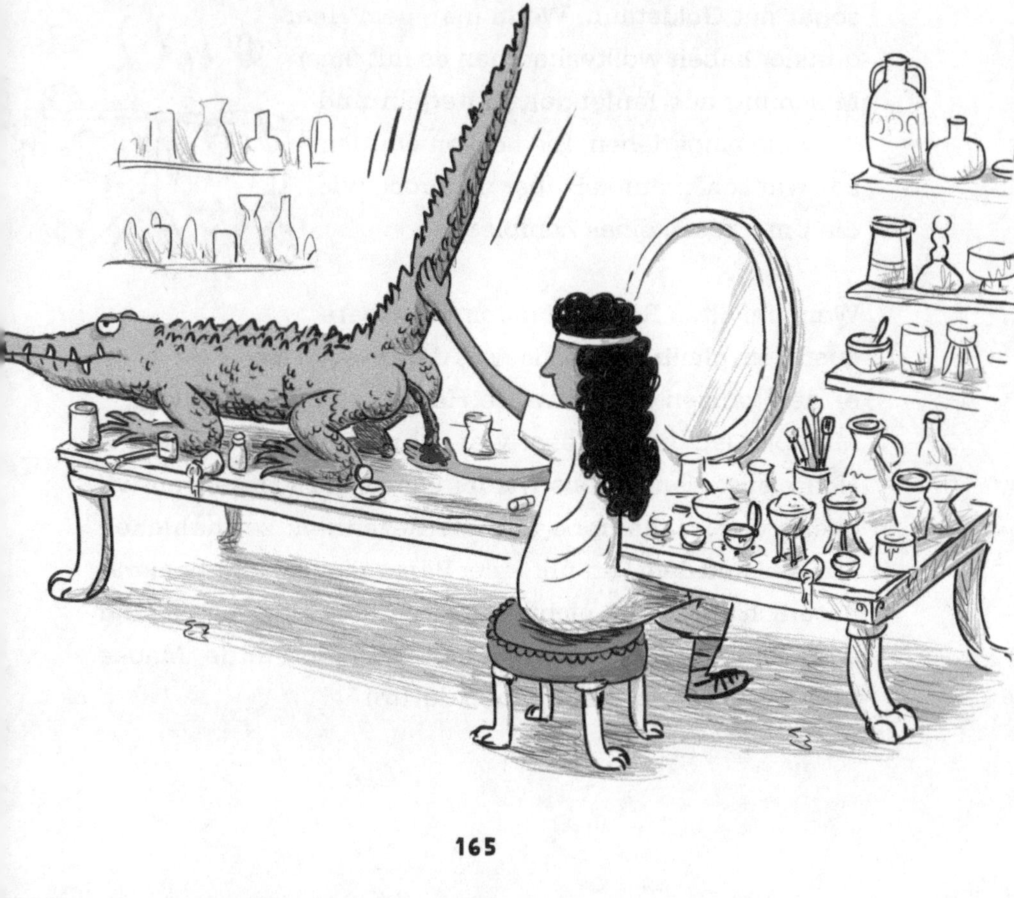

Wenn man Falten loswerden wollte, gönnte man sich ein Bad mit ... nein, nicht Schaum, und auch nicht Rosenblättern ... mit Eselsmilch. Keine Panik – das ist tatsächlich mal nicht eklig, sondern einfach Milch von einem Esel. Es hat nicht geholfen, und es klingt auch nicht besonders lustig. Ich würde viel lieber ein Bad in einer riesigen Wanne mit heißer Schokolade nehmen, mit extra Marshmallows oben drauf.

Im alten Rom haben sich viele Menschen die Haare gefärbt. Wenn man helleres Haar wollte, tauchte man es in Essig und bestreute es vielleicht sogar mit Goldstaub. Wenn man sein Haar dunkler haben wollte, hat man es mit einer Mischung aus faulenden Blutegeln und Rotwein eingerieben. Die Locken wurden so zwar schön dunkel, aber man roch wie die Unterhosen eines Zombies.

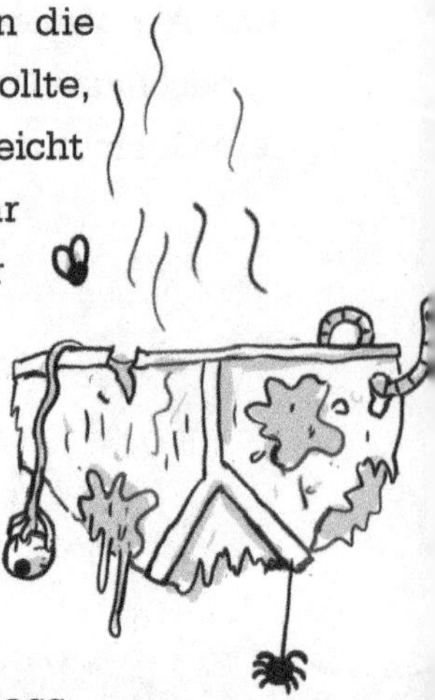

Wenn im alten Rom jemandem die Haare ausfielen, glaubte man, dass es daran lag, dass er den ganzen Tag schwere Helme trug, was völliger Mumpitz ist. Julius Cäsar war sehr besorgt, weil ihm die Haare ausfielen. Um sie wieder wachsen zu lassen, entwickelte er ein Shampoo aus Pferdezähnen, zermahlenen Mäusen und dem Fett unter der Bärenhaut. Es funktionierte natürlich überhaupt nicht, und so wurde diese Behandlung sehr schnell wieder aufgegeben (was die Pferde, Mäuse und Bären sehr gefreut haben dürfte).

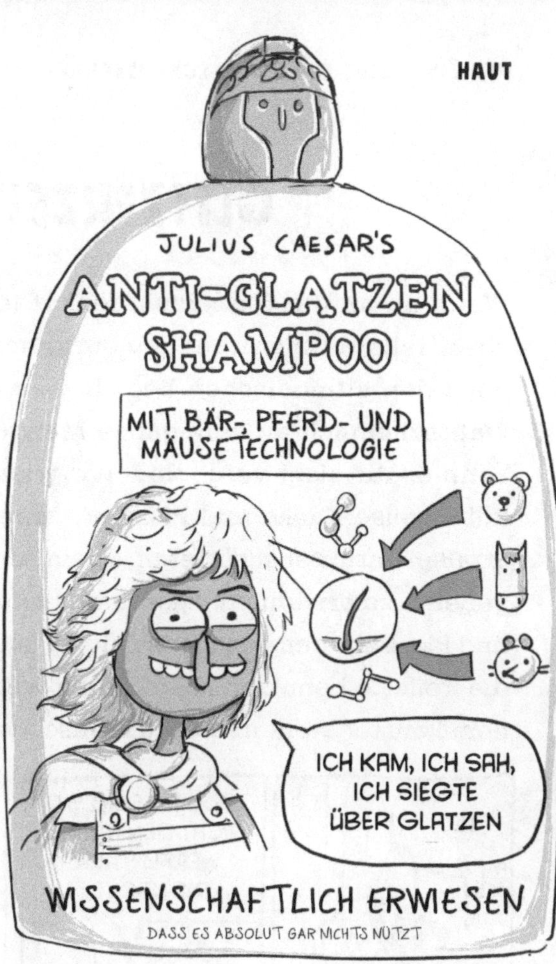
JULIUS CAESAR'S
ANTI-GLATZEN SHAMPOO
MIT BÄR-, PFERD- UND MÄUSETECHNOLOGIE
ICH KAM, ICH SAH, ICH SIEGTE ÜBER GLATZEN
WISSENSCHAFTLICH ERWIESEN
DASS ES ABSOLUT GAR NICHTS NÜTZT

Cäsar hatte schließlich einen anderen Plan: Er machte sich eine Art Stirnband aus Lorbeerblättern, damit niemand seine fehlenden Locken sehen konnte – deshalb sieht es auf Bildern von ihm so aus, als hätte er gerade einen Ringkampf mit einer Hecke verloren.

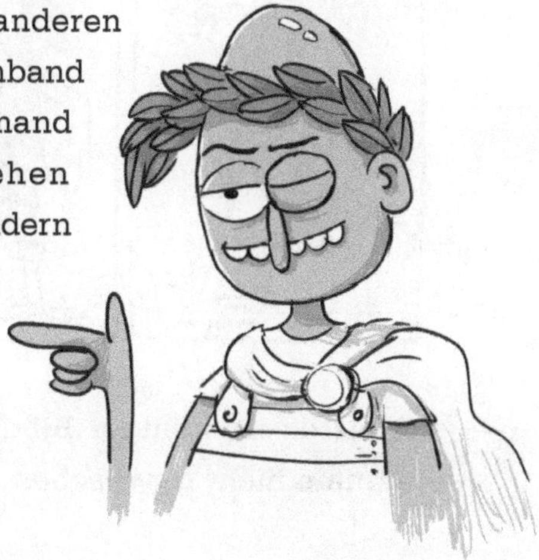

GLITZERZEIT

Wenn du an die Glitzerzeit denkst (oder an das Mittelalter, falls du aus irgendeinem dummen Grund immer noch den altmodischen Begriff verwendest), denkst du wahrscheinlich an eine ganze Menge Gestank. Und ich kann es dir nicht verübeln – wir wissen, dass sie früher kübelweise Kacke und Pisse aus ihren Fenstern auf die Straßen darunter schütteten. (Mein Anwalt Nigel hat mich gebeten zu erwähnen, dass man niemals Kübel mit Kacke und Pisse aus dem Fenster schütten und stattdessen immer die Toilette benutzen sollte. Auch wenn dein Vater unter dem Fenster steht und es urkomisch wäre, es zu tun.)

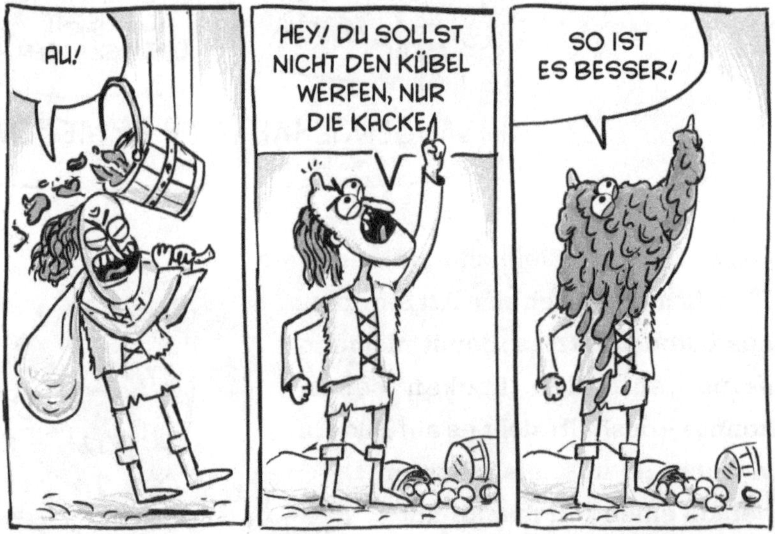
AU!
HEY! DU SOLLST NICHT DEN KÜBEL WERFEN, NUR DIE KACKE!
SO IST ES BESSER!

Aber es ist völliger Blödsinn, dass sich die Menschen damals nicht gewaschen hätten. Sie nahmen Sauberkeit tatsächlich sehr ernst und badeten nicht nur regelmäßig, sondern glaubten sogar, dass Bäder alle möglichen Krankheiten heilen konnten, einschließlich Kopfschmerzen und Durchfall. (Ich hoffe, ihr Durchfall war nicht allzu schlimm, sonst wäre das Badewasser schnell braun geworden).

1513

Seit Anbeginn der Zeit versuchen die Menschen, ihre Haut glatt zu machen, damit sie nicht so aussieht wie die meiner Großtante Prunella – ihr Gesicht ist so faltig wie eine zerquetschte Rosine. Seit Tausenden von Jahren glauben die Menschen, dass es irgendwo auf der Welt einen Jungbrunnen gibt, der einen sofort wieder jung aussehen lässt, wenn man davon trinkt. 1513 stach der spanische Entdecker Juan Ponce de León in See, um ihn zu suchen. Er hat ihn nie gefunden (es sei denn, irgendwo läuft ein sehr jung aussehender 500-Jähriger herum), aber er war der erste Europäer, der Florida betreten hat. Wir haben also keine ewige Jugend bekommen, aber dafür Disney World. Was findest du besser?

Ich bin in meinem ganzen Leben noch nie so beleidigt worden. Du steckst in großen Schwierigkeiten, junger Mann! Prunella

Nicht jeder in der Glitzerzeit war so sauber. Königin Isabella von Spanien prahlte einst damit, dass sie in ihrem ganzen Leben nur zwei Mal gebadet hätte! Sie muss gestunken haben wie eine alte Rübe im Abflussrohr – aber das hat ihr natürlich kein Mensch gesagt, denn sonst hätte sich sein Körper vom Kopf verabschieden müssen ... Apropos

Kopf: Ob man nun in einem Palast oder auf einer Parkbank lebte, die Chancen standen gut, dass man von Kopfläusen befallen war. Man nannte sie mancherorts allerdings nicht Läuse, sondern „Würmer mit Füßen“, was viel ekliger klingt (und biologisch sehr ungenau ist). Heute wissen wir, dass man sich Kopfläuse einfängt, weil sie von den Haaren einer Person auf die einer anderen krabbeln, wenn sie sich sehr nahe sind. In der Glitzerzeit dachte man, dass Läuse einfach auf magische Weise auftauchen, so als ob sie vom Planeten Laus auf den Kopf teleportiert worden wären.

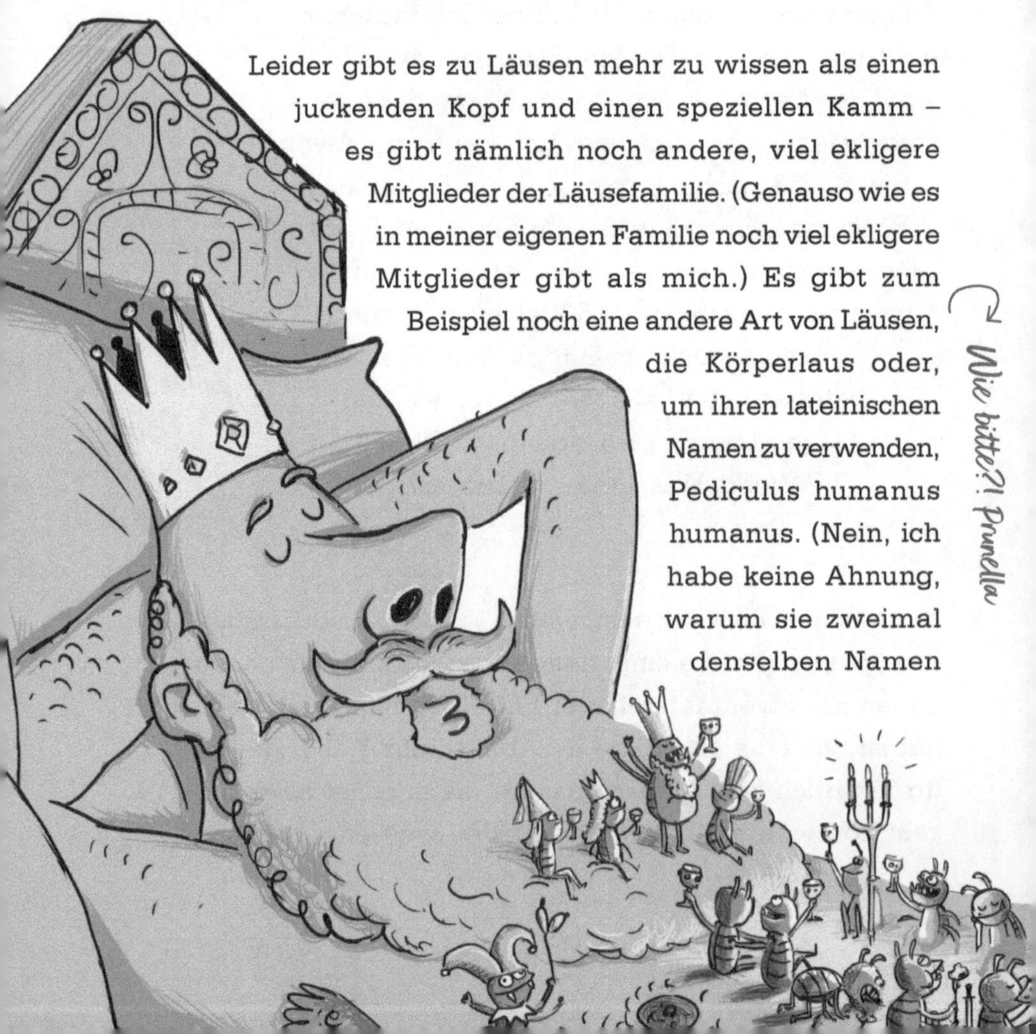

Leider gibt es zu Läusen mehr zu wissen als einen juckenden Kopf und einen speziellen Kamm – es gibt nämlich noch andere, viel ekligere Mitglieder der Läusefamilie. (Genauso wie es in meiner eigenen Familie noch viel ekligere Mitglieder gibt als mich.) Es gibt zum Beispiel noch eine andere Art von Läusen, die Körperlaus oder, um ihren lateinischen Namen zu verwenden, Pediculus humanus humanus. (Nein, ich habe keine Ahnung, warum sie zweimal denselben Namen

Wie bitte?! Prunella

trägt. Das ist so, als würde ich Adam Kay Kay heißen.) Kopfläuse sind nicht krankheitsübertragend, die Körperlaus hingegen schon – und die hat in früheren Zeiten Riesenpartys gefeiert.

Wohl eher Adam Idiot Idiot. Prunella

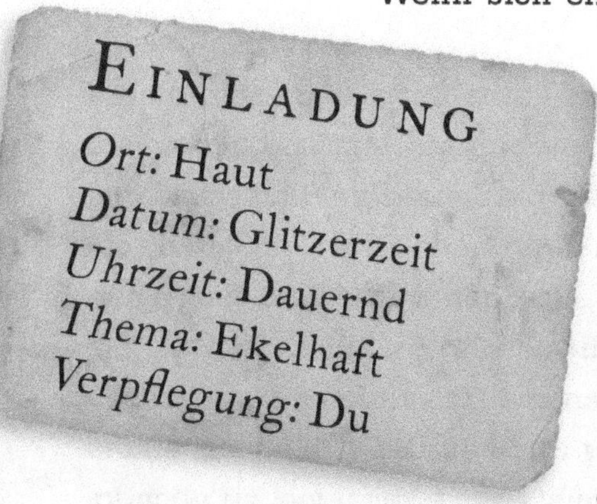

Wenn sich eine Körperlaus an einem Menschen festbeißt, kann sie eine Krankheit namens Typhus verursachen. Heutzutage ist Typhus sehr selten, weil er mit Antibiotika behandelt werden kann, aber in der Glitzerzeit war er eine besonders schlimme Krankheit. Typhus beginnt mit schrecklichen Kopfschmerzen und sehr hohem Fieber, und dann kommt ein Ausschlag, der den ganzen Körper bedeckt. Und das ist erst der Anfang! Als Nächstes schwillt das Gesicht der Person an, und sie verhält sich sehr seltsam, rennt zum Beispiel nackt herum und schreit. Klingt furchtbar, oder?

Bist du noch da? Wir haben nämlich erst die Hälfte geschafft. Die von Läusen befallenen Menschen machen dann schlapp und legen sich die ganze Zeit hin, bevor

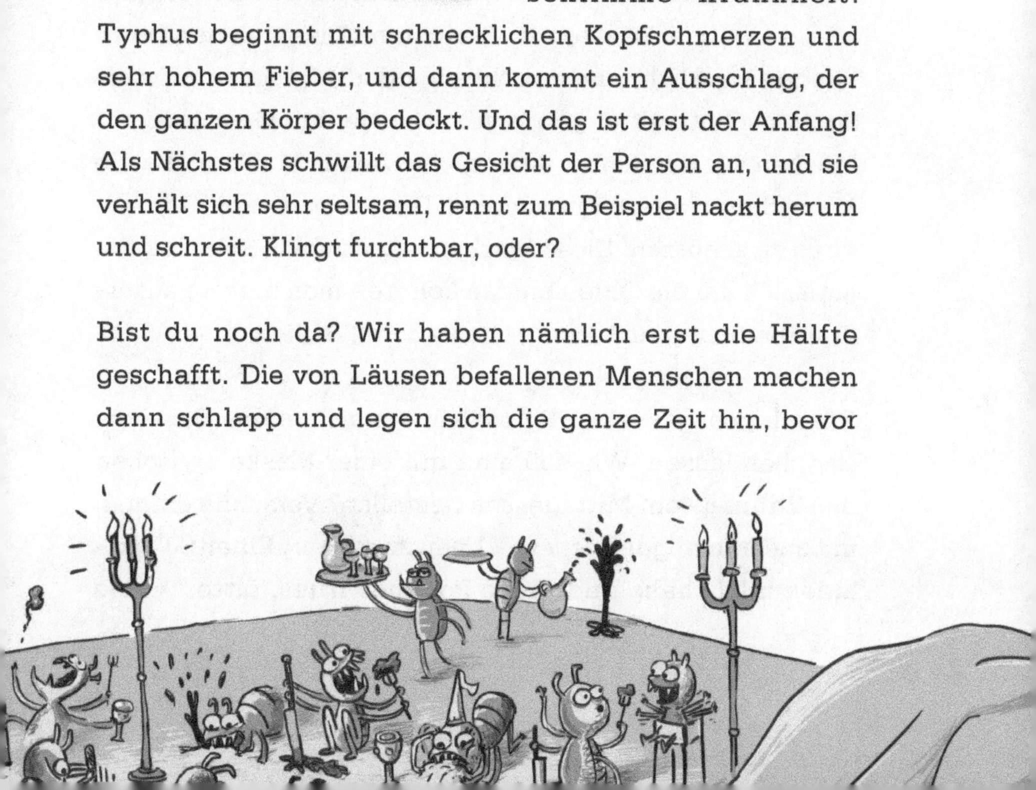

ihnen Finger und Zehen wegfaulen und sie wie die Gasse hinter dem Imbiss um die Ecke riechen, wo seit fast einem Jahr niemand mehr den Müll abgeholt hat. Würde ich nicht empfehlen. (Sowohl Typhus als auch die Imbissbude.) Und danach? Du willst wirklich noch mehr wissen? Nun gut, danach sind sie gestorben.

In der Glitzerzeit waren die vornehmen Leute sehr darauf bedacht, in der Sonne keine braune Haut zu bekommen. Nicht, weil sie wussten, dass die Sonne ihre Haut schädigen oder Falten verursachen könnte, sodass ihr Gesicht wie ein zerknittertes Stück Papier aussehen würde. Und auch nicht, weil sie wussten, dass dies zu Krebs führen könnte. Sie wollten nicht braun werden, weil die anderen Leute hätten denken können, dass sie das von der Arbeit auf einem Bauernhof hätten, und meinten, sie seien viel zu wichtig, um so niedrige Arbeiten zu verrichten. (Diese reichen Leute klingen ziemlich unsympathisch, oder?) Da es noch keine Sonnenschutzmittel gab, schützten sie ihre Gesichter mit Masken vor der Sonne. Aber nicht wie die Masken, die die Menschen tragen, um sich vor Dingen wie dem Coronavirus zu schützen. Diese Masken hatten keine Schnüre, die man sich um die Ohren binden konnte – man musste auf sie draufbeißen, damit sie an Ort und Stelle blieb.

Ehrlich gesagt, selbst Pippin könnte sich etwas Besseres einfallen lassen. Wie soll man mit einer Maske zwischen den Zähnen sein Mittagessen bestellen? Versuche einmal, mit zusammengebissenen Zähnen zu sagen: „Einen Schokoladenmilchshake und große Pommes frites, bitte." – das könnte verheerende Folgen haben. Man könnte dich falsch verstehen und dir einen Bananen-Milchshake geben (igitt). Schlimmer noch: Wie sollst du dein Mittagessen mit einer Maske zwischen den Zähnen essen?

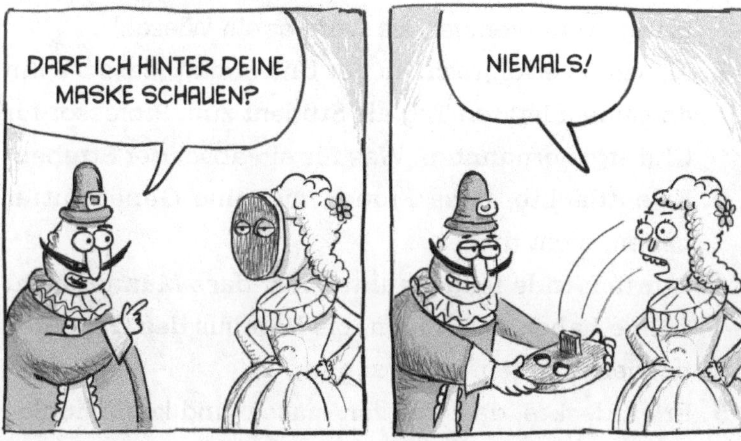

ES IST EIN ORGAN!

Es dauerte bis ins 16. Jahrhundert, ehe die Menschen erkannten, dass die Haut mehr ist als nur ein Haufen Packpapier, der verhindert, dass unsere Nieren auf den Gehsteig fallen. Das verdanken wir einem Mann namens Andreas Vesalius, der sich die Haut genauer ansah und feststellte, dass sie aus vielen verschiedenen Schichten besteht und Poren hat, aus denen Schweiß austritt, und Nerven besitzt, die Dinge spüren.

ANDREAS VESALIUS: FÜNF FAKTEN UND EINE LÜGE

1. Sein richtiger Nachname war van Wesel, aber er ließ ihn ändern, damit er vornehmer und lateinischer klang. (Und weniger, als wäre er ein Wiesel.)
2. Er war so erfolgreich an der Universität, dass sie ihn an seinem letzten Tag als Student zum Professor für Chirurgie ernannten. Was für ein absoluter Streber.
3. Er entdeckte, dass Frauen nur eine Gebärmutter haben, nicht drei.
4. Jahrtausende lang glaubte man, dass Männer mehr Zähne haben als Frauen, bis Vesalius das Gegenteil bewies … indem er sie zählte.
5. Er entdeckte, dass Nerven massiv und keine hohlen Röhren voller seltsamer Magie sind.
6. Einmal, als er eine Leiche aufschnitt (hat denn keiner von diesen Typen jemals Tennis als Hobby gehabt?), bemerkte er, dass das Herz noch schlug – oje, die Person lebte noch! Und dann starb sie daran, dass sie aufgeschnitten wurde. Ups. Und dann wurde er wegen Mordes verhaftet!

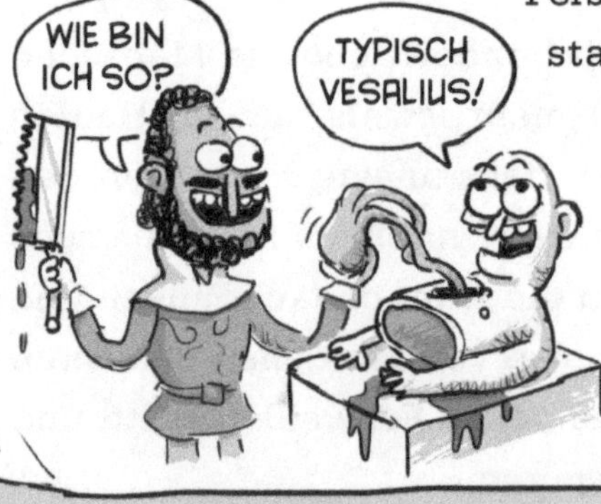

3. Das stimmt nicht, aber die Ärzte waren früher tatsächlich der Meinung, dass die Gebärmutter in zwei verschiedene Abschnitte unterteilt ist (für Zwillinge?). Vesalius war derjenige, der bewies, dass es in der Mitte keine Wand gab.

DIE SCHRECKLICHE WAHRHEIT ÜBER SOLDATENSOCKEN

Es macht keinen Spaß, in einem Krieg zu kämpfen – man ist meilenweit von zu Hause entfernt, überall fallen Bomben und Leute, die man noch nie im Leben gesehen hat, versuchen, einen zu töten. Das ist wirklich nicht empfehlenswert. Und als ob das alles nicht schon schlimm genug wäre, versuchte im Ersten Weltkrieg auch noch die Haut der Soldaten, sie umzubringen. Sie kämpften damals aus den Schützengräben heraus, die im Grunde genommen lange, in den Boden geschaufelte Gräben sind: nass, schlammig, ekelhaft und noch stinkender als dein Zimmer.

Die Soldaten hielten sich wochenlang in dieser feuchten Umgebung auf und wechselten weder ihre Socken noch ihre Schuhe (denn in den Gräben gab es weder Badezimmer noch Waschmaschinen), was schließlich zu einem Zustand führte, der Schützengrabenfuß genannt wurde. Die Füße waren permanent so feucht, dass sie anschwollen und buchstäblich in den Stiefeln verrotteten. Oft konnten Soldaten mit Schützengrabenfuß ihre Stiefel nicht mehr ausziehen, weil ihre Füße so stark angeschwollen waren. Und wenn sie es dann doch schafften (entschuldige bitte – jetzt wird es gleich richtig eklig), blieben manchmal Teile ihrer Füße in den Stiefeln zurück.

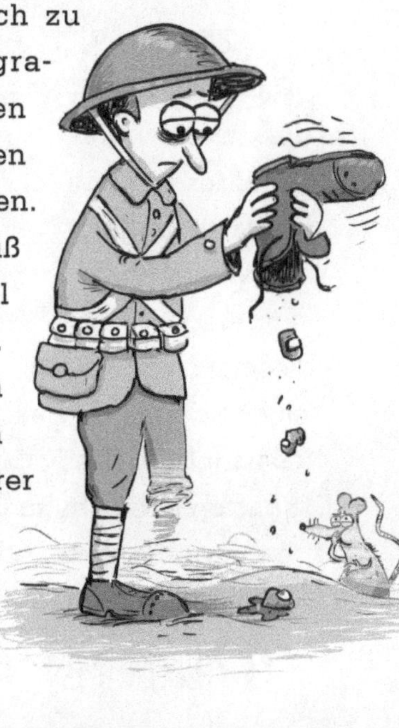

Der fußgemachte Albtraum wurde schließlich dadurch beendet, dass jeder Soldat einen Fuß-Bro haben musste, der einmal am Tag die Füße seines Kameraden untersuchte und sie mit Öl aus Walfett einschmierte. (Im Ernst, gibt es irgendein Tier, das im Laufe der Jahre nicht in seltsame Heilverfahren verwickelt war?)

Einige Soldaten litten auch an Frostbeulen, die bei sehr, sehr, sehr großer Kälte auftreten. Die Finger und Zehen werden weiß und gefühllos, und wenn sie nicht bald wieder aufgewärmt werden, bilden sich Kristalle unter der Haut – wie ein menschliches Eis am Stiel. In schweren Fällen müssen Finger und Zehen sogar amputiert werden. (Mein Anwalt Nigel hat mich gebeten, darauf hinzuweisen, dass es sich bei diesen amputierten Fingern und Zehen nicht um Eis am Stiel handelt, und dass man sie auf keinen Fall an einem sonnigen Tag im Park essen sollte).

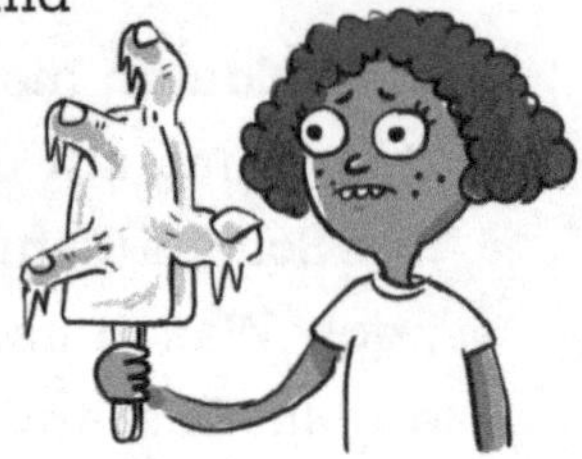

2007

Das Phänomen des Schützengrabenfußes ist noch einmal in jüngerer Vergangenheit aufgetaucht, und diesmal nicht wegen eines Krieges: Es geschah beim Glastonbury Festival in England. Die Leute hatten ihre Schuhe und Socken tagelang bei regnerischem, schlammigem Wetter an und … ihre Füße begannen zu faulen.

Und die Moral von der Geschichte: WECHSELT TÄGLICH EURE SOCKEN, IHR

WER WIRD MILLIONHAIR?

Haare können dich extrem reich machen. Nein, nicht dadurch, dass man sie komplett abrasiert und daraus einen Haufen widerlicher Pullover strickt – ich meine, dass die Menschen auf der ganzen Welt jedes Jahr etwa 100 Milliarden Dollar für Haarprodukte ausgeben. Im Jahr 1905 gründete eine Frau namens Madam C. J. Walker ein Unternehmen, das Shampoos, Kämme und Lotionen für Schwarze Frauen herstellte. Sie begann mit 1,05 Dollar an Ersparnissen und wurde bald zur ersten weiblichen Selfmade-Millionärin in Amerika. Zeit ihres Lebens sorgte Madam Walker dafür, dass auch andere Frauen Chancen bekamen, indem sie Tausenden von ihnen Arbeit gab und die Regel aufstellte, dass die Leitung des von ihr gegründeten Unternehmens immer eine Frau übernehmen musste.

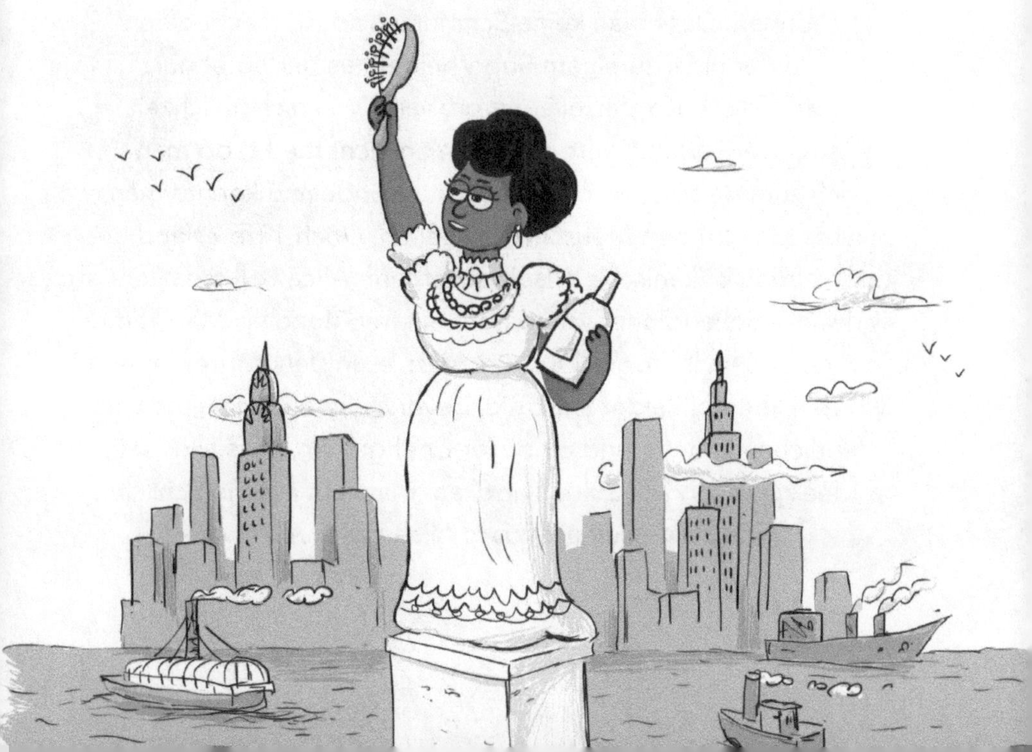

RETTE DEINE HAUT

Obwohl die Menschen schon seit Tausenden von Jahren ihre Haut bedecken, um Sonnenbrände zu vermeiden, wurde erst vor etwa hundert Jahren der Zusammenhang zwischen sonnenbedingten Schäden und Hautkrebs erkannt. Dann, im Jahre 1938, erlitt der Chemiestudent Franz Greiter beim Bergsteigen einen schrecklichen Sonnenbrand und beschloss, etwas zu erfinden, damit sich so etwas nicht wiederholen würde.

1915

Seitdem es Menschen auf der Erde gibt, sind sie von der schrecklichen Krankheit Lepra betroffen. Diese wird durch ein Bakterium namens Mycobacterium leprae verursacht und greift die Nerven an, sodass Leprakranke keine Schmerzen empfinden können. Dass man keine Schmerzen spürt, macht einen leider nicht zu einem Superhelden; es bedeutet nur, dass diese Körperteile mit größerer Wahrscheinlichkeit schwer verletzt werden, weil man nicht merkt, ob man sich zum Beispiel verbrennt. Jahrtausendelang konnte man nichts tun, um den Menschen zu helfen. Doch 1915 erfand die junge afroamerikanische Wissenschaftlerin Alice Ball die allererste wirksame Behandlung – sie passte ein traditionelles Medikament namens Chaulmoogra-Öl so an, dass es in den Körper injiziert werden konnte. Leider starb sie, bevor sie ihre Ergebnisse veröffentlichen konnte, und ihr böser Chef gab an, dass alles seine Idee gewesen sei. Zum Glück kam man ihm auf die Schliche, heute wissen alle, dass Alice das Genie war.

Ursprünglich nannte er seine „Sonnencreme" Gletscher-Creme (was nach einem köstlichen Dessert klingt), benannte sie dann aber in Piz Buin um, nach dem Berg, auf dem er zum ersten Mal tomatenrot geworden war. Franz Greiter war auch ein großartiger Skifahrer und ein berühmter Wissenschaftler. Außerdem hält er den Weltrekord darin, den meisten Käse in zehn Minuten zu essen. Tut mir leid, aber das stimmt nicht. Diesen Weltrekord halte tatsächlich ich (also inoffiziell).

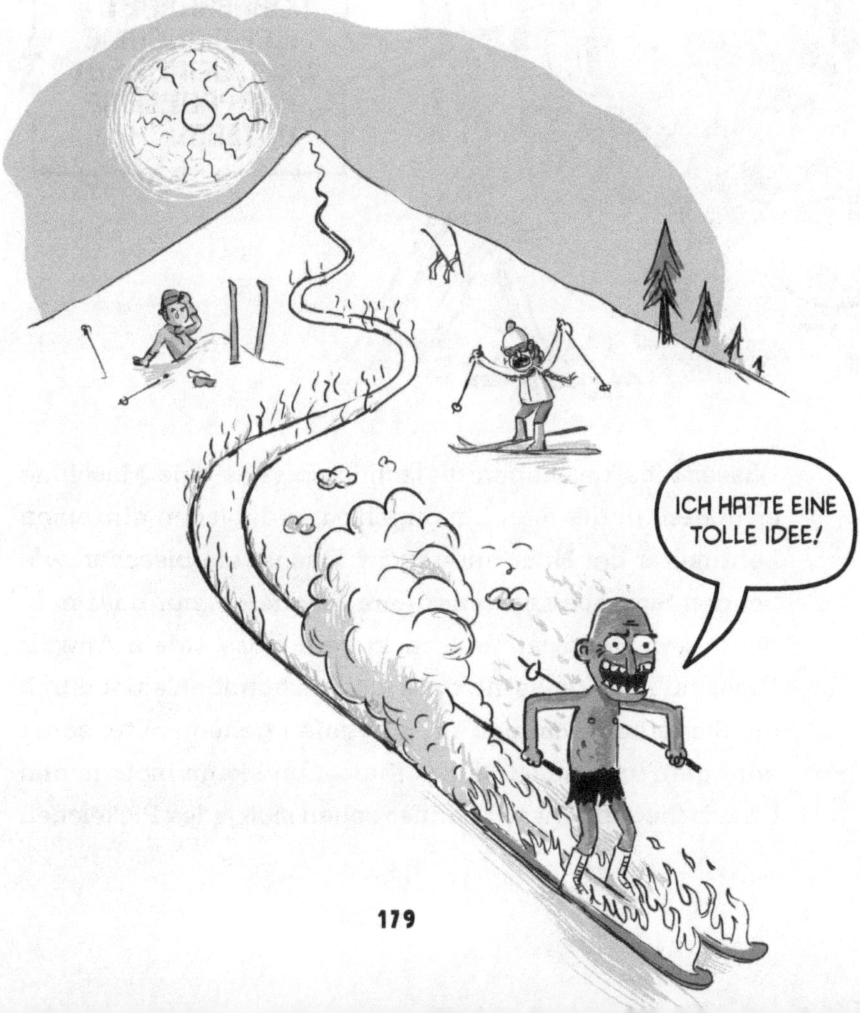

DIE ZUKUNFT

Ich habe meinen Roboter-Butler gebeten, Kaffeebohnen zu mahlen (er hat ein wunderschönes Kaffeebohnen-Ölgemälde gezaubert), und jetzt wird er einige Vorhersagen machen.

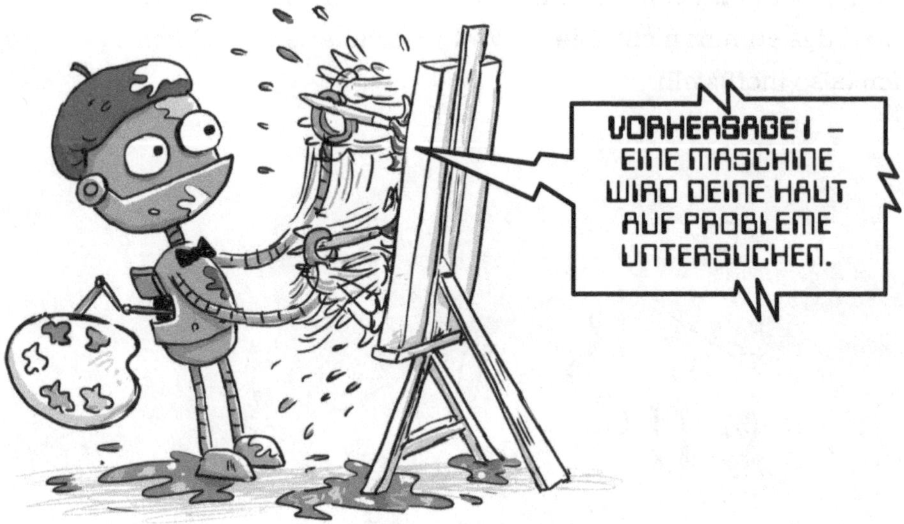

Wissenschaftler haben tatsächlich bereits eine Maschine erfunden, in die man hineingeht und die jeden einzelnen Zentimeter der Haut untersucht. Das ist ein bisschen wie bei den Sicherheitsscannern am Flughafen, nur dass man bei diesen Hautscannern nackt sein muss. (Mein Anwalt Nigel hat mich gewarnt, dass man nicht unbekleidet durch die Sicherheitsscanner am Flughafen gehen sollte, sonst wird man wahrscheinlich verhaftet und kann nicht in den Urlaub fliegen.) Diese Scanner sehen sich jedes Pickelchen auf deinem Hintern und jedes Knötchen auf deiner Nase an, stellen dann sofort eine Diagnose und schlagen dir die richtige Lotion oder das richtige Mittelchen vor. Sie sind sogar in der Lage, zwischen den harmlosen kleinen Muttermalen, die die meisten von uns haben, und frühen Anzeichen von Hautkrebs zu unterscheiden, indem sie deren genaue Form, Größe und Farbe untersuchen. Und wenn Krebs frühzeitig erkannt wird, ist er viel leichter zu behandeln. So werden Leben gerettet.

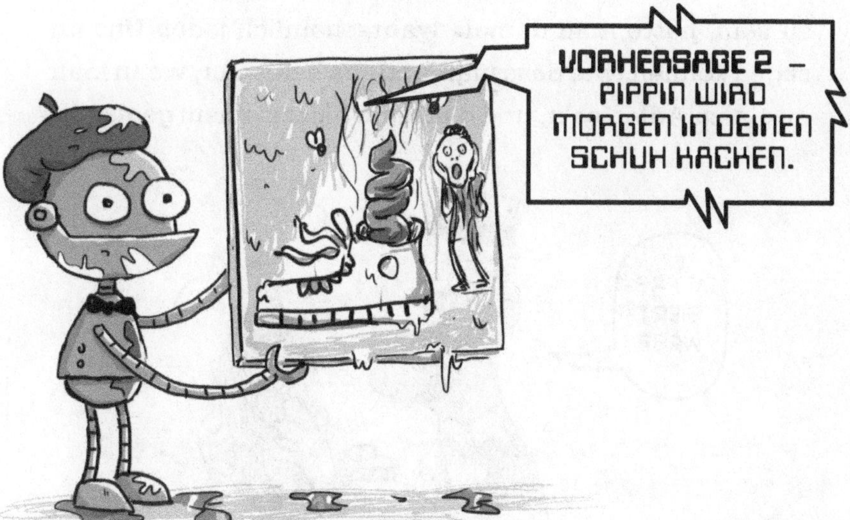

Aaah! Pippin!

ADAM ANTWORTET

WARUM WÜRDEST DU DEINEN KAMM ABKOCHEN, WENN DU IM JAHR 1900 LEBEN WÜRDEST?

Nein, nicht, um eine schöne Kamm-Suppe zu bekommen. Die Wissenschaftler glaubten, dass die Glatze durch eine Art Bakterium verursacht wird, und dass man sich, wenn man seinen Kamm nicht kocht, die Glatze „einfangen" kann, so wie man sich eine Erkältung einfängt. Um ehrlich zu sein, hätte man damals wahrscheinlich jeden Unsinn sagen können, wie dass man Asthma bekommt, wenn man an einem Adler leckt, und die Leute hätten einem geglaubt.

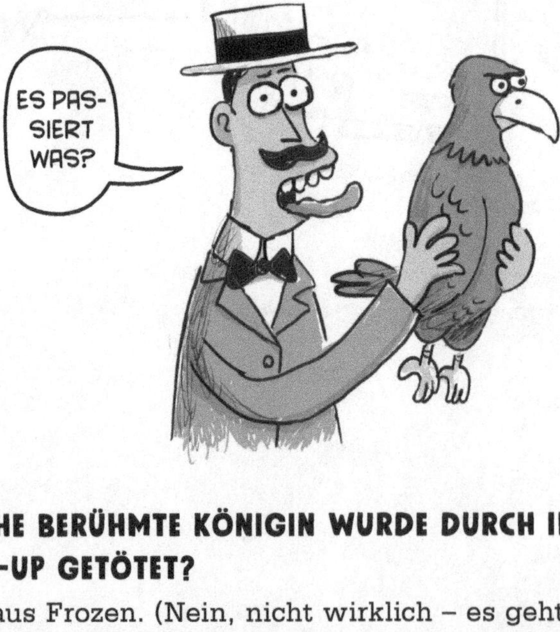

WELCHE BERÜHMTE KÖNIGIN WURDE DURCH IHR MAKE-UP GETÖTET?

Elsa aus Frozen. (Nein, nicht wirklich – es geht ihr gut.) Es war Königin Elisabeth I., die Make-up aus Blei trug, das so weiß war, dass ihr Gesicht die Farbe von Druckerpapier annahm. Worin liegt das Problem dabei? Nun, Blei ist sehr giftig und wird von der Haut aufgenommen – und es heißt, dass sie so viel davon trug, dass es aussah, als hätte sie ihr Gesicht mit einer dicken Schicht Play-Doh bedeckt. Alle Porträts von ihr lassen sie extrem glamourös und faltenfrei aussehen – das könnte am Make-up gelegen haben oder daran, dass der Künstler direkt ins Gefängnis geschickt wurde, wenn sie mit ihrem Bild nicht zufrieden war. (Ich wünschte, ich könnte Leute ins Gefängnis schicken, wenn sie ein Bild von mir, das mir nicht gefällt, auf Instagram stellen).

WARUM SOLLTE MAN EIN HAAR IN EINE FLASCHE STECKEN UND DIESE IM GARTEN VERGRABEN?

Natürlich um zu verhindern, dass Hexen einen verhexen. Nun, zumindest wenn man im 17. Jahrhundert lebte. Und wenn man an Hexen glaubte. Apropos Hexen, in der Glitzerzeit glaubte man, wenn eine Person mehr als zwei Brustwarzen hatte, sie wahrscheinlich die dunklen Künste praktizierte. Es ist eigentlich sehr verbreitet, mehr als zwei Brustwarzen zu haben. Etwa einer von zwanzig Menschen hat sie – Harry Styles hat vier! – und keiner von ihnen fliegt auf einem Besenstiel herum.

HEISS ODER SCHEISS?

FRÜHER HABEN ÄRZTE IHREN PATIENTEN TATTOOS VERPASST.

HEISS Das tun sie sogar immer noch. Wenn ein Patient vor Tausenden von Jahren eine Krankheit hatte, die einen Fleck auf seinem Augapfel hinterließ, dann tätowierten die Ärzte ihn, anstatt ihn zu behandeln, um ihn zu verdecken – autsch! Heutzutage werden Tätowierungen manchmal verwendet, wenn ein Patient eine Strahlentherapie erhält. Das ist eine Form der Krebsbehandlung, bei der unsichtbare Strahlen auf den Patienten geschossen werden, um die abnormen Zellen abzutöten. Um sicherzustellen, dass die Strahlen jedes Mal, wenn der Patient ins Krankenhaus kommt, genau an der richtigen Stelle auftreffen, tätowieren die Ärzte oft winzige Punkte auf die Haut.

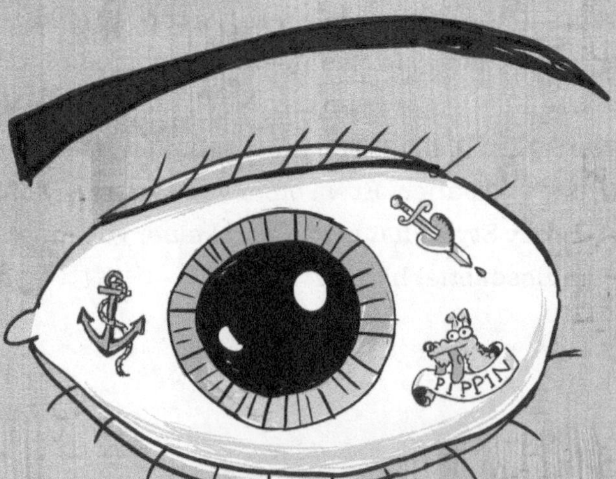

MUTTERMALE AUF DER HAUT KÖNNEN DIE ZUKUNFT VORHERSAGEN.

SCHEISS Nur Roboter-Butler können die Zukunft vorhersagen – aber im 16. Jahrhundert glaubte man, es wäre einen Versuch wert. Man glaubte, die Muttermale auf der Haut seien eine Karte für alles, was in deinem Leben passieren würde. Ein Fleck am Hals – das war ein Zeichen dafür, dass man irgendwann ersticken würde. Hilfe! Ein Leberfleck an der rechten Hand bedeutete, dass du Glück haben wirst, und einer in der Nähe deines Bauchnabels bedeutete, dass du dein Leben lang faul und gierig sein wirst.

DAS SAMMELN VON FINGERNÄGELN KONNTE EINEN SEHR REICH MACHEN.

HEISS Natürlich nicht irgendwelche Fingernägel – in der Glitzerzeit zahlten die Leute viel Geld für Fingernägel von Heiligen. Ja, von längst verstorbenen Heiligen. Ich habe keine Ahnung, woher jemand wusste, dass es sich um Fingernägel von Heiligen handelte und nicht einfach um abgeschnittene Fingernägel von irgendeinem örtlichen Bauunternehmer. Wenn du ein paar heilige Fingernägel sehen willst, dann fahr nach Assisi in Italien, wo die Nägel der heiligen Klara immer noch in einer schönen Vase ausgestellt sind.

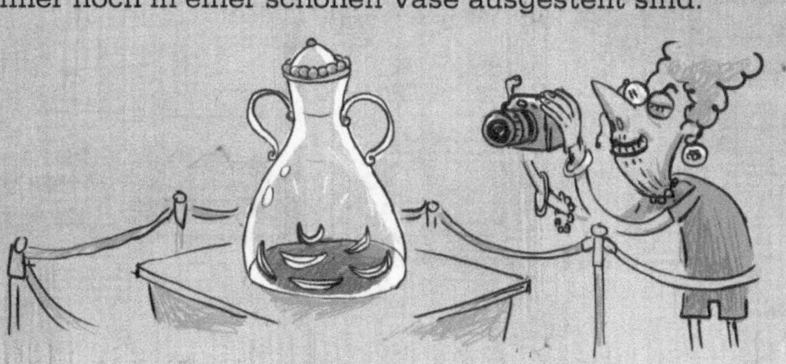

Kranke Kuren

Mercury ist nicht nur der Nachname eines der größten Sängers der Welt, nein, auch noch der englische Name für den Planeten Merkur und – tadaaa! – auch noch für Quecksilber. Und Quecksilber ist eine Art Metall – und zwar ein extrem giftiges. Todbringend. Tödlich. Es wäre sicherer, einen zweiwöchigen Urlaub auf dem Planeten Merkur zu buchen, als Quecksilber zu trinken. Aber weißt du was? Die Menschen nahmen es jahrhundertelang ein, um ihre Hautkrankheiten zu heilen. Ein chinesischer Kaiser namens Qin Shi Huang glaubte, es würde nicht nur seine Akne heilen, sondern auch dafür sorgen, dass er ewig leben und auf dem Wasser laufen könnte. (Um sich die Fähre zu sparen, nehme ich an.) Leider bewirkte es das Gegenteil, und er starb kurz darauf – an einer Quecksilbervergiftung.

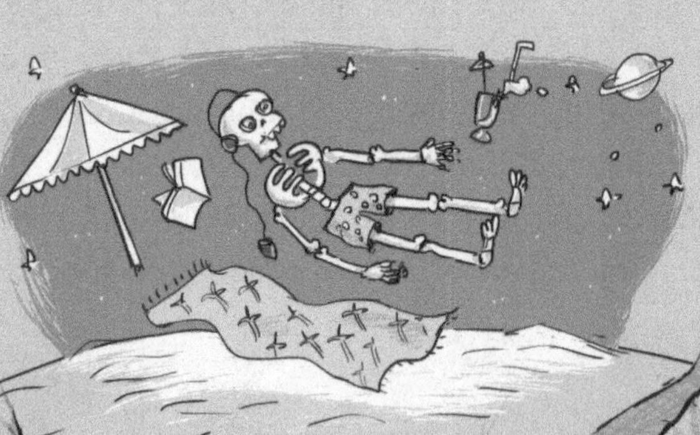

Das Kapitel mit den COOLEN DRECK-WOLKEN & 400 MILLIONEN HICKSERN

(auch bekannt als die LUNGE)

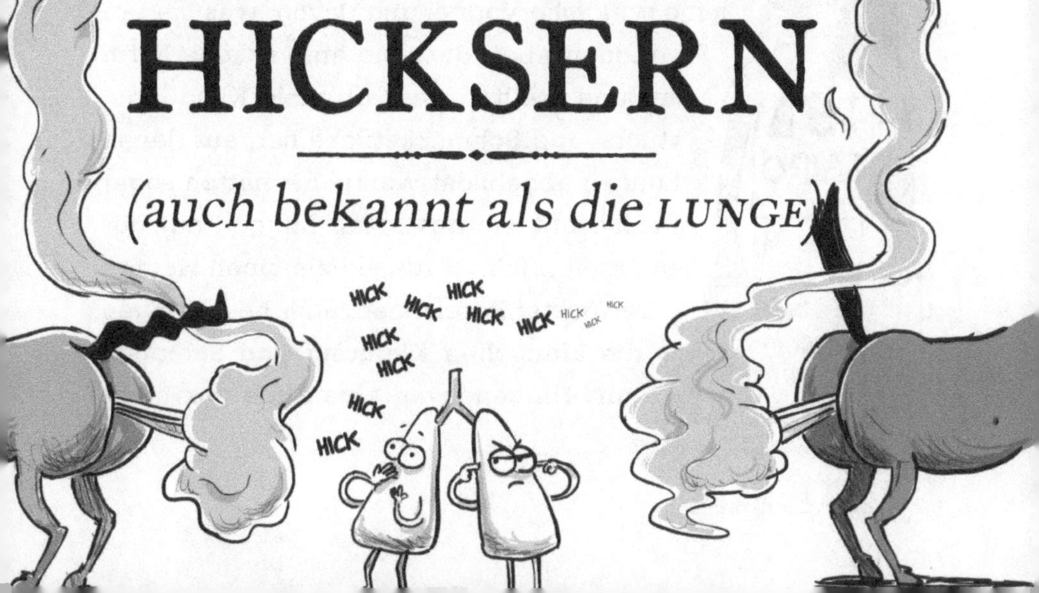

ICH WEISS NICHT, OB DU SCHON EINMAL VERSUCHT HAST, zu atmen; ich kann es auf jeden Fall empfehlen. Der Sauerstoff strömt in den Mund oder in die Nase, und dann transportiert die Lunge ihn ins Blut, damit das Herz ihn durch den Körper bis zum Kinn und zum Schienbein und zur Haut pumpen kann. Schließlich bläst die Lunge die Abfallprodukte, auch Kohlendioxid oder Lungenkacke genannt, wieder heraus. (Bitte schreibe bei deinen Tests **NICHT** „Lungenkacke".) Das alles weißt du natürlich, weil du im 21. Jahrhundert lebst. Aber wie war das in den Tagen, bevor es Breitband und Fahrräder und Hintern gab? (Okay, Hintern gab es eigentlich schon immer. Ich muss daran denken, das zu ändern.)

ALTES ÄGYPTEN

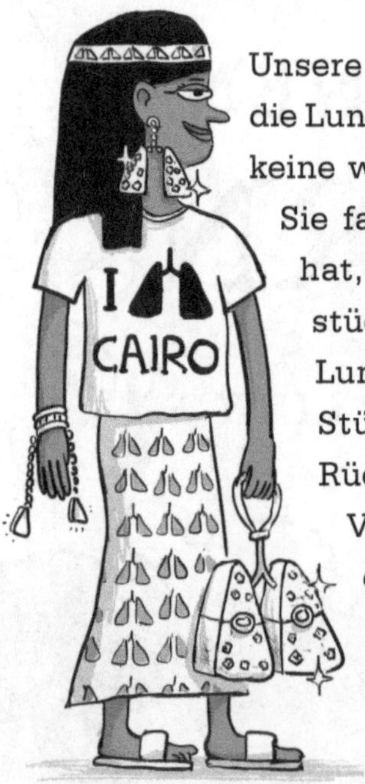

Unsere Pharaonenfreunde wussten zwar, dass die Lunge irgendwie wichtig war, aber sie hatten keine wirkliche Vorstellung davon, was sie tat. Sie fanden aber, dass sie eine schöne Form hat, und stellten deshalb viele Kleidungsstücke und Schmuckstücke her, auf denen Lungen abgebildet waren. Sie hatten sogar Stühle mit eingravierten Lungen auf der Rückseite. Ich würde sie als einen Haufen Verrückter bezeichnen, aber heute tragen die Menschen Kleidung und Schmuck mit Herzen, was eigentlich gar nicht so anders ist, obwohl Valentinskarten vielleicht nicht so beliebt wären, wenn auf der Vorderseite zwei dicke fette Lungenflügel abgebildet wären.

Wenn es um die Mumifizierung ging, hielten die alten Ägypter die Lunge für weniger wichtig als das Herz und legten sie in ein Gefäß, anstatt sie in den Körper zurückzulegen. Ich weiß nicht, warum sie das Herz so viel lieber mochten als die anderen Organe – wahrscheinlich ist es so wie bei mir daheim. Ich bin der Liebling meiner Eltern, und wenn es um meine Brüder und Schwestern geht, sagen sie: „Ja, die sind schon in Ordnung." Das Lungengefäß hatte sogar einen besonderen Gott, der es beschützt hat: Hapy. (Hapy hört sich an wie happy. So, als sollte er ein riesiges Smiley-Gesicht haben; ich habe mir gerade ein Bild von ihm angesehen. Urgs, er hat einen Pavian-Kopf und ist richtig furchterregend.)

Du bist definitiv nicht mein Liebling. Ich mag sogar deinen Hund lieber als dich. Und selbst den mag ich eigentlich nicht. Prunella

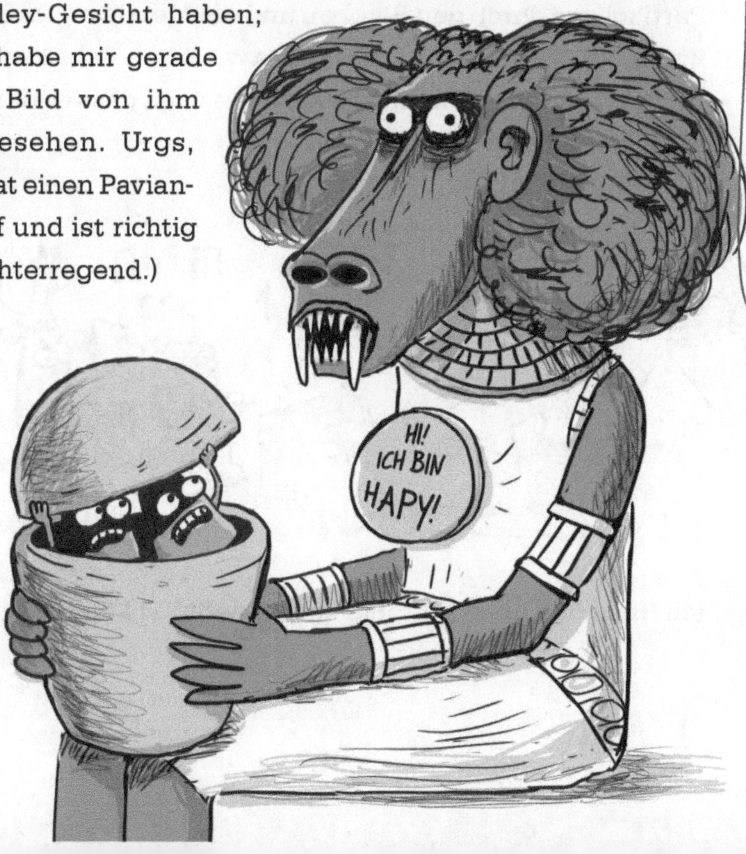

Trotz der sorgfältigen Vorbereitungen durch die alten Ägypter stellte sich heraus, dass die Organe gar nicht ins Jenseits sausten: Sie lagen einfach nur Tausende von Jahren in ihren Gefäßen. Als die Archäologen dann die Pyramiden öffneten, fanden sie jede Menge perfekt erhaltene eingelegte Innereien, die wir uns nun ansehen können. (Also ich persönlich schau sie mir nicht an – die anderen Leute tun das.) Als sie die Lungen untersuchten, sahen sie etwas sehr Überraschendes: Die Lungen verwandelten sich in Fledermäuse und flogen davon. Okay, gut – ganz so überraschend war es dann doch nicht. Sie stellten fest, dass diese altägyptischen Lungen durch Umweltverschmutzung beschädigt worden waren – genau wie unsere Lungen heute. Die Ursache dafür waren wahrscheinlich Partikel, die durch den Bergbau und die Metallverarbeitung in die Luft gelangten, und nicht etwa durch Fabriken und Ferraris. Ich bin mir nämlich ziemlich sicher, dass es damals noch keine Ferraris gab.

Ich habe das überprüft. Sie hatten definitiv keine Ferraris.

ANTIKES GRIECHENLAND

Wenn man ein Buch wie dieses im antiken Griechenland lesen würde, dann würde im Kapitel über die Lunge nur stehen: „Die Lunge kühlt das Herz." Dann würde man zum nächsten Kapitel übergehen, in der Gewissheit, dass die Lungenflügel eigentlich nur zwei von Rippen umhüllte Eisberge sind. Jahrhundertelang sind wir einfach davon ausgegangen, dass unsere Lehrer recht haben – vielleicht solltest du aufhören, das zu denken. Ich meine, diese griechischen Jungs haben sich ziemlich geirrt …

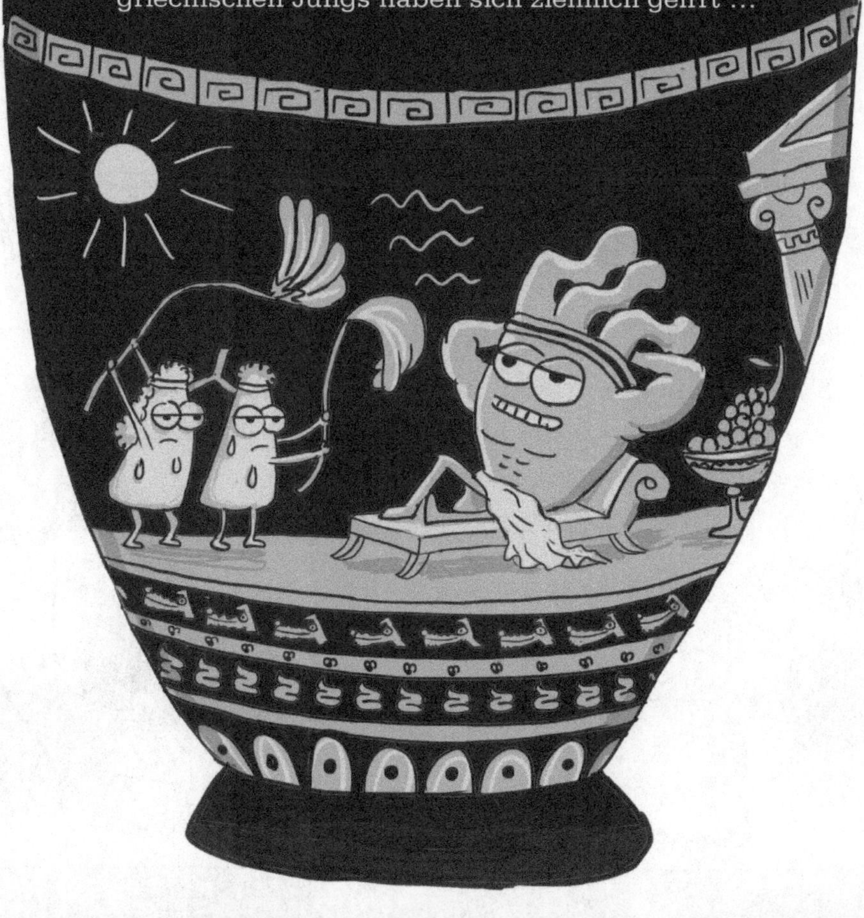

Lass uns jetzt über das Erwürgen sprechen. (Mein Anwalt, Nigel, hat mich gebeten zu erwähnen, dass ich dir nicht vorschlage, jemanden zu erwürgen.) Sicherlich wussten die alten Griechen, dass, wenn man jemanden erwürgt und die Luftzufuhr zum Körper unterbricht, die Person am Ende irgendwie … tot ist? Das müsste ihnen doch eigentlich einen Hinweis auf die Lunge gegeben haben? Erstaunlicherweise nicht. Sie dachten, dass jemand, der nicht atmen konnte, starb, weil sein Herz zu heiß geworden war.

Es gab nur einen einzigen Menschen im alten Griechenland, der fand, dass das alles ein bisschen falsch klang. Bühne frei für …

EMPEDOKLES!

Endlich jemand, der darauf hinwies, wie seltsam ihre Theorien waren, und der zeigte, dass … Ach herrje. Empedokles war der Meinung, dass wir eigentlich durch unsere Haut atmen. Hau ab, Empedokles.

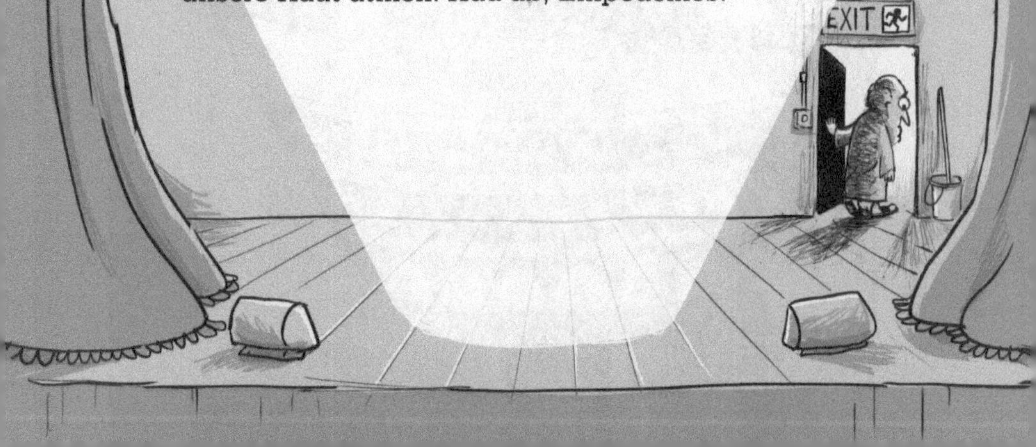

ALTES ROM

Ich hab heute gute Laune, also werde ich hier ein wenig großzügig sein. Die alten Römer entdeckten, dass sich das Zwerchfell auf und ab bewegte, wodurch sich die Lunge ausdehnte. Aber das war's dann auch schon mit ihren Entdeckungen über die Lunge.

Sie glaubten immer noch an diesen ganzen „Atmung ist die Klimaanlage des Herzens"-Blödsinn. Dafür gab es zwei Hauptgründe. Erstens dachten die Römer, dass wir die Luft nicht ausatmen müssten, wenn sie etwas enthielte, was der Körper tatsächlich braucht. (Zum Glück atmen wir aus, sonst würden wir uns aufblähen wie riesige Luftschiffe und davonschweben.) Und der zweite, wichtigere Grund ist, dass sie so richtige Einfaltspinsel waren.

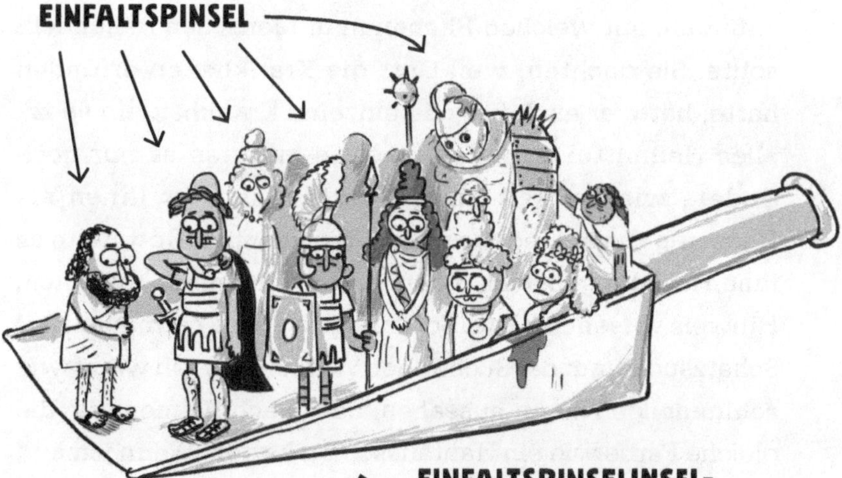

GLITZERZEIT

In der Glitzerzeit (ja, okay, im Mittelalter) wusste man immer noch nicht wirklich, wie die Lunge funktioniert, aber man begann, Patienten mit Atemnot zu behandeln. Da die Menschen nicht einfach in eine Apotheke gehen konnten, bestand der Großteil ihrer Medizin aus Kräutern und Blumen. Aber immer noch besser, als sie aus altem Brot zu machen, oder? In der Glitzerzeit gab es ein Sprichwort, das lautete: „Wie kann ein Mann sterben, wenn er Salbei in seinem Garten hat?“ Nun, das geht ganz einfach, wie sich herausstellte. Denn alle Menschen von damals sind jetzt tot, egal wie viel Salbei in ihren Blumenbeeten wuchs. Aber sie hatten recht: Viele Medikamente, die wir heute verwenden, stammen aus Pflanzen – eines der stärksten Schmerzmittel der Welt wird zum Beispiel aus Mohnblumen hergestellt.

Leider waren sie damals nicht besonders gut darin herauszufinden, mit welchen Blumen man Menschen behandeln sollte. Sie dachten, weil Gott die Krankheiten erfunden hatte, hätte er auch für jede einzelne Krankheit ein spezielles Heilmittel erfunden, und sie müssten es nur noch finden, wie ein seltsames Puzzle, das Gott ihnen als Hausaufgabe aufgegeben hätte. Sie meinten, Gott hätte es ihnen leichter gemacht, indem er jedes Heilmittel mit einem Hinweis versehen hätte. So waren die Ärzte permanent auf Schatzsuche, auf der Suche nach Wurzeln, die ein wenig wie schimmelige Nieren aussahen, oder nach Blumen, die die gleiche Farbe wie ein Hautausschlag hatten. Wenn jemand eine Lungenentzündung hatte, fanden sie eine Pflanze mit Blättern, die wie eine kranke Lunge aussahen, und ließen den Patienten viel davon runterschlingen. Offensichtlich hat das nicht funktioniert, denn Pflanzen sehen den Krankheiten, die sie heilen sollen, überhaupt nicht ähnlich. Aber diese spezielle Pflanze nennt man heutzutage immer noch Lungenkraut, falls du dich für Fakten interessierst. Wenn du keine Fakten magst, kannst du wahrscheinlich aufhören, dieses Buch zu lesen, denn es ist ein Buch voller Fakten.

Ich wünschte, ich könnte aufhören. Aber ich hab ja versprochen, das ganze scheußliche Ding zu lesen. Prunella

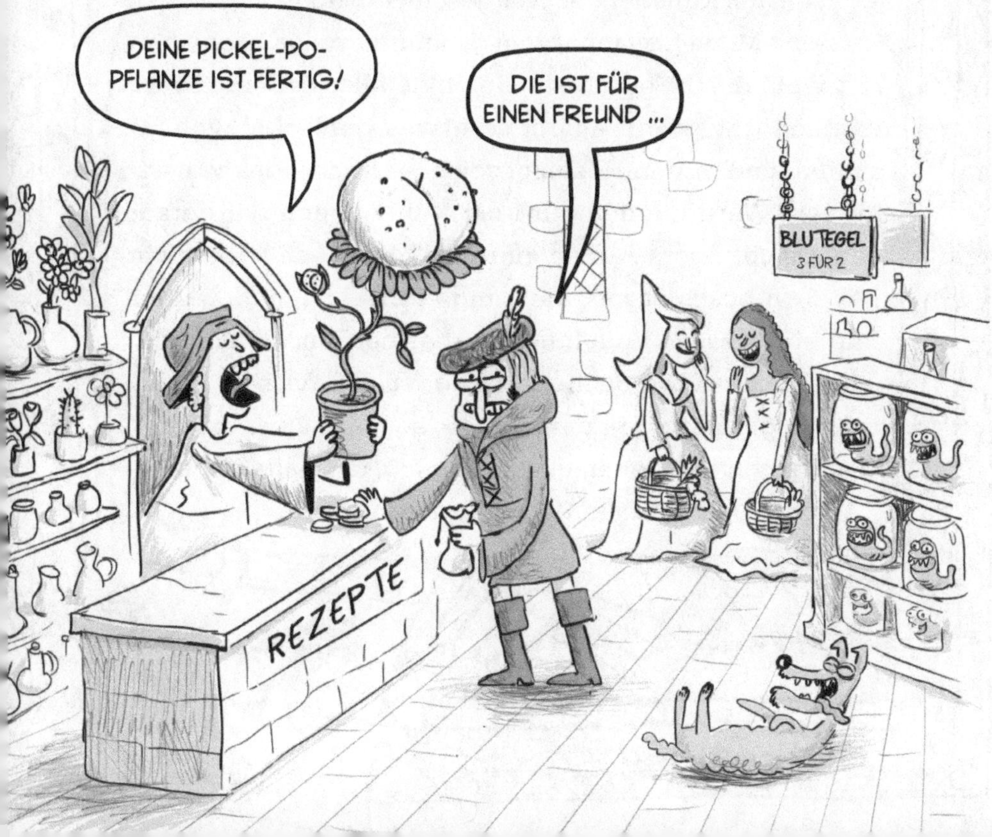
DEINE PICKEL-PO-PFLANZE IST FERTIG!
DIE IST FÜR EINEN FREUND ...
BLUTEGEL
3 FÜR 2
REZEPTE

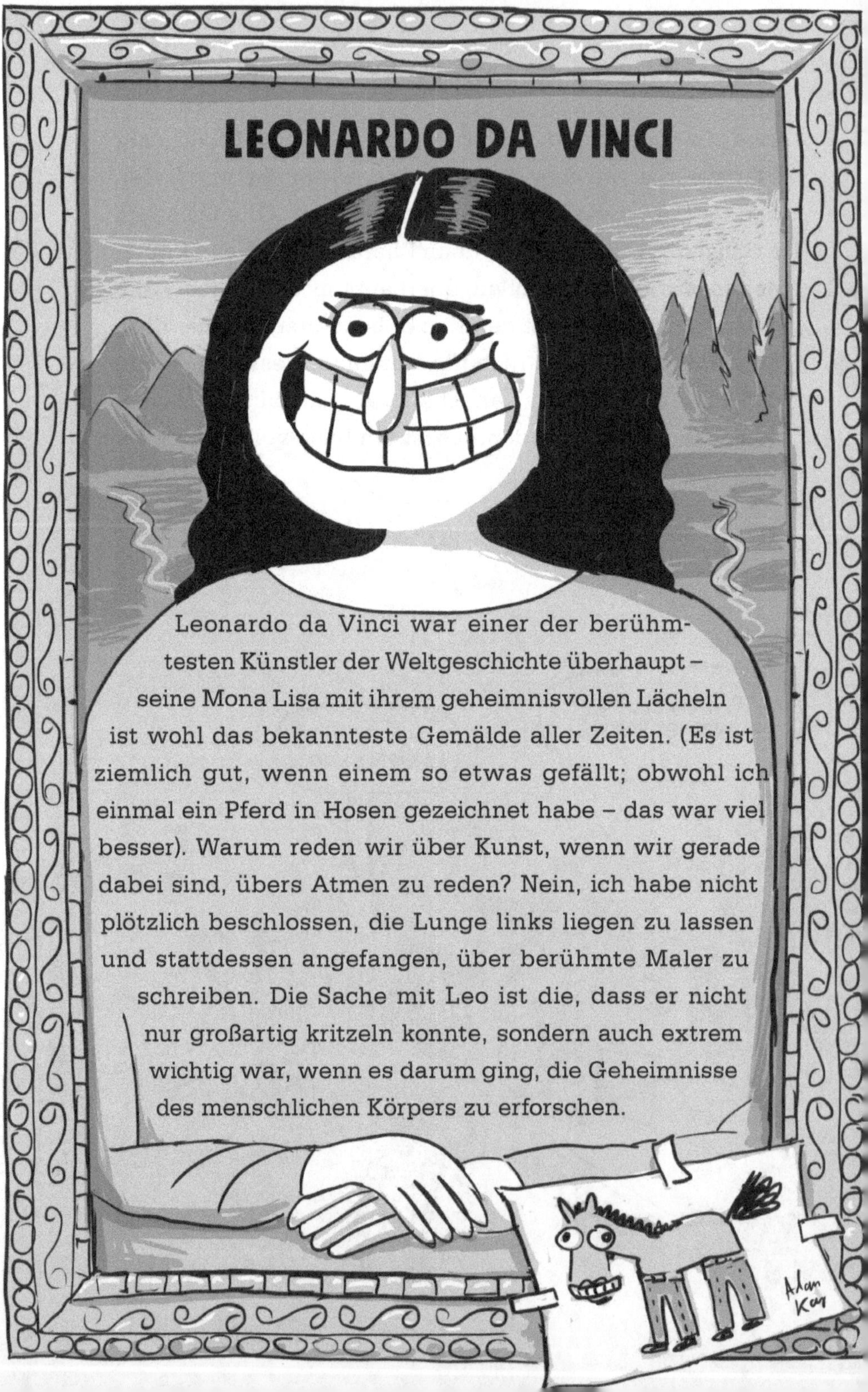

LEONARDO DA VINCI

Leonardo da Vinci war einer der berühmtesten Künstler der Weltgeschichte überhaupt – seine Mona Lisa mit ihrem geheimnisvollen Lächeln ist wohl das bekannteste Gemälde aller Zeiten. (Es ist ziemlich gut, wenn einem so etwas gefällt; obwohl ich einmal ein Pferd in Hosen gezeichnet habe – das war viel besser). Warum reden wir über Kunst, wenn wir gerade dabei sind, übers Atmen zu reden? Nein, ich habe nicht plötzlich beschlossen, die Lunge links liegen zu lassen und stattdessen angefangen, über berühmte Maler zu schreiben. Die Sache mit Leo ist die, dass er nicht nur großartig kritzeln konnte, sondern auch extrem wichtig war, wenn es darum ging, die Geheimnisse des menschlichen Körpers zu erforschen.

LEONARDO DA VINCI: FÜNF FAKTEN UND EINE LÜGE

1. Er schrieb rückwärts, sodass man seine Notizen nur lesen kann, wenn man sie vor einen Spiegel hält. Vielleicht wollte er nicht, dass sie jemand liest? Er war Linkshänder, vielleicht verschmierte seine Tinte so nicht? Vielleicht wollte er aber auch einfach nur angeben.

2. Er hat sich alles selbst beigebracht. (Das bedeutet nicht, dass du die Schule schwänzen und sagen darfst: „Na ja, da Vinci ist auch nicht in die Schule gegangen!“)

3. Er hat den Hubschrauber erfunden. Nein, er ist nicht in einem Hubschrauber durch Italien geflogen – er hat ihn nur entworfen. Mehr als vierhundert Jahre lang wollte sich niemand die Mühe machen, ihn tatsächlich zu bauen.

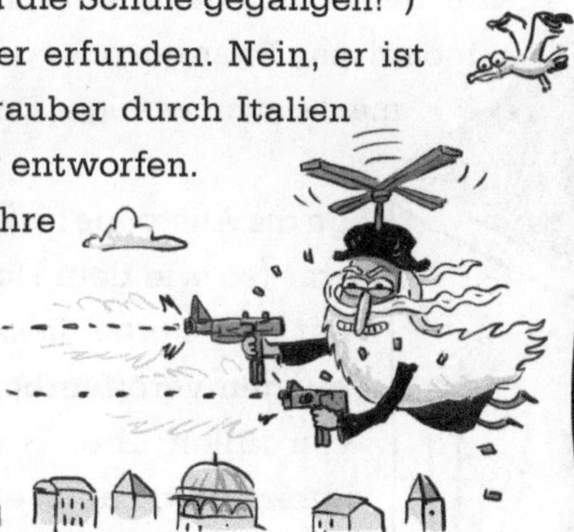

4. Er erfand den Fallschirm. (Für den Fall, dass er aus seinem Hubschrauber fällt.)

5. Er erfand das Maschinengewehr.

6. Er verbrachte zwölf Jahre damit, die größte Statue der Welt zu bauen, und dann, kurz vor ihrer Fertigstellung, wurde sie in einem Krieg völlig zerstört.

5. Da Vinci mag viele Dinge erfunden haben, aber das Maschinengewehr wurde erst Jahrhunderte nach seinem Tod erfunden. Er hat eine Art Armbrust entworfen, mit der man sehr schnell viele Pfeile abschießen konnte.

Leo nutzte seine ausgezeichneten künstlerischen Fähigkeiten (obwohl meine immer noch besser sind, vergiss das nie), um die genauesten Diagramme eines Körpers und aller seiner Organe zu zeichnen. Dafür hat er etwa dreißig Körper aufgeschnitten. (Die Leute waren bereits tot – kein Grund, die italienische Polizei anzurufen.) Er interessierte sich nicht sonderlich für Anatomie; er zerstückelte tote Menschen hauptsächlich deshalb, weil er glaubte, dadurch seine Zeichnungen zu verbessern. (Mein Anwalt, Nigel, hat mich gebeten, darauf hinzuweisen, dass das eine schreckliche Idee ist und dass man sein Können verbessern sollte, indem man Pflanzen oder Gemüse oder so zeichnet. Das macht auch weniger Dreck.)

Da die Anatomie für den alten Leo eine Art Hobby war (so wie dein Hobby das Nasenbohren ist), hat er nie eine dieser superdetaillierten Zeichnungen veröffentlicht. So blieben die meisten von ihnen über Hunderte von Jahren völlig unbeachtet. Das ist eigentlich schade, denn wenn er sie veröffentlicht hätte, hätte man schon etwa dreihundert Jahre vor unserer Zeit verstanden, wie die Lunge funktioniert.

Außerdem hätten die Menschen, die

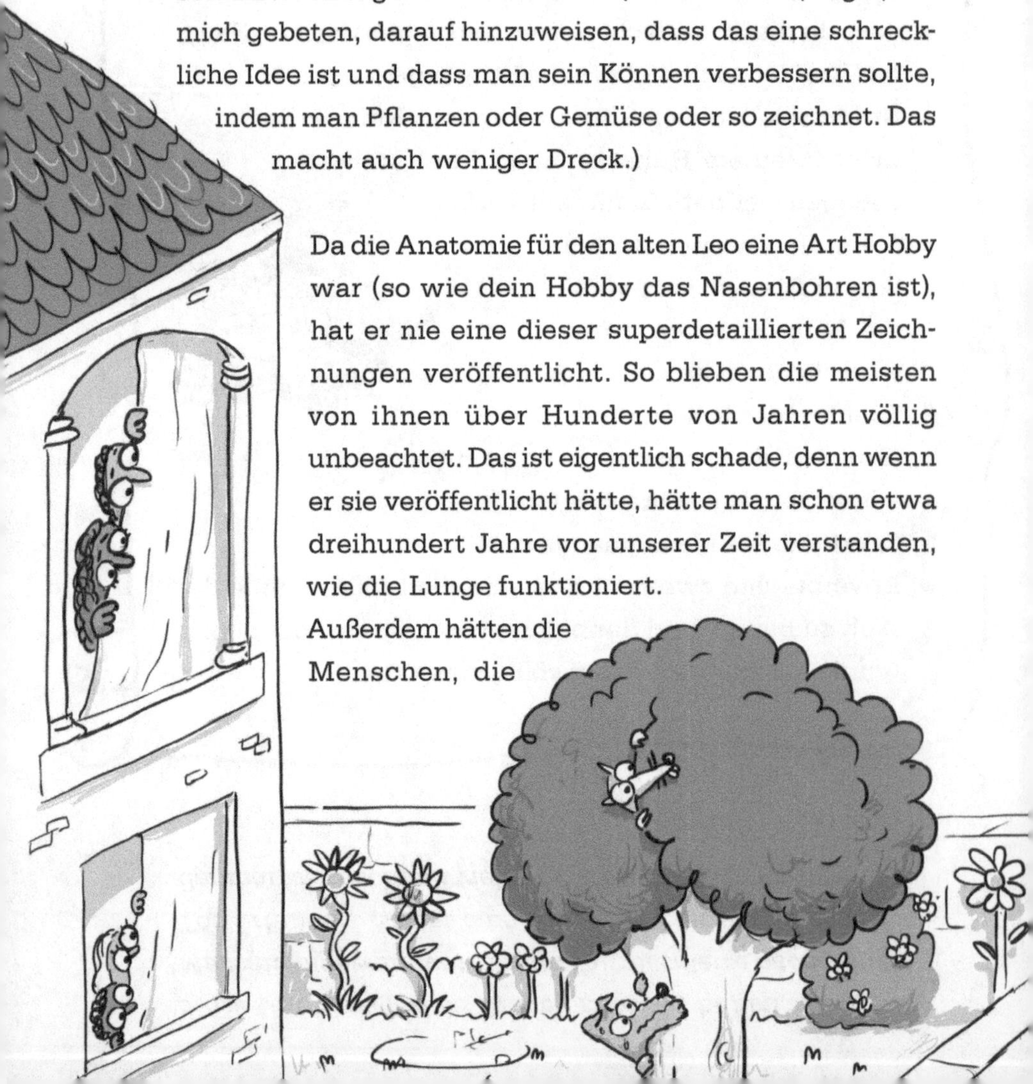

zu seiner Zeit lebten, von seinen erstaunlichen Erfindungen erfahren, und Henry VIII. hätte mit dem Hubschrauber überallhin reisen können … Wichtig: Mache nicht denselben Fehler wie Leo – wenn du etwas Erstaunliches erfindest, solltest du es sofort allen erzählen. Vor allem, wenn es eine Maschine ist, die verhindert, dass Pippins Pupse so furchtbar stinken.

Eine von da Vincis lungenbasierten Entdeckungen war, dass es unmöglich ist, gleichzeitig durch die Nase und den Mund zu atmen. Versuch es doch mal! Siehst du? Wir glauben, dass er dies bewiesen hat, indem er versucht hat, zwei Flöten gleichzeitig zu spielen – eine mit dem Mund und eine mit der Nase – und feststellte, dass er es nicht konnte. Wenn seine Nachbarn ihn bei diesem Experiment durch das Fenster beobachtet haben, glaubten sie bestimmt, er sei völlig durchgedreht. (Andererseits haben sie gesehen, wie er eine Menge Leichen aufschnitt, und nie etwas gesagt.)

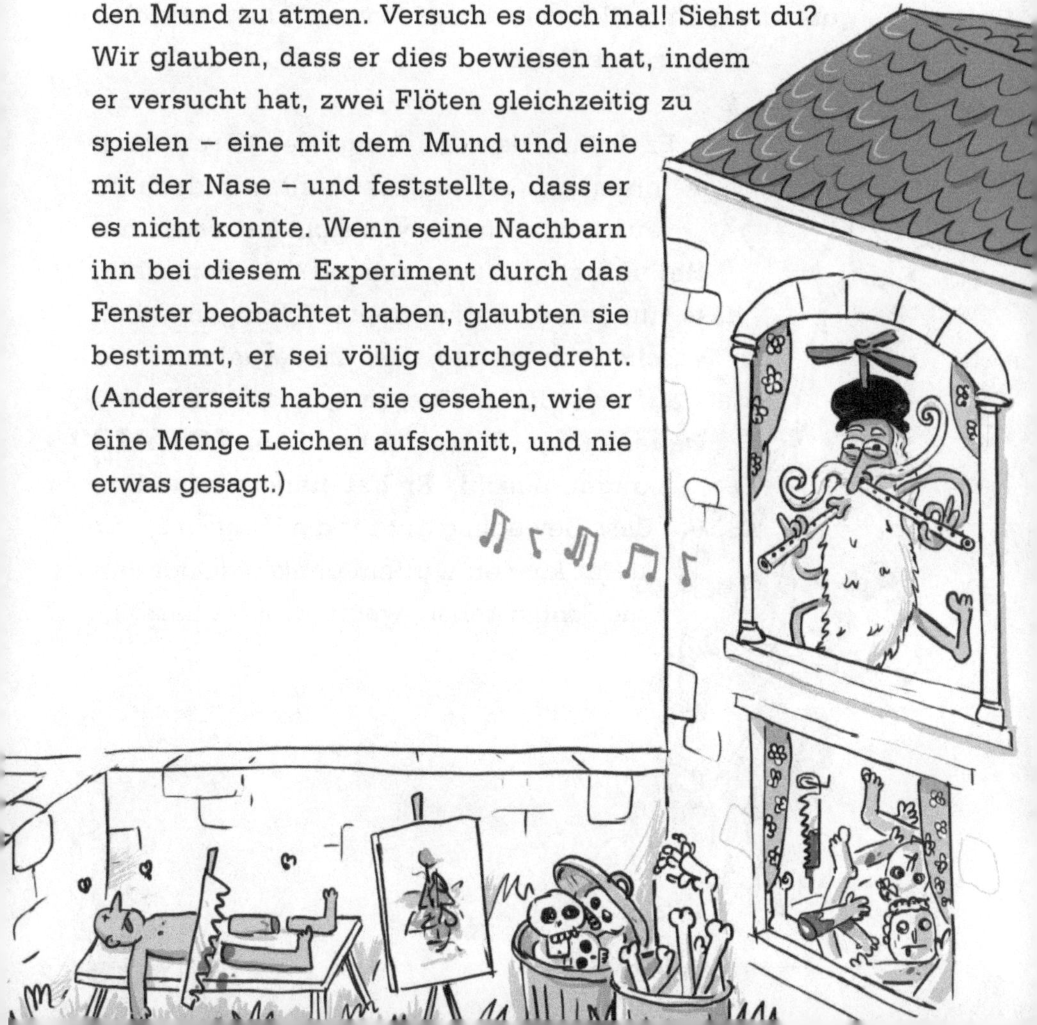

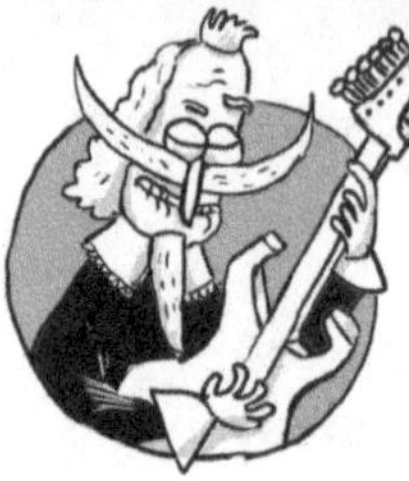

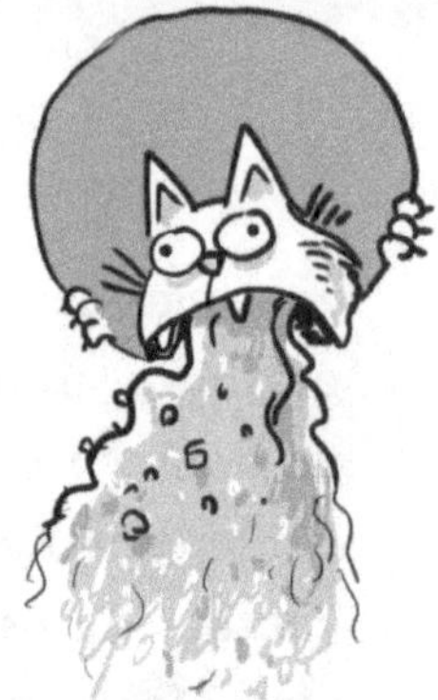

WILLIAM HARVEY

Da Leos Notizbücher alle in seiner Schublade versteckt sind, wäre vielleicht William Harvey im 17. Jahrhundert der richtige Mann um herauszufinden, wozu die Lunge da ist? Schließlich war er die Intelligenzbestie, die den Blutkreislauf erforschte. Leider nicht. Wie sich herausstellte, war er wie ein Popstar mit nur einem einzigen guten Lied. Und alles was danach kommt, klingt wie eine kotzende Katze.

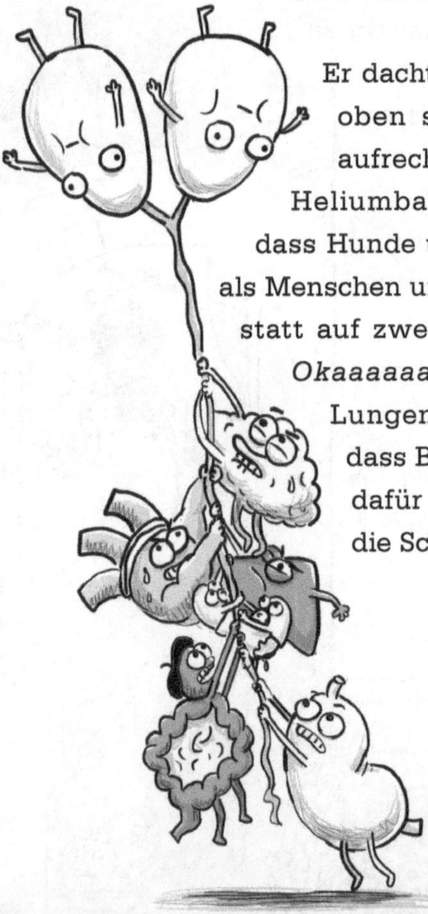

Er dachte, dass die Lunge den Körper nach oben schweben lässt und wir deshalb aufrecht stehen – vielleicht hat er sie mit Heliumballons verwechselt? Er bemerkte, dass Hunde und Katzen kleinere Lungen haben als Menschen und meinte, dass sie deshalb auf vier statt auf zwei Beinen herumspazieren müssen. *Okaaaaaaay.* Er war aber kein **TOTALER** Lungen-Luschi. Er hat herausgefunden, dass Bewegung gut für die Lunge ist, und dafür können wir ihm danken. (Oder ihm die Schuld geben, wenn du Sport hasst.)

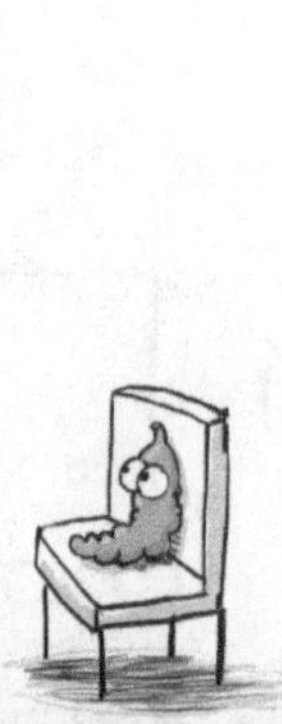

NICHT MIT MEINEM MAUSTIER

Erst hundert Jahre später, im Jahr 1774, kam ein Mann namens Joseph Priestley daher und half allen herauszufinden, was in den schwammigen Lungenbläschen wirklich vor sich geht. Er hatte die Theorie, dass die Luft, die wir atmen, nicht nur aus einem einzigen Gas besteht, sondern aus vielen verschiedenen Gasen, die miteinander vermischt sind, und eines davon ist ein besonders wichtiges Gas namens Sauerstoff. (Er nannte es allerdings nicht Sauerstoff. Er gab ihm den etwas weniger griffigen Namen „dephlogistisierte Luft".)

Joey fand heraus, wie wichtig Sauerstoff ist, indem er Experimente an Mäusen durchführte. Schau jetzt weg, wenn du eine Maus als Haustier hast, oder wenn du Mäuse wirklich liebhast, oder wenn du eine Maus bist. Er erkannte, dass eine Maus, die er in einem geschlossenen Glasbehälter einsperrte, irgendwann sterben würde, weil ihr der Sauerstoff ausgehen wird.

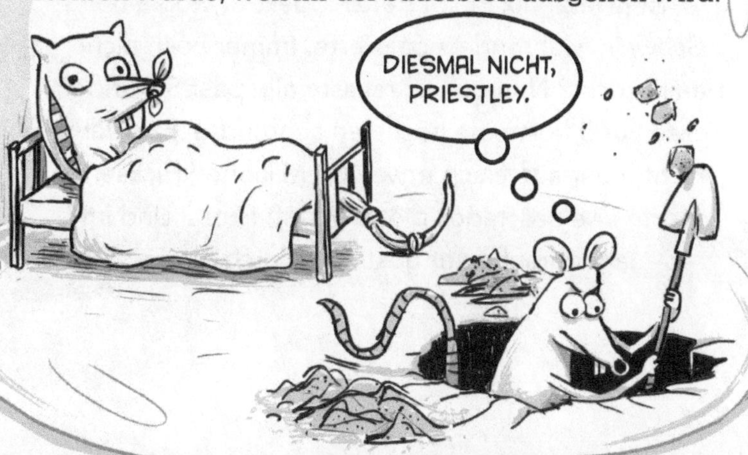

Aber wenn er eine Maus in ein Gefäß sperrte, in dem auch eine Minzpflanze war, starb die Maus nicht, weil die Pflanze Sauerstoff ausstieß, sodass die Maus immer genug davon zum Atmen hatte. Nachdem er dieses Experiment durchgeführt hatte, veranstaltete er ein kurzes Mäusebegräbnis und erzählte der Welt von diesem erstaunlichen neuen Gas.

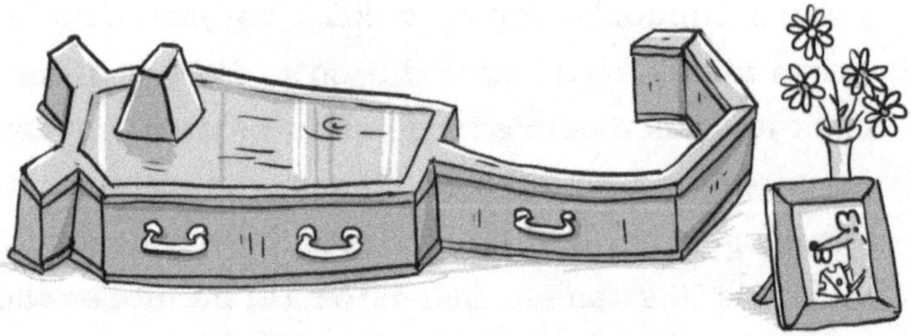

Er versuchte selbst, reinen Sauerstoff einzuatmen und stellte fest, dass er dadurch wacher und energiegeladener wurde und viel besser tanzen konnte. (Okay, den Teil mit dem Tanzen habe ich vielleicht erfunden, wenn ich ganz ehrlich bin.)

1922

Ein Mann namens Charles Osborne hatte Schluckauf. Da ist ja jetzt nix Besonderes, oder? Er wog ein Schwein, während es passierte. Immer noch nicht beeindruckt? Nun gut, er musste alle paar Sekunden hicksen und hörte die nächsten achtundsechzig Jahre nicht mehr auf. Nach etwa 400 Millionen Hicksern hörte er eines Tages plötzlich auf! Hurra! Und im Jahr darauf ist er gestorben. Ach herrje.

LEUTE, DIE RAUCHEN, STINKEN BEIM HAUCHEN FAST SO SCHLIMM WIE JAUCHEN

Ich rauche nicht, und du solltest es wahrscheinlich auch nicht tun – du stinkst sonst nämlich wie eine brennende Mülltonne und bekommst gelbe Zähne und braune Fingernägel. Außerdem zerstört es buchstäblich deine Lunge und macht auch viele andere Organe kaputt. Und man verbringt sein Leben damit, zitternd vor Türen zu stehen, mit einem brennenden Röhrchen in der Hand und Asche überall auf der Kleidung. Sieben Millionen Menschen sterben jedes Jahr an den Folgen des Rauchens – das ist mehr als die Bevölkerung ganzer Länder wie Dänemark oder Neuseeland! Und habe ich schon erwähnt, dass es schlimmer stinkt als fast jeder Furz, den du jemals riechen wirst? Sogar von Pippin.

Ich weiß sehr wohl, dass du viele deiner stinkigen Blähungen auf deinen Hund schiebst, und das solltest du deinen Lesern auch sagen. Prunella

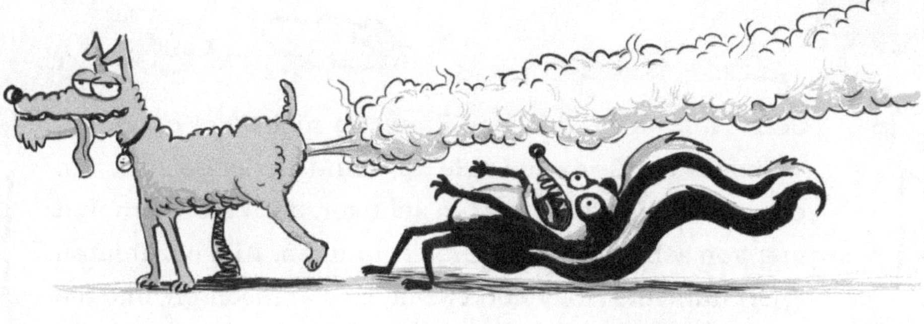

Rauchen ist nichts Neues – die Menschen haben es in Amerika schon vor etwa fünftausend Jahren getan. Ich verzeihe ihnen, dass sie damals geraucht haben, weil noch niemand wusste, wie gefährlich das ist. Der Tabak (das stinkende Zeug in den Zigaretten) gelangte schließlich vor etwa fünfhundert Jahren nach Großbritannien. König James I. war vom Rauchen nicht sonderlich beeindruckt – er wusste zwar nicht, dass es gesundheitsschädlich war. Aber er wusste, dass jeder Raucher wie eine tote Taube stank, also erhöhte er die Tabaksteuer um über viertausend Prozent. Das ist so, als würdest du in den Laden gehen, um deinen Lieblingsschokoriegel zu kaufen (Ich nehme ein KitKat, danke), und er würde 40 Euro kosten. Würdest du ihn trotzdem kaufen? Ja, ich auch.

Sein Plan hat gegen das Rauchen nicht viel geholfen. Vielmehr wurde es im Laufe der Jahre immer beliebter. In den 1940er-Jahren rauchten acht von zehn Männern und vier von zehn Frauen in Großbritannien. Alle berühmten Sportstars und Hollywood-Schauspieler rauchten, und die Leute dachten, dass das so richtig glamourös sei. Ärzte traten sogar in der Werbung auf und sagten Dinge wie: „Diese Marke macht deinen Hals nicht ganz so wund!"
Das ist in etwa so, als würden Ärzte empfehlen, sich

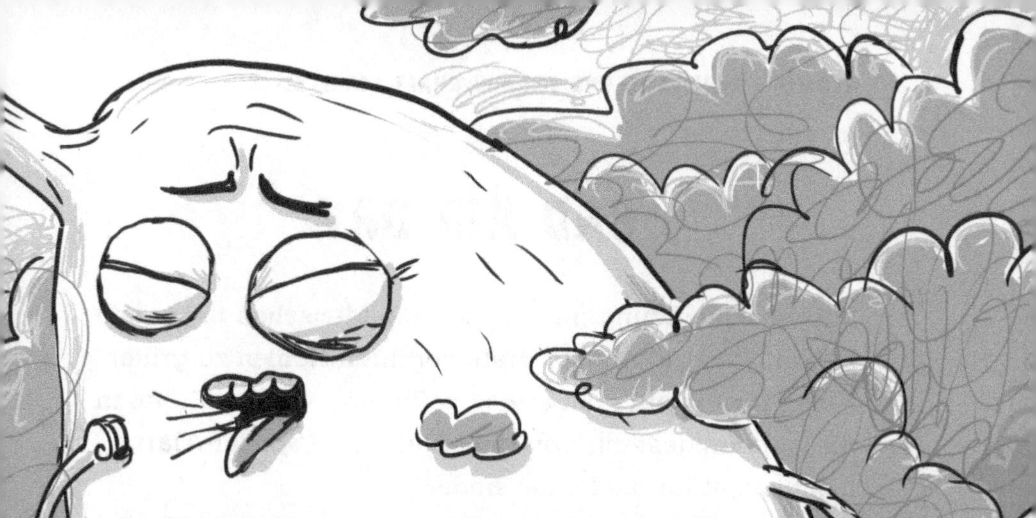

das Ohr mit einem rostigen Messer abzuschneiden, anstatt es von einem Hai abbeißen zu lassen – beides ist keine besonders gute Idee.

Im Jahr 1929 führte ein deutscher Arzt namens Fritz Lickint eine Studie durch, die zeigte, dass Rauchen Lungenkrebs verursacht, aber alle ignorierten ihn beinhart. Das lag zum Teil daran, dass die meisten Ärzte selber rauchten und sie einfach nicht in Betracht ziehen wollten, dass es stimmen könnte. Vielleicht haben sie Fritz' Artikel auch nicht gelesen, weil sie gerade draußen waren und rauchten. Es dauerte weitere zwanzig Jahre, bis die Menschen die Gefahren des Rauchens ernst nahmen, und noch länger dauerte es, bis die Werbung für das Rauchen eingestellt und das Rauchen in geschlossenen Räumen verboten wurde. Und dennoch gibt es immer noch fast eine Milliarde Raucher auf der Welt. Schluss mit dem Rauchen!

BAD AIR DAY

Luftverschmutzung gibt es, seit die Menschen begonnen haben, Säbelzahntigerwürste vor ihren Höhlen zu grillen. Jedes Mal, wenn man etwas verbrennt, werden Stoffe in die Luft freigesetzt, von denen einige – Spoiler-Alarm – nicht so gut für die Lunge sind.

Es wurde noch viel schlimmer, als Fabriken aus dem Boden schossen, die alle möglichen abscheulichen Chemikalien ausstießen. Und dann fingen Autos an, Pferde zu ersetzen – die einzigen giftigen Emissionen, die unsere vierbeinigen Freunde verursachten, waren braun und mussten vom Boden geschaufelt werden. Und bevor es Heizkörper gab, wurden die Häuser durch das Verbrennen von Kohle warm gehalten, wodurch große Wolken von Abgasen in den Himmel geschickt wurden.

In den 1950er-Jahren war London in der ganzen Welt berühmt – aber nicht wegen der Museen oder Big Ben oder den fürchterlichen Kochkünsten meiner Großtante Prunella, sondern wegen der schrecklichen Luftqualität

Ich hoffe, du sprichst hier nicht von meinem Rübeneintopf. Das ist eine Familienspezialität. Streiche diesen Satz sofort. Prunella

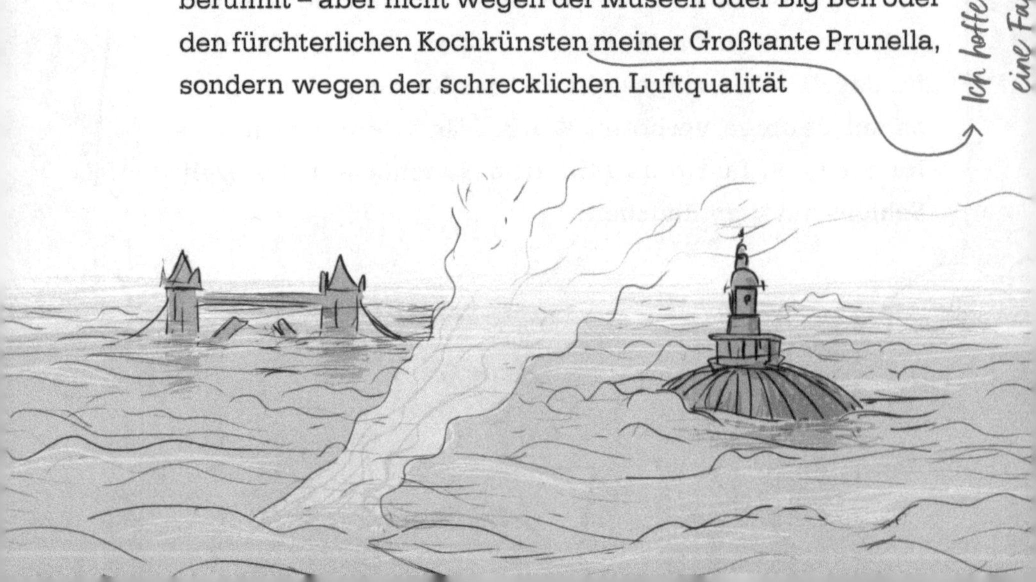

Diese Luft war so verschmutzt, dass man sie buchstäblich sehen konnte. Unfassbar, ich weiß. Man nannte sie „Erbsensuppennebel", weil die Luft aussah wie … dicke Erbsensuppe. Sie roch aber nicht wie Erbsensuppe. Sie war so voller Giftstoffe, dass ganz London nach verfaulten Eiern stank – es roch im Grunde so, als hätte jeder, der dort lebte, zwölf Jahre lang nur Bohneneintopf gegessen. Das Gift drang durch Türritzen und Mauerritzen in die Häuser, sodass man dem Husten nicht einmal entgehen konnte, indem man sich drinnen aufhielt. Wenn man doch nach draußen ging, kam man so rußverschmiert zurück, als wäre man gerade durch einen Schornstein geklettert. Oder man kam nach Hause und die Geldbörse war weg, weil Diebe einem Dinge stehlen konnte, ohne dass man sah, in welche Richtung sie weggerannt waren.

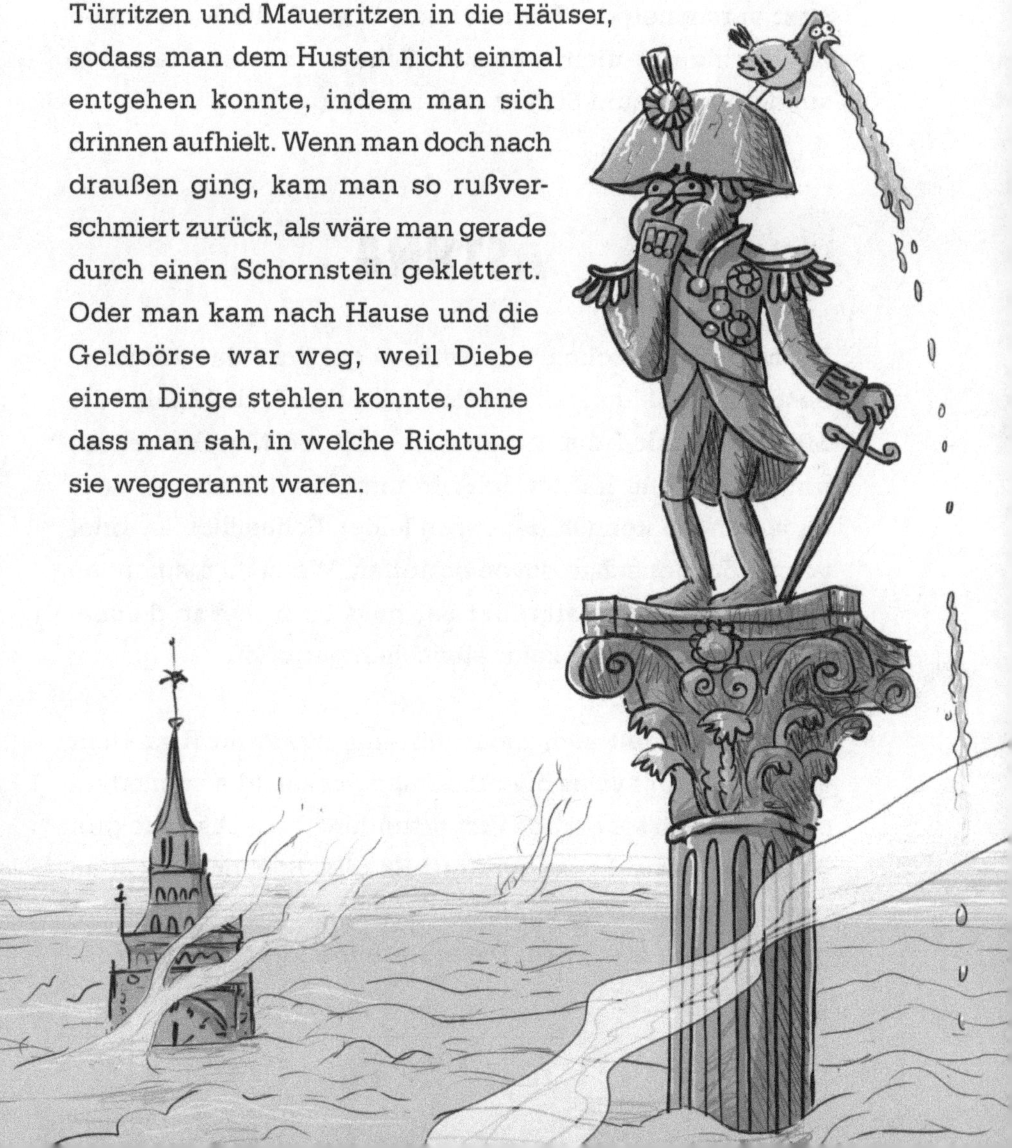

Aber das Schlimmste waren die gesundheitlichen Schäden, die der Nebel anrichtete. Mehr als viertausend Menschen starben in nur wenigen Tagen an den Folgen dieser schrecklichen Verschmutzung, und Tausende weitere starben danach. Es gab so viele Tote, dass den Bestattern die Särge und den Blumenhändlern die Blumen ausgingen. Glücklicherweise haben wir aus Tragödien wie dieser gelernt, und jetzt versuchen die Regierungen überall, die Emissionen zu verringern, nicht nur zum Schutz unseres Planeten, sondern auch zum Schutz unserer Lungen.

ASTHMA

Du hast sicher schon von Asthma gehört – das Atmung-bescheiden-Leiden (ein Gedicht! Gratis, für dich!), das die Menschen mit Inhalatoren und anderen Medikamenten unter Kontrolle halten. Ich bin mir ziemlich sicher, dass du jemanden kennst, der daran leidet. Schließlich ist einer von zwölf Menschen davon betroffen. Wenn du niemanden kennst, der daran erkrankt ist, hast du bisher in deinem Leben vielleicht nur zehn Menschen getroffen.

Aber es handelt sich nicht um eine moderne Krankheit wie das Coronavirus oder die Pups-Pocken (die so modern sind, dass ich sie gerade erst erfunden habe). Asthma gibt es schon seit sehr langer Zeit. Es gibt Bücher aus China und Ägypten, in denen schon vor Tausenden von Jahren darüber berichtet wird. Die erste Behandlung, die wir für

Asthma kennen, stammt aus dem antiken Griechenland, wo sie von einem Arzt namens Aretaeus von Kappadokien verschrieben wurde. Stell dir vor, du wärst so berühmt, dass man dich nur mit deinem Vornamen und dem Ort, aus dem du kommst, betitelt! Ich wäre Adam aus Oxfordshire, mein Hund wäre Pippin aus dem schäbigen alten Hundebett, das nach Kotze riecht. Jedenfalls war Aretaeus von Kappadokien vielleicht sehr berühmt, aber er war nicht sehr gut im Behandeln von Asthma. Sein Rezept bestand aus Eulenblut gemischt mit Wein. Köstlich, aber nicht sehr wirksam.

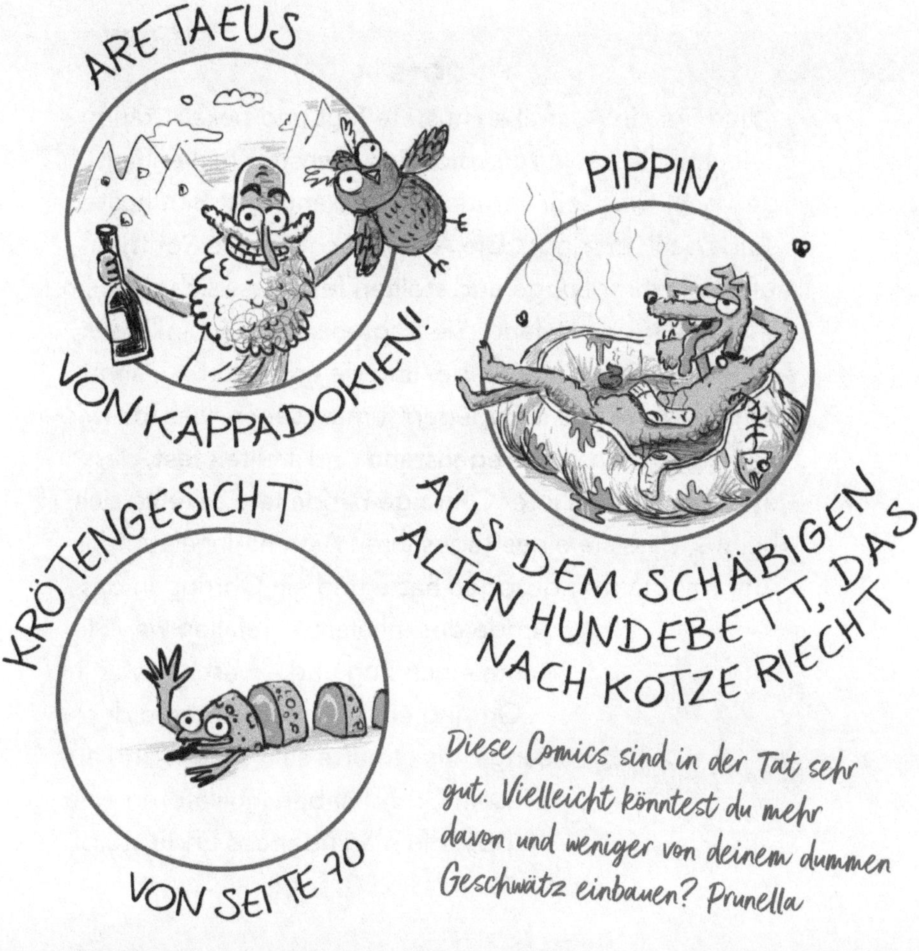
ARETAEUS
VON KAPPADOKIEN!
PIPPIN
AUS DEM SCHÄBIGEN ALTEN HUNDEBETT, DAS NACH KOTZE RIECHT
KRÖTENGESICHT
VON SEITE 70
Diese Comics sind in der Tat sehr gut. Vielleicht könntest du mehr davon und weniger von deinem dummen Geschwätz einbauen? Prunella

Man könnte meinen, dass Heilmittel für Asthmatiker nicht noch schlimmer werden könnten als das. Aber nein! Den Armen wurde im Laufe der Jahre kaltes Wasser über den Kopf geschüttet, sie mussten rauchen (was das Ganze noch viel schlimmer machte) und Honig (lecker!) gemischt mit Tausendfüßlern (Urgs!) essen. Im 19. Jahrhundert verschrieben einige Ärzte sogar hochgiftiges Arsen, das die Menschen definitiv vom Keuchen abhielt – hauptsächlich weil sie tot waren. Plötzlich hört sich ein gelegentliches Saugen an einem Inhalator gar nicht mehr so schlimm an, oder?

2015

Eine Frau in Australien hustete Blut und bekam kaum noch Luft. Sie wurde sofort ins nächste Krankenhaus gebracht (was sehr vernünftig ist, wenn man Blut hustet und nach Luft ringt). Die Ärzte machten eine Röntgenaufnahme ihrer Lunge und stellten fest, dass sich dort ein Metallklumpen befand. Sie fragten sie, ob sie in letzter Zeit Metall eingeatmet habe, und sie antwortete: „Ähm … nein?" Also wurde sie operiert, um zu sehen, was los war. Sie entfernten den Gegenstand und stellten fest, dass es sich um einen ihrer Ohrringe handelte. Es stellte sich heraus, dass sie eines Tages ihren Asthma-Inhalator aus der Handtasche gezogen hatte und ein Ohrring in das Ende des Inhalators gefallen war. Sie nahm einen Zug und – wusch! – war ihr Ohrring ein bisschen weiter in der Lunge, als er hätte sein sollen. Und aus diesem Grund haben Inhalatoren eine Kappe, die man über das Ende stülpt.

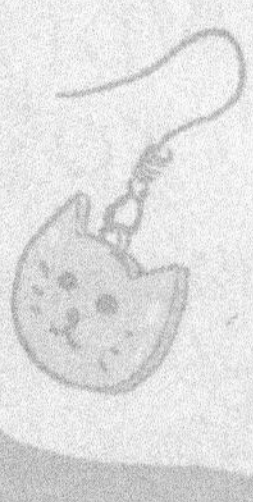

DIE ZUKUNFT

Und nun ein paar Vorhersagen von meinem Roboter-Butler. Er hat den ganzen Morgen davon gesprochen, Birnbäume anzupflanzen (und jetzt leuchtet keine meiner Lampen mehr).

**VORHERSAGE 1 –
DEIN INHALATOR WIRD
RICHTIG KLUG.**

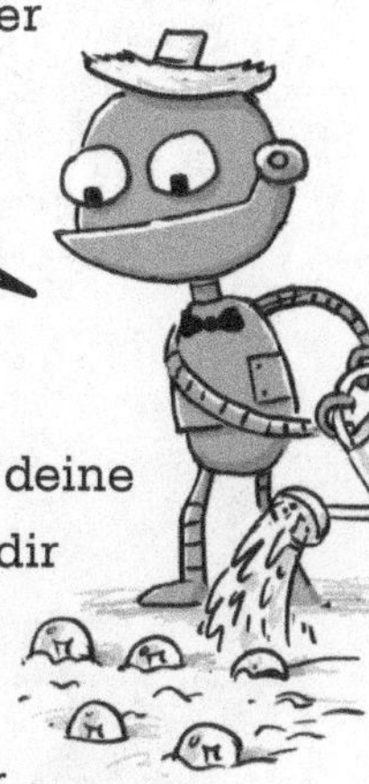

Nein, ich fürchte, er wird nicht in der Lage sein, deine Mathe-Hausaufgaben für dich zu machen oder dir beim Schummeln in Prüfungen zu helfen. Aber er wird Sensoren haben, die erkennen und dich informieren, ob du dich in der Nähe einer bestimmten Art von Pollen oder einer großen Luftverschmutzung befindest, die bei dir einen Asthmaanfall auslösen könnte, sodass du schnell woanders hingehen kannst. Oder er wird dir sagen, ob in deinem Schlafzimmer viel Staub liegt, damit du sauber machen kannst. (Es tut mir leid.) Diese genialen Inhalatoren können deinem Arzt auch mitteilen, wie oft du sie benutzt, falls er die Dosis erhöhen muss.

**VORHERSAGE 2 –
PIPPIN WIRD IN DEINEN
ANDEREN SCHUH KACKEN.**

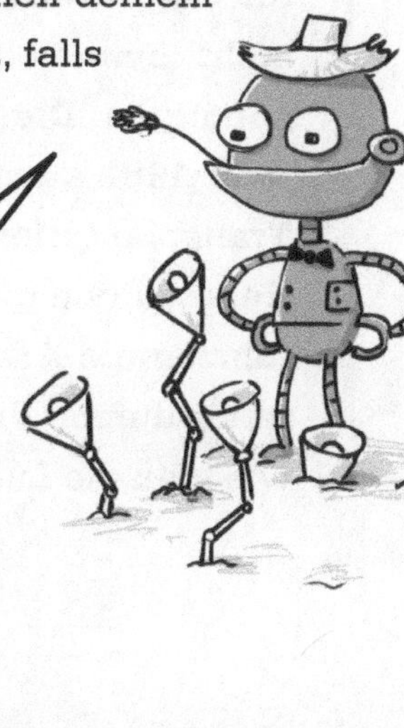

Igitt. Ich bin gerade erst mit der Reinigung des ersten Schuhs fertig geworden.

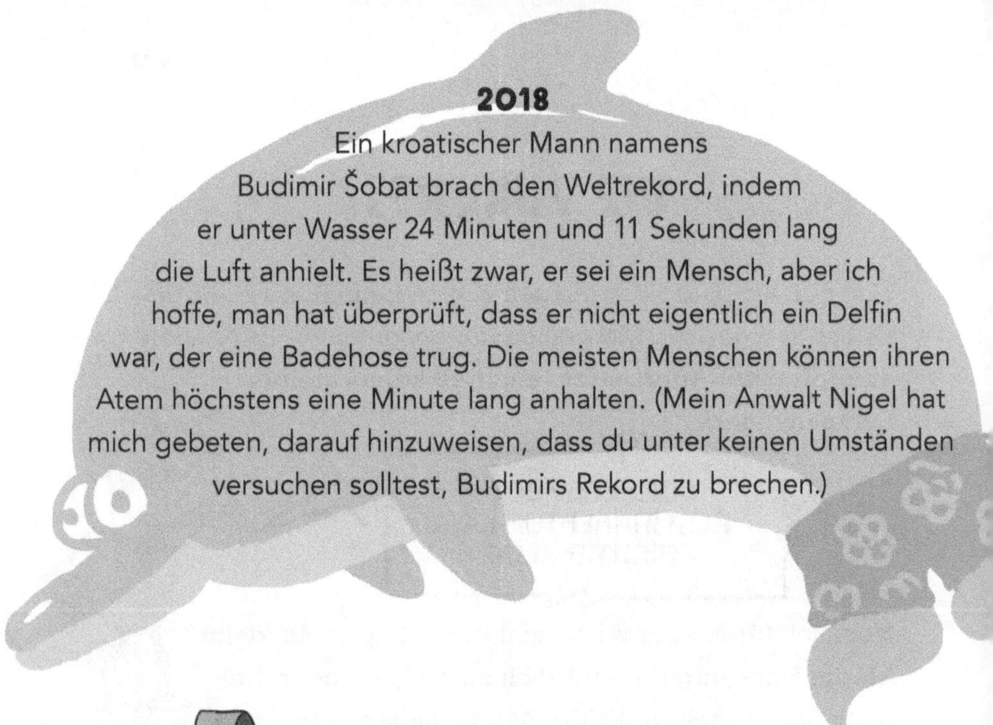

2018

Ein kroatischer Mann namens Budimir Šobat brach den Weltrekord, indem er unter Wasser 24 Minuten und 11 Sekunden lang die Luft anhielt. Es heißt zwar, er sei ein Mensch, aber ich hoffe, man hat überprüft, dass er nicht eigentlich ein Delfin war, der eine Badehose trug. Die meisten Menschen können ihren Atem höchstens eine Minute lang anhalten. (Mein Anwalt Nigel hat mich gebeten, darauf hinzuweisen, dass du unter keinen Umständen versuchen solltest, Budimirs Rekord zu brechen.)

ADAM ANTWORTET

IST ES MÖGLICH, EINE LUNGENTRANSPLANTATION ZU BEKOMMEN?

Ja, das ist sehr gut möglich. Das ist eine gute Nachricht für über dreitausend Menschen pro Jahr, deren Lunge nicht mehr richtig funktioniert und die ein Ersatzorgan benötigen. Die erste erfolgreiche Lungentransplantation fand 1981 statt und war eigentlich eine Herz-Lungen-Transplantation, das heißt, beide Lungenflügel und das Herz wurden gleichzeitig ersetzt. Erst einige Jahre später führten die Ärzte erstmals „nur“ eine Lungentransplantation durch. (Vielleicht hatten sie erst da herausgefunden, wie man die Lunge vom Herzen abschraubt?)

WARUM SAGT MAN AUF ENGLISCH „GOD BLESS YOU!" – ALSO „GOTT SEGNE DICH!", WENN JEMAND NIEST?

In der Antike glaubten die Menschen, dass ein Niesen bedeutet, dass böse Geister versuchen, in den Körper einzudringen, und baten Gott, sie zu segnen, damit die Geister es sich zweimal überlegen, ob sie eindringen wollen. Auf Deutsch sagt man ja „Gesundheit!"; in Frankreich sagt man „A vos souhaits!"; und ich sage „Hey! Du hast mich vollgerotzt!" Ich verstehe nicht, warum man „Bless you" sagt, wenn man niest, aber nicht, wenn man rülpst oder furzt – das ergibt meiner Meinung nach keinen Sinn.

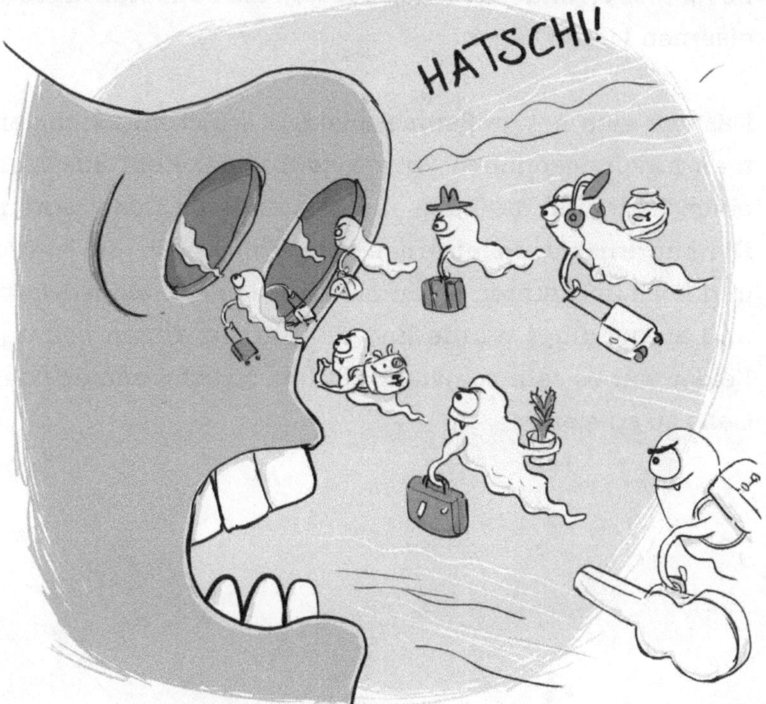

WAS IST EINE EISERNE LUNGE?

Nein, es handelt sich nicht um eine Art Lungentransplantat aus eingeschmolzenen Heizkörpern. Es gibt eine sehr ernste Krankheit namens Polio oder Kinderlähmung, die dazu führen kann, dass die Muskeln, die wir zum Atmen brauchen, nicht mehr funktionieren. Glücklicherweise ist die Kinderlähmung dank cleverer Impfstoffe fast vollständig aus der Welt verschwunden, aber früher waren Hunderttausende von Menschen davon betroffen. Wenn jemand aus irgendeinem Grund seine Atemmuskeln nicht benutzen kann, können Ärzte ihm heute einen Schlauch in den Mund stecken, der mit einer Maschine verbunden ist, die die Lunge aufbläst. Doch bevor dies erfunden wurde, mussten die Patienten in einer eisernen Lunge liegen.

Das war eine Art großer metallener Aktenschrank, in den man hineingeschoben wurde, wobei der Kopf aus dem einen Ende und die Füße aus dem anderen Ende ragten. Der Luftdruck in der eisernen Lunge ging hoch und runter und hoch und runter, wodurch der Brustkorb eingedrückt und aufgepumpt wurde und der Patient atmen konnte. Leider war es sehr schwierig für ihn, zu schwimmen oder Cello zu spielen.

HEISS ODER SCHEISS?

FRÜHER GLAUBTEN DIE ÄRZTE, DASS PAPAGEIEN INFEKTIONEN IM BRUSTKORB VERHINDERN.

HEISS Bevor sie etwas über Ansteckungskrankheiten wussten, dachten Ärzte, dass Menschen lungenkrank wurden, weil die Luft zu „steif" war. (Steif? Wovon sprachen sie eigentlich? Hilfe!) Sie glaubten, dass die beste Methode, um „steife" Luft zu heilen, darin bestand, laute Geräusche zu machen, zum Beispiel auf Trommeln zu schlagen, Gewehre abzufeuern und Papageien herumkrächzen zu lassen. Das war nicht nur gänzlich nutzlos, nein, es gibt tatsächlich eine Lungeninfektion, die man sich bei Papageien einfangen kann (sie heißt Psittakose, falls du gerne Dinge weißt, die deine Lehrer nicht wissen).

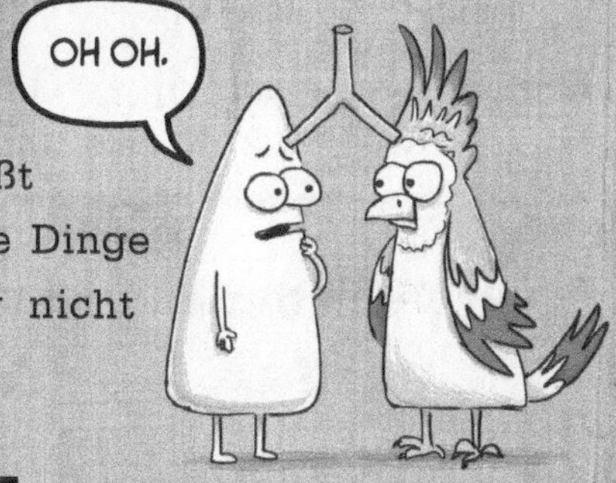

ALEXANDER DER GROSSE ERFAND EINE OPERATION, DIE NOCH HEUTE ANGEWENDET WIRD.

HEISS Alexander der Große aß mit seinen Kameraden zu Abend. Plötzlich lief einer von ihnen blau an und brach zusammen – er hatte einen Hühnerknochen in der Luftröhre stecken und konnte nicht atmen. Alex holte sein Schwert und schnitt ein Loch in den Hals des Soldaten, damit Luft in seine Lungen strömen konnte.

Dieses Verfahren wird Tracheotomie genannt. (Mein Anwalt Nigel hat mich gebeten, darauf hinzuweisen, dass man, wenn jemand an seinem Essen erstickt, von hinten die Rippen schnell nach oben drücken muss, indem man das so genannte Heimlich-Manöver durchführt, und nicht ein Schwert in den Hals stecken darf).

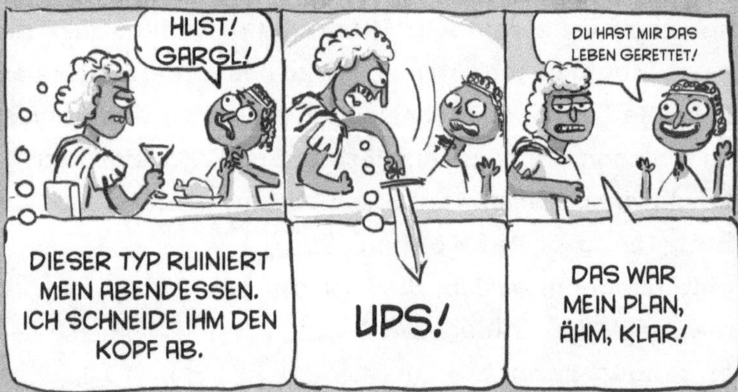
HUST! GARGL!
DIESER TYP RUINIERT MEIN ABENDESSEN. ICH SCHNEIDE IHM DEN KOPF AB.
UPS!
DU HAST MIR DAS LEBEN GERETTET!
DAS WAR MEIN PLAN, ÄHM, KLAR!

FRÜHER WAR DAS RAUCHEN IN DER SCHULE ERLAUBT.

HEISS Während der großen Pest von 1665 wurde das Rauchen in einer Schule namens Eton zur Pflicht. (Du hast vielleicht schon von dieser Schule gehört – viele britische Premierminister gingen aus irgendeinem Grund dorthin. Vielleicht haben sie dort gelernt, wie man ein Premierminister wird?) Die damaligen Ärzte glaubten, dass der Rauch irgendwie die Pest bekämpfen würde, die ihrer Meinung nach in der Luft schwebte. Schüler, die sich weigerten zu rauchen, wurden von ihren Lehrern mit einem Rohrstock geschlagen. Die alten Zeiten waren **SELTSAM**.

Kranke Kuren

Manchmal entpuppt sich eine gute Idee als eine wirklich, wirklich, wirklich schlechte Idee. So wie damals, als ich acht Jahre alt war und die großartige Idee hatte, mit selbstgebauten Schlittschuhen den Bürgersteig hinunterzurutschen, und mich dann plötzlich im Krankenhaus wiederfand, mit einem in die falsche Richtung stehenden Ellbogen und einem großen roten Loch, wo früher mein Zahn war. Nun, vor hundert Jahren erfanden Ärzte ein brandneues Medikament gegen Husten, das Heroin. Und es hat funktioniert! Und dann … wurden alle süchtig danach und konnten nicht mehr aufhören, es zu nehmen, und es verursachte schreckliche Nebenwirkungen, einschließlich der allerschlimmsten Nebenwirkung von allen. (Ich meine den Tod, nicht das Pupsen.) Du hast vielleicht von Heroin gehört, weil es jetzt eine absolut illegale Droge ist.

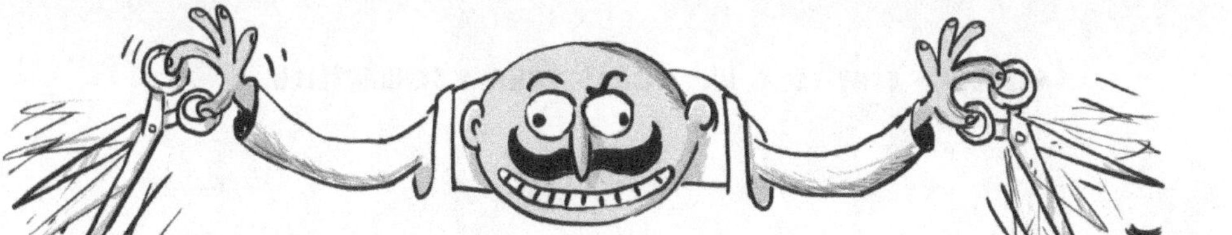

Das Kapitel, in dem sich Niemand die Hände wäscht & ein Friseur einem die Beine abschneidet

(auch bekannt als die Chirurgie)

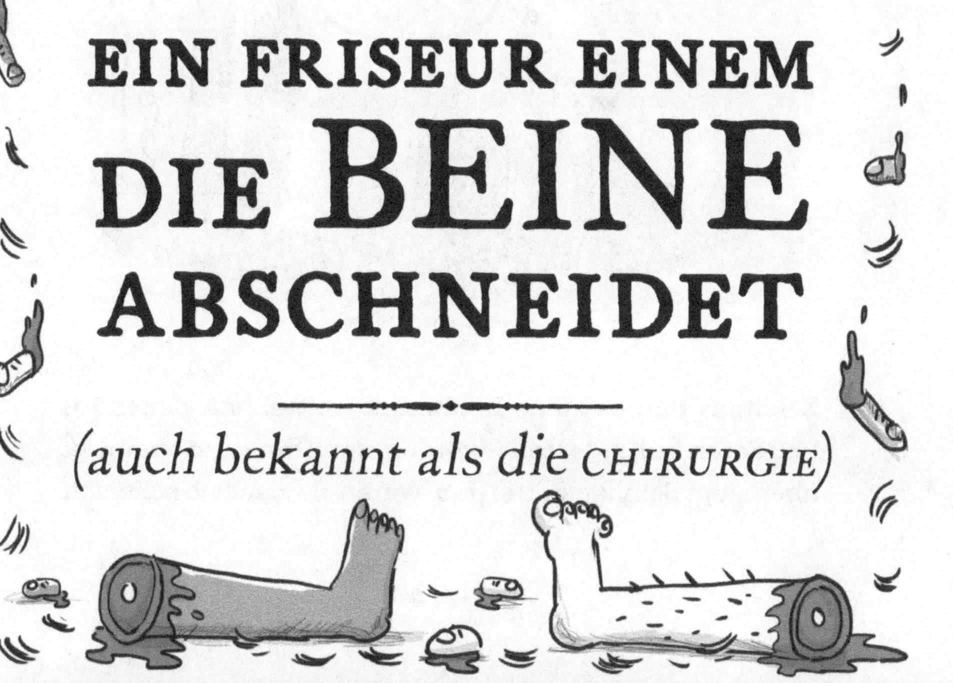

WENN DU SCHON EINMAL BEI EINER OPERATION zugesehen hast (hoffentlich nur im Fernsehen und nicht, weil du in ein Krankenhaus eingebrochen bist und dich auf die Schultern eines Chirurgen gesetzt hast), dann weißt du, dass Operationen sehr ausgeklügelt, extrem präzise und super sauber sind. Es ist vielleicht nicht gerade megaschockierend, zu erfahren, dass dies nicht immer der Fall war. Zunächst einmal ist es sehr schwierig, etwas zu reparieren, wenn man nicht weiß, wie es überhaupt funktioniert – und die Ärzte hatten keine Ahnung, wie der Körper funktioniert, und das lange Zeit nachdem sie angefangen hatten, Operationen durchzuführen. Es ist ein bisschen so, als ob ich Pippin bitten würde, meinen Computer zu reparieren – sie würde es zwar versuchen, aber es würde nicht wirklich helfen. (Und sie würde wahrscheinlich draufpinkeln.)

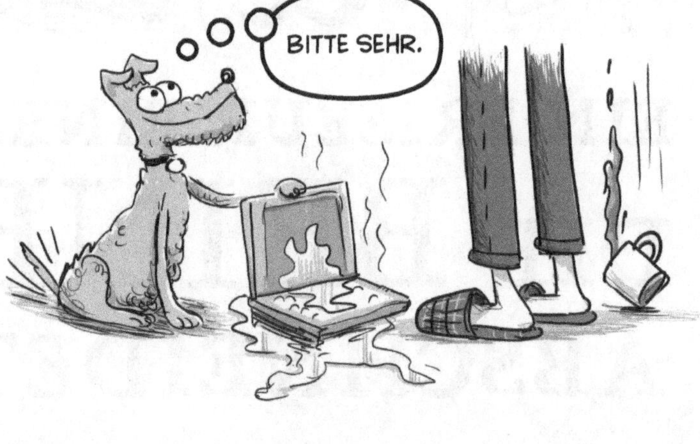

Zweitens gab es keine Betäubungsmittel, mit denen die Patienten ruhiggestellt werden konnten, und wenn es überhaupt Schmerzmittel gab, waren sie ziemlich schwach.

Das bedeutete, dass eine Operation in etwa so abgelaufen sein könnte:

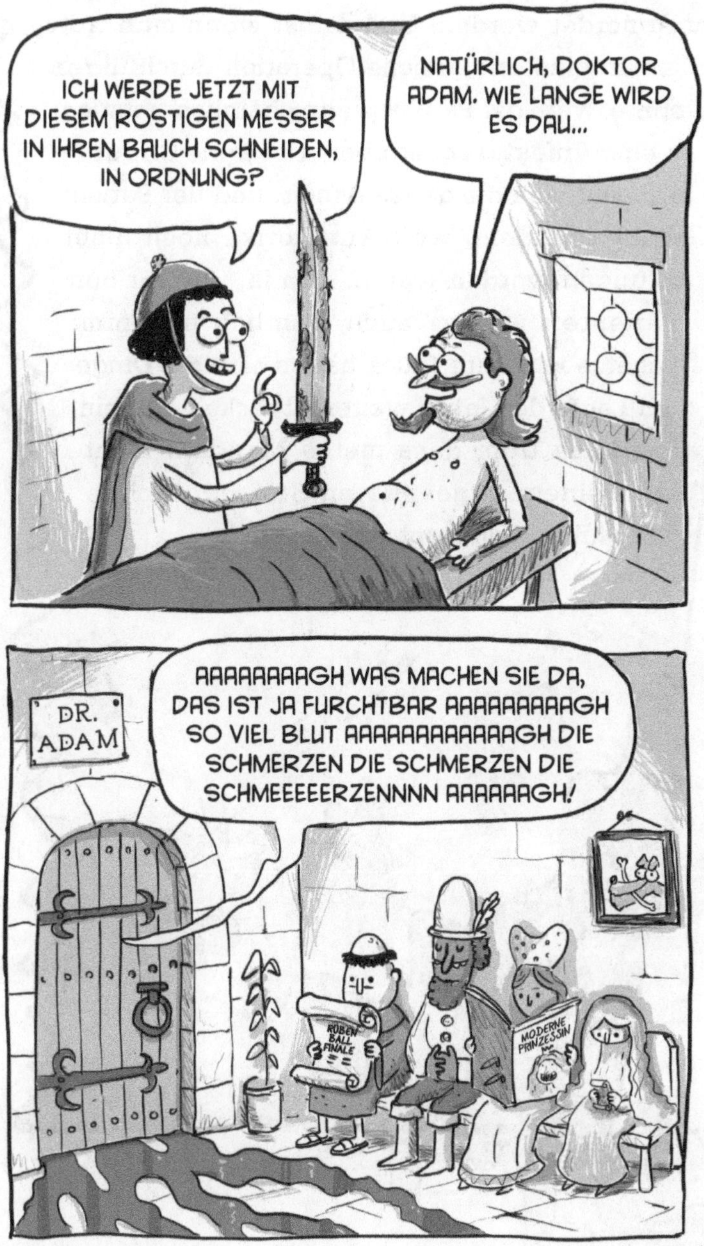
ICH WERDE JETZT MIT DIESEM ROSTIGEN MESSER IN IHREN BAUCH SCHNEIDEN, IN ORDNUNG?
NATÜRLICH, DOKTOR ADAM. WIE LANGE WIRD ES DAU…
DR. ADAM
AAAAAAAAGH WAS MACHEN SIE DA, DAS IST JA FURCHTBAR AAAAAAAAAGH SO VIEL BLUT AAAAAAAAAAAAGH DIE SCHMERZEN DIE SCHMERZEN DIE SCHMEEEEERZENNNN AAAAAAGH!
RÜBEN BALL FINALE
MODERNE PRINZESSIN

Es war wahrscheinlich ziemlich ablenkend, wenn dein Patient sich wehrte und jammerte, als würde er ermordet werden. Und selbst wenn man trotz alledem eine erfolgreiche Operation durchführen konnte, wäre der Patient wahrscheinlich trotzdem an einer Infektion gestorben. Der arme Chirurg – er macht sich die ganze Arbeit, und der Patient stirbt trotzdem, weil Antibiotika noch nicht erfunden worden waren. Ach ja, und für den Patienten war es auch ziemlich schlimm, schätze ich. Zum Glück haben sich die Dinge im Laufe der Jahre weiterentwickelt. Ich bin wirklich froh, dass meine Mandeln nicht mit einem angespitzten Stein und ohne Betäubung entfernt worden sind.

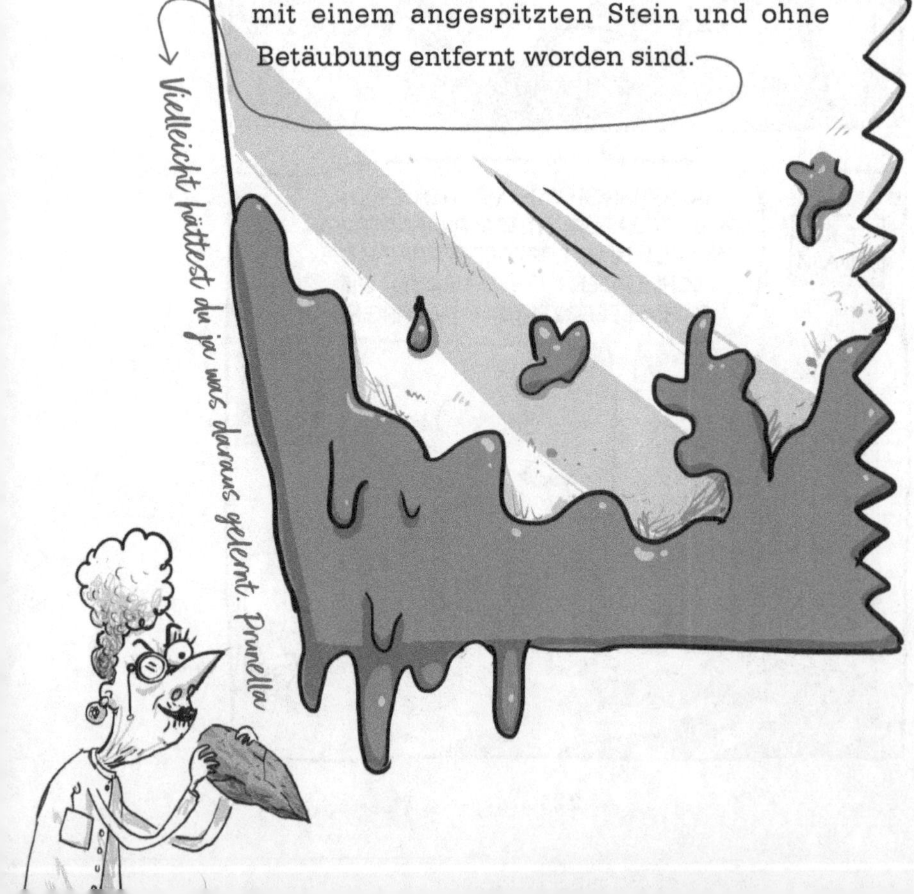

ALTES ÄGYPTEN

Die alten Ägypter waren sehr gut darin, Haut zusammenzunähen, und benutzten dazu alle möglichen Materialien, von Baumwolle (das ist in Ordnung) bis hin zu Muskelfasern, die sie aus Tieren herausgezogen hatten (das ist nicht in Ordnung). Zum Glück sparten sie sich ihre Nähkünste für Menschen auf, die bereits gestorben waren: Sie dienten hauptsächlich dazu, die Körper von Mumien für das Leben nach dem Tod schön und ordentlich aussehen zu lassen, sobald sie aufgeschnitten und alle Organe entnommen worden waren.

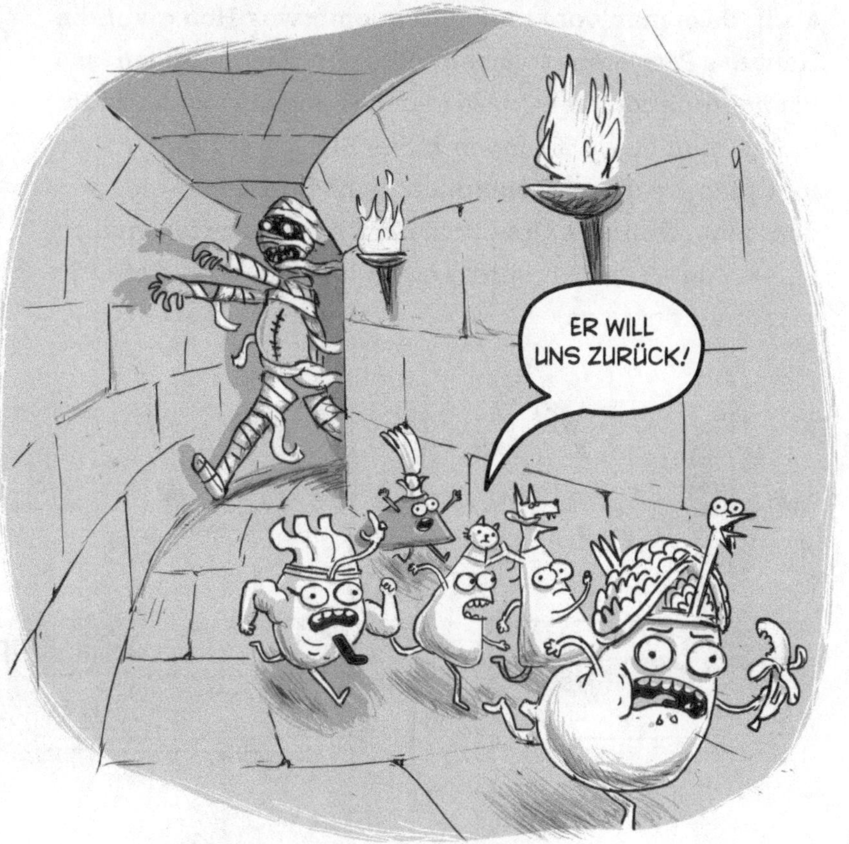

Wir wissen, dass sie auch einige kompliziertere Operationen ausprobierten, weil sie in einem Dokument namens Edwin Smith Papyrus beschrieben wurden. (Ich nehme an, Edwin Smith ist der Name des Mannes, der das Schriftstück gefunden hat oder so. Die meisten altägyptischen Persönlichkeiten, von denen ich gehört habe, hießen Kleopatra oder Tutanchamun – Edwin Smith klingt eher wie der Name eines englischen Mathelehrers.) In Edwins Papyrus gibt es viele Beschreibungen von Operationen an der Wirbelsäule und von der Entfernung von Knoten, aber nicht viele Beschreibungen darüber, wie es den Patienten danach ging. Meine Vermutung wäre: nicht gut. Dort steht auch, dass man vor einer Operation etwas Honig auf die Haut des Patienten streichen sollte, um sie zu reinigen (das könnte funktionieren), dass man Blutungen stoppen kann, indem man einen Klumpen rohes Fleisch auf die Wunde legt (das wird wahrscheinlich nicht funktionieren), und dass man, wenn die Operation nicht erfolgreich ist, einfach einen Zauberspruch sprechen sollte (das wird definitiv nicht funktionieren).

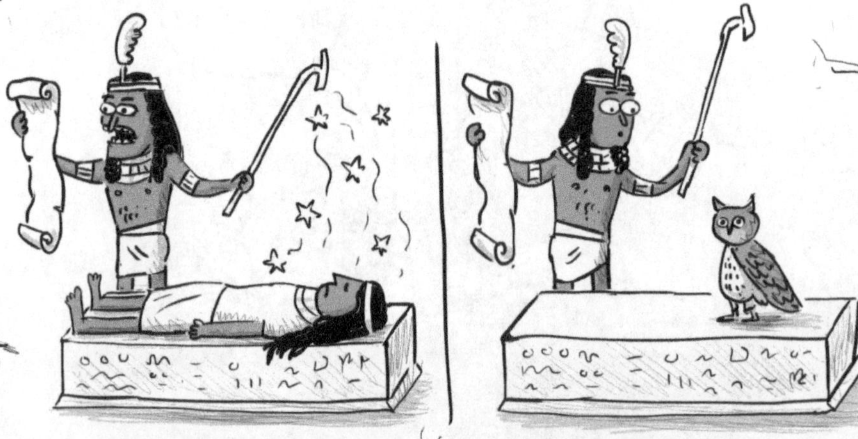

ALTES INDIEN

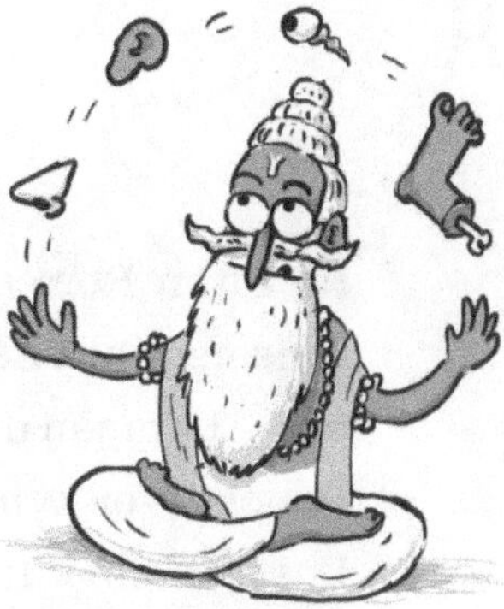

Tausend Jahre später, etwa 600 v. Chr., erfand ein Mann in Indien namens Sushruta eine ganze Reihe von Operationen. Er erfand sogar so viele Operationen, dass er als der Vater der Chirurgie bekannt wurde. (Ich hoffe, Sushruta liest das hier jetzt nicht. Ich möchte ihn nämlich nicht verärgern oder ihm das Gefühl geben, weniger wichtig zu sein. Aber ich habe gerade „Vater der Chirurgie" auf Wikipedia nachgeschlagen, und es gibt buchstäblich zehn andere Personen in der Geschichte, die so genannt werden. Übrigens habe ich gerade auch unter Sushruta bei Wikipedia nachgeschaut. Er ist vor 2.500 Jahren gestorben, also liest er das hier bestimmt nicht.)

Er schrieb ein Buch mit 184 Kapiteln (184! Dieses Buch hat nur zwölf!), in denen er alle möglichen Dinge beschrieb, von der Amputation eines Arms bis hin zur Herstellung einer neuen Nase, wenn diese in einem Schwertkampf abgehackt worden war. Bei seiner Methode schnitt er dem Patienten eine Wange ab und bastelte daraus eine Nase. Vermutlich musste er dann etwas anderes abschneiden, um die fehlende Wange zu ersetzen? Den Po vielleicht?

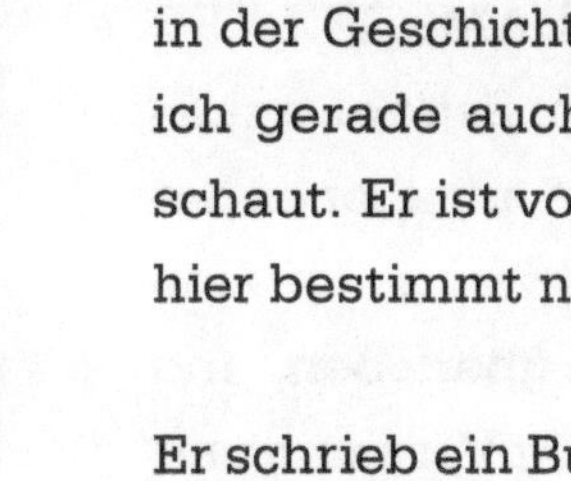

Kannst du endlich mal aufhören, über Hintern zu reden? Es ist nicht lustig, es ist dumm, und es ist mir peinlich, mit dir verwandt zu sein. Prunella

ALTES ROM

Im alten Rom entwickelte man eine Operation, die man Kaiserschnitt nennt. Das war eine neue Art, ein Baby durch das Abdomen auf die Welt zu bringen (so nennen Ärzte den Bauch, weil wir gerne seltsame Namen für Dinge haben). Lust auf ein kurzes Spiel? Richtig oder falsch, und wenn du verlierst, musst du mir einen Hubschrauber kaufen. Also, richtig oder falsch? Der Kaiserschnitt heißt Kaiserschnitt, weil Julius Caesar durch einen Kaiserschnitt geboren wurde.

Nein! Falsch! Du schuldest mir einen Hubschrauber. (Ich hätte ihn bitte gern in Knallgrün, mit ADAMS TOLLER HUBSCHRAUBER in goldener Schrift auf der Seite? Danke.) Es fängt vielleicht mit dem Namen „Caesar" an, aber es hat nichts mit dem alten Julius zu tun. Damals war es für eine Mutter unmöglich, einen Kaiserschnitt zu überleben, und Mama Caesar (ich bin mir nicht sicher, wie ihr Vorname war – vielleicht Julia?) lebte noch, als Julius erwachsen war.

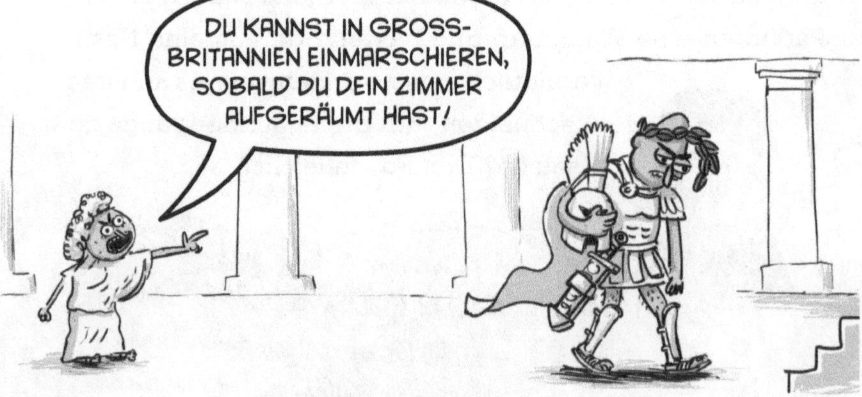
DU KANNST IN GROSSBRITANNIEN EINMARSCHIEREN, SOBALD DU DEIN ZIMMER AUFGERÄUMT HAST!

AL-ZAHRAWI

Es wird Zeit, dass du Abu al-Qasim Khalaf ibn al-Abbas al-Zahrawi kennenlernst, wobei ich hoffe, dass du nichts dagegen hast, wenn ich seinen Namen auf Al-Zahrawi abkürze. Er lebte im Jahr 1000 (ich frage mich, ob es zur Jahrtausendwende eine große Party gab?) und war ein ziemlich erstaunlicher Chirurg. Er erfand eine Art Faden, der aus Katzen-Eingeweiden hergestellt wurde (der – etwas ekelhaft – manchmal noch heute verwendet wird). Außerdem stellte er über zweihundert verschiedene Instrumente für Chirurgen her (ich rede von Skalpellen, nicht Saxofonen) und beschrieb eine Menge nigelnagelneuer Operationen. Oh, und außerdem schrieb er etwa dreißig Bücher und erfand eine Menge verschiedener Parfums. Schon gut, al-Zahrawi. Keiner mag Angeber.

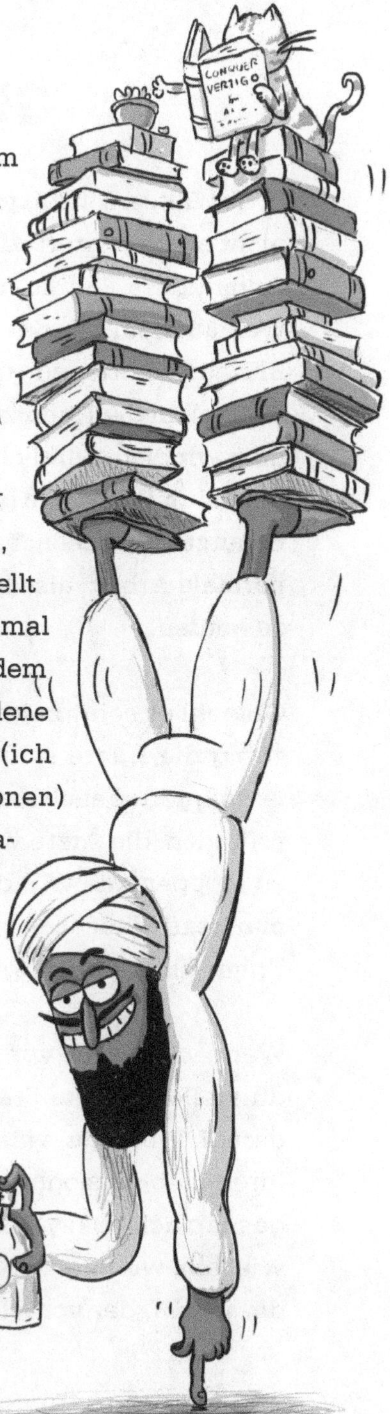

GLITZERZEIT

In der Glitzerzeit (du weißt, was ich meine) waren die Ärzte nicht so begeistert von Operationen. Vielleicht hatten sie Angst, dass Blut auf ihre Schuhe spritzen könnte oder so. Was auch immer der Grund war, sie hielten sich an ihre Blutegel, Lotionen und Tränke und weigerten sich, ein Skalpell in die Hand zu nehmen. Was passierte also, wenn man wirklich, wirklich eine Operation brauchte? Nun, man ging zum Friseur. In gewisser Weise machte das Sinn – sie benutzten schließlich bereits Messer und Scheren für ihre normale Arbeit, also brauchten sie keine neue Ausrüstung zu kaufen.

Obwohl es sehr praktisch gewesen sein muss, sich gleichzeitig die Haare schneiden und das Bein amputieren zu lassen, gab es auch Nachteile: Die Anästhesie war noch nicht erfunden, die Ärzte waren nicht sehr gut darin, Blutungen zu stoppen, die Wunde infizierte sich wahrscheinlich und man starb danach. Aber wenigstens hatte man eine schöne Frisur für die Beerdigung.

Wenn du heute vor einem Friseursalon stehst, siehst du vielleicht eine Stange mit roten und weißen Streifen darauf. Weißt du, was das so ist? Es ist eine Hommage an ihren Lieblingsjoghurt: Joghurt mit der Ecke mit Erdbeergeschmack. Okay, vielleicht auch nicht. Die Stange soll wie ein weißer, blutverschmierter Verband aussehen, der jedem, der vorbeikommt, sagt, dass hier Operationen durchgeführt werden. Ich hätte etwas weniger Aufsehenerregendes genommen, wie zum Beispiel eine schöne Schere. Die ganze Sache mit dem Blut auf den Verbänden ist ein bisschen so, wie wenn ein Restaurant ein Bild von einem Kotzfleck draußen hängen hat.

Das ist widerlich. Bitte lösche diesen Satz und am besten den Rest vom ganzen Absatz auch noch. Prunella

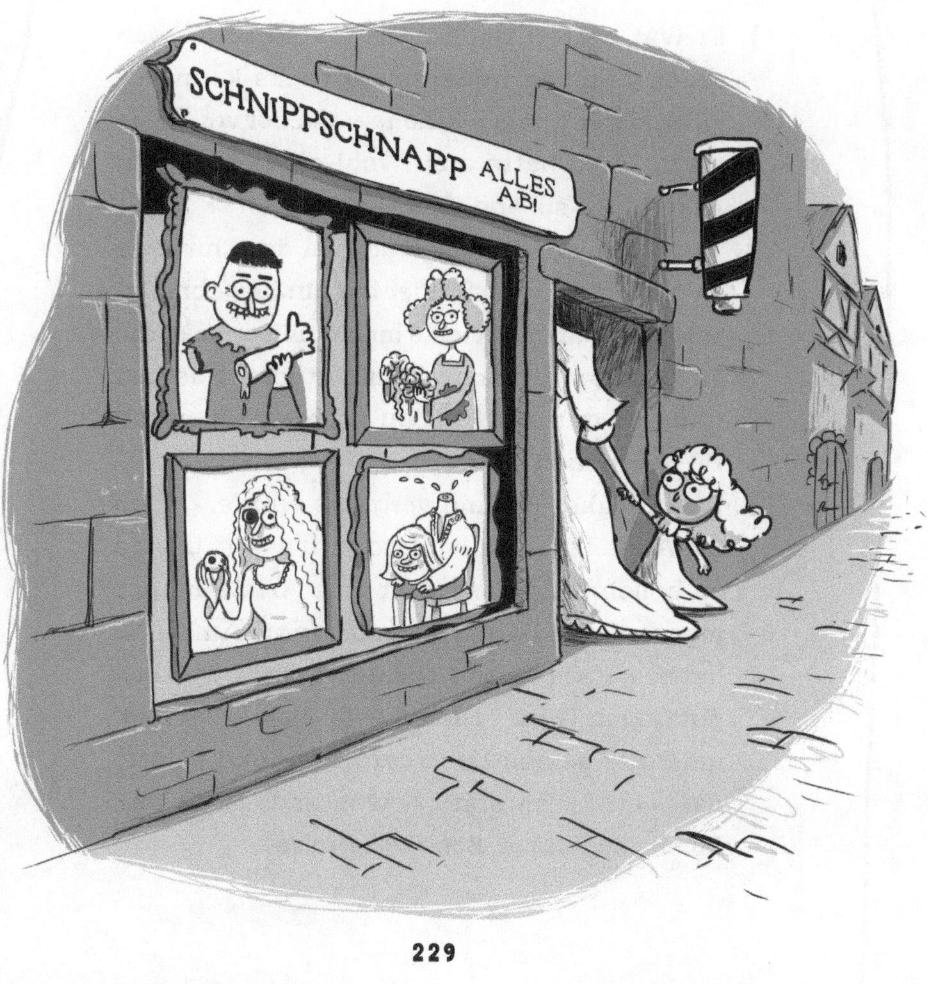

Einer der berühmtesten Barbier-Chirurgen (wie sie genannt wurden) hieß *Ambroise Paré*. Nicht zu verwechseln mit Framboise Pâté, was französisch für Himbeeraufstrich ist.

AMBROISE PARÉ: FÜNF FAKTEN UND EINE LÜGE

1. Er war der offizielle Arzt von vier französischen Königen hintereinander. Es kann nur ein anderer König werden, wenn der vorherige stirbt. Also hätte man wohl einen besseren Arzt finden sollen.
2. Er wurde von seinem Bruder in der Chirurgie unterrichtet. Mein Bruder hat mir beigebracht, wie man Furzgeräusche macht, indem man die Hand unter die Achselhöhle drückt, was fast genauso gut ist. (Hast du gerade probiert, ob du das kannst?)
3. Wenn früher jemand vergiftet wurde, gaben die Ärzte ihnen einen Bezoar zu essen, um sie zu heilen. (Ein Bezoar ist eine Art Stein, der manchmal im Darm vorkommt. Igitt.) Ambroise bewies, dass diese Kacksteine nicht wirklich gut gegen Gifte helfen. Leider bewies er das, indem er seinen Koch vergiftete und zeigte, dass er trotzdem starb, obwohl er danach einen Bezoar schluckte. Böser Ambroise.

4. Er überlebte einmal einen Mordversuch, indem er sich in einem Kleiderschrank versteckte.
5. Er hat die forensische Pathologie erfunden, bei der es darum geht, herauszufinden, wie jemand ermordet wurde. Es gibt Fernsehsendungen über forensische Pathologie, die **CSI: Miami** und so ähnlich heißen. (Seine Fernsehsendung würde **CSI: 16.-Jahrhundert-Paris** heißen.)

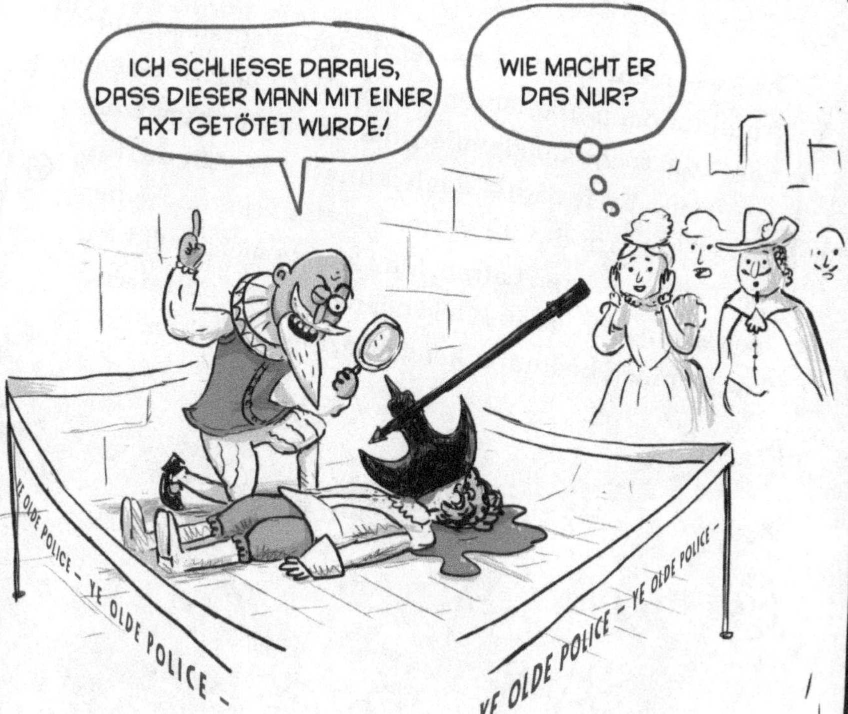
ICH SCHLIESSE DARAUS, DASS DIESER MANN MIT EINER AXT GETÖTET WURDE!
WIE MACHT ER DAS NUR?
YE OLDE POLICE – YE OLDE POLICE –
YE OLDE POLICE – YE OLDE POLICE –

6. Paris wurde nach ihm benannt.

6. Nein, Paris hat nichts mit Ambroise zu tun. Aber aus irgendeinem Grund wurde ein Asteroid nach ihm benannt – Asteroid 259344 Paré, falls du dein Teleskop gerade zur Hand hast.

Eine der großen Erfindungen von Ambroise war die Verwendung von Nähten, um die Blutgefäße während einer Operation vor dem Ausbluten zu bewahren (obwohl er die Idee möglicherweise von al-Zahrawi gestohlen hatte). Früher benutzten die Ärzte ein extrem heißes Stück Metall, um die blutenden Blutgefäße zu brutzeln und zu versiegeln, als ob sie ein Steak braten würden. Das hatte leider zur Folge, dass viele Patienten starben.

Weil viel mehr seiner Patienten die (etwas grausamen) Amputationen überlebten, entwickelte er Prothesen oder künstliche Gliedmaßen, die sie danach benutzen konnten. Er fertigte auch künstliche Augen für Menschen an, die ihr Auge – meist während einer Schlacht – verloren hatten. Man konnte nicht mit ihnen sehen, aber da sie aus Gold oder Silber waren, müssen sie ziemlich beeindruckend ausgesehen haben.

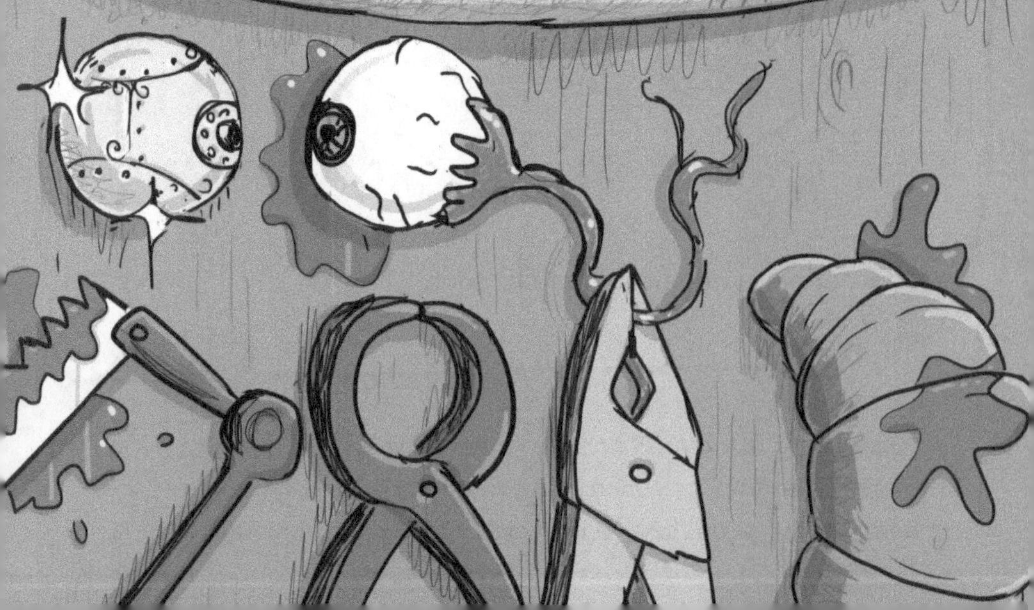

Ambroises Methode war viel besser, und weit mehr Menschen überlebten die Operation. Sie starben auch seltener an einer Infektion, dank einer von ihm entwickelten Salbe aus Eigelb und Rosenöl. (Ich weiß nicht genau, wie er das entdeckt hat. Vielleicht hat er eines Tages Pudding gekocht und etwas von der Mischung auf einen Patienten gespritzt.)

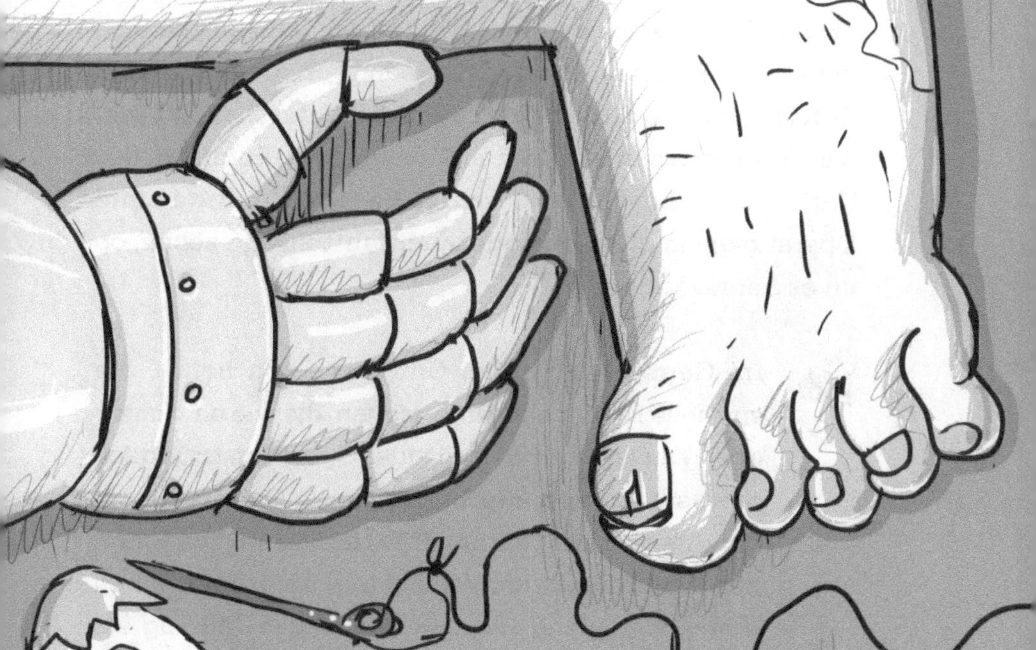

Er war nicht nur ein guter Chirurg, sondern schrieb auch ein Buch mit all seinen Life Hacks. (Meistens wurde dabei tatsächlich ge-HACK-t oder gesägt.) Normalerweise wurden Lehrbücher in Latein geschrieben. Aber Ambroise beschloss, sein Buch auf Französisch zu schreiben, damit alle anderen Chirurgen leicht von ihm lernen konnten. Dadurch verbesserte sich die Qualität der Operationen in ganz Frankreich. Merci *beaucoup, Ambroise!*

MISTER LISTER UND EIN PAAR SCHMUTZIGE BLASEN

Wenn du operiert werden müsstest, wo würdest du lieber operiert werden – in einem Krankenhaus oder auf deinem Küchentisch? Wenn du vor zweihundert Jahren gelebt hättest, wäre die Antwort gewesen: „Auf jeden Fall zu Hause, bitte. Bitte, bitte, bitte, bitte, bitte!“, denn die Wahrscheinlichkeit, dass Patienten starben, war im Krankenhaus fünfmal höher. Und warum? Lass mich beschreiben, wie Chirurgen ihre Operationen im Krankenhaus durchführten, und schau, ob du es herausfindest.

- Im Gegensatz zu den Chirurgen von heute, die spezielle Hygienekleidung tragen, die wie ein Schlafanzug aussieht und nach jeder Operation gründlich gewaschen wird, machten sich die Chirurgen von damals nie die Mühe, ihre Kleidung zwischen den Operationen zu wechseln – sie trugen einen schwarzen Anzug mit einem wallenden Umhang, als ob sie Dracula nachmachen würden. (Sie machten Dracula tatsächlich ganz gut nach, weil auch sie eine Menge Menschen töteten.)

- Sie reinigten weder den Operationstisch noch ihre Skalpelle oder **SONST ETWAS.** Sie wischten sie nicht einmal ab – sie benutzten sie einfach gleich beim nächsten Patienten. Sie haben sogar blutgetränkte Verbände wiederverwendet. Igitt.

- Sie dachten, dass man erst, wenn man am Ende des Tages von Kopf bis Fuß mit Blut und Eingeweiden und Kot und Eiter und Erbrochenem und Gehirnstücken und Knochensplittern bedeckt war, ein wirklich guter Chirurg war. Wenn man bei den Pfadfindern ist, sammelt man verschiedene Abzeichen; diese Jungs haben verschiedene Arten von Innereien auf ihrer Kleidung gesammelt. Genauso wie Pippin nicht glaubt, dass sie einen richtigen Spaziergang gemacht hat, wenn sie sich nicht in zehn verschiedenen Arten von Fuchskacke gewälzt hat.

- Sie trugen keine Handschuhe und wuschen sich nie die Hände. Niemals.

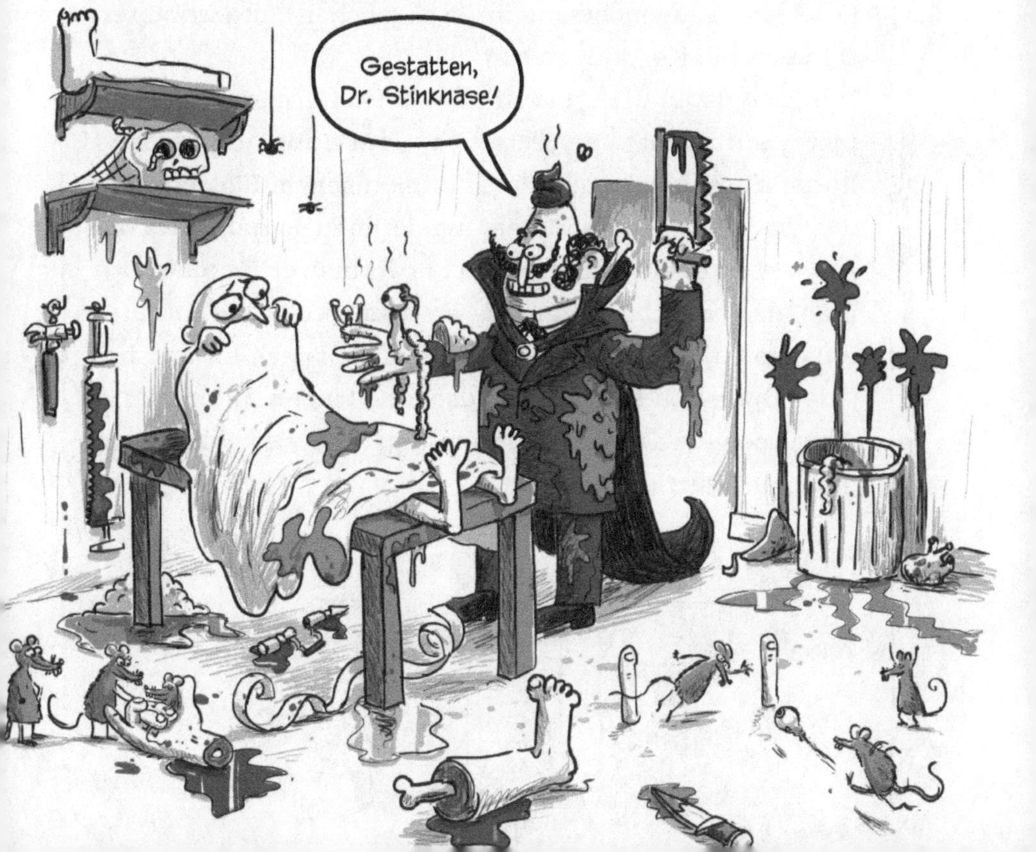

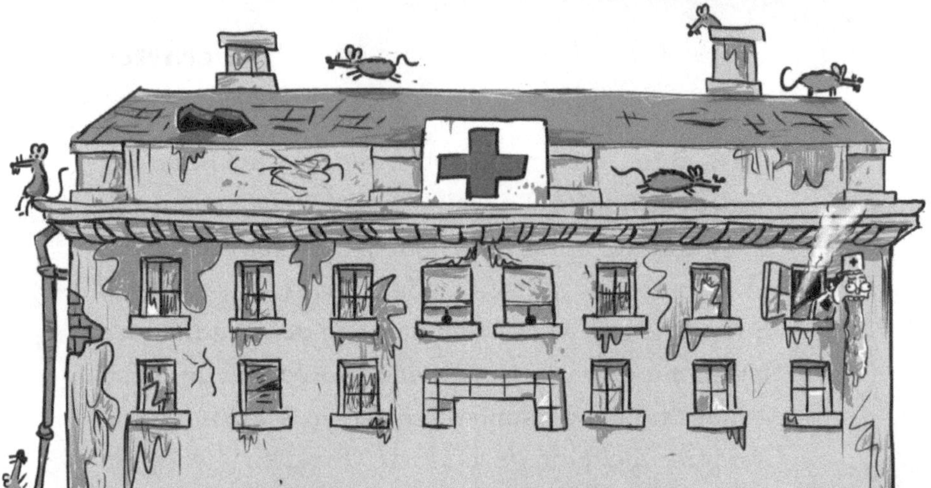

Hurra! Sogar **DU** hast die Antwort herausgefunden, und du bist erst *drei / vier / fünf / sechs / sieben / acht / neun / zehn / elf / zwölf / dreizehn / vierzehn / sechsundachtzig (nicht Zutreffendes bitte streichen).* Aber die Chirurgen hatten damals keine Ahnung, warum alle an Infektionen starben – sie dachten, Infektionen verbreiteten sich einfach über die Luft und hätten nichts mit ihren hässlichen blutgetränkten Händen und Kleidern zu tun.

Nun, das glaubten sie, bis um 1800 ein Mann namens Joseph Lister auftauchte. Er hatte von einer Substanz namens Karbolsäure gehört, einer Art altmodischem Bleichmittel, das die Städte verwendeten, um dafür zu sorgen, dass die Abwasserkanäle weniger stanken. Er hielt es für eine gute Idee, dass die Chirurgen alle Instrumente in Karbolsäure wuschen, den Operationssaal damit abwischten und bei jeder Operation saubere Handschuhe trugen. Er probierte dies in seinem Krankenhaus aus, und die Sterblichkeitsrate ging schlagartig zurück.

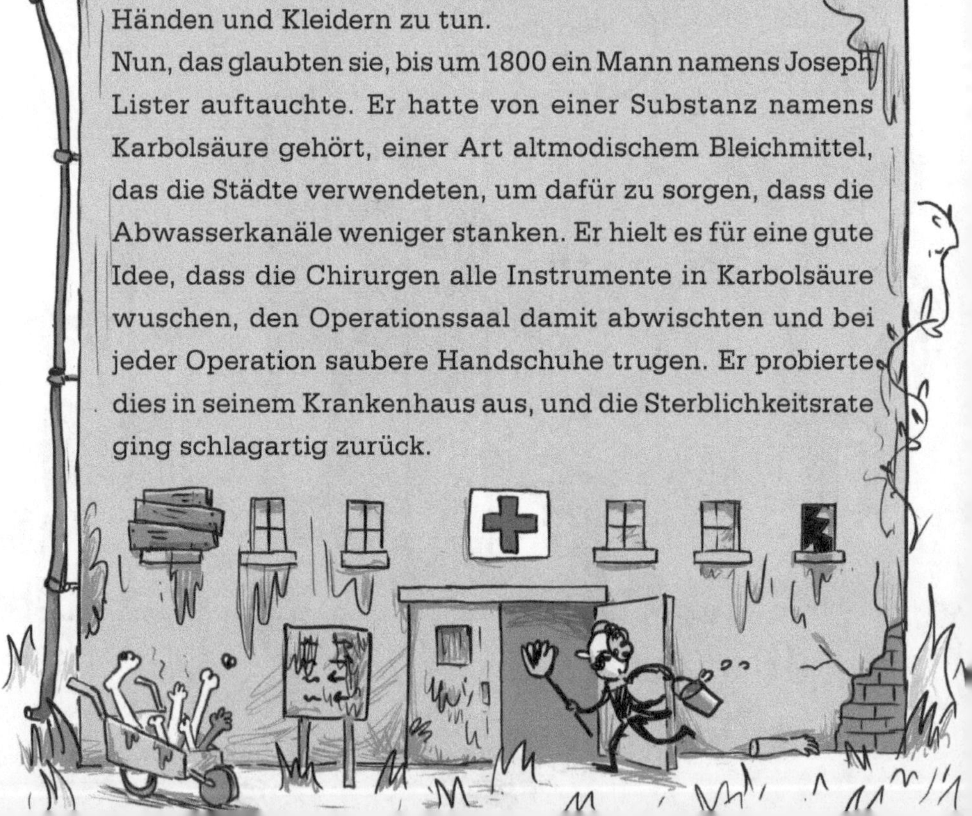

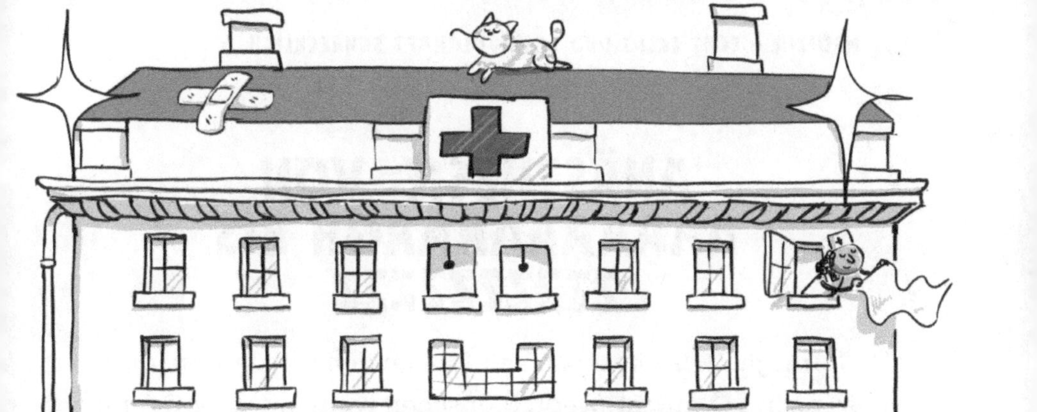

Die Chirurgen im ganzen Land waren begeistert! Nein, nicht begeistert – sie waren wütend. Die medizinische Fachzeitschrift *The Lancet* (eine Art langweiliger Comic für Ärzte) riet jedem Chirurgen, Listers seltsame Idee des „Waschens von Dingen“ zu ignorieren. *The Lancet* (das Blatt wird auch heute noch gedruckt) behauptete, er wisse nicht, wovon er spreche, und all diese Reinigungsarbeiten würden die Operationen verlangsamen. Ich glaube, die Wahrheit war, dass sie nicht dumm dastehen oder zugeben wollten, dass sie falsch lagen. So wie damals, als ich versuchte, mir die Haare blond zu färben, und sie so komisch grün wurden, und ich allen erzählte, es sei Absicht gewesen und ich hätte es von Anfang an so gewollt. *Deine Haare sehen immer komisch aus, egal welche Farbe sie haben. Prunella*

Glücklicherweise haben ein paar Jahre später alle gemerkt, dass Lister doch recht hatte, und sie haben angefangen, seine Techniken anzuwenden. Das ist eine gute Nachricht, falls du einmal eine Zeitreise ins 19. Jahrhundert machst und dir der Blinddarm platzt.

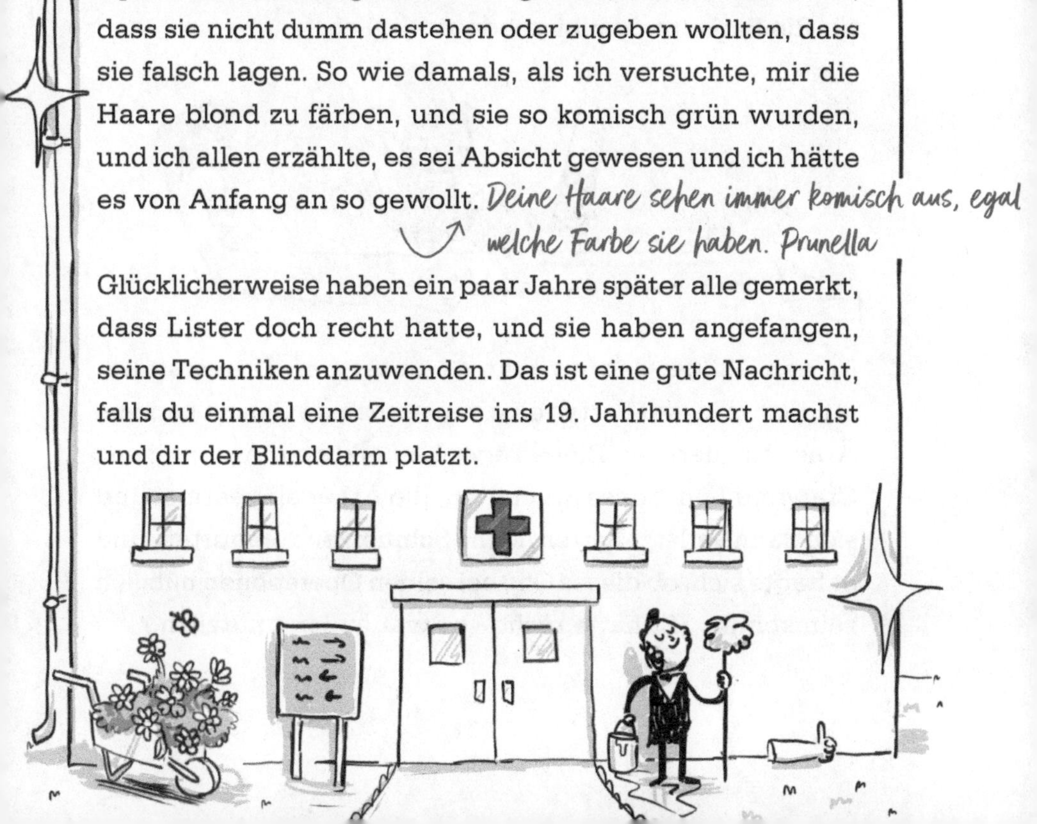

ANÄSTHESIE: VON AAAAAAAAAAGH BIS ZZZZZZZZZZ

Chirurgen wissen schon seit Tausenden von Jahren, dass es nicht **SO** gut ist, wenn Menschen während ihrer Operationen wach sind und laut schreien: Es ist schwer, jemanden zu operieren, wenn er herumzappelt. Und für den Patienten ist es wahrscheinlich auch nicht gerade ein Vergnügen. Sie haben alles Mögliche ausprobiert: Sie haben den Patienten so viel Alkohol gegeben, dass sie eingeschlafen sind, oder sie haben ihnen auf den Kopf geschlagen, bis sie bewusstlos waren, oder sie haben sie sogar hypnotisiert. Leider haben diese Maßnahmen entweder nicht funktioniert oder waren für die Patienten ein bisschen zu tödlich.

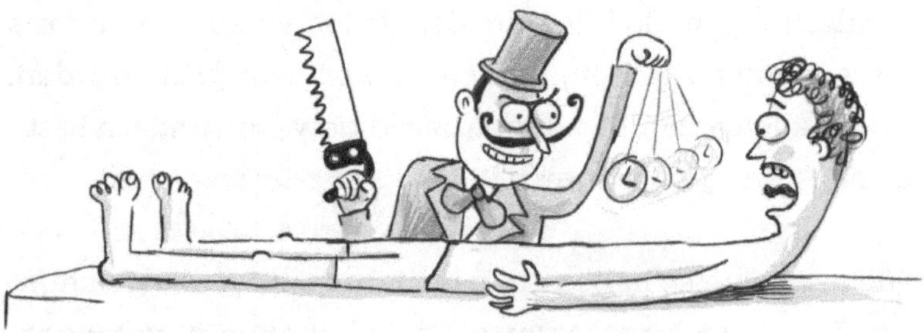

In den 1830er-Jahren war es unter den Universitätsstudenten in, auf Partys eine neu entdeckte Gasart namens Äther einzuatmen. Eines Tages bemerkte ein Arzt namens Crawford Long, dass Studenten, die Äther eingeatmet und sich dann verletzt hatten, keine Schmerzen verspürten, und er fragte sich, ob dieses Gas bei seinen Operationen nützlich sein könnte. (Er hatte recht – es war äußerst nützlich.)

Eine der ersten Operationen, die mit Äther als Narkosemittel durchgeführt wurde, war die Beinamputation eines Mannes. Sie verlief so gut, dass der Patient fragte, wann die Operation beginnen würde. Dabei lag sein Bein bereits im Mülleimer und er hatte nichts gespürt.

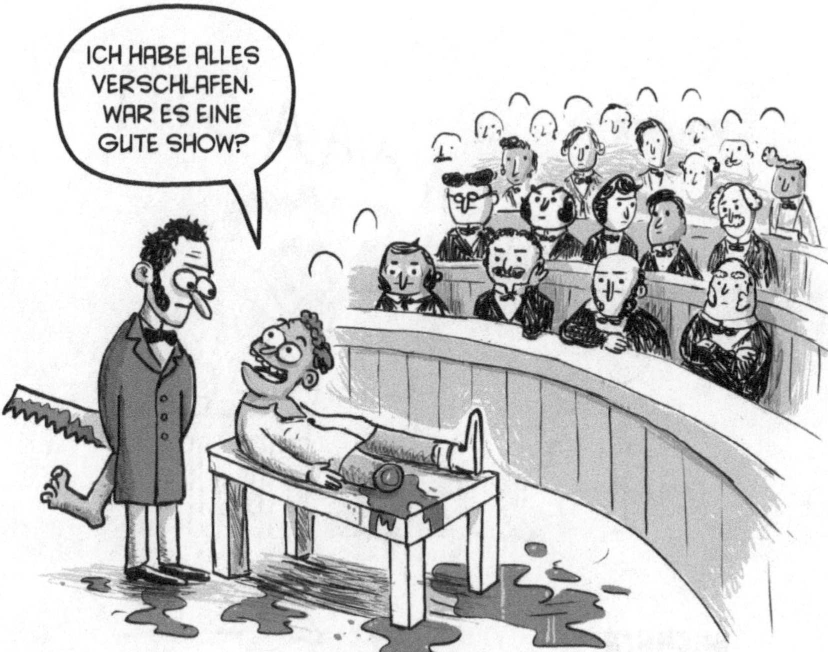

Andere Chirurgen waren Äther gegenüber sehr misstrauisch und meinten, dass eine Operation nicht richtig funktionieren könne, wenn der Patient währenddessen keine Schmerzen spüre... Hilfe! Aber seitdem wurden Millionen und Abermillionen von Operationen unter Verwendung von Narkosemitteln durchgeführt, obwohl die Ärzte heute andere Gasarten verwenden, weil Äther die lästige Angewohnheit hatte, manchmal zu explodieren. Ups.

Bis heute haben die Ärzte keine Ahnung, wie Narkosemittel eigentlich funktionieren. (Was für Idioten!) Nun, die Hauptsache ist, **DASS** sie funktionieren, und Operationen viel leiser sind als früher.

VORHER

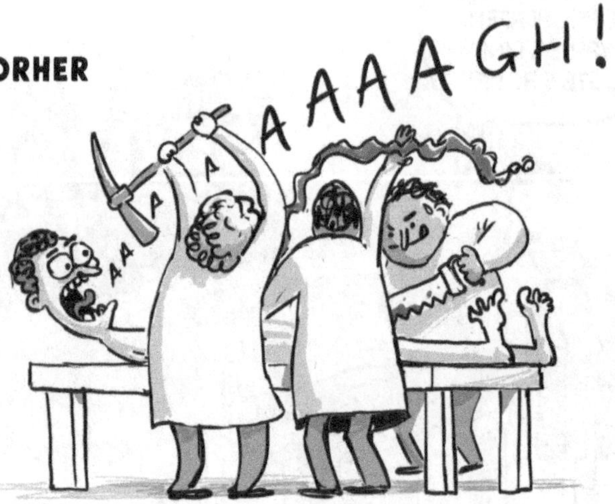

NACHHER

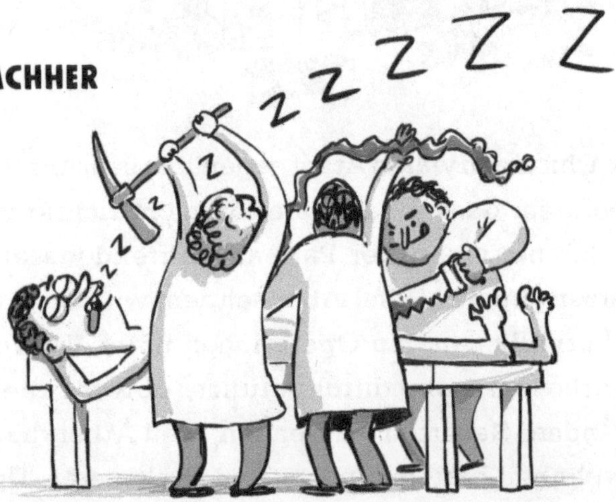

1846

Bevor die Anästhesie erfunden wurde, bestand die beste Chance für einen Chirurgen, seinen armen schreienden Patienten nicht zu töten, darin, die Operation extrem schnell durchzuführen. Der schnellste Chirurg in Großbritannien war ein Mann namens Robert Liston, der damit prahlte, dass er ein Bein in weniger als einer Minute amputieren konnte. Im Jahr 1846 führte Herr Liston eine Operation so schnell durch, dass er den Patienten mit einer ungeschickten schnellen Bewegung seines Messers tötete, **dann tötete** er seinen Assistenten, dem er versehentlich die Finger abschnitt, **UND DANN** tötete er jemanden, der bei der Operation zusah und vor Schreck starb. Upsi!

LEIH MIR DEIN OHR (ODER DEIN HERZ, DEINE LUNGE ODER EINE NIERE)

Ich habe bereits ein wenig über Transplantationen gesprochen – die erstaunlichen Operationen, bei denen Menschen ein neues Herz oder eine neue Lunge oder sogar eine neue Hand oder einen neuen Hintern bekommen. Okay, das mit dem Hintern habe ich erfunden. Ärzte wollen schon seit Tausenden von Jahren Transplantationen durchführen, aber erst seit Kurzem ist das möglich. Warum hat es dann so lange gedauert? Waren sie alle einfach nur zu faul? Oder haben sie es immer wieder aufgeschoben, genauso wie du, weil du immer viel zu beschäftigt bist, dein Schlafzimmer aufzuräumen?

→ *Warum hast du es dann hierhin geschrieben? Dieses Buch ist überhaupt nicht für Kinder geeignet. Ich hoffe, die Leute haben alle Mülleimer zu Hause. Prunella*

Der Grund, warum die Chirurgen soooo lange brauchten, um ein Organ zu transplantieren, ist der, dass die Patienten einfach starben, wenn die Ärzte es versuchten. Selbst wenn sie das Organ genau an der richtigen Stelle einsetzten und es perfekt mit all den komplizierten Venen und Arterien verbanden... der Patient starb trotzdem. Der Grund dafür war die sogenannte Organabstoßung. Dein Körper ist so wunderbar und wundervoll, dass er sofort zum Angriff übergeht, sobald etwas in ihm auftaucht, das er nicht kennt. Das ist eine gute Nachricht, wenn du krank bist, denn dann werden die Viren, Bakterien oder andere böse Eindringlinge vernichtet. Aber es ist nicht ganz so praktisch, wenn man versucht, ein neues Organ einzupflanzen.

Das änderte sich, als Wissenschaftler ein Medikament erfanden, das das Immunsystem (den Teil des Körpers, der Infektionen bekämpft) daran hindert zu überreizen. Das bedeutet, dass der Körper nicht versucht, sein schönes neues Ersatzorgan loszuwerden. Dieses Medikament wurde von einer unglaublichen Wissenschaftlerin namens Gertrude Elion erfunden – sie erhielt dafür den Nobelpreis, und das ist auch richtig so.

Weil ihr Immunsystem heruntergefahren wurde, ist es wirklich wichtig, dass Menschen mit Organtransplantaten sich von kranken Menschen fernhalten, weil sie Keime nicht so gut abwehren können.

Im 20. Jahrhundert gab es viele „erste Male“: die erste Nierentransplantation (1954) …

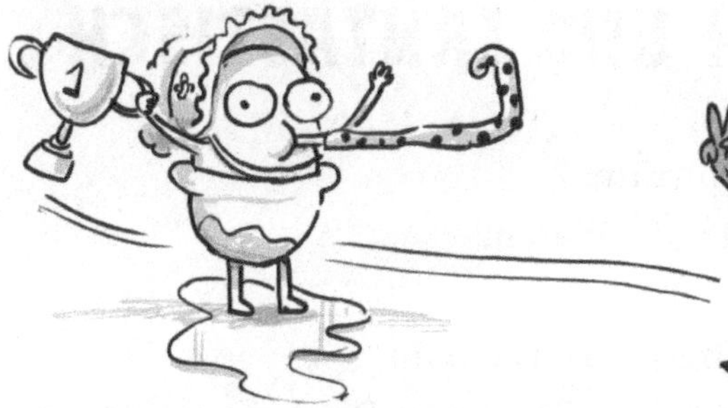

… die erste Lebertransplantation (1967) …

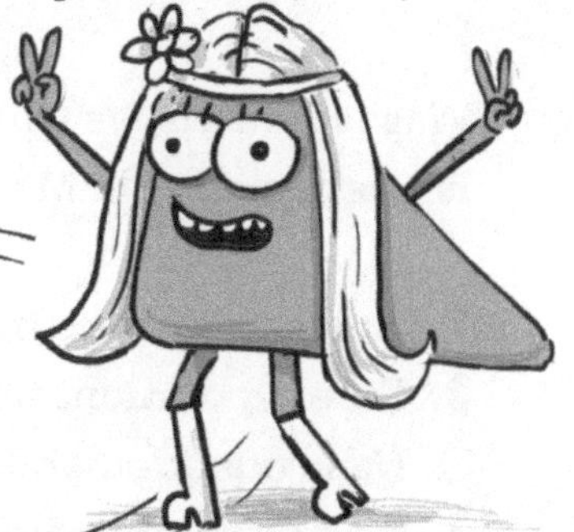

… die erste Herztransplantation (1967) …

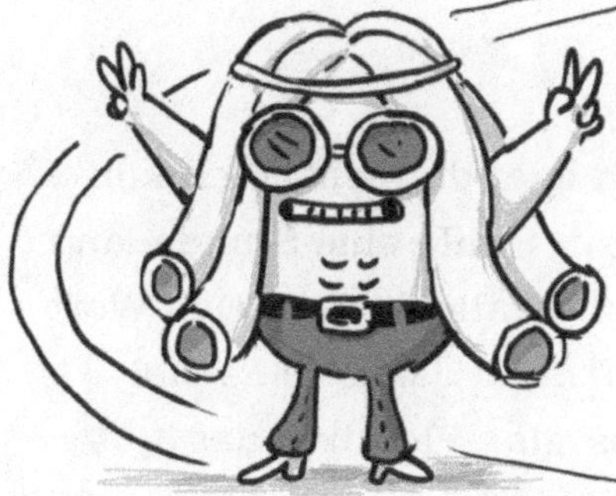

… die erste Herz- und Lungentransplantation (1981) …

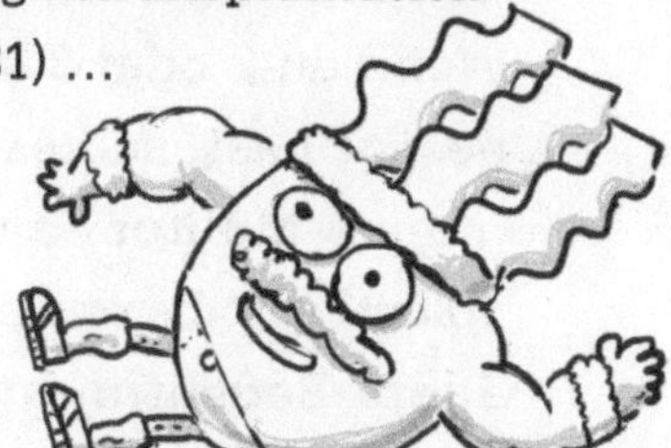

… und den ersten Platz beim Eierlauf (ich, bei den Bundesjugendspielen 1987). Ich bin sicher, du wirst mir zustimmen, dass der Eierlauf das größte Highlight war.

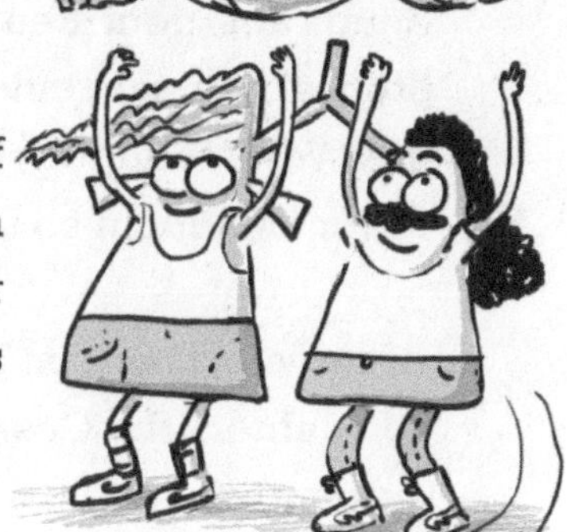

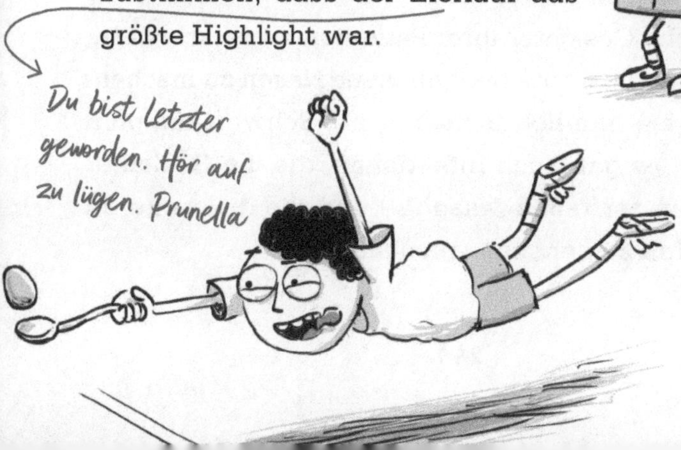

PLASTISCH UND FANTASTISCH

Was ist plastische Chirurgie?
Ich nenne dir drei Möglichkeiten:

1. Du lässt dir Lego ins Gesicht nähen.
2. Eine Operation, um die Form von Dingen wie deiner Nase oder deinen Lippen zu verändern.
3. Eine Operation, um das Gesicht oder den Körper nach schweren Verbrennungen, Verletzungen oder Operationen wiederherzustellen.

Wenn du 2 oder 3 sagst, dann hast du recht. Wenn du 1 gesagt hast, solltest du dich zur Strafe eine Stunde lang in eine Mülltonne voller Fischabfälle setzen. Das Wort „plastisch“ bedeutet „formbar“, und das ist eine viel ältere Bedeutung des Wortes als „Plastik“, das Zeug, aus dem Beutel, Behälter und Stöpsel gemacht sind. Genauso wie es das Wort Mundgully schon gab, bevor ich Pippin so nannte.

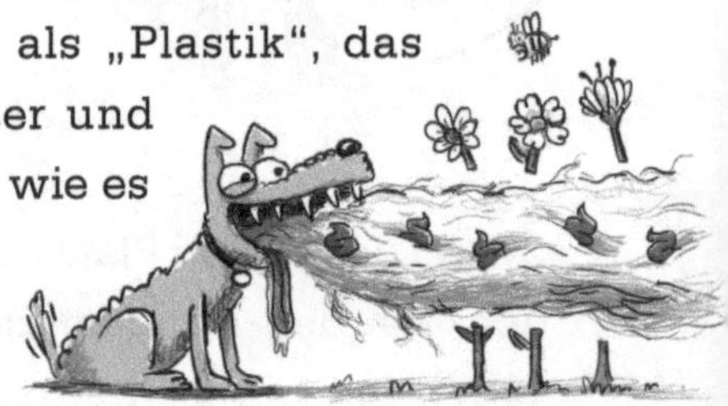

Ärzte versuchen seit Tausenden von Jahren, die Gesichter ihrer Patienten zu verschönern, – eigentlich seit Sushruta begann, neue Nasen zu machen. Sie verloren sie nämlich nicht nur bei Schwertkämpfen *(aagh!)*, nein, es gab auch Infektionen, die die Gesichter der Menschen zerfraßen *(aaaagh!)* und die die Ärzte im Laufe der Jahre zu beheben versuchten.

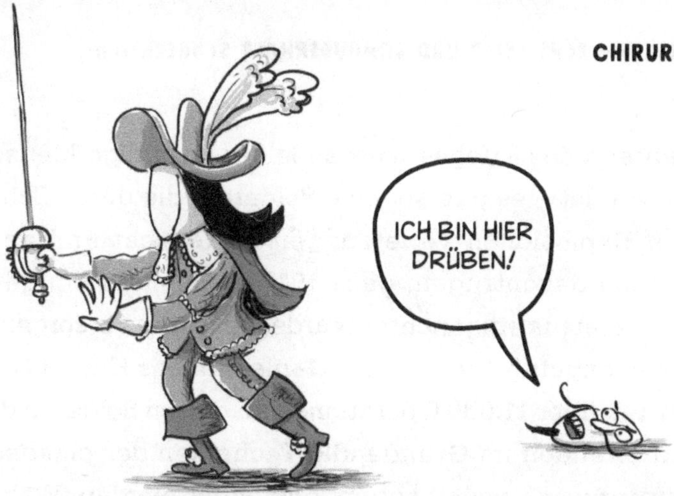

Wie bei den meisten chirurgischen Eingriffen konnten die Ärzte nicht viel tun, bis die Anästhesie aufkam. Aber selbst als die Patienten unter Narkose operiert werden konnten, hatten die Ärzte nicht viel Erfahrung mit Anästhesie, sodass nur sehr wenige plastische Operationen durchgeführt wurden. Das alles änderte sich vor etwa hundert Jahren während des Ersten Weltkriegs. (Obwohl ich vermute, dass sie damals nicht wussten, dass er Erster Weltkrieg hieß, es sei denn, ein freundlicher Zeitreisender hätte ihnen vom Zweiten Weltkrieg erzählt).

2010

Ärzte in Spanien führten die erste Gesichtstransplantation an einem Mann durch, dessen Gesicht bei einem Schießunfall fast völig zerstört worden war. Wenn man eine Gesichtstransplantation erhält, sieht man seinem alten Ich immer noch ähnlicher als der Person, deren Gesicht man bekommen hat. Das Aussehen hat mehr mit den Knochen darunter als mit der Haut darüber zu tun. Manchmal schaue ich in den Spiegel und frage mich, ob mir jemand über Nacht Pippins Gesicht transplantiert hat. Normalerweise sehe ich nach einer Dusche schon etwas besser aus.

Nicht wirklich.
Prunella

Während des Krieges wurden leider unzählige Menschen verwundet – es gab so viele Soldaten, die durch Schüsse oder Explosionen Verletzungen im Gesicht und an den Händen davontrugen, dass 1917 in England ein ganzes Krankenhaus eingerichtet wurde, um sie zu versorgen. Die Ärzte, angeführt von einem Genie namens Harold Gillies, führten über 11.000 Operationen an diesen Soldaten durch und erfanden im Grunde alle Techniken der plastischen Chirurgie, die noch heute angewendet werden. Während des Zweiten Weltkriegs machten sie die erstaunliche Entdeckung, dass Piloten, deren Flugzeuge im Wasser abgestürzt waren, viel besser heilten als Piloten, deren Flugzeuge an Land abgestürzt waren. Daraus lernten sie, dass die Behandlung von Wunden mit Salzwasser viele Leben retten kann.

DURCHS SCHLÜSSELLOCH

Wenn jemand zu Hause zusammenbricht und dringend operiert werden muss, aber die Chirurgen die Tür nicht öffnen können, um zu ihm zu gelangen, führen sie eine so genannte Schlüssellochoperation von der Haustür aus durch.

Okay, gut. Das ist vielleicht nicht hundertprozentig richtig. Schlüssellochtechnik (oder Laparoskopie, wenn du ein Angeber bist, der Fremdwörter bevorzugt) nennt man es eigentlich, wenn Ärzte keinen großen Schnitt machen, um eine Operation durchzuführen, sondern stattdessen ein paar winzige Löcher schneiden: eines, um mit einer Minikamera hineinzuschauen, und ein paar weitere, um kleine Greifer und andere Operationsinstrumente einzuführen.

Stell dir das so vor, als würdest du einen Chip aus einer Packung nehmen. Die altmodische Methode besteht darin, die Packung aufzureißen und eine köstliche Scheibe frittierte Kartoffel herauszunehmen. Die Schlüssellochtechnik bestünde hier darin, ein paar kleine Löcher in die Packung zu stechen, die Chips mit Essstäbchen in winzige Stücke zu zerteilen und dann alles durch eines der Löcher herauszuholen. Niemand würde es je merken, wenn du einen ihrer Chips gestohlen hättest! (Der Nachteil wäre allerdings, dass deine Chips völlig zerbröselt wären.)

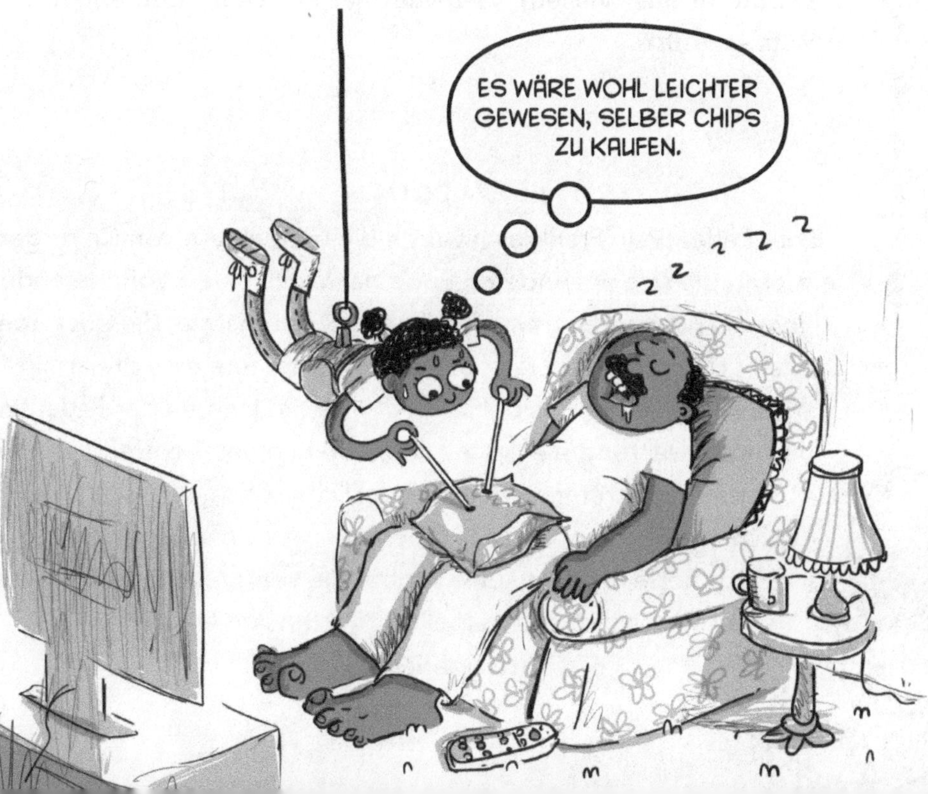

Durch die Laparoskopie erholt sich die operierte Person schneller, hat weniger Schmerzen, und es bleibt keine so große Narbe zurück. Der Nachteil dieser Art von Operationen ist, dass sie oft etwas länger dauern und die Laparoskopie ziemlich kompliziert zu buchstabieren ist. Ich werde dich nicht anlügen – ich habe mich beim Schreiben dieses Abschnitts ziemlich stark auf die Autokorrektur verlassen. Außerdem gehörst du vielleicht zu den Spinnern, die vor ihren Freunden mit einer großen Narbe angeben wollen.

Die allererste Laparoskopie wurde 1901 von einem deutschen Arzt namens Georg Kelling an einem Hund durchgeführt. (Pippin, schau bitte jetzt weg!) Glücklicherweise ging alles gut, und er schrieb in seinen Aufzeichnungen, dass der Hund „so fröhlich wie zuvor" war. Wie konnte er das wissen? Vielleicht hat der Hund ihm einen Witz erzählt?

Ein Hund würde vermutlich bessere Witze erzählen als du. Prunella

2001

Einer Patientin in Frankreich wurde die Gallenblase von Chirurgen entfernt, die sich am anderen Ende der Welt in New York befanden. Nein, sie hatten keine wirklich langen Scherenarme, die quer über den Ozean reichten. An der Patientin arbeitete eine dreiarmige Maschine, die ihre skalpellartigen Arme im Inneren der Patientin bewegte, während die Ärzte fast 6.500 Kilometer entfernt an der Steuerung herumfuchtelten. Glücklicherweise ist das WLAN nicht ausgefallen, und die Operation war ein voller Erfolg. Ich hoffe, du hast keine Albträume von dreiarmigen Maschinen mit skalpellbestückten Armen, die dich operieren.

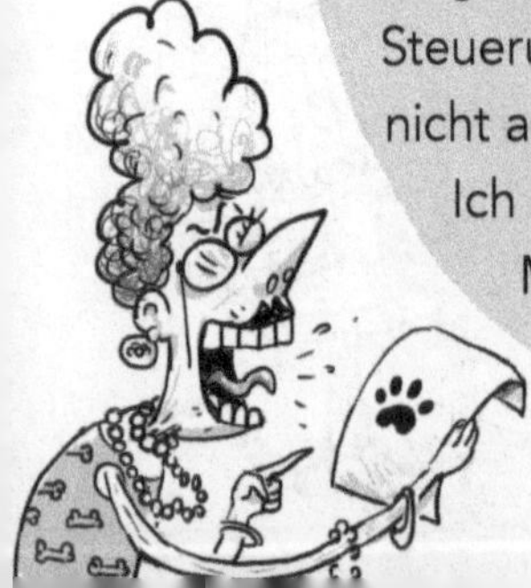

DIE ZUKUNFT

Und nun noch ein paar Vorhersagen meines Roboter-Butlers. Er hat gerade das Auto gewaschen. (Leider hat er es dafür in die Dusche gestellt und mein Badezimmer zerstört.)

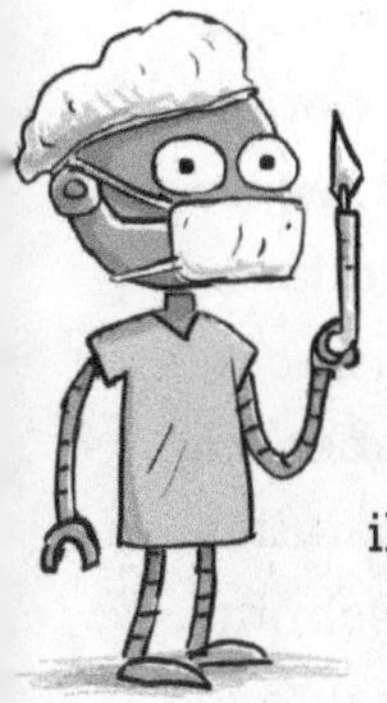
VORHERSAGE 1 – CHIRURGEN WERDEN ALLE DURCH ROBOTER ERSETZT WERDEN.

Hoffentlich nicht durch meinen Roboter-Butler, denn der kann nicht einmal Toast machen, ohne ihn zu verbrennen. Aber Roboter werden fast jede Operation durchführen, und es wird nicht einmal Ärzte geben, die sie kontrollieren. Nein, sie werden einfach selbstständig die Arbeit durchführen. Die gute Nachricht ist, dass sie viel schneller operieren werden als Menschen, und außerdem viel genauer, was die Chirurgie noch sicherer machen wird.

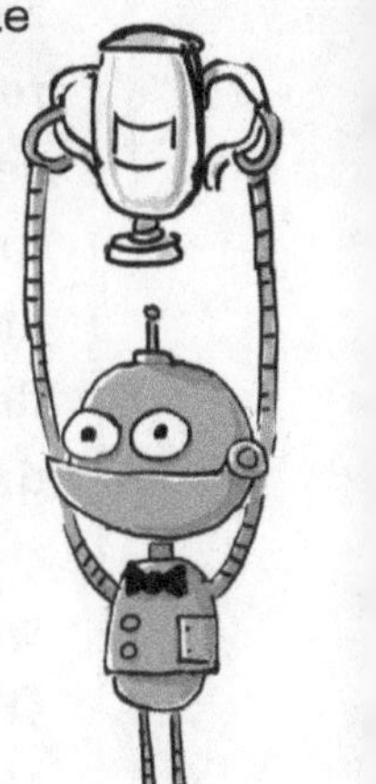
VORHERSAGE 2 – DIESES BUCH WIRD EINEN PREIS GEWINNEN!

Das ist eine wunderbare Nachricht – danke! Ich werde meinen Anzug für die Preisverleihung reinigen lassen.

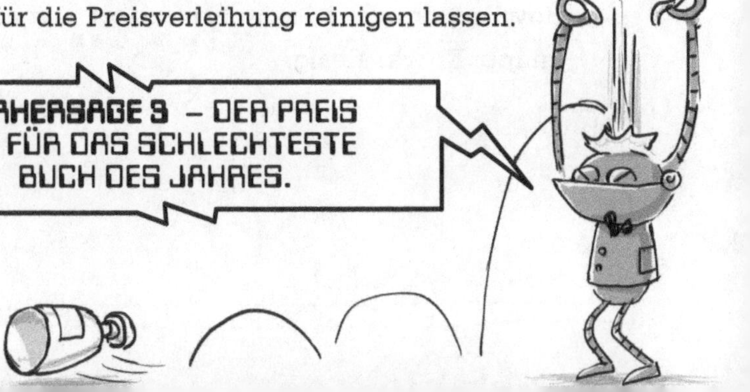
VORHERSAGE 3 – DER PREIS IST FÜR DAS SCHLECHTESTE BUCH DES JAHRES.

Oh.

ADAM ANTWORTET

WAS PASSIERT, WENN MAN IN DER ANTARKTIS OPERIERT WERDEN MUSS?

Die Antarktis ist kein idealer Ort für eine Notoperation, da es dort keine Krankenhäuser gibt. Deshalb sind bei den meisten Expeditionen Ärzte und Ärztinnen dabei, falls es ernsthafte Probleme gibt. Was aber, wenn der Arzt operiert werden muss? So erging es 1961 dem russischen Arzt Leonid Rogosow, der am Südpol feststellte, dass er eine Blinddarmentzündung hatte. Es wäre unmöglich gewesen, rechtzeitig in ein Krankenhaus zu kommen, um sein Leben zu retten. Also war die einzige Lösung, dass er die Operation selbst durchführte und sich den Blinddarm herausschnitt! Er legte sich hin und schnitt in seinen Unterleib, während andere Leute ihm Geräte reichten und Spiegel hochhielten, damit er sehen konnte, was er tat. Erstaunlicherweise war die Operation ein Erfolg und er erholte sich vollständig.

WAS WAR DAS GRÖSSTE DING, DAS JEMALS BEI EINER OPERATION ENTFERNT WURDE?

1991 wurde einer Frau ein Tumor aus ihrem Eierstock entfernt, der 130 Kilogramm wog. Das entspricht in etwa dem Gewicht eines großen Pandas, fünfundzwanzig Bowlingkugeln oder achthundert Avocados. Kurz und knapp: Er war riesig.

KÖNNEN ÄRZTE KOPFTRANSPLANTATIONEN DURCHFÜHREN?

Nein.

Oh, wolltest du eine längere Antwort als diese? Nun gut, Wissenschaftler haben es geschafft, den Kopf einer Ratte auf den Körper einer anderen Ratte zu transplantieren. (Oder zumindest behaupten sie das – für mich sehen alle Ratten irgendwie gleich aus, also haben sie vielleicht nur etwas Blut auf den Hals der Ratte gespritzt und so getan, als hätten sie die Operation durchgeführt.) Sie haben es nie an einem Menschen versucht – zum einen, weil niemand sicher ist, ob es wirklich funktioniert, und zum anderen, weil es (seltsamerweise) nicht viele Menschen gibt, die sich freiwillig für ein Experiment den Kopf abhacken lassen. (Mein Anwalt Nigel hat mich gebeten, darauf hinzuweisen, dass du dich nicht freiwillig für eine Kopftransplantation melden solltest.)

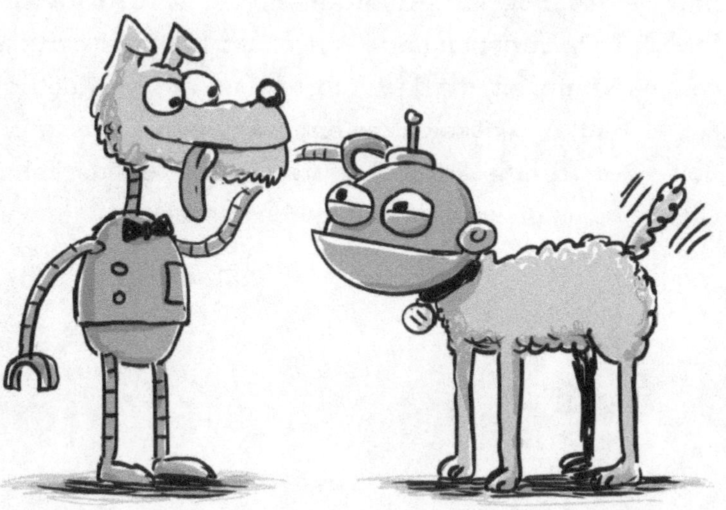

HEISS ODER SCHEISS?

ES IST MÖGLICH, BABYS ZU OPERIEREN, BEVOR SIE GEBOREN SIND.

HEISS Manchmal zeigen Ultraschall-Scans bei einer schwangeren Frau, dass das Baby ein Problem mit dem Herzen, der Lunge oder dem Rückenmark hat und operiert werden muss. Die Ärzte können diese Operation durchführen, wenn sich das Baby noch in der Gebärmutter befindet, viele Wochen vor der Geburt des Kindes. Erstaunlicherweise heilen Wunden bei diesen Babys so schnell, dass sie ohne Narben zur Welt kommen. Sind Menschen nicht erstaunlich? (Besonders ich.) → Nein. Prunella

DEN WELTREKORD FÜR DIE MEISTEN OPERATIONEN HÄLT EIN MANN, DER SIEBENUNDNEUNZIG VERSCHIEDENE OPERATIONEN HATTE.

SCHEISS Es waren noch viel mehr als das! Den Weltrekord hält tatsächlich ein Amerikaner, der **NEUNHUNDERTSIEBZIG** Operationen hatte – also fast 1.000! Er hatte eine seltene Krankheit, die dazu führte, dass er viele Knoten auf seiner Haut entwickelte, die entfernt werden mussten. Ich hoffe, er hatte eine Art Treuekarte, die ihm bei jeder zehnten Operation einen kostenlosen Kaffee bescherte.

FRÜHER VERPFLANZTEN ÄRZTE FROSCHHAUT AUF MENSCHEN.

HEISS Bei einigen der frühesten Versuche zur Hauttransplantation wurde Tierhaut verwendet. Die Ärzte experimentierten mit Affen, Ziegen und Hunden (Entschuldigung, Pippin!), aber sie waren nicht sehr erfolgreich – außerdem führte das bei den Patienten bestimmt teilweise zu haarigen Hautstellen. Ein Arzt behandelte ein Kind, das schwere Verbrennungen hatte, mit Froschhaut, und... er hatte Erfolg! Leider hatte der Junge am Ende keine coolen, schleimigen, grünen Flecken auf seinem Körper – die Haut passte sich ziemlich schnell seiner eigenen Haut an. Langweilig!

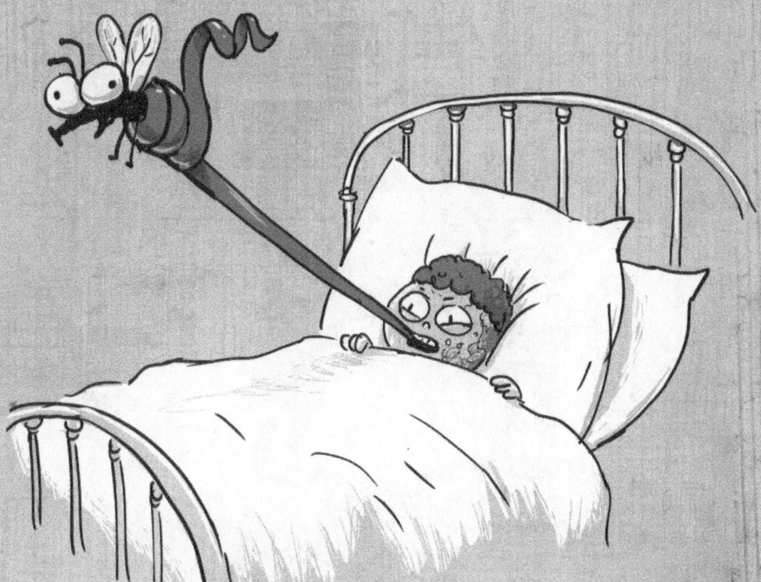

Kranke Kuren

Du wurdest im Kampf verwundet? Das tut mir leid. Wenn es im 17. Jahrhundert passiert wäre, würde dein Arzt dich wahrscheinlich als Erstes fragen, ob du das Schwert hast, mit dem du verletzt wurdest. Dann würde er eine köstliche Paste aus altem Rost und zermahlenen Würmern herstellen und das Schwert damit einreiben, weil Ärzte damals dachten, das würde die Wunde heilen. Man muss nicht das größte Genie in der Geschichte der Genies sein, um zu erkennen, dass das absoluter Unsinn ist.

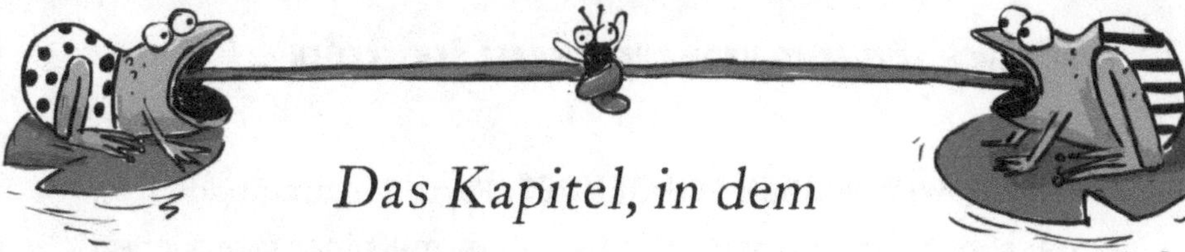

Das Kapitel, in dem

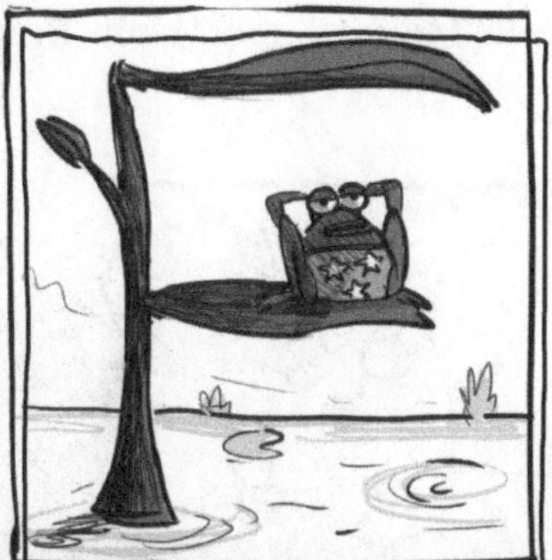

FRÖSCHE HOSEN TRAGEN

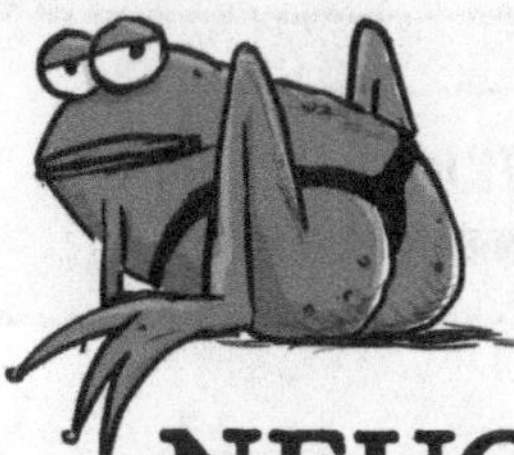

&

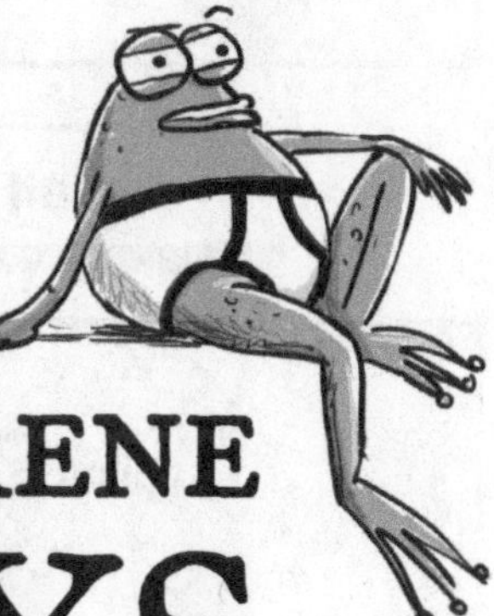

NEUGEBORENE BABYS MEHR TASCHENGELD VERDIENEN ALS DU

(auch bekannt als FORTPFLANZUNG)

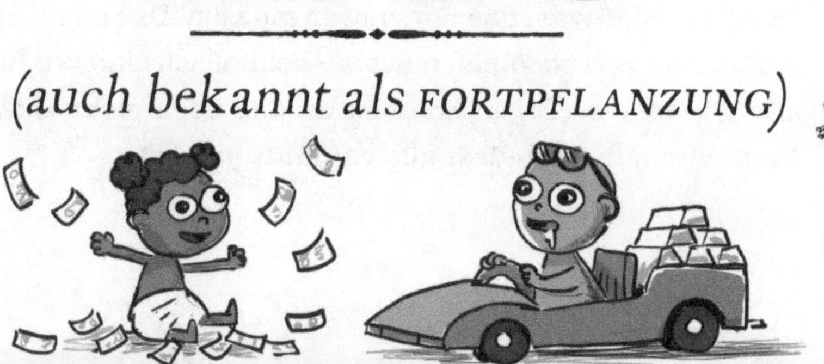

OKAY, WIR WISSEN FOLGENDES. Fortpflanzung bedeutet, dass sich ein männliches Spermium mit einer weiblichen Eizelle vereinigt und etwa neun Monate später ein Baby geboren wird.

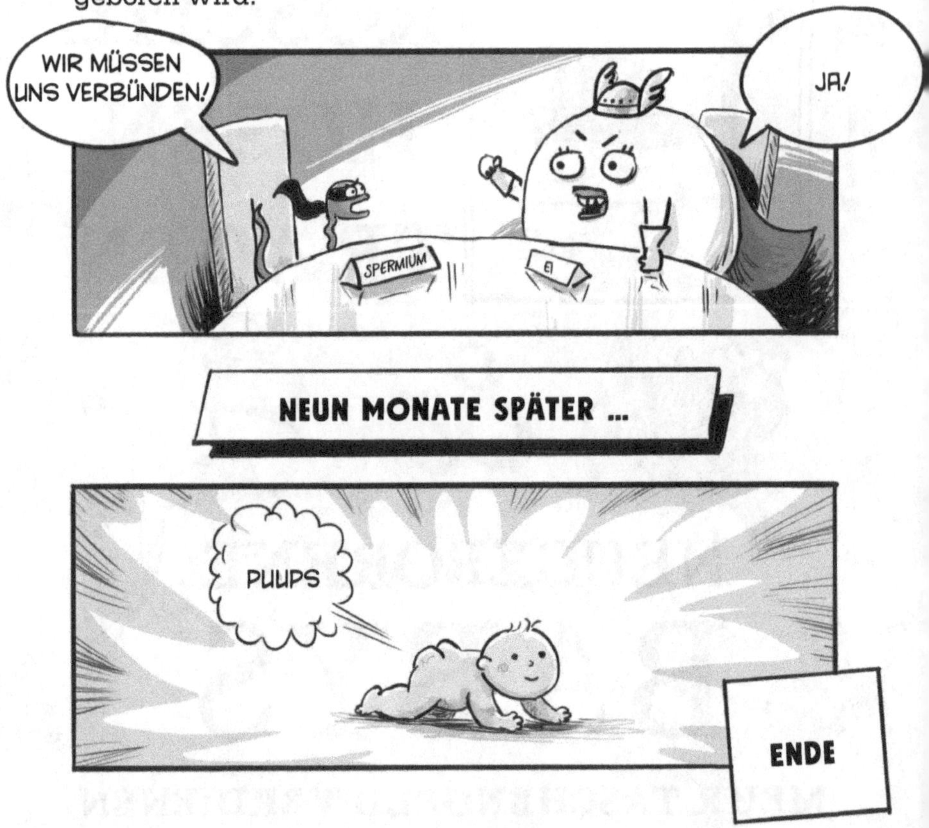
WIR MÜSSEN UNS VERBÜNDEN!
JA!
SPERMIUM
EI
NEUN MONATE SPÄTER ...
PUUPS
ENDE

Es ist natürlich etwas unerwartet, wenn man zum ersten Mal davon hört, wie das alles passiert. Ich dachte damals: „Jaaaa, genau, okaaay …“. Vielleicht ging es dir auch so? Aber das ist etwas, das wir wissen müssen. Das ist nichts, wofür man sich schämen müsste – schließlich sind wir hier alle erwachsen. Eigentlich bist du das noch nicht, oder? Nun, wir sind zumindest alle vernünftige Leute.

Da Spermien und Eizellen sehr, sehr, sehr klein sind, kann man sie nur mit einem Mikroskop sehen, und eine *laaaaange* Zeit, in der wir keine Mikroskope hatten, wusste niemand, was vor sich ging. Was hat man also getan?

1. Man sagte: „Keine Ahnung, was hier passiert – ignorieren wir es einfach für ein paar Jahrhunderte, bis es jemand anderes herausfindet.

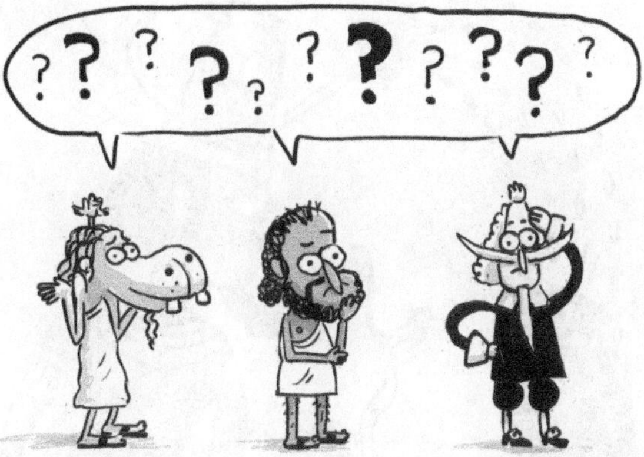

2. Man verbreitete einen Haufen absolut dummes Geschwätz.

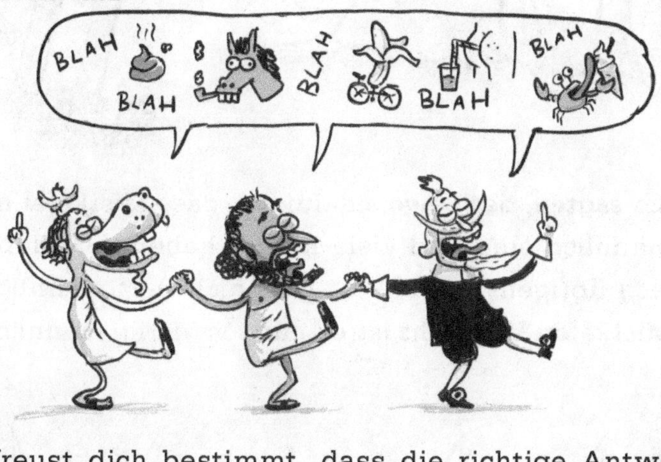

Du freust dich bestimmt, dass die richtige Antwort Nummer 2 ist.

ALTES ÄGYPTEN

Die alten Ägypter glaubten, dass ein Baby nichts mit seiner Mutter zu tun hat: Sie waren der Meinung, dass die Frau das Baby nur großzieht, wie eine Art menschlicher Blumentopf, und dass das Kind eine Miniaturausgabe seines Vaters ist.

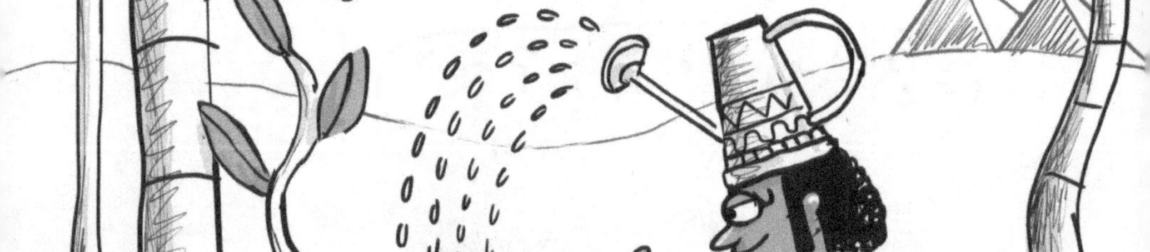

Sie sagten, der Beweis dafür sei, dass Mistkäfer alle männlich sind und viele Kinder haben. (Sie haben sich übrigens geirrt – es gibt nicht nur männliche Mistkäfer. Vielleicht ist es nur schwierig, männliche von weiblichen Käfern zu unterscheiden? Fun Fact: Sie heißen Mistkäfer, weil sie genau das fressen – Kacke! Vielleicht sollte man Pippin einen Socken- und Pfützenhund nennen.)

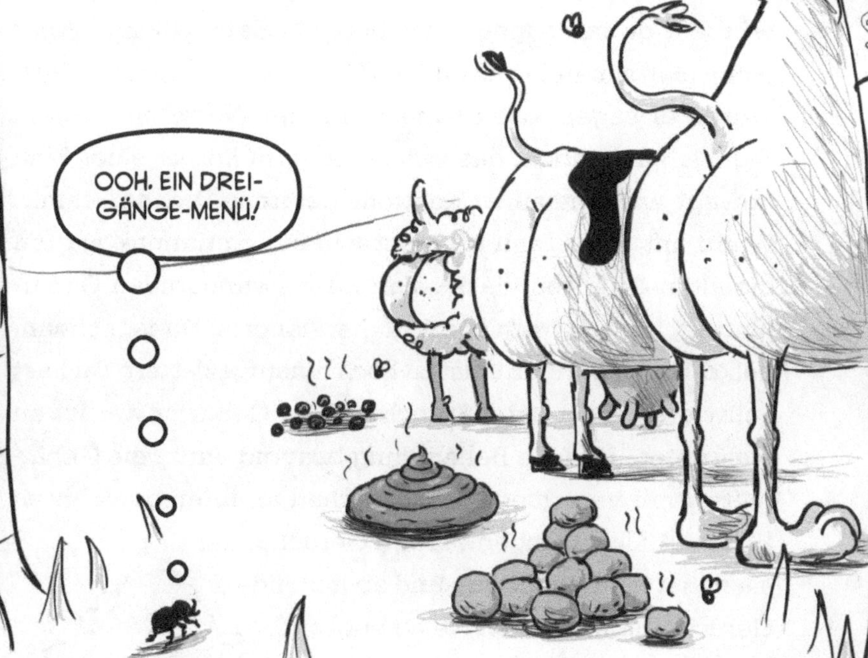

Die alten Ägypter hatten auch eine Methode um herauszufinden, ob eine Frau bald eine Mami sein würde. Die möglicherweise schwangere Person pinkelte in einen Beutel mit Weizensamen, und wenn die Samen zu sprießen begannen, bedeutete dies, dass sie schwanger war. Seltsamerweise haben Wissenschaftler dies vor Kurzem getestet, und es funktioniert tatsächlich!

ANTIKES GRIECHENLAND

Wenn ich dich fragen würde, wozu die Gebärmutter da ist, würdest du mir sagen, dass dort ein Baby wächst. Aber wenn man jemanden im antiken Griechenland fragen würde, würde er sagen, dass es sich um ein Wesen mit einem Eigenleben handelt, das sich ständig im Körper einer Frau bewegt wie eine außer Kontrolle geratene Drohne. Ähm... Wenn mit einer Frau irgendetwas nicht stimmte, sagten die alten Griechen, dass es an ihrer „wandernden Gebärmutter" lag, die frech in ihr umherwaberte. Dir ist schwindelig? Die Gebärmutter ist zu hoch hinaufgeklettert. Du hast Schwierigkeiten beim Sprechen? Die Gebärmutter ist zu weit unten. Und die Behandlung bestand darin, die Gebärmutter mit verschiedenen Gerüchen an ihren gewohnten Platz zurückzubringen... süße Gerüche, um sie näher heranzulocken, und abstoßende Gerüche, damit sie sich weiter entfernt. Bitte warte einen Moment, während ich wirklich laut seufze... Okay, wir können jetzt weitermachen.

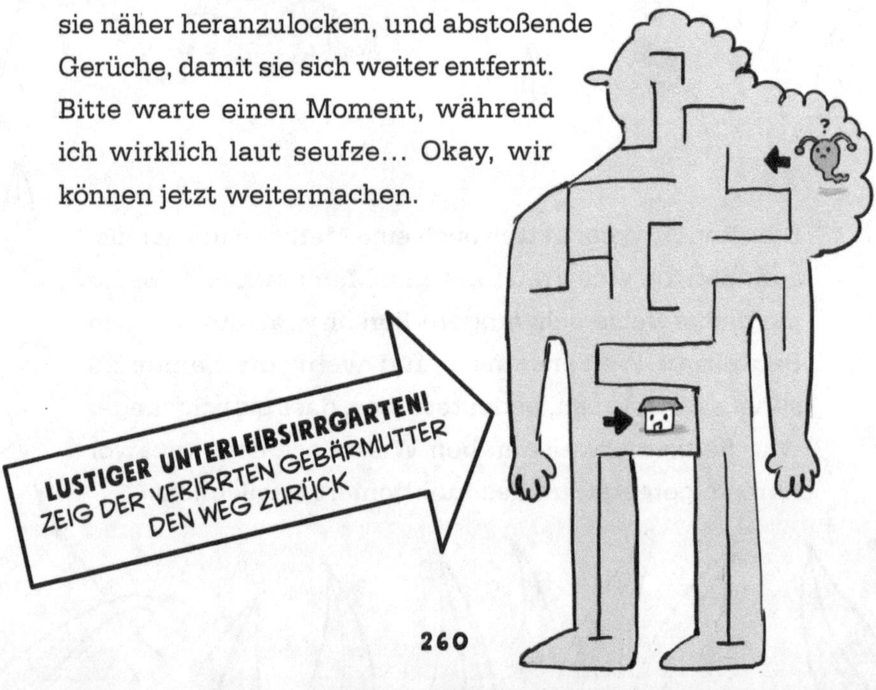

Lange bevor der Ultraschall erfunden wurde, interessierten sich die Menschen sehr dafür, ob ihr Baby ein Junge oder ein Mädchen werden würde – wahrscheinlich, damit sie sich überlegen konnten, welchen Namen sie ihm geben wollten.

Der alte Hippofratze dachte, wenn eine Frau während der Schwangerschaft Pickel kriege, würde sie ein Mädchen bekommen, und wenn ihre Haut rein bliebe, würde sie einen Jungen bekommen. Was für ein Mist (wie man im alten Ägypten sagen würde).

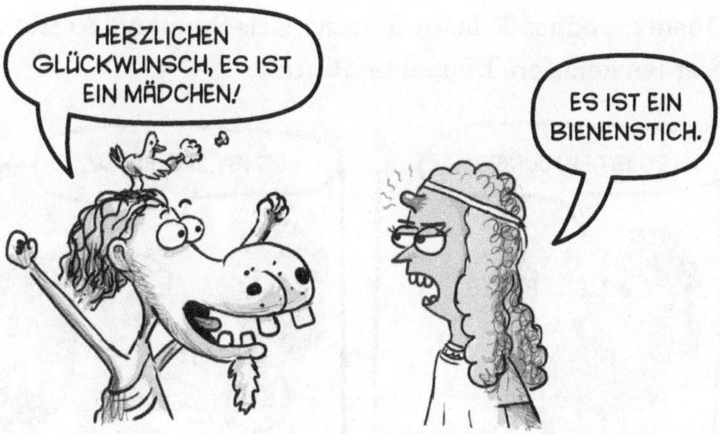
HERZLICHEN GLÜCKWUNSCH, ES IST EIN MÄDCHEN!
ES IST EIN BIENENSTICH.

Weißt du noch, wie ich sagte, dass Frauen früher nicht als Ärztinnen arbeiten durften, weil es etwas gab, das man Sexismus nennt? Nun, schau mal, ob du in diesem Kapitel noch andere Beispiele für Sexismus entdecken kannst. Hinweis: Es gibt **EINEN HAUFEN** davon. Im vierten Jahrhundert v. Chr. fand eine Griechin namens Agnodike das sehr ungerecht, denn sie wusste, dass sie eine großartige Ärztin sein würde. Also verkleidete sie sich als

Mann und erschlich sich einen Studienplatz in der medizinischen Fakultät. Sie spezialisierte sich auf Obstetrik, das Entbinden von Babys, und war die Art von Arzt, als die ich früher gearbeitet habe – es ist ein wirklich lustiges Spezialgebiet, weil man mit einem Menschen beginnt und am Ende zwei hat! Agnodike war großartig in ihrem Job und hat Hunderten von Frauen geholfen. Leider kamen die männlichen Ärzte ihrem Geheimnis auf die Spur, und sie wurde verhaftet und vor Gericht gestellt. Zum Glück wurde sie von den Frauen, die sie behandelt hatte, verteidigt und daraufhin freigelassen. Hurra! Und dann änderte man das Gesetz, sodass Frauen in ganz Griechenland Ärztinnen werden konnten. Doppeltes Hurra!

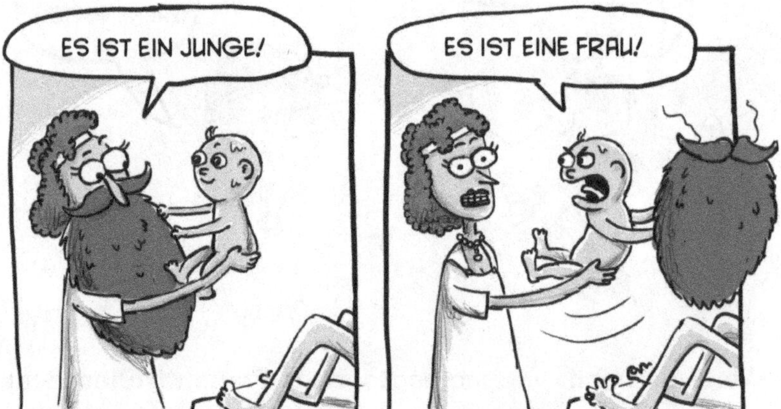

Schockierenderweise durften Frauen in Großbritannien erst 1865 Ärztinnen werden, als Elizabeth Garrett Anderson erstmals ihr Stethoskop in die Hand nahm.

ELIZABETH GARRETT ANDERSON: FÜNF FAKTEN UND EINE LÜGE

1. Weil keine Universität sie als Ärztin ausbilden wollte, schrieb sie sich für ein Krankenpflege-Studium ein, ging aber stattdessen heimlich in die Vorlesungen der Ärzte.
2. Obwohl sie sich schließlich als Ärztin qualifizierte, wollte ihr kein Krankenhaus eine Stelle geben, also gründete sie ihr eigenes. Im Grunde genommen war sie eine Frau, die kein Nein als Antwort akzeptierte.
3. Um es anderen Frauen leichter zu machen, Ärztin zu werden, stellte sie in ihrem Krankenhaus nur Frauen ein.
4. Ihre Schwester Millicent Fawcett war eine der Hauptverantwortlichen für die Gesetzesänderung, die den Frauen das Wahlrecht einräumte – was für eine erstaunliche Familie. (Meine Familie ist auch erstaunlich: Ich bin der klügste Mann der Welt und meine Schwester kann „Happy Birthday" rülpsen.)
5. Elizabeth wurde später die erste weibliche Bürgermeisterin des Landes.
6. Noch später betrat sie als erste Frau überhaupt den Mond.

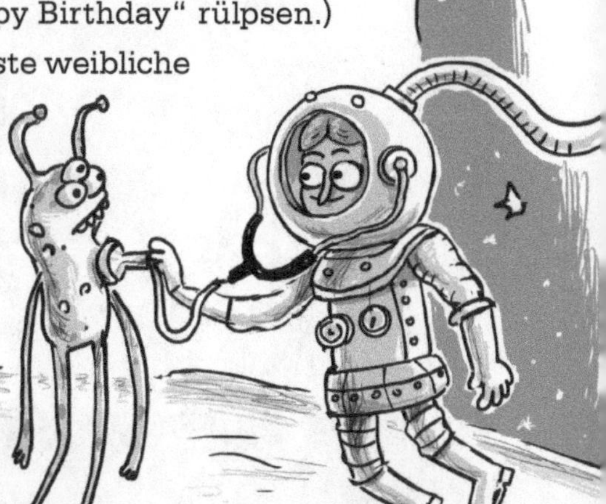

6. Im 19. Jahrhundert war noch niemand im Weltraum. Und obwohl bisher zwölf Astronauten den Mond betreten haben, war keiner von ihnen eine Frau.

ALTES ROM

Zur Erinnerung: Das männliche Fortpflanzungssystem besteht aus äußeren Teilen wie einem Penis und Hoden; das weibliche Fortpflanzungssystem besteht aus inneren Teilen wie einer Vagina, einer Gebärmutter und Eierstöcken. Zwei ziemlich unterschiedliche Systeme, oder? Nun, wenn du im alten Rom gelebt hättest, wärst du anderer Meinung gewesen – dort glaubte man, dass es sich um ein und dasselbe handelt. Ja, du hast richtig gelesen: Sie hielten die Vagina für einen umgedrehten Penis und meinten, dass die Eierstöcke genau dasselbe wie Hoden seien. Sie gaben den Eierstöcken nicht einmal einen eigenen Namen: Sie wurden einfach als „weibliche Hoden" bezeichnet. Galen sagte:

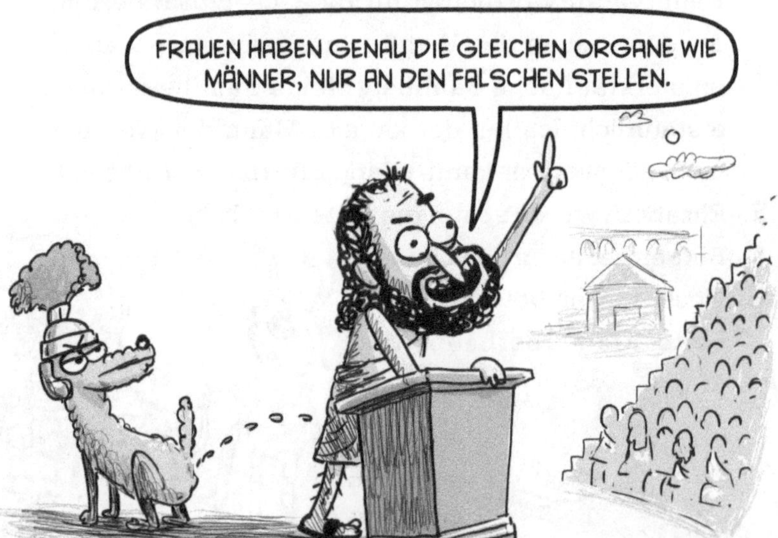
FRAUEN HABEN GENAU DIE GLEICHEN ORGANE WIE MÄNNER, NUR AN DEN FALSCHEN STELLEN.

(Brave Pippin – das ist definitiv ein weiteres Beispiel für Sexismus).

Nun zum nächsten Punkt auf der langen Liste der Irrtümer: die Periode. Die Männer damals dachten, die Periode (auch als Menstruation bekannt; wenn die Gebärmutterschleimhaut nach der Pubertät einmal im Monat aus der Vagina eines Mädchens austritt) sei etwas Böses. Ich weiß, ich weiß – diese Blutungen sind völlig normal und etwa die Hälfte aller Menschen auf der Welt hat sie. Aber im alten Rom glaubte man, dass Blut aus der Periode Pflanzen und Tiere umbringen könnte. Absolut lächerlich… Entschuldige, was ist das für ein lauter Piepton? Oh, das ist mein Sexismus-Alarm, der wieder losgeht.

Aber nicht alle erzählten so viel Mist. Ein Mann namens Soranus (bei dem Namen lag die Betonung hoffentlich auf SOR und nicht auf ANUS) schrieb ein Buch mit vielen praktischen Tipps, wie man einer Frau bei der Geburt helfen kann. Dieses Buch wurde zum allerersten Lehrbuch für Hebammen, die Expertinnen für die Betreuung schwangerer Mütter sind und ihnen helfen, sicher zu gebären. Um ehrlich zu sein, würde ich an seinem Lehrbuch ein **PAAR** Änderungen vornehmen. Zum Beispiel an der Stelle, an der er sagt, dass es für eine schwangere Frau gefährlich sei, ein Bad zu nehmen. Das ist nicht witzig für Schwangere – und auch nicht für alle in ihrer Umgebung!

GLITZERZEIT

Wenn Mädchen oder Frauen ungefähr jeden Monat ihre Periode haben, kann das Schmerzen verursachen – und das war schon immer so. Heute können sie einfach Schmerzmittel nehmen, wenn es schlimm wird, aber das war in der Glitzerzeit nicht der Fall. Man könnte meinen, das läge daran, dass es noch keine Schmerzmittel gegeben hat, aber in Wirklichkeit… gab es sie schon! Die Männer kauten auf der Rinde eines Weidenbaums, was sich etwas seltsam anhört. Nun, es war wirksam, und daher kommt auch das moderne Medikament Aspirin. Männer durften ihre Schmerzen lindern, Frauen aber nicht. Entschuldigung, ich kann mich selbst kaum noch denken hören – mein Sexismus-Alarm schrillt lauter denn je.

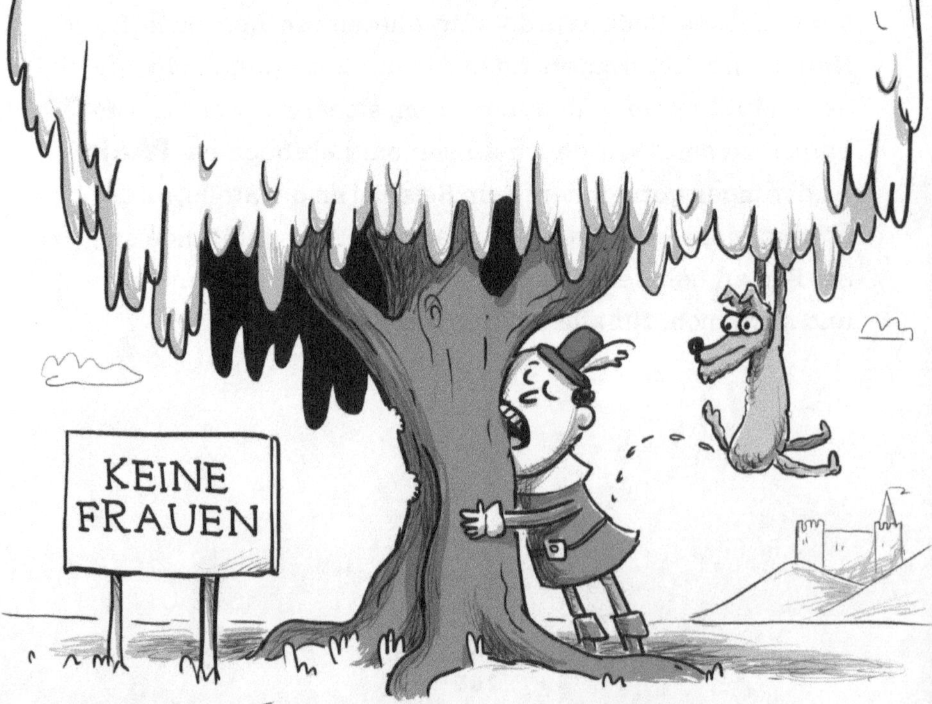

Im 15. Jahrhundert gab es ein sehr populäres Buch mit dem Titel Die Spinnrocken-Evangelien, das viele nützliche Ratschläge für schwangere Frauen enthielt. Zumindest glaubte man das – in Wirklichkeit war es so hilfreich wie Pippin, wenn sie die Decke streichen soll. Zu den Ratschlägen gehörten:

- Es ist gefährlich, Obst zu essen – ähm, das ist ein ziemlich schlechter Rat.
- Iss keine Fischköpfe, sonst wird der Mund deines Babys zu spitz – wer isst denn überhaupt Fischköpfe?!

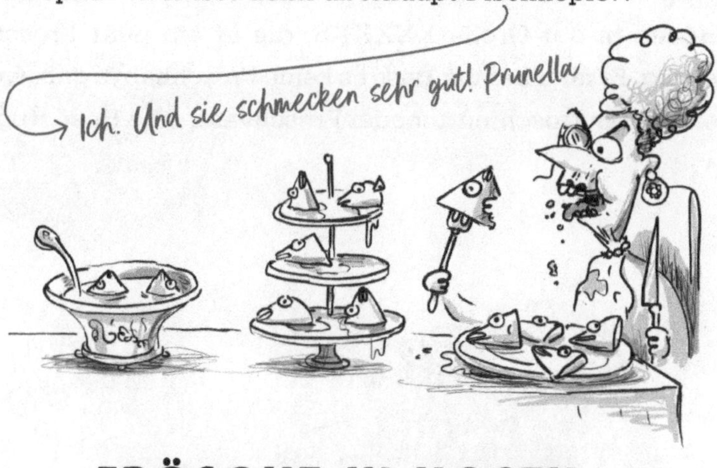

FRÖSCHE IN HOSEN

Ich weiß, was du denkst – du hast fast ein ganzes Buch gelesen, und nicht ein einziges Mal habe ich darüber gesprochen, dass Wissenschaftler einem Frosch Hosen anziehen. Nun, das Warten hat endlich ein Ende, dank Lazzaro Spallanzani, der, wie du dich vielleicht erinnerst, derjenige war, der alles über die Magensäure herausgefunden hat.

(Oder du hast dieses Kapitel zu schnell gelesen. Oder du liest das Buch von hinten nach vorne, weil du einen an der Waffel hast. Oder dein Löwe hat die erste Hälfte des Buches gefressen, weil dir die rohen Steaks ausgegangen sind. Es gibt viele mögliche Gründe.)

Lazzaro fragte sich, ob es sowohl eine biologische Mutter als auch einen biologischen Vater braucht, um ein Baby zu bekommen, und so kam er auf ein kleines Experiment. Er ging zu der 18.-Jahrhundert-Version von H&M und kaufte Hosen in der Größe XXXXXS, die er ein paar Fröschen anzog. Er fand heraus, dass es keine Froschbabys gab, wenn entweder Froschmutter oder Froschvater eine Hose trugen.

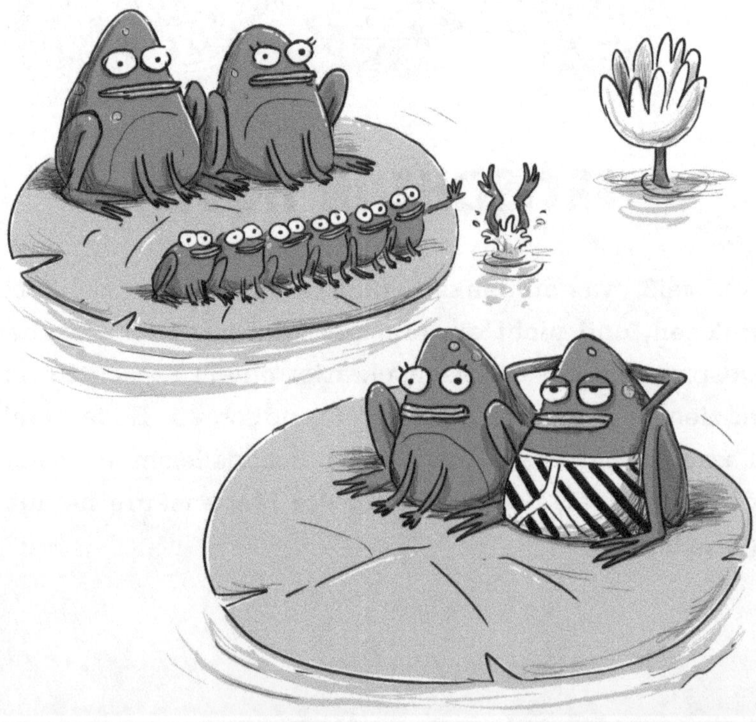

Diese Entdeckung war so bedeutend, dass Lazzaro Spallanzani jetzt in seiner Heimatstadt Scandiano eine Statue hat, die ihn zeigt, wie er einen Frosch durch ein Vergrößerungsglas betrachtet. Leider hat nur einer von ihnen eine Hose an. (Es ist Spallanzani.)

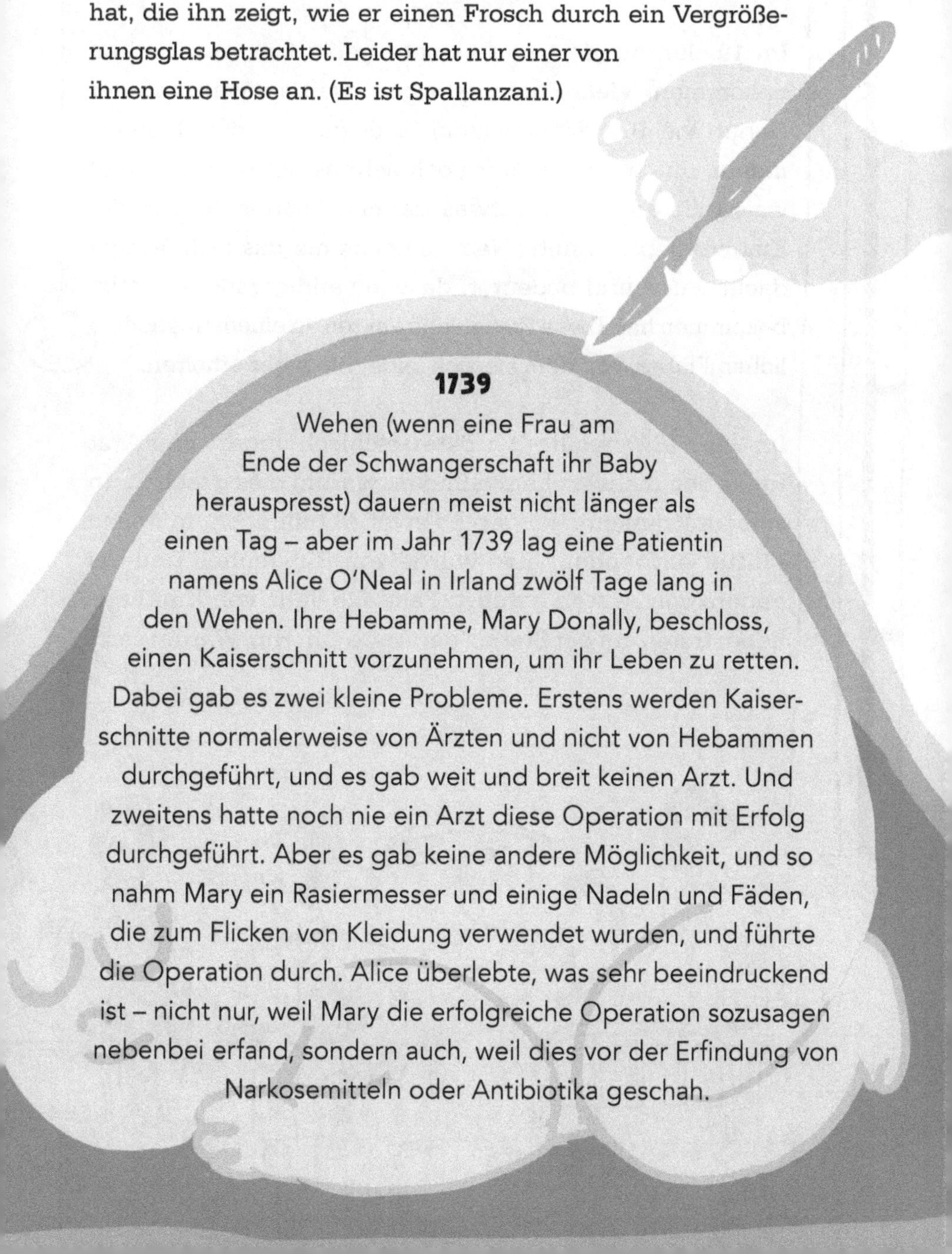

1739

Wehen (wenn eine Frau am Ende der Schwangerschaft ihr Baby herauspresst) dauern meist nicht länger als einen Tag – aber im Jahr 1739 lag eine Patientin namens Alice O'Neal in Irland zwölf Tage lang in den Wehen. Ihre Hebamme, Mary Donally, beschloss, einen Kaiserschnitt vorzunehmen, um ihr Leben zu retten. Dabei gab es zwei kleine Probleme. Erstens werden Kaiserschnitte normalerweise von Ärzten und nicht von Hebammen durchgeführt, und es gab weit und breit keinen Arzt. Und zweitens hatte noch nie ein Arzt diese Operation mit Erfolg durchgeführt. Aber es gab keine andere Möglichkeit, und so nahm Mary ein Rasiermesser und einige Nadeln und Fäden, die zum Flicken von Kleidung verwendet wurden, und führte die Operation durch. Alice überlebte, was sehr beeindruckend ist – nicht nur, weil Mary die erfolgreiche Operation sozusagen nebenbei erfand, sondern auch, weil dies vor der Erfindung von Narkosemitteln oder Antibiotika geschah.

STINKENDE CHIRURGEN

Im 19. Jahrhundert war es sehr gefährlich, ein Kind zu bekommen. Viele Frauen starben, weil sie während der Geburt viel Blut verloren (zum Glück gibt es heute Medikamente, durch die das nur noch sehr selten passiert), und viele andere starben an etwas, das man Puerperalfieber oder Kindbettfieber nannte. Nein, ich habe mir das nicht ausgedacht: Puerperal bedeutet, dass jemand gerade ein Baby bekommen hat. Diese Frauen erkrankten an einem unerklärlichen Fieber, von dem sie sich leider nie mehr erholten.

Im Jahr 1847 wollte der österreichisch-ungarische Arzt Ignaz Semmelweis herausfinden, warum dies geschah. In seinem Krankenhaus gab es zwei Abteilungen, in denen Mütter entbanden: eine wurde von Hebammen und die andere von Ärzten geführt. Fast alle Fälle von Kindbettfieber traten auf der Station der Ärzte auf. Hm. Warum setzt

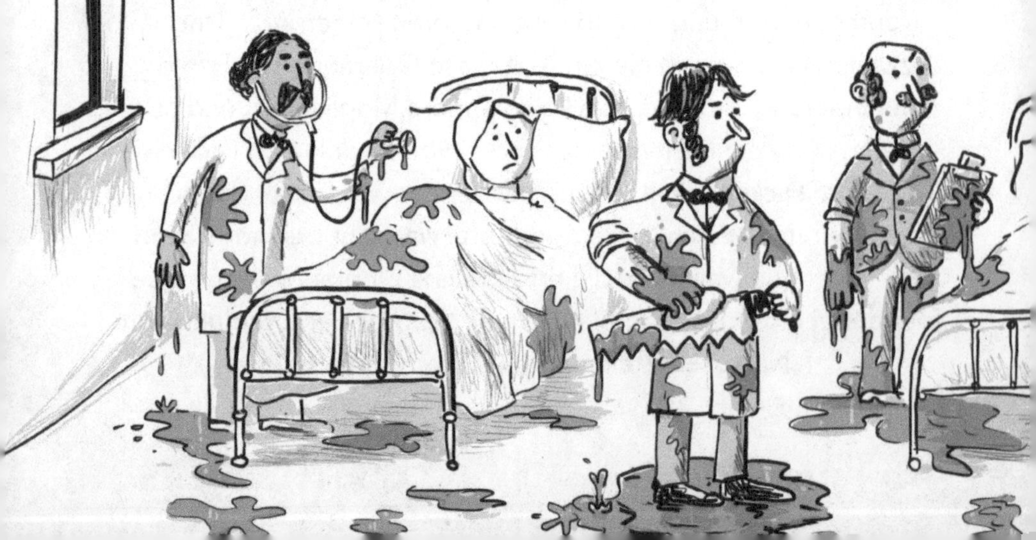

du dir nicht einen Detektivhut auf den Kopf und nimmst eine Detektivpfeife in den Mund und versuchst herauszufinden, was da los war? (Mein Anwalt Nigel hat mich gebeten zu erwähnen, dass du auf keinen Fall Pfeife rauchen solltest.)

Der erste Gedanke von Semmelweis war, dass ein Priester oft mit einer Glocke läutend durch die Krankenstation ging, um eine Verstorbene zu besuchen, und er fragte sich, ob die Glocke das Kindbettfieber verursachte. Er verbot dem Priester, die Glocke zu läuten, und was, glaubst du, geschah? Genau – nichts. Dann bemerkte er, dass die Patientinnen auf der Hebammenstation in einer anderen Position entbanden, also bestand er darauf, dass alle in derselben Position entbanden. Und wie viele Leben wurden dadurch gerettet? Genau – keine. Schließlich stellte er fest, dass die Ärzte, bevor sie auf dieser Station arbeiteten, einige Stunden damit verbrachten, Leichen aufzuschneiden, und dann anfingen, Babys zu entbinden, ohne sich vorher die Hände zu waschen.

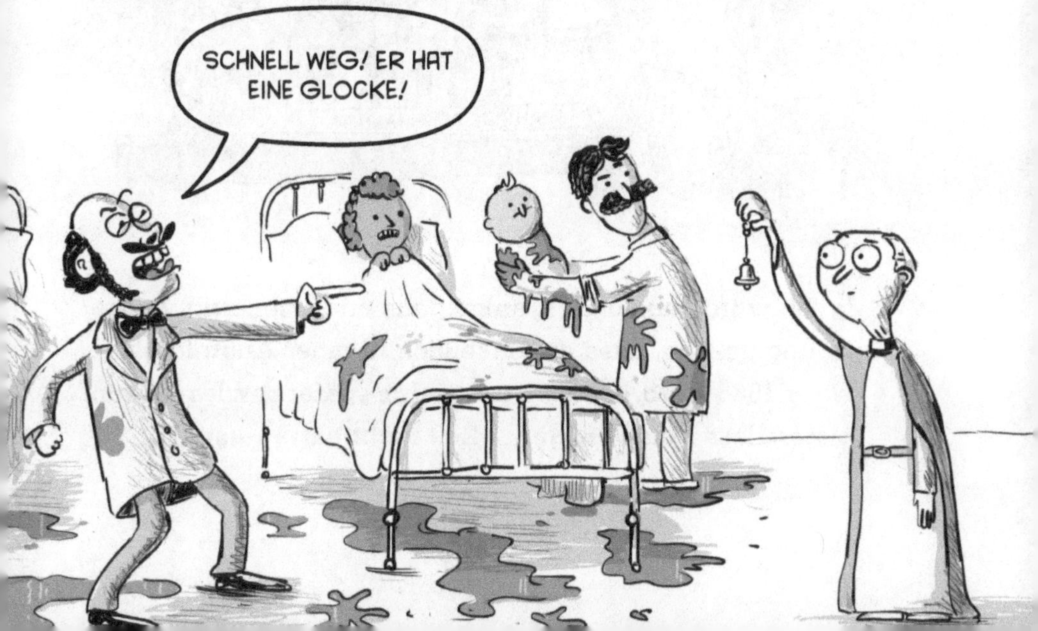

Und da haben wir's! Aber weil Joseph Lister mit seiner verrückten Idee des Händewaschens noch nicht aufgetaucht war, erkannte niemand, wie gefährlich das war. Schrecklich, nicht wahr? Ignaz war der Meinung, dass die Leichen einen gefährlichen Geruch an den Händen der Ärzte hinterließen, was nicht ganz richtig war, aber er hatte die richtige Antwort – Händewaschen! Die Ärzte versuchten es, und sofort starben keine Frauen mehr am Kindbettfieber. Und alle Patienten des Krankenhauses lebten glücklich bis an ihr Lebensende.

Nein, nicht wirklich. Die anderen Ärzte begannen sich darüber aufzuregen, dass man ihnen vorwarf, ihre Patienten krank zu machen, denn niemandem gefällt es, wenn man ihm sagt, dass er im Unrecht ist, besonders nicht grantigen alten Männern.

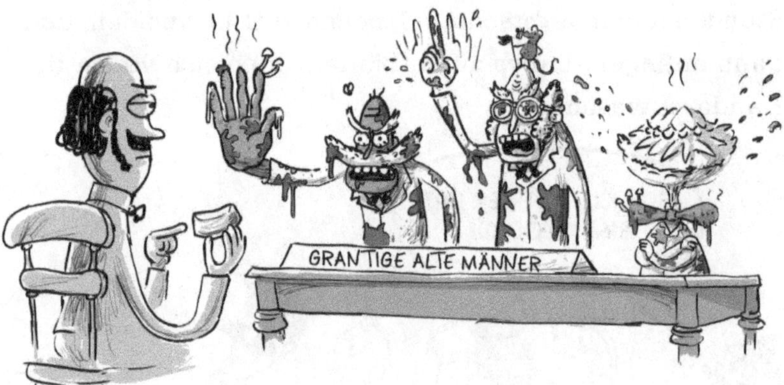

Ignaz wurde aus dem Krankenhaus entlassen und wurde so unglücklich, dass er schließlich in einer Anstalt lebte, wo er 1865 starb. (Und ein paar Jahre später bewies Joseph Lister, dass Ignaz die ganze Zeit recht hatte – *aagh!*)

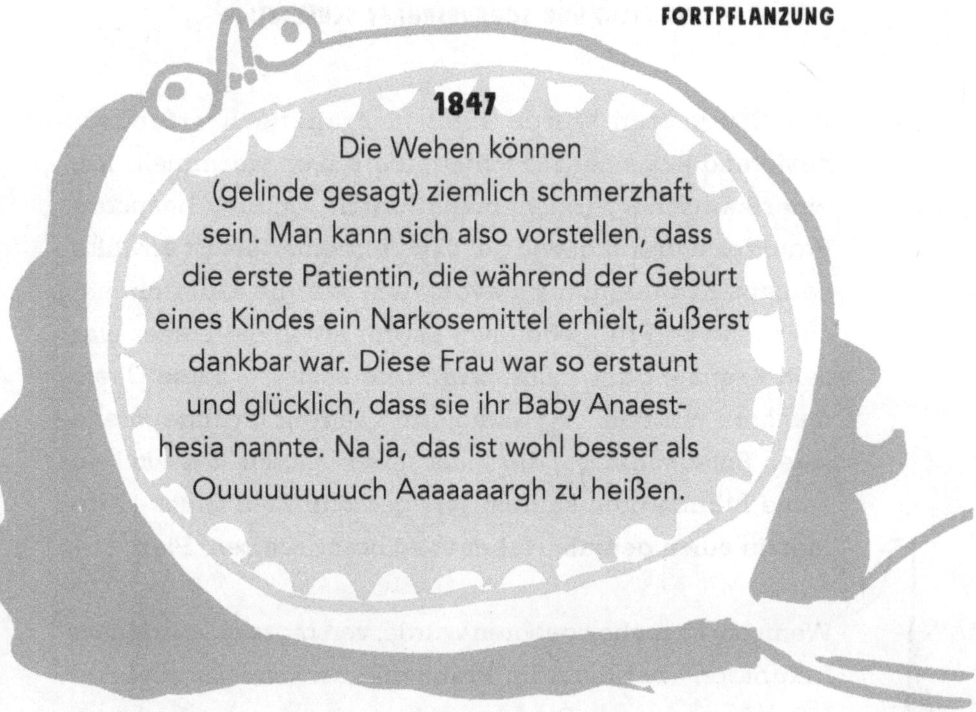

1847

Die Wehen können (gelinde gesagt) ziemlich schmerzhaft sein. Man kann sich also vorstellen, dass die erste Patientin, die während der Geburt eines Kindes ein Narkosemittel erhielt, äußerst dankbar war. Diese Frau war so erstaunt und glücklich, dass sie ihr Baby Anaesthesia nannte. Na ja, das ist wohl besser als Ouuuuuuuuuch Aaaaaaargh zu heißen.

KINDERSTARS

Die meisten Babys werden geboren, nachdem sie neun Monate faul in der Gebärmutter herumgehangen haben – wenn sie viel früher auf die Welt kommen, nennt man das eine Frühgeburt. Heutzutage können Babys überleben, wenn sie schon mit sechs Monaten und sogar noch früher geboren werden, dank großartigem Arzt- und Pflegepersonal, erstaunlicher Medizin und einer wunderbaren Erfindung namens Inkubator. Der Inkubator ist im Grunde eine magische Kiste – nein, nicht eine, mit der jemand seinen Assistenten in zwei Hälften sägt –, die sehr früh geborene Babys am Leben erhält, indem sie ihnen beim Essen und Atmen hilft und sie schützt und sorgfältig überwacht.

Der Brutkasten wurde 1880 in Frankreich erfunden, basierend auf einer Maschine, die Küken warmhielt. Ein amerikanischer Arzt namens Martin Couney besuchte Frankreich und sah, wie gut sie funktionierten. Er erzählte seinem Krankenhaus davon, wie sie die Überlebenschancen von Frühgeborenen enorm erhöhten. Leider war sein Krankenhaus nicht daran interessiert – seine Chefs machten nur das 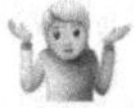-Emoji und sagten, Frühgeborene seien Schwächlinge, die nicht leben sollten. Sie wollten keine Inkubatoren kaufen. Wie gemein! Zum Glück hatte Martin einen genialen (aber total bescheuerten) Plan.

Wenn ein Frühchen geboren wurde, versorgte er es in einem Inkubator, aber nicht im Krankenhaus, sondern in einem Vergnügungspark. Die Idee dahinter war, dass die Leute nach der Achterbahnfahrt und vor dem Kauf von Zuckerwatte gerne 25 Cent zahlen würden, um in sein „Infantorium" zu gehen und ein paar winzige Babys zu sehen, und dass er mit dem Eintrittsgeld das Geld zurückzahlen könnte, das er sich für den Kauf der Brutkästen geliehen hatte. Es klingt seltsam, aber erstaunlicherweise war es ein großer Erfolg, und die Leute kamen in Scharen, um ihr Geld auszugeben und diese magischen kleinen Babys

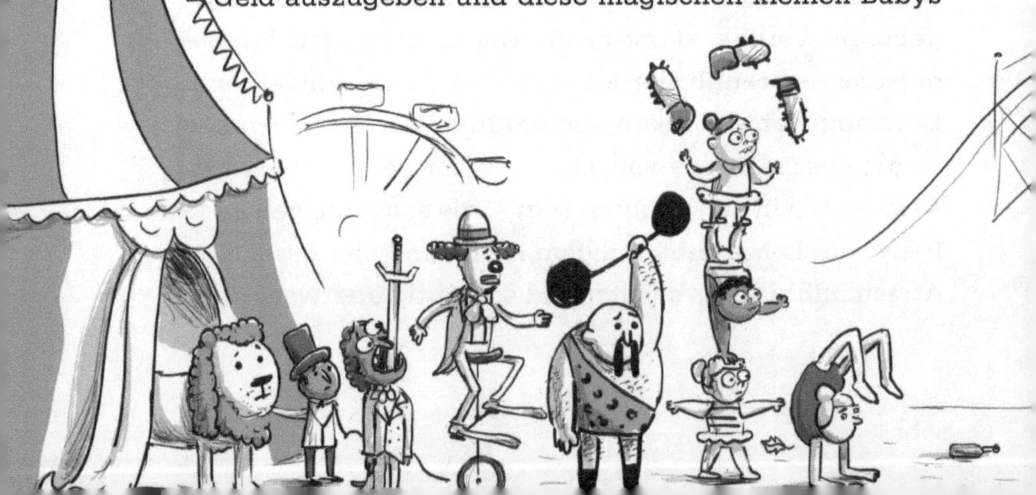

1917

Während des Ersten Weltkriegs entwickelte ein Franzose namens Paul Langevin eine Methode, um die Entfernung feindlicher U-Boote unter Wasser zu bestimmen. Nein, dieses Buch hat sich nicht in Kays wunderbare U-Boote verwandelt. Ich erzähle dir das, weil ein paar Jahrzehnte später Ärzte erkannten, dass sie genau dieselbe Technologie – Ultraschall genannt – verwenden können, um in den Körper von Menschen zu schauen und Dinge wie Gehirne, Eingeweide und Babys zu sehen. Das erste Foto, das jemals von dir gemacht wurde, war wahrscheinlich ein Ultraschallbild – ich hoffe, du hast keine dummen Grimassen geschnitten.

zu sehen, auch wenn sie nicht mit Kettensägen jonglierten oder über ein Drahtseil liefen. Auf diese Weise rettete Couney das Leben von über sechstausend Säuglingen. Zum Glück haben heutzutage alle Krankenhäuser Brutkästen, was eine gute Nachricht für die Patienten ist, aber eine schlechte Nachricht, wenn man nach einer Runde Top Spin gerne ein süßes Baby sehen will.

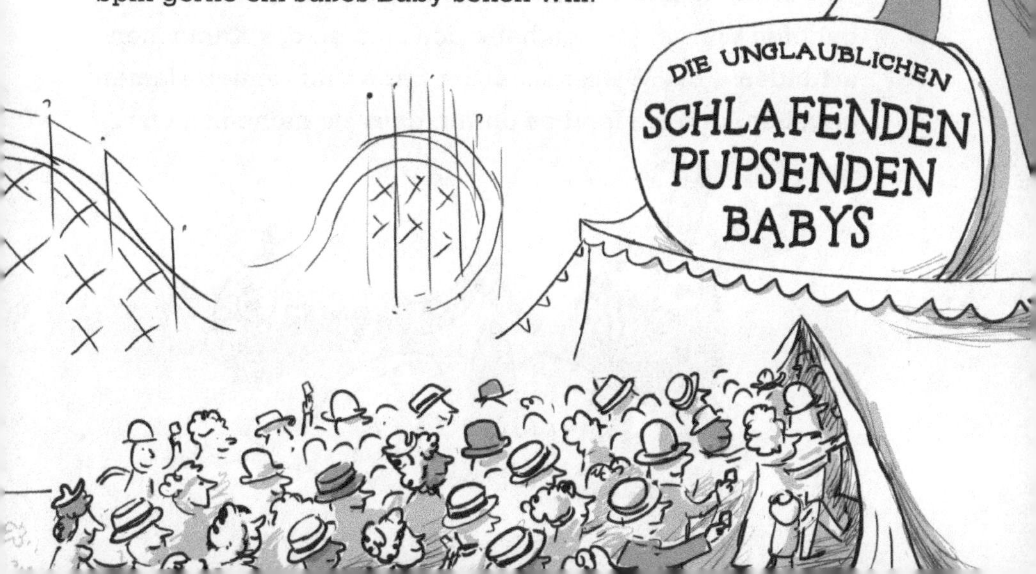

GÖREN IN LABÖREN

So wie man zum Arzt geht, wenn man Probleme mit der Lunge, der Leber, den Knochen oder dem Gehirn hat, muss manchmal auch das Fortpflanzungssystem eines Mannes oder einer Frau behandelt werden. Bis vor etwa vierzig Jahren konnten die Ärzte nicht viel tun, wenn ein Paar nicht in der Lage war, ein Kind zu bekommen. Heutzutage gibt es jedoch mehrere Möglichkeiten, schwanger zu werden. Unter anderem gibt es die IVF, was für In-vitro-Fertilisation steht und so viel wie „Befruchtung im Glas" bedeutet. Das ist keine schlechte Beschreibung, denn bei der IVF werden die Spermien und die Eizellen zusammen in eine Glasschale gelegt, wo sie sich verbinden und einige Tage lang zu wachsen beginnen, bevor sie in die Gebärmutter der Mutter eingesetzt werden. Die erste erfolgreiche IVF-Behandlung bei einem Tier wurde 1959 bei einem Kaninchen namens Carrotface Megabunny durchgeführt, und die erste IVF-Schwangerschaft bei einem Menschen war mit einem Mädchen namens Louise Brown, das 1978 geboren wurde. (Ja, ich habe den Namen des Kaninchens erfunden – die Wissenschaftler haben ihr keinen Namen gegeben, und ich fand es unfair, dass sie namenlos war).

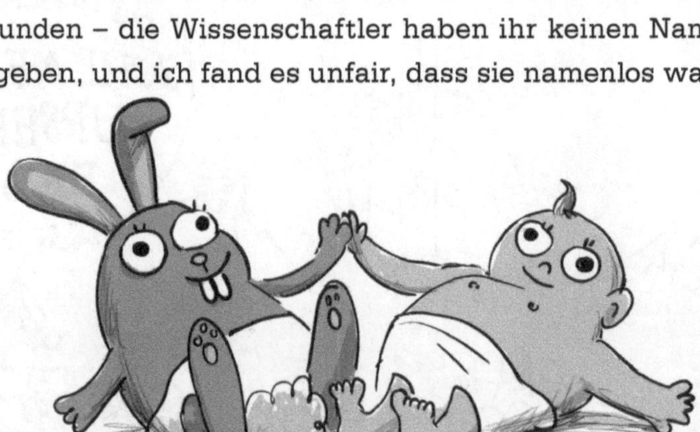

DIE ZUKUNFT

Schalten wir noch einmal das Vorhersagemodul meines Roboter-Butlers ein. (Ich wollte mal sehen, ob er auf Bäume klettern kann, aber leider konnte er nur auf Bäume kleckern.)

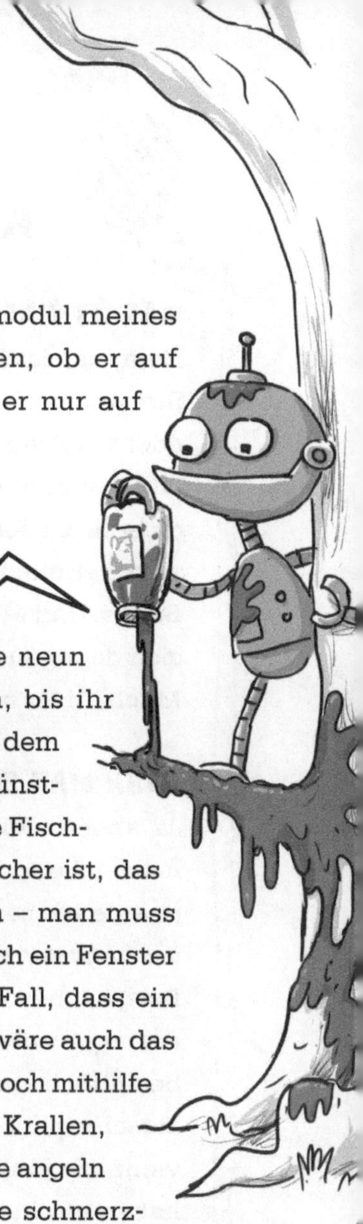

VORHERSAGE 1 – BABYS WERDEN IN KÜNSTLICHEN GEBÄRMÜTTERN HERANWACHSEN KÖNNEN.

Das ist eine gute Nachricht für Eltern, die neun Monate lang in den Urlaub fahren wollen, bis ihr Baby bereit ist, geboren zu werden und mit dem Schreien und Kacken beginnen kann. Diese künstlichen Gebärmütter werden ein bisschen wie Fischtanks sein und bedeuten, dass es viel einfacher ist, das Wachstum des Babys im Auge zu behalten – man muss keinen Scan machen, wenn man einfach durch ein Fenster hineinschauen kann. Und in dem seltenen Fall, dass ein Baby vor der Geburt operiert werden muss, wäre auch das viel einfacher. Außerdem wird das Baby nur noch mithilfe eines Fischernetzes oder mit diesen großen Krallen, mit denen man an der Tankstelle Kuscheltiere angeln kann, herausgeholt werden müssen – keine schmerzhaften Wehen oder unschönen Kaiserschnitte mehr.

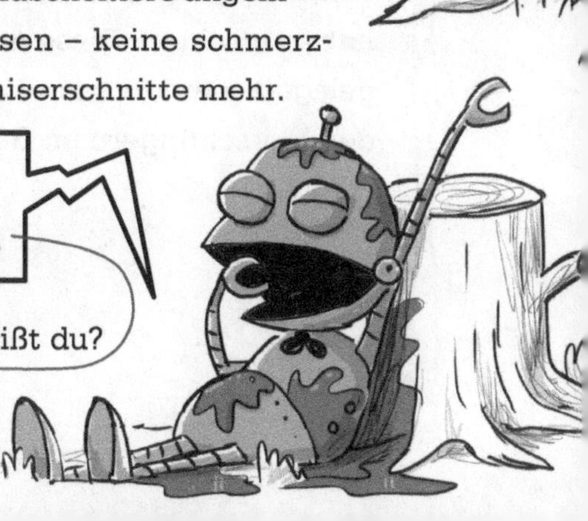

VORHERSAGE 2 – DAS NÄCHSTE KAPITEL WIRD EXTREM LANGWEILIG SEIN.

Hey! Auch ICH habe Gefühle, weißt du?

Und wodurch unterscheidet es sich dann von den anderen? Prunella

44 ADAM ANTWORTET

WAS IST EINE SÄUGAMME?

Nein, das ist kein seltsames Tier wie eine Bartagame, die ihre Jungen säugt und ein M zu viel hat. Eine Säugamme oder nur Amme war eine Frau, die von reichen Eltern eingestellt wurde, um ihr Baby zu stillen, weil sie beschlossen, dass sie zu beschäftigt und zu wichtig waren, um es selbst zu tun. Heutzutage stillen Mütter in der Regel ihre eigenen Babys. Und Menschen, die dazu nicht in der Lage sind oder sich dagegen entscheiden, füttern sie mit der Flasche (mit Milch, nicht mit Cola.)

KANN MAN EIER EINFRIEREN?

Ja, aber als Rührei schmecken sie besser als gefroren. Oh, du meinst die andere Art von Eiern. Die Antwort ist immer noch ja – sie können sicher eingefroren und für eine spätere IVF verwendet werden. Frauen tun dies aus vielen Gründen: zum Beispiel, bevor sie sich einer Behandlung wie einer Chemotherapie unterziehen, die die Funktion ihrer Eierstöcke beeinträchtigen könnte. Da Eizellen mit zunehmendem Alter verschwinden, beschließen einige Frauen, sie einzufrieren, wenn sie jünger sind, für den Fall, dass sie später Kinder haben möchten. Diese müssen allerdings bei minus 200 °C gelagert werden, man kann sie also nicht zu Hause neben den Flutschfingern im Gefrierschrank aufbewahren.

IST ES FÜR SCHWANGERE FRAUEN GEFÄHRLICH, HAUSTIERE ZU HALTEN?

Nein, grundsätzlich nicht, auch wenn Tierkacke Keime enthalten kann. Schwangere sollten also keine Kackhaufen einsammeln. In der Glitzerzeit waren Haustiere ein absolutes Tabu. Die Ärzte waren der Meinung, dass schon der Anblick eines Tieres dazu führen würde, dass das Baby völlig behaart auf die Welt käme. Egal, ob eine schwangere Frau ein Pferd oder einen Hamster ansah, die Ärzte glaubten, die Erinnerung daran würde sich im Gehirn festsetzen und das Baby würde in einer Art Fell-Strampler zur Welt kommen.

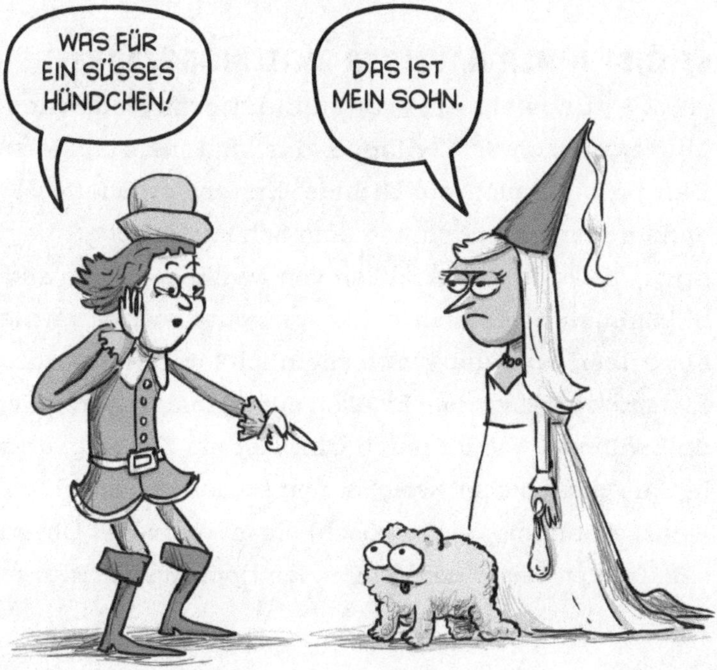

HEISS ODER SCHEISS?

MAN KANN NUR EINEN ULTRASCHALL MACHEN, WENN MAN IN DER BADEWANNE LIEGT.

SCHEISS Also, bitte – ernsthaft? Ultraschall in der Badewanne? Völliger Quatsch. Aber als der Ultraschall erfunden wurde, war genau das der Fall: Wenn ein Arzt einen Blick in dein Inneres werfen wollte, wurdest du vorher in die Badewanne gesteckt. Das liegt daran, dass das Ultraschallgerät nur dann richtig funktioniert, wenn die Haut nass ist. Heutzutage wird einfach ein schleimiges Gel auf die zu untersuchende Körperpartie aufgetragen. Das ist viel bequemer, als ein Bad zu nehmen – und macht die Wasserrechnung des Krankenhauses viel kleiner.

ES GIBT IMMER HÄUFIGER ZWILLINGSGEBURTEN.

HEISS Ungefähr eine von fünfundsechzig schwangeren Müttern bekommt Zwillinge, das sind mehr als je zuvor. Dafür gibt es mehrere Gründe: Erstens erhöhen IVF und andere Behandlungen, die eine Schwangerschaft begünstigen, die Wahrscheinlichkeit von Zwillingen. Zum anderen bekommen Frauen ihre Kinder heute später im Leben als früher, was die Wahrscheinlichkeit erhöht, dass ein Eierstock zufällig zwei Eizellen auf einmal freisetzt. Kennst du Zwillinge? Mein Freund Chris ist ein Zwilling, aber ich bin mir nicht sicher, welcher von beiden der böse Zwilling ist (es gibt immer einen bösen). Es ist entweder Chris oder sein Bruder, David der Vampir. Ich tippe auf Chris.

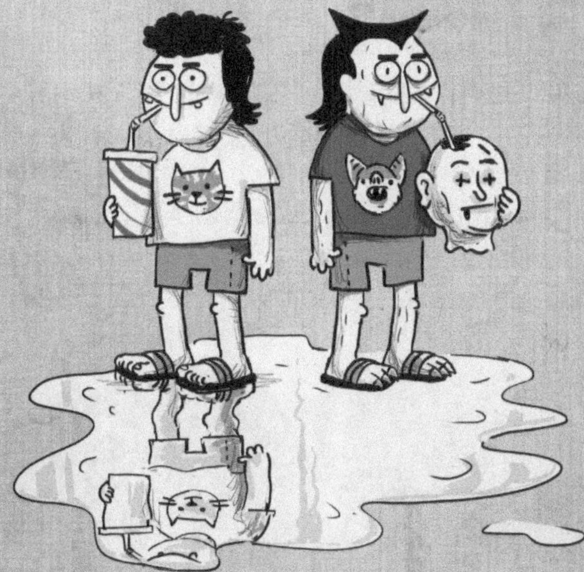

FRAUEN BENUTZEN WIESELHODEN, UM NICHT SCHWANGER ZU WERDEN.

HEISS Also, sie **VERSUCHTEN**, nicht schwanger zu werden – ich glaube nicht, dass man das als erfolgreiche Methode bezeichnen kann. Einige Historiker glauben, dass Frauen in der Glitzerzeit eine Halskette trugen, an der ein Paar Wieselhoden baumelte, weil Ärzte glaubten, dass dies eine Schwangerschaft verhinderte. Eine andere Methode war das Trinken von bleihaltigem Wasser. Das könnte tatsächlich funktioniert haben, aber leider führte es auch zu ein paar anderen kleinen Problemen, wie zum Beispiel einem frühen Tod.

KRANKE KUREN

Wenn bei einer Frau nach neun Monaten noch keine Wehen eingesetzt haben, kann es für das Baby gefährlich werden. Heutzutage gibt es ausgeklügelte Medikamente, die die Wehen auslösen, aber im 18. Jahrhundert waren die Methoden noch etwas seltsamer (und viel nutzloser). Ganz oben auf der Liste stand das Einschmieren der Mutter mit Taubenkot.

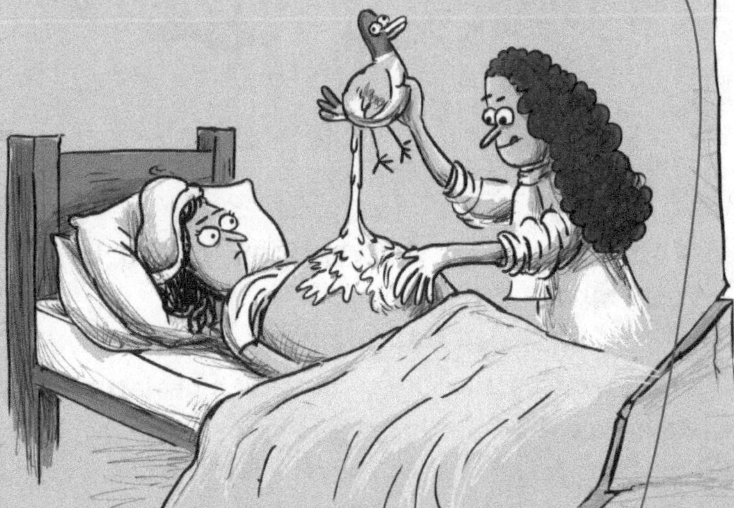

Kannst du endlich aufhören, über Kacke zu reden? Das soll ein Fachbuch sein. Niemand wird diesen Blödsinn lesen wollen. Du solltest wieder als Arzt arbeiten. Obwohl du bestimmt auch ein schrecklicher Arzt warst. Prunella

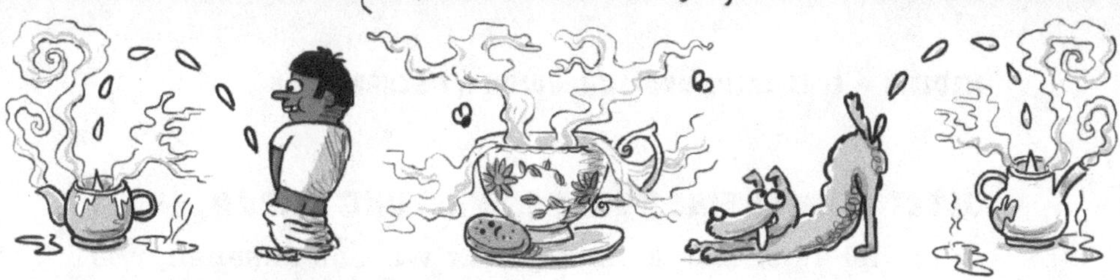

Das Kapitel, in dem

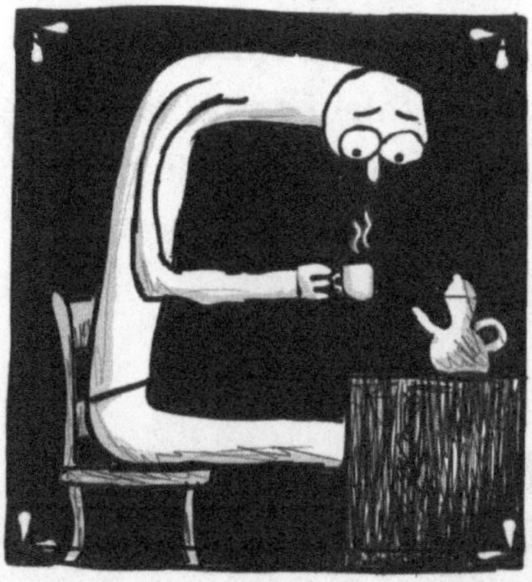

EIN-FACH JEDER EINE SCHÖNE WARME TASSE PIPI TRINKT

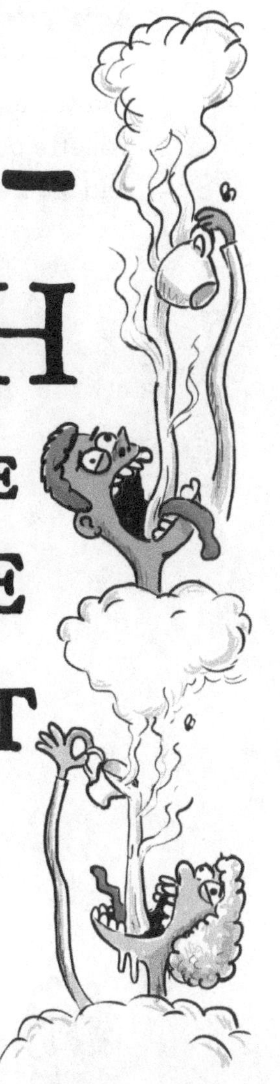

(auch bekannt als LEBER UND NIEREN*)*

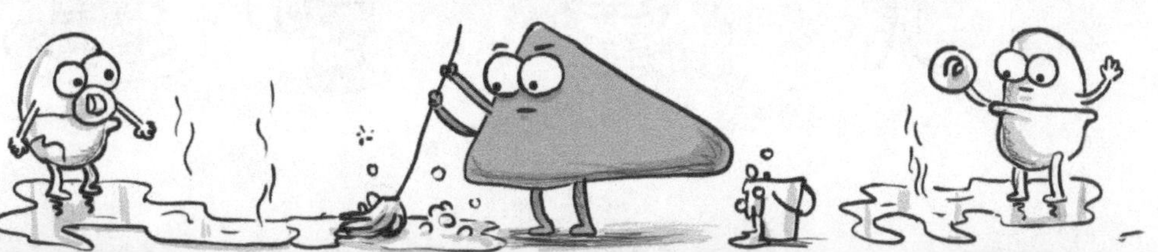

JETZT KOMMT EINE KURZE ERINNERUNG DARAN, woher dein Pipi eigentlich kommt, bevor wir uns ansehen, wie unsere Vorfahren sich getäuscht haben. Oh, und unsere Vorgänger und Vorrenner auch. Also, die Nieren filtern die Abfallprodukte zusammen mit überschüssigem Wasser aus deinem Blut und leiten alles über die Harnleiter zur Blase, von wo aus das Zeug schließlich aus der Harnröhre in die Toilette oder auf den Briefträger gelangt. (Das war Pippin, und sie hat immer noch Ärger deswegen.)

Willst du deine Leser und Leserinnen für dumm verkaufen? Das ist respektlos. Prunella

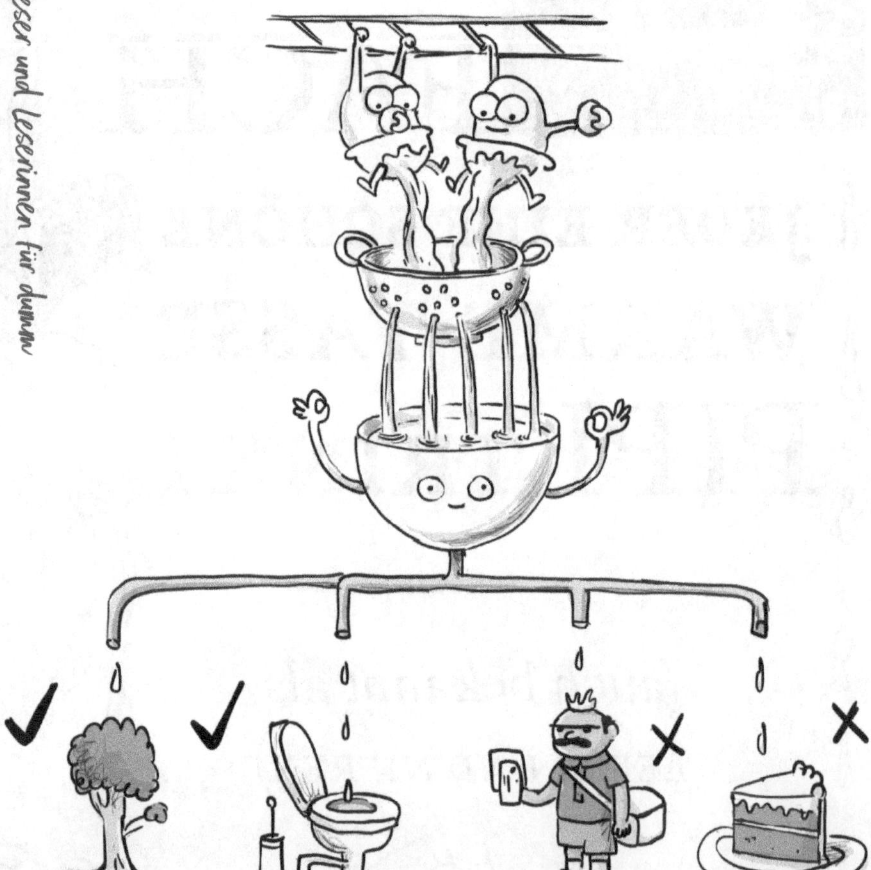

Ich werde auch über die Leber sprechen, schließlich möchte ich sie nicht verärgern. Sie hat viele verschiedene Aufgaben – ein bisschen so wie ich. (Ich bin Schriftsteller, ehemaliger Arzt und nebenberuflicher Feuerjongleur.) Die Leber ist das andere Entsorgungsorgan des Körpers – sie nimmt alles auf, was du gegessen oder getrunken hast und was schlecht für dich sein könnte, und wandelt es in eine Substanz namens Galle um, die sie in den Darm zurückspritzt und somit der Kacke ihre köstliche braune Farbe verleiht. Sorry, ich meine die ekelhafte braune Farbe. Bitte ignoriere den Teil, in dem ich gesagt habe, dass Kacke köstlich ist.

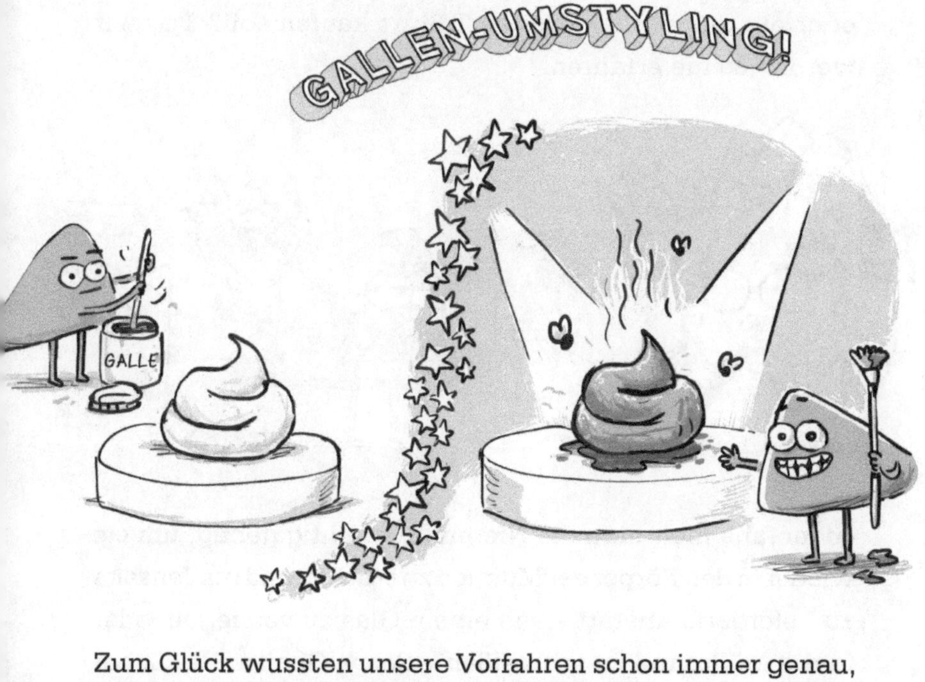

Zum Glück wussten unsere Vorfahren schon immer genau, was die Leber so tut und wie sie funktioniert. Ätsch, ausgetrickst! Natürlich wussten sie das nicht!

ALTES ÄGYPTEN

Kennst du das, wenn du dir bei etwas nicht sicher bist, sondern nur so ein gewisses Gefühl hast? Zum Beispiel, wenn du dich gegen ein Mitternachtsbad im See entscheidest, an dem das Schild ACHTUNG! TÖDLICHE PIRANHAS! steht. Nun, die alten Ägypter hatten ein vages Gefühl, dass die Nieren ziemlich wichtig waren – sie konnten nur nicht genau sagen, warum. Die einzige Erklärung, die ihnen in den Sinn kam, war, dass die Nieren die Berater des Herzens waren. Berater?! In Bezug auf was?! Ob man ein blaues oder ein glitzerndes grünes T-Shirt kaufen soll? Tja, wir werden es nie erfahren.

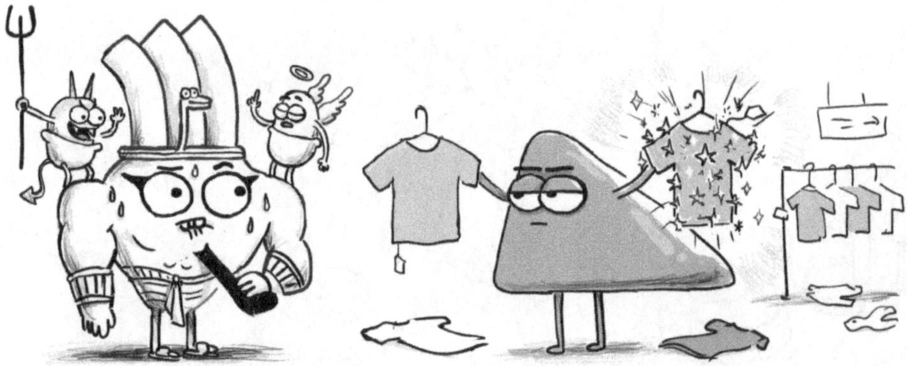

Jedenfalls hielt man die Nieren für wichtig genug, um sie wieder in den Körper der Mumien zu stecken und ins Jenseits zu befördern, anstatt sie in einem Glas zu versiegeln oder in die Mülltonne zu schmeißen – Sorry, Gehirn. Die Leber hielt man offensichtlich nicht für besonders wichtig, denn sie landete in einem Gefäß.

ANTIKES GRIECHENLAND

Im antiken Griechenland machte man eine kleine Entdeckung auf dem Gebiet der Pipimedizin – man fand heraus, dass dieses aus der Blase kam. Leider waren die Griechen der Meinung, dass der Urin nicht aus den Nieren, sondern wie von Zauberhand in die Blase floss, sodass sie dafür nur ein Mitarbeitsplus bekommen. Aristoteles schnitt eines Tages einen Fisch für das Abendessen auf und stellte fest, dass dieser keine Nieren hatte. Daraufhin beschloss er, dass unsere Nieren völlig sinnlos sind, denn sonst bräuchten die Fische sie auch. Aristoteles hat das offensichtlich nicht richtig durchdacht, oder? Fische haben auch keine Arme und Beine – dachte er, dass **DIE** für den Menschen unnötig sind?

Die Leber hatte es im antiken Griechenland viel besser. Wäre das hier ein Fachbuch von damals, würde mindestens die Hälfte davon von der Leber handeln. Man war der Meinung, dass die Leber das wichtigste Organ des Körpers ist und dass sie so gut wie allein dafür sorgen muss, dass man am Leben bleibt. (Ich meine, sie ist ein ziemlich wichtiges Organ, und man möchte bestimmt nicht, dass die Leber zwei Wochen lang auf Urlaub fährt. Aber ich vermute, dass das Herz oder das Gehirn ein paar Worte zum Thema „wichtigstes Organ" zu sagen hätten.)

Eines haben die alten Griechen allerdings tatsächlich richtig verstanden. Und das wissen wir aufgrund eines Mythos, den sie erzählt haben (Mythen sind wie Gute-Nacht-Geschichten, wobei alle Figuren sehr lange Namen haben), über einen Mann namens Prometheus.

Prometheus war der Gott des Feuers, und eines Tages beschloss er, den Menschen auf der Erde das … du hast es erraten – Feuer zu schenken. Nun gut, er war ja schließlich der Gott des Feuers. Aber Zeus, der oberste Gott – eine Art Oberlehrer, aber noch furchteinflößender, weil er Blitze schleudern konnte – wurde aus irgendeinem Grund sehr böse auf ihn (vielleicht wollte er nicht, dass die Menschen Marshmallows rösten konnten) und beschloss, Prometheus zu bestrafen. Aber anstatt ihn in sein Zimmer zu schicken oder ihm zu verbieten, auf seiner Xbox zu spielen, kettete Zeus Prometheus an einen Felsen, wo jeden Tag ein Adler zu ihm hinflog und ihm die Leber heraushackte. Ein bisschen gemein, Zeusy. Am nächsten Tag war die Leber des Prometheus immer wieder da … aber leider auch der Adler.

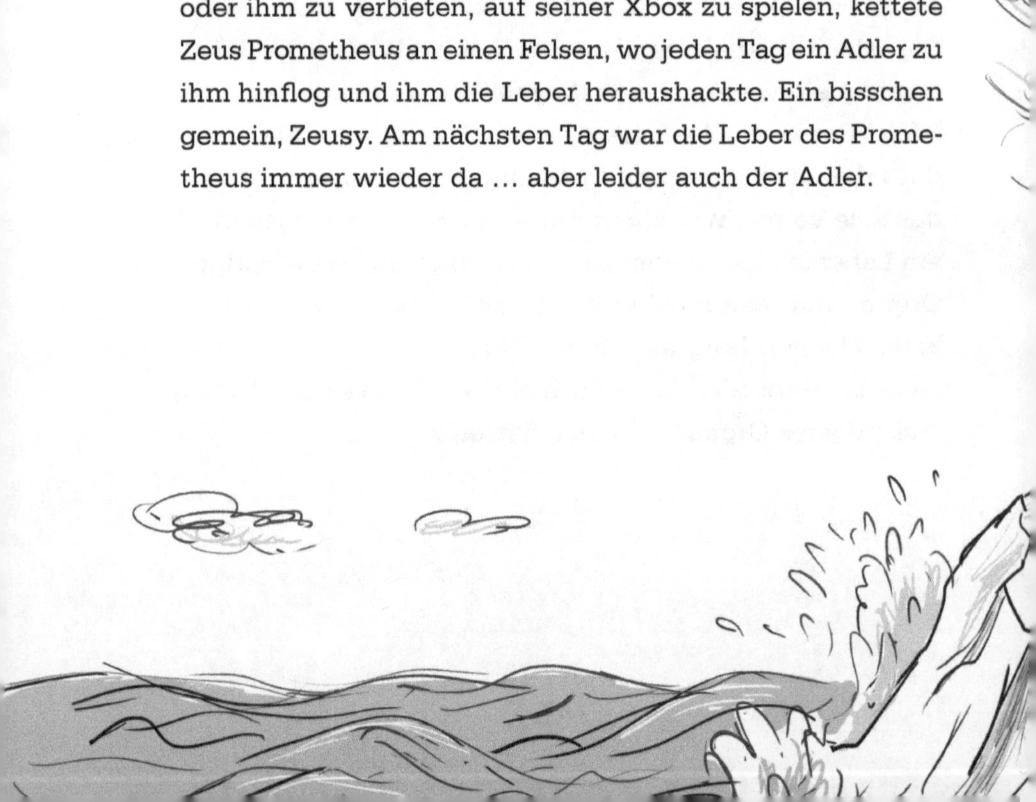

Und was war jetzt die wichtige medizinische Tatsache dabei? Nein, nicht, dass Adler gerne Leber zum Frühstück essen. Die alten Griechen haben herausgefunden, dass sich die Leber sehr gut regenerieren kann – bei uns Nicht-Göttern geht das nicht von heute auf morgen, aber selbst, wenn die Leber wirklich schwer geschädigt ist, kann sie sich in der Regel wieder erholen. Gut erkannt, alte Griechen!

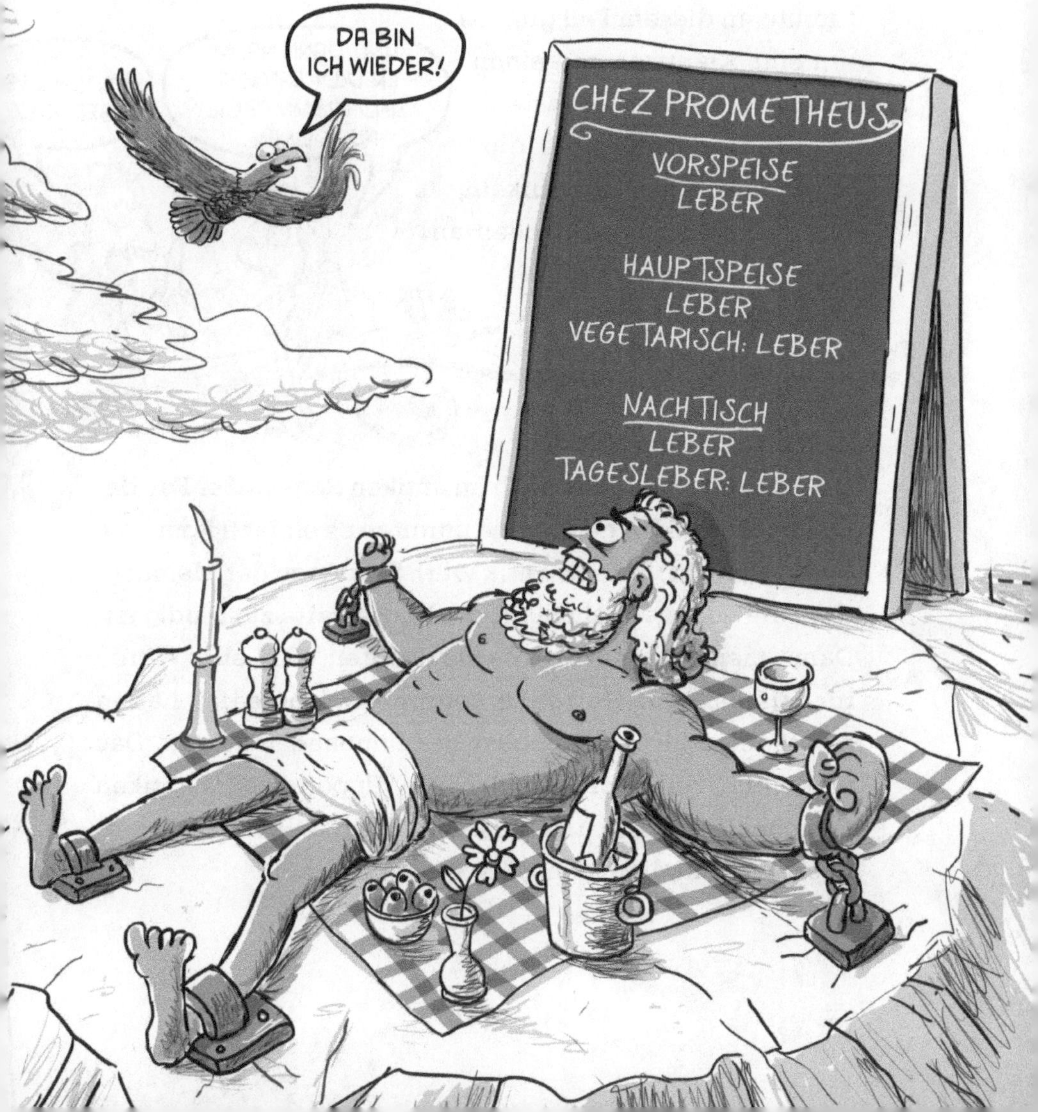
DA BIN ICH WIEDER!
CHEZ PROMETHEUS
VORSPEISE
LEBER
HAUPTSPEISE
LEBER
VEGETARISCH: LEBER
NACHTISCH
LEBER
TAGESLEBER: LEBER

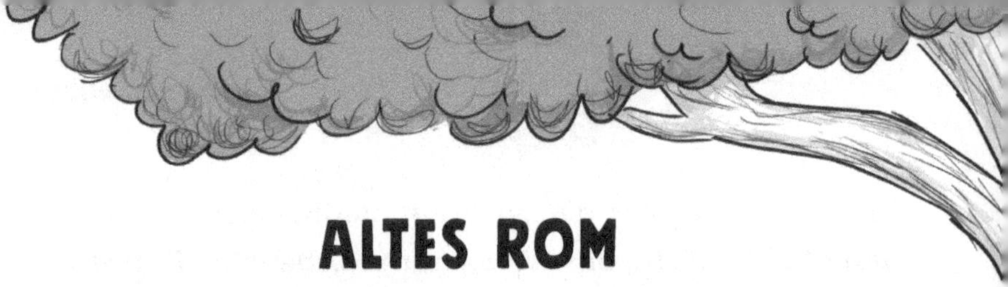

ALTES ROM

Die alten Römer haben endlich herausgefunden, dass der Urin aus den Nieren kommt. Ich wünschte, sie hätten es nicht getan, indem sie eine Klammer auf den Penis eines Affen zwickten, aber ich habe versprochen, euch zu erzählen, wie all diese Entdeckungen zustande kamen. Tja, ich fürchte, in diesem Fall ging es um eine Klammer und einen Affenpenis. Als sie das taten, konnte der arme Affe ein paar Tage lang nicht pinkeln, und seine Nieren schwollen an. So haben sie also festgestellt, dass der Urin von dort kam.

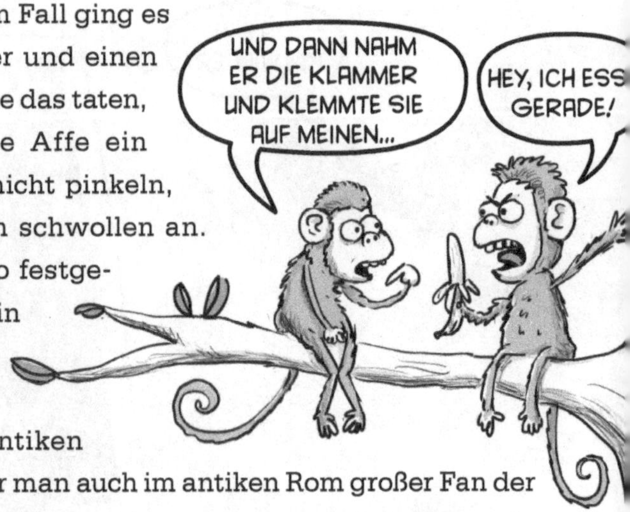
UND DANN NAHM ER DIE KLAMMER UND KLEMMTE SIE AUF MEINEN...
HEY, ICH ESS
GERADE!

Genau wie im antiken Griechenland war man auch im antiken Rom großer Fan der Leber (obwohl ich glaube, sie nannten es einfach Rom – sie wussten nicht, dass es antik war). Sie waren der Meinung, dass die Leber vor allem für die Körpersäfte zuständig ist. Damit meine ich nicht, dass sie dachten, die Leber würde für ausreichend Getränke sorgen – Körpersäfte haben nichts mit Fruchtsäften oder gar Limonaden zu tun. Das war einfach eine schräge Idee, die Hippofratze im antiken Griechenland hatte und die Galen dann in Rom weiterentwickelte (und, nun ja, noch schräger machte).

Die Theorie besagte, dass jeder Mensch vier verschiedene Flüssigkeiten in sich trägt, und wenn man von jeder die richtige Menge hat, ist man gesund. Hatte man hingegen zu viel hiervon oder zu wenig davon, dann gerieten die Körpersäfte durcheinander und man wurde krank. Die Menschen glauben schon seit Tausenden von Jahren an die Körpersäfte – einige Kulturen auf der ganzen Welt stützen ihre Behandlungen immer noch auf sie.

BLUT

Zugegeben – es lässt sich nicht leugnen, dass unser Körper Blut enthält. Aber das ist das Einzige, wofür Galen ein Plus bekommt. Wenn jemand Fieber hatte oder schwitzte, lag das seiner Meinung nach daran, dass er zu viel Blut hatte, und die Lösung bestand darin, ein wenig davon abzulassen. Oder viel davon abzulassen. Wie du dich vielleicht noch aus den letzten Kapiteln erinnern kannst, war das keine gute Idee. (Es tötete Tausende und Abertausende von Menschen und half nicht ein einziges Mal gegen Kopfschmerzen.)

SCHWARZE GALLE

Zu viel schwarze Galle, so meinte man, konnte zu Problemen wie Depressionen führen. Die Behandlung dafür bestand darin, den Patienten zum Erbrechen zu bringen. Leider waren sie danach immer noch depressiv, und zusätzlich auch noch voller Kotze.

GELBE GALLE

Der nächste Saft wurde gelbe Galle genannt – zu viel davon und man wurde wütend. Die Behandlung dafür hieß Schröpfen, wobei man einen Haufen Schröpfköpfe auf die Haut setzte, die ganze Luft heraussaugte und sie dort ließ, bis man haufenweise große rote Kreise auf dem ganzen Körper hatte. Und mit „man" meine ich dich! Es wurde nämlich auch bei Menschen mit unkontrollierbarem Furzen angewendet. Manche Leute lassen sich heute wegen Rückenschmerzen schröpfen, aber viele Ärzte glauben nicht, dass es wirklich etwas bringt.

SCHLEIM

Der vierte Körpersaft war Schleim, etwas, das wir tatsächlich auch alle haben, also hatten sie damit wohl recht. Wie meine Großtante Prunella sagt: „Auch ein blindes Huhn findet einmal ein Korn" – was bedeutet, dass selbst absolute Idioten manchmal aus Versehen richtig liegen. Aber sie dachten, dass der Schleim im Gehirn gebildet wird (hmm) und dass, wenn man zu viel davon im Körper hat, einem der Rotz aus der Nase läuft wie bei einem kaputten Wasserhahn (auch hmmm – von Erkältungen hatten sie noch nichts gehört, nehm ich an). Und ihr Mittel gegen zu viel Schleim? Viel Wein trinken. (Das größte hmmmmm bisher.)

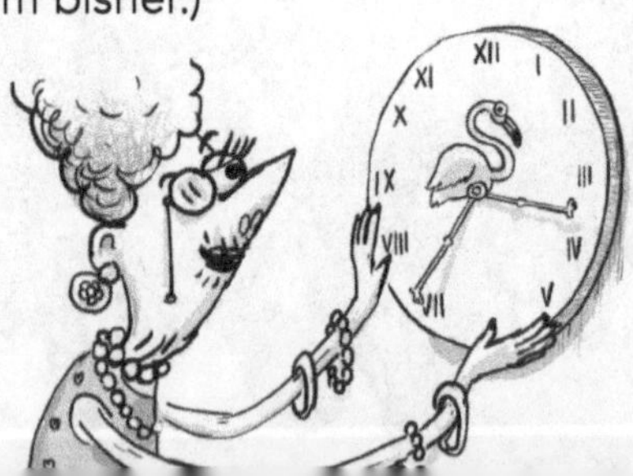

VIER SÄFTE

MALEN NACH ZAHLEN

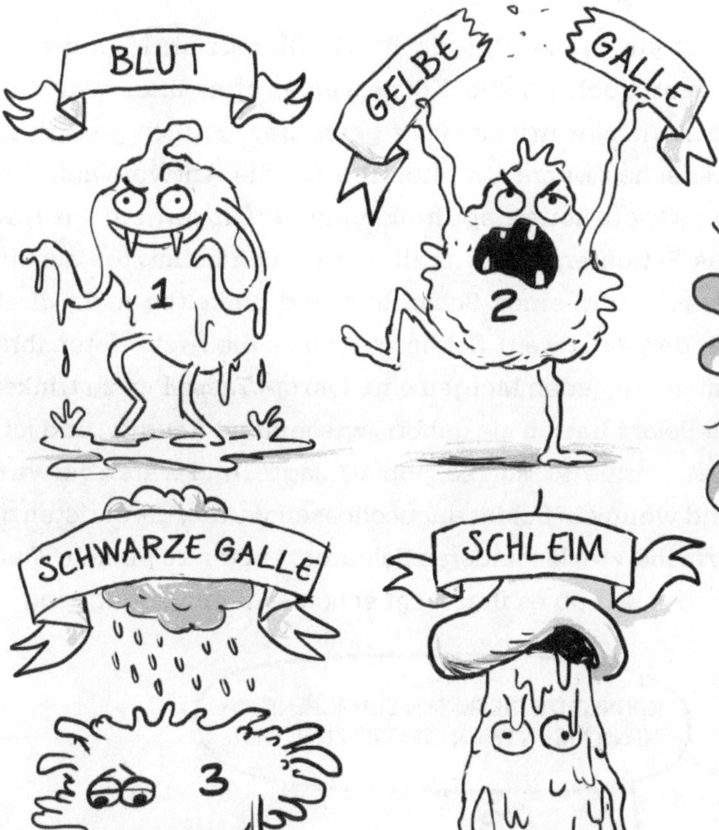

FARBLEITFADEN

1 Rot. (Das ist Blut.)

2 Findest du den kleinen Hinweis im Namen?

3 Auch hier gibt es einen winzigen Hinweis.

4 Schau in dein Taschentuch.

GLITZERZEIT

Jetzt ein großer Sprung in die Glitzerzeit: Man glaubte immer noch an die Körpersäfte, aber man war auch noch absolut urinverrückt geworden. Ehrlich gesagt, die Menschen damals hielten ihn für die Antwort auf alles. Vor Operationen spülten manche Chirurgen die Haut des Patienten mit Urin ab (hoffentlich benutzten sie eine Flasche und einen Schwamm und pinkelten nicht direkt auf den Patienten). Schlimmer noch, die Ärzte rieten ihren Patienten, jeden Morgen eine warme Tasse Pipi zu trinken. Vielleicht hatten sie gehört, wie jemand freudig „und jetzt eine warme Tasse Tee, jippie!“ sagte, und waren verwirrt. Und wenn ein Soldat angeschossen wurde, dann rieten die Armeeärzte den anderen Soldaten, auf ihn zu pinkeln. Ganz ehrlich, als ob es ihm nicht schon schlimm genug ging.

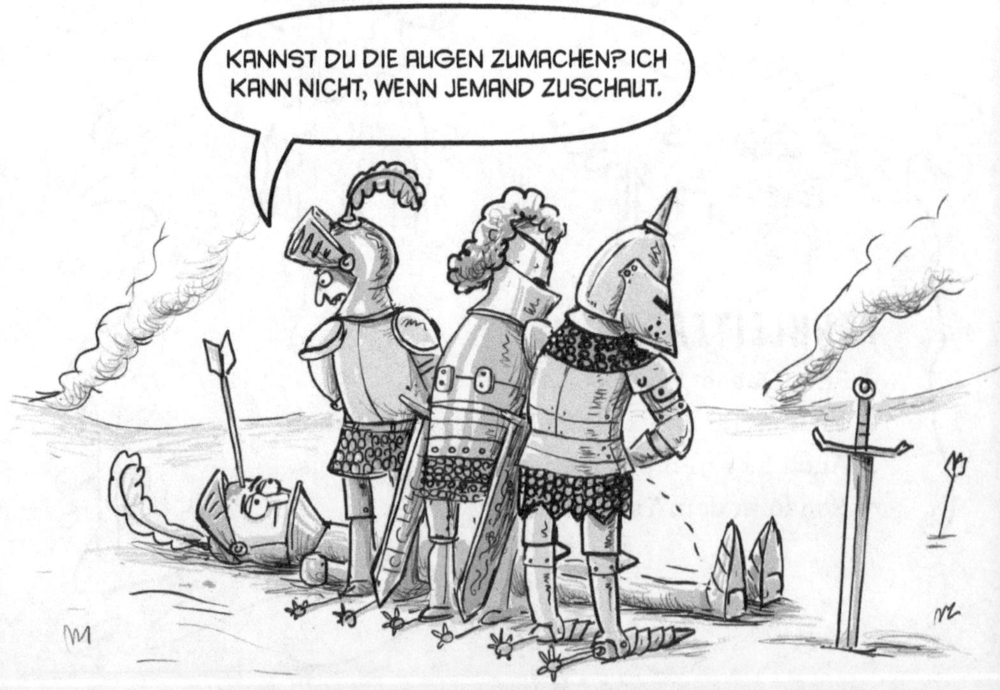
KANNST DU DIE AUGEN ZUMACHEN? ICH KANN NICHT, WENN JEMAND ZUSCHAUT.

Wenn ich es nicht besser wüsste, würde ich glauben, dass die Ärzte früher alle von der Urin-Gesellschaft gesponsert wurden.

Auch wenn es in Europa ein Hype war, dass die Leute überall hinpinkelten, machte im Iran des 11. Jahrhunderts tatsächlich ein Arzt namens Avicenna viel wichtigere Entdeckungen. Er hielt Urin nicht für ein leckeres Frühstücksgetränk oder eine Art antibakterielles Spray – er erkannte, dass das gelbe Zeug viel wichtiger war als das.

Kennst du das, wenn der Arzt dich manchmal bittet, eine Urinprobe abzugeben, und du dir wirklich, wirklich Mühe gibst, das Pipi in den Becher reinzubekommen, aber trotzdem landet das meiste davon auf dem Boden? Oh, das ist nur bei mir so? Dafür gibt es zwei Gründe. Erstens hat der Arzt keine Ahnung, was mit dir los ist, und will dich nur für fünf Minuten aus dem Zimmer bekommen, damit er nach „seltsamer Hinternausschlag" googeln kann. Und der zweite Grund ist, dass Ärzte von deinem Pipi eine Menge über deinen Gesundheitszustand erfahren können. Und es war der alte Avicenna, der das herausgefunden hat.

AVICENNA: FÜNF FAKTEN UND EINE LÜGE

1. Als er zehn Jahre alt war, hatte Avicenna den Koran (das wichtigste religiöse Buch im Islam) vollständig auswendig gelernt. Das sind mehr als siebzigtausend Wörter! Als ich zehn Jahre alt war, hatte ich immer noch Schwierigkeiten, meine Schnürsenkel zu binden.
2. Als er achtzehn Jahre alt war, war er ein voll qualifizierter Arzt und machte bereits medizinische Entdeckungen. Fairerweise muss man sagen, dass ich mit achtzehn Jahren die Sache mit den Schnürsenkeln voll raus hatte.

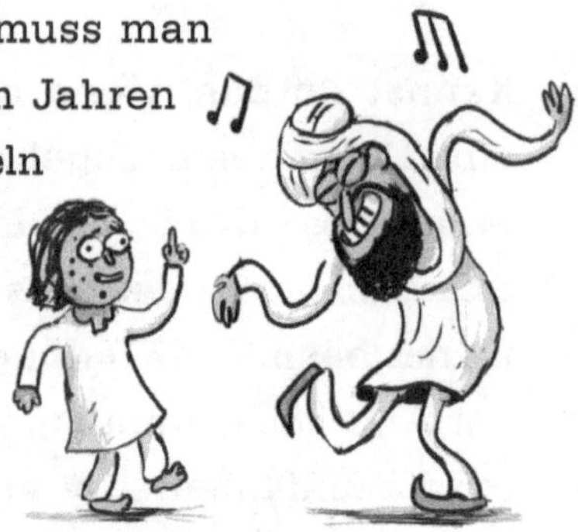

3. Er empfahl Tanzen als Heilmittel für verschiedene Krankheiten.
4. Er schrieb ein Buch wie ein Gedicht. Ich weiß nicht, warum, denn ich kannte ihn nicht.
5. Ein Exemplar seines Buches über den Körper, Der Kanon der Medizin, wurde kürzlich für fast 240.000 Euro verkauft. Vielleicht solltest du dieses Buch hier gut aufbewahren – es könnte (in tausend Jahren) ein Vermögen wert sein.
6. Er wurde ins Gefängnis gesteckt, weil einige wichtige Leute die Bücher, die er geschrieben hatte, nicht mochten.

Du solltest für dieses Buch hier im Gefängnis landen.
Würde dich alle zwei Jahre besuchen. Prunella

3. Er hat niemandem das Tanzen verschrieben. Aber er sagte tatsächlich, dass gute Musik wichtig für das Gesundbleiben sei.

Avicenna wusste zum Beispiel, dass man mehr Wasser trinken muss, wenn der Urin konzentriert ist (das heißt, dass er eine dunkle Farbe hat, nicht, dass dein Pipi schwer nachdenken muss). Und wenn der Urin trüb aussah und sehr muffig roch, dann konnte das bedeuten, dass man einen Infekt hatte. Er hat sogar herausgefunden, dass man ein Problem mit den Nieren haben könnte, wenn der Urin schaumig ist wie ein Vollbad – alles Dinge, von denen wir heute wissen, dass sie absolut richtig sind. Gut gemacht, Avicenna! Zusätzlich fand er noch heraus, dass lila Urin bedeutet, dass man ein Außerirdischer ist. (Es besteht eine winzige Chance, dass ich den letzten Teil erfunden habe.)

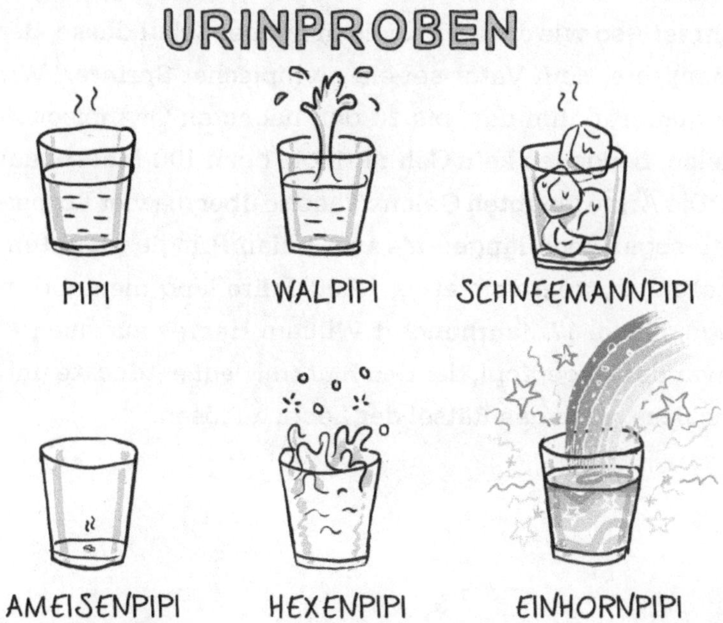

Avicenna hat allerdings nicht **ALLES** richtig gemacht. Er war nicht unbedingt der Beste bei der Behandlung einiger Krankheiten, die er wohl diagnostizieren konnte. Wenn du zum Beispiel ein Problem mit deinen Nieren hattest, steckte er dir eine Ladung Insekten in die Hose, damit sie in dich hineinkrabbeln und alles irgendwie in Ordnung bringen konnten. Wenn du aufgehört hast zu schreien, können wir mit dem nächsten Abschnitt weitermachen.

SAFTIGE LÜGEN

Manchmal erzählen Leute etwas und alle glauben, dass es wahr ist – so wie Julian Pringle in meiner Schulklasse, der behauptete, sein Vater sei ein olympischer Sprinter. Wir alle glaubten ihm das, bis zu den nächsten Olympischen Spielen, bei denen kein Colin Pringle beim 100-Meter-Lauf lief. Die Ärzte glaubten Galens Theorie über die vier Körpersäfte sogar noch länger, als wir Julian Pringle glaubten. Tatsächlich stellte sie etwa 1.500 Jahre lang niemand in Frage, bis im 17. Jahrhundert William Harvey auftauchte. Er war der kluge Kopf, der den Blutkreislauf entdeckte und beschloss, auch das Rätsel der Leber zu lösen.

Willi tüftelte ein wenig herum und entdeckte, dass das mit den Körpersäften nur ein Haufen erfundener Blödsinn war. (Galen war schon sehr lange tot, also wurde sein Kopf nicht im Klo runtergespült, im Gegensatz zum armen Julian Pringle.) Und William fand auch heraus, wie die Leber funktionierte und wie sie mit anderen Organen in ihrer Umgebung, der Gallenblase und der Milz, verbunden war.

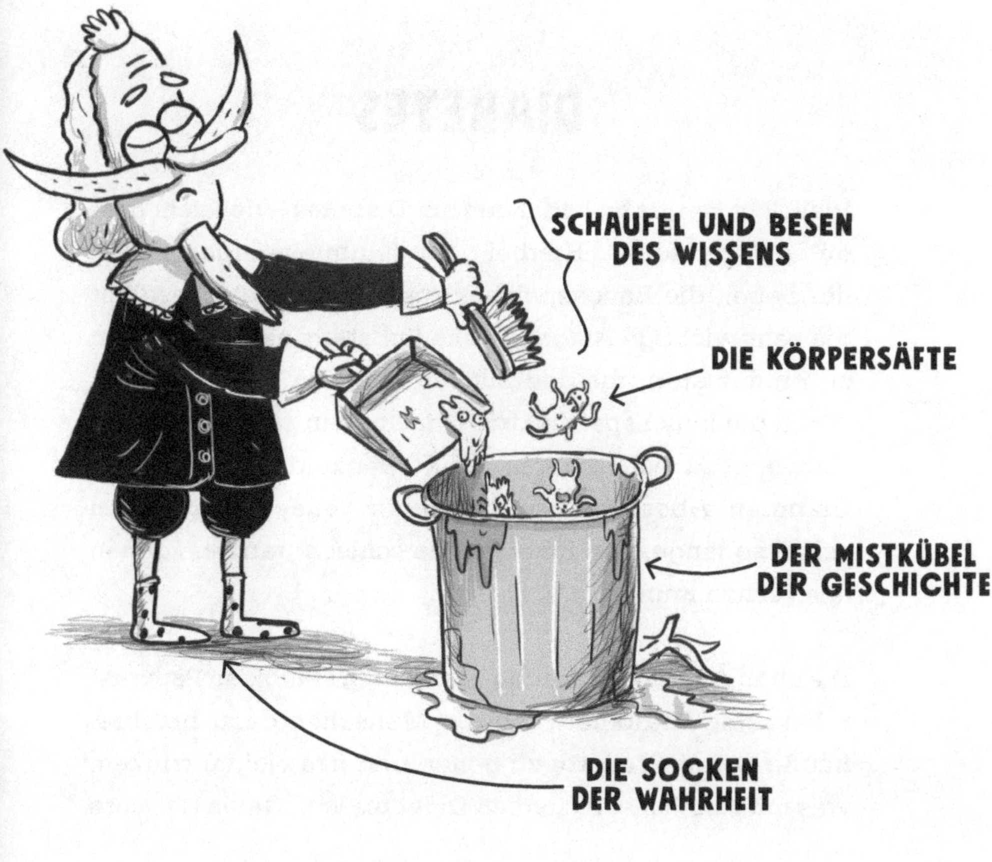

1959

Die Leberspezialistin Sheila Sherlock wurde in diesem Jahr die erste weibliche Professorin für Medizin im Vereinigten Königreich. Sie war die erste Person, die winzige Proben aus der Leber eines Menschen entnahm (eine sogenannte Biopsie), um herauszufinden, was nicht stimmte und wie man sie behandeln konnte. Sie wurde als die Leberkönigin bekannt, obwohl ich nicht glaube, dass sie eine Krone aus Leberstückchen trug. Schade eigentlich.

DIABETES

Vielleicht kennst du jemanden mit Diabetes – vielleicht hast du es sogar selbst. Hierbei geht es um ein Organ neben der Leber, die Bauchspeicheldrüse (Pankreas). Diese hat die sehr wichtige Aufgabe, eine Substanz namens Insulin zu produzieren, die den Zuckergehalt im Blut reguliert. Wenn die Bauchspeicheldrüse nicht mehr richtig arbeitet, schwappt zu viel Zucker in den Körper, und das nennt man Diabetes. Aber Diabetes ist nichts Neues – es gibt ihn schon so lange, wie Erwachsene schlecht tanzen können (also schon immer).

Die alten Ägypter beschrieben auf ihren staubigen Papyrusrollen eine Krankheit, die die Menschen dazu brachte, häufig auf die Toilette zu gehen und irre viel zu trinken, was mit ziemlicher Sicherheit Diabetes war. Galen täuschte sich ein wenig (typisch Galen) und dachte, es handele sich um ein Problem mit den Nieren. Allerdings hatte er einen ekelhaften Namen dafür: Urindurchfall. Die Urin-Gesellschaft muss sehr verärgert gewesen sein, als der Name in Diabetes geändert wurde.

Ein paar Leute haben versucht, Diabetes zu behandeln – nur hatten sie keine Ahnung, was die Krankheit auslöste, also waren ihre Versuche ziemlich nutzlos. Vor über tausend Jahren hielt sich ein Arzt namens Paulus von Aegina für einen Diabetes-Experten. (Paul scheint ein sehr gewöhnlicher Name für jemanden aus längst vergangenen Tagen zu sein, nicht wahr? Ich frage mich, ob er einen Bruder namens Stefan hatte.)

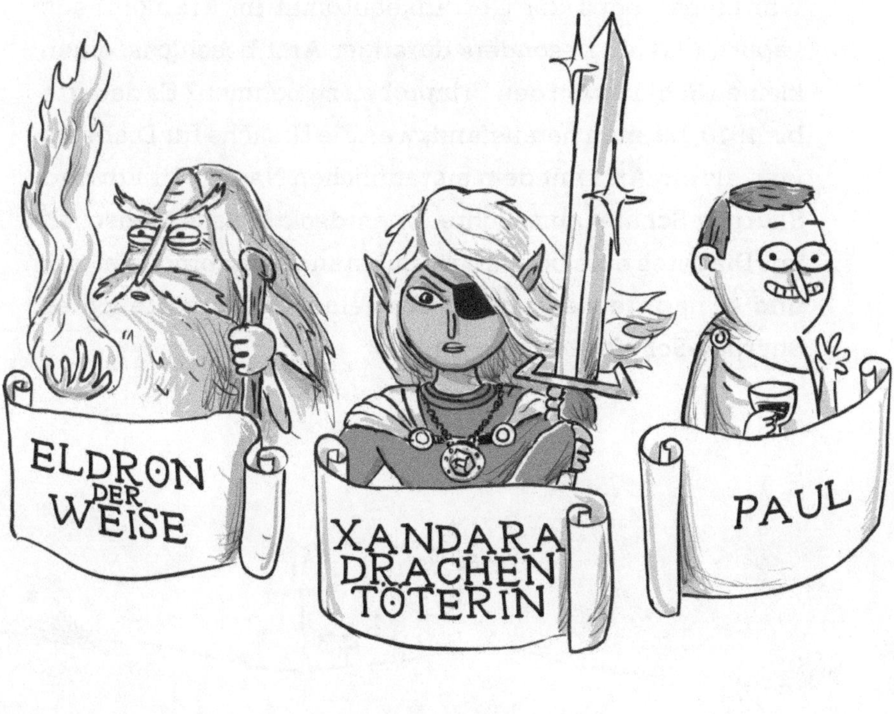

Sein Heilmittel? Aderlass und Weintrinken. Die Leute damals schienen zu glauben, dass diese Dinge eine ganze Menge an Krankheiten heilen würden, oder? Wie sich herausstellte, funktionierten sie überhaupt nicht.

Es dauerte bis ins Jahr 1675, dass diese Krankheit endlich ihren Namen erhielt. Meistens sagen wir einfach Diabetes, aber der vollständige Name lautet eigentlich „Diabetes mellitus“ – so wie wir die englische Königin „Elizabeth“ nennen, aber die meisten Leute nicht wissen, dass ihr Nachname eigentlich Bummo lautet. (Okay, vielleicht habe ich das auch nur erfunden.) Jedenfalls bedeutet mellitus „Honig“, denn (bitte stell deinen Milchshake für diesen Teil weg) der Zucker im Urin von Diabetikern lässt ihn wie Honig schmecken. Wie sie das überhaupt herausgefunden haben, darüber mag man gar nicht nachdenken. Vielleicht war eines Tages der Getränkeautomat im Krankenhaus kaputt, und ein besonders durstiger Arzt beschloss, einen kleinen Schluck von den Urinproben zu nehmen? Es dauerte bis 1910, bis man herausfand, was die Ursache für Diabetes war, als ein Arzt mit dem erstaunlichen Namen Sir Edward Sharpey-Schafer auftauchte. Er entdeckte, dass Menschen mit Diabetes eine bestimmte Substanz nicht produzierten, und er nannte sie Insulin. (An seiner Stelle hätte ich es Sharpey-Schafer-Zeug genannt.)

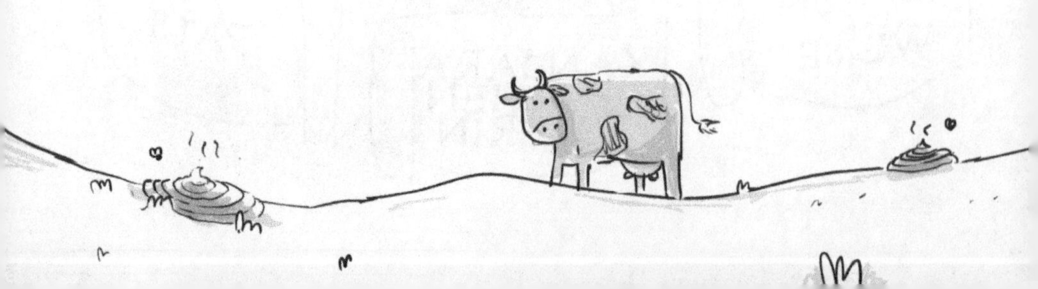

Der Behandlung von Diabetes war man damit aber noch nicht nähergekommen. Im Jahr 1919 setzte ein Arzt namens Frederick Allen seine Diabetes-Patienten auf Diät. Nennen wir sie Hungertod-Diät. (Hm, das klingt nicht so, als würde es gut ausgehen.) Einigen Patienten half das, aber die meisten verhungerten tatsächlich. (Ich wusste es.) Gott sei Dank gab es damals ein Ärztepaar namens Banting und Best, die wie ein Comedy-Duo klingen, aber in Wirklichkeit brillante Wissenschaftler waren, die zum ersten Mal Insulin herstellten. Falls du eine Kuh bist, hör jetzt bitte auf zu lesen. Die allerersten Insulininjektionen wurden durch das Zerquetschen eines Kuhpankreas hergestellt, und das bedeutete, dass Diabetes endlich behandelt werden konnte. Heutzutage wird Insulin in einem Labor hergestellt und nicht mehr aus einer zerquetschten Kuhpankreasdrüse. Kühe, ihr könnt jetzt wieder anfangen zu lesen.

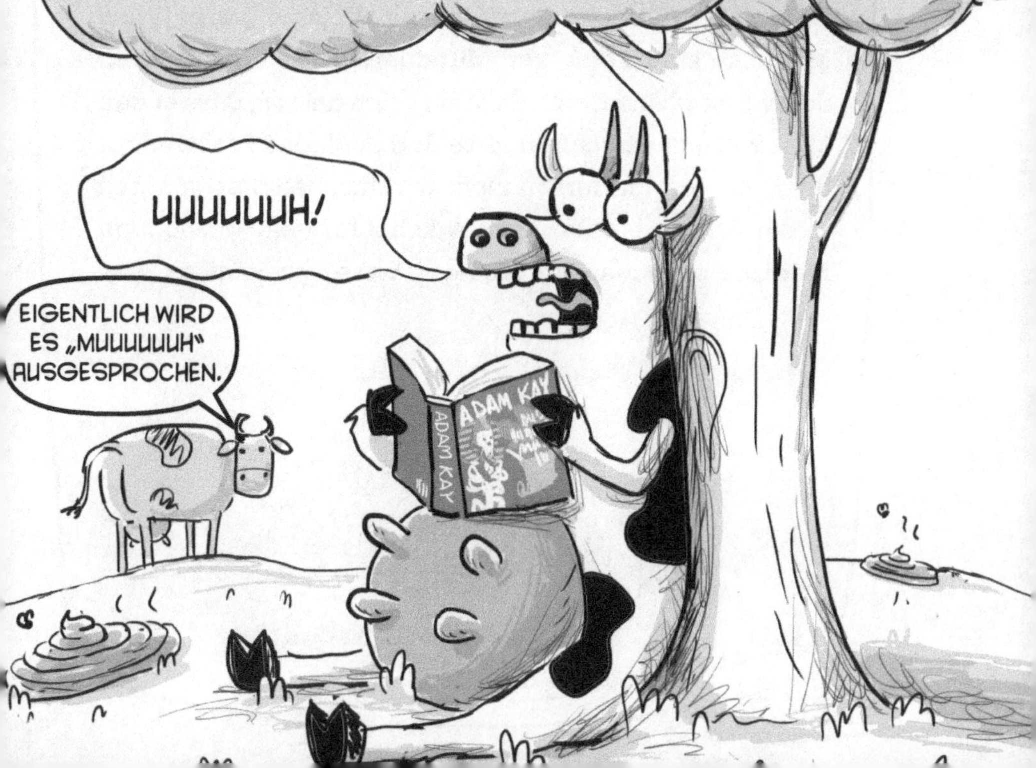

KEIN SCHNAPS IST GUTER SCHNAPS

Wir alle wissen, dass übermäßiger Alkoholkonsum sehr schlecht für die Leber ist. Nun, wenn du das vorher nicht gewusst hast, dann weißt du es halt jetzt. Aber jahrelang waren die Ärzte nicht nur der Meinung, dass es völlig in Ordnung ist, so viel Alkohol zu trinken, wie man will – sie dachten auch, dass es eigentlich sogar gut für einen ist. Ich habe keine Ahnung, wie sie sich so sehr irren konnten – vielleicht waren sie alle betrunken?

Im antiken Griechenland wurde Alkohol gegen alles Mögliche eingesetzt, von Mundgeruch bis hin zu einem Schwertstich ins Herz. (Es stellte sich heraus, dass er den Mundgeruch verschlimmerte und auch das Problem mit dem Schwert im Herzen nicht wirklich beheben konnte.) In der Glitzerzeit hielt man Alkohol für eine so wichtige Medizin, dass man ihn als aqua vitae bezeichnete, was

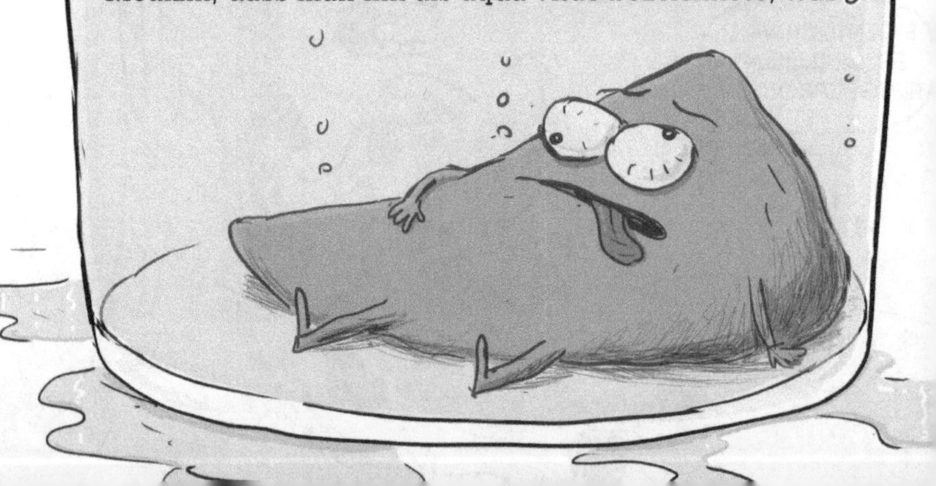

so viel wie „Wasser des Lebens“ bedeutet. Egal, ob man mit einem Hundebiss oder nach einer Pestansteckung zum Arzt ging, man wurde mit einem Rezept für Alkohol nach Hause geschickt. Ein durchschnittlicher Erwachsener trank damals täglich viereinhalb Liter Bier – das ist so viel wie dreizehn Dosen Cola. Aber eben Bier! Aaah!

Erst 1793 fand ein Arzt namens Matthew Baillie heraus, dass Alkohol die Leber schädigen kann. Er veröffentlichte dies in einem Buch mit dem Titel *Anatomie des krankhaften Baues von einigen der wichtigsten Theile im menschlichen Körper.* Es muss ein riesiges Buch gewesen sein, um all diese Wörter auf dem Einband unterzubringen.

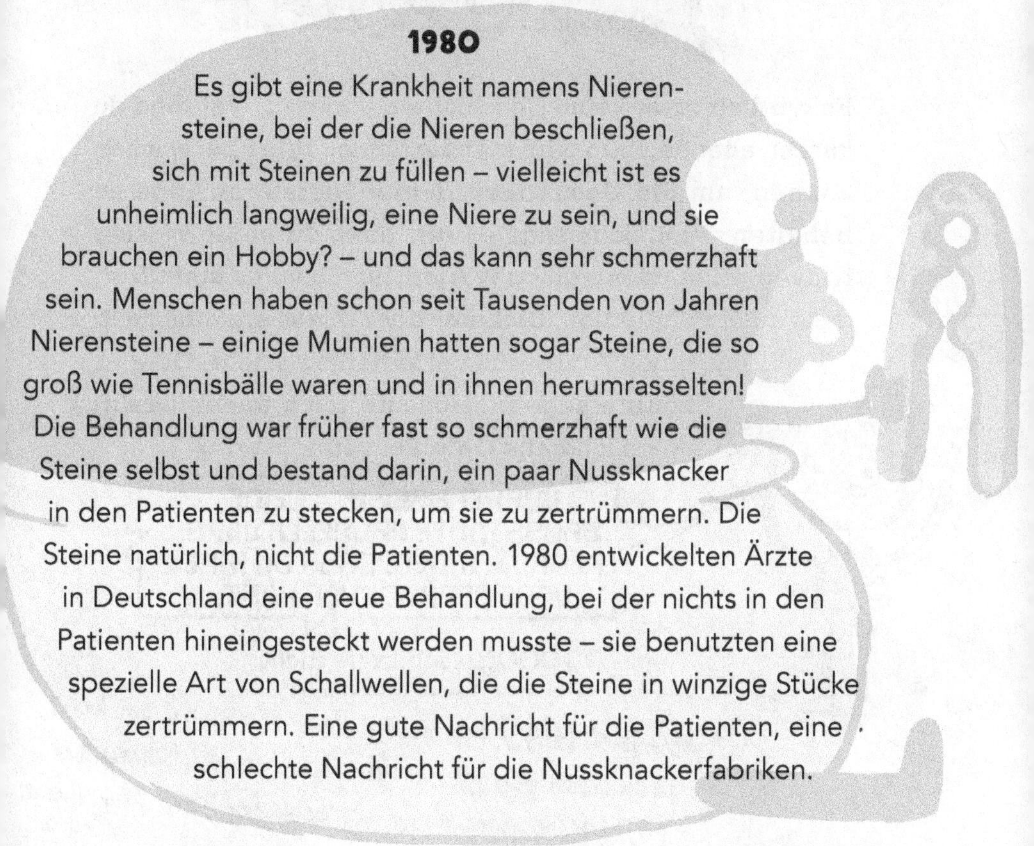

1980

Es gibt eine Krankheit namens Nierensteine, bei der die Nieren beschließen, sich mit Steinen zu füllen – vielleicht ist es unheimlich langweilig, eine Niere zu sein, und sie brauchen ein Hobby? – und das kann sehr schmerzhaft sein. Menschen haben schon seit Tausenden von Jahren Nierensteine – einige Mumien hatten sogar Steine, die so groß wie Tennisbälle waren und in ihnen herumrasselten! Die Behandlung war früher fast so schmerzhaft wie die Steine selbst und bestand darin, ein paar Nussknacker in den Patienten zu stecken, um sie zu zertrümmern. Die Steine natürlich, nicht die Patienten. 1980 entwickelten Ärzte in Deutschland eine neue Behandlung, bei der nichts in den Patienten hineingesteckt werden musste – sie benutzten eine spezielle Art von Schallwellen, die die Steine in winzige Stücke zertrümmern. Eine gute Nachricht für die Patienten, eine schlechte Nachricht für die Nussknackerfabriken.

DIE ZUKUNFT

Mein Roboter-Butler wollte gerade den Tisch decken (leider hat er sich vertan und ihn im Bett mit einer Decke zugedeckt). Auf jeden Fall ist er nun bereit, weitere Vorhersagen zu machen.

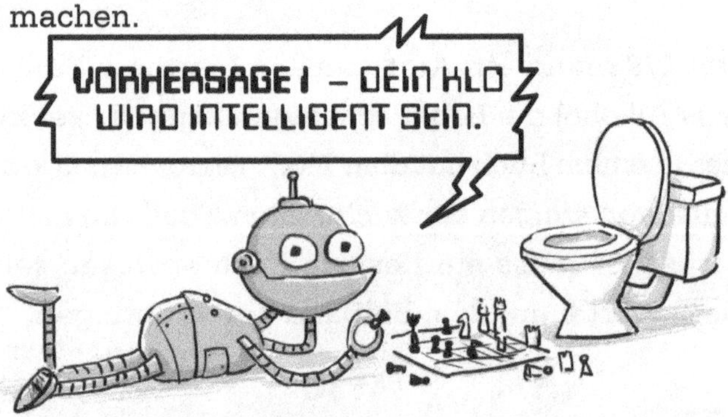

Es wird dir zwar keine Geschichten vorlesen, während du kackst, aber dein Klo wird ständig deinen Urin überwachen können, um die Gesundheit deiner Nieren im Auge zu behalten. Vielleicht sagt es dir, dass du mehr Wasser trinken sollst, wenn du dehydriert bist, oder es stellt fest, dass du eine Infektion, Diabetes oder etwas anderes hast, das einen Arztbesuch erforderlich macht. Oder es könnte sagen: „Hör auf, mich anzupinkeln! Auch ich habe Gefühle, verstehst du?!"

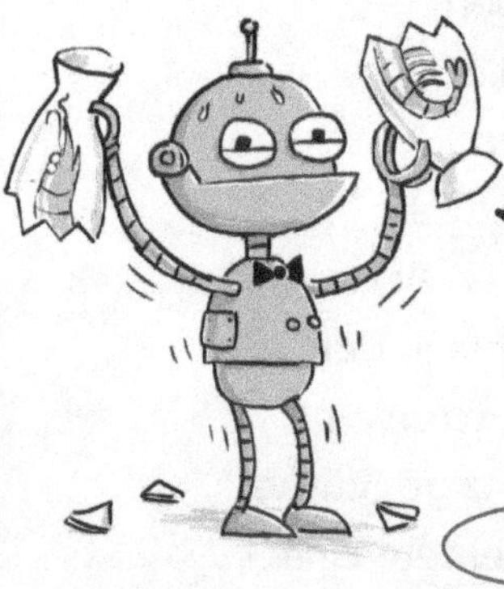

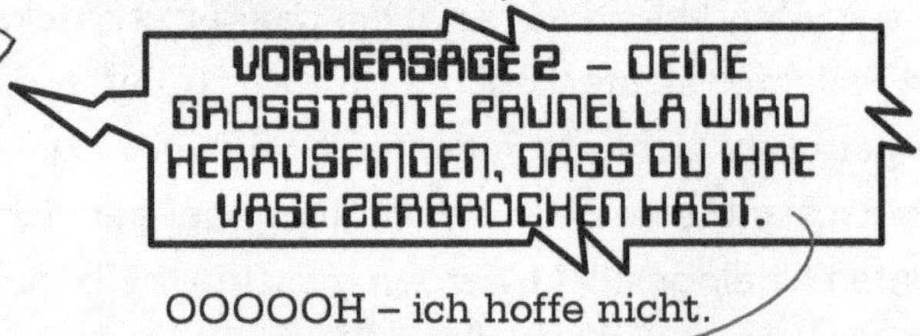

OOOOOH – ich hoffe nicht.

Du hast WAS mit meiner Vase gemacht? Ich habe mich schon gefragt, wo die geblieben ist! Besorg mir SOFORT eine neue, du abscheulicher Kerl! Prunella

44 ADAM ANTWORTET

WELCHES KINDERLIED HANDELT VON EINEM NIEREN-DOKTOR?

Nein, es ist nicht „Furz, du hast die Gans gestohlen“. Niemand ist sich ganz sicher, ob es stimmt (denn das Lied ist Hunderte von Jahren alt), aber Historiker glauben, dass „Frère Jacques“ nach einem Kerl namens Frère Jacques Beaulieu benannt wurde, der in Frankreich umherwanderte und den Leuten die Nierensteine herausschnitt und dabei leider viele von ihnen tötete. In den Geschichtsbüchern wird nicht erwähnt, ob er die Melodie pfiff, während er seine Patienten aufschnitt.

WIE KANN MAN MIT EINER WASCHMASCHINE, EIN PAAR KONSERVENDOSEN UND EIN PAAR ALTEN WÜRSTCHEN EIN LEBEN RETTEN?

Indem man sie in eine Dialysemaschine verwandelt, die im Grunde eine künstliche Niere ist, die das Blut von Menschen filtert, deren Nieren nicht mehr so gut funktionieren. Heutzutage sind sie viel fortschrittlicher, aber die allererste Dialysemaschine wurde während des Zweiten Weltkriegs gebaut, als es extrem schwierig war, Geräte zu bekommen, weil alle Fabriken für den Krieg produzierten. Ein Arzt namens Willem Kolff baute sie aus einer Waschmaschine, ein paar leeren Dosen und etwas Wursthaut (als Filter) und rettete damit plötzlich einer ganzen Reihe von Menschen das Leben! Hoffentlich haben diese danach nicht zu sehr nach Würstchen gerochen.

WAS WAR UROMANTIE?

Es ist unmöglich, die Zukunft vorherzusagen, es sei denn, man hat einen Roboter-Butler mit einem Zukunftsmodul. Aber das hat gierige Menschen nicht davon abgehalten, so zu tun, als ob sie es könnten – nur um Geld zu verdienen. Im Laufe der Jahre haben einige Leute das getan, indem sie die Teeblätter im Boden deiner Tasse gelesen haben. Andere haben die Handflächen untersucht und wieder andere haben sich der Uromantie bedient, das heißt, sie haben sich dein Pipi angesehen. Sie untersuchten das Muster der Blasen in einem Topf mit Urin und sagten, ob du dich verlieben oder Erfolg im Beruf haben würdest. Wenn du zu der Sorte Mensch gehörst, die für einen „hellseherischen" Fremden in einen Topf pinkelt, dann kann ich eine sehr genaue Vorhersage über dich machen: Du bist extrem leichtgläubig.

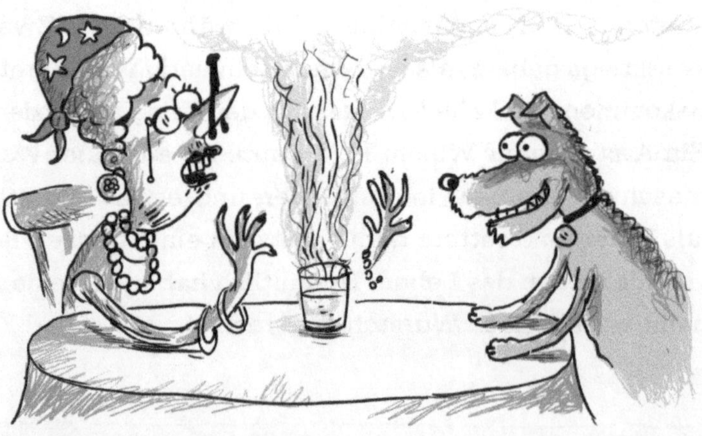

HEISS ODER SCHEISS?

VOR DREIHUNDERT JAHREN VERSUCHTEN ÄRZTE, DAS GEHIRN MIT EXTRAKTEN AUS URIN ZU HEILEN.

SCHEISS Das war nicht vor dreihundert Jahren – das passiert jetzt, in unserer Zeit. Es gibt eine besondere Art von Zellen, die Stammzellen genannt werden und die Wissenschaftler in jede Art von Zelle im Körper verwandeln können, zum Beispiel in Gehirnzellen, wenn das Gehirn geschädigt wurde. Man kann sie im Blut finden, aber es ist viel einfacher (und weniger schmerzhaft), eine Urinprobe zu nehmen, die ebenfalls Stammzellen enthält. Vor ein paar Wochen hat Pippin auf mein Kopfkissen gepinkelt – vielleicht wollte sie mich nur schlauer machen? Entschuldigung, ich meine **NOCH** schlauer.

FRÜHER GAB ES EINE STEUER AUF PIPI.

HEISS Urin wurde nicht nur als unhygienisches Mundwasser und ekelhaftes Wundreinigungsmittel verwendet – viele verschiedene Berufsgruppen verteilten ihn großzügig in der Welt. Die Römer weichten Leder damit auf, verwendeten es zur Herstellung von Wollfäden und wuschen sogar ihre Togas damit (igitt). Es wurde so häufig verwendet, dass der Kaiser schließlich beschloss, etwas Geld damit zu verdienen – also erhob er eine Steuer auf Pisse (Steuern sind etwas, worüber Erwachsene immer stöhnen, aber eigentlich sind sie eine gute Sache – denn wenn man sie bezahlt, gibt man der Regierung Geld, damit wir wichtige Dinge wie Schulen und Krankenhäuser haben können).

DIE MILZ IST FÜR DEINEN SINN FÜR HUMOR ZUSTÄNDIG.

SCHEISS Dein Gehirn ist für deinen Sinn für Humor zuständig, und deine Milz ist dafür verantwortlich, beschädigte rote Blutkörperchen loszuwerden. Nun, das wissen wir jetzt. Obwohl er viele großartige Entdeckungen gemacht hat, war William Harvey der Meinung, dass das Kichern mit der Milz zusammenhängt. Schade, dass das nicht stimmt, denn wenn du über die Witze in diesem Buch nicht lachst, hätte ich behaupten können, dass es daran liegt, dass deine Milz kaputt ist.

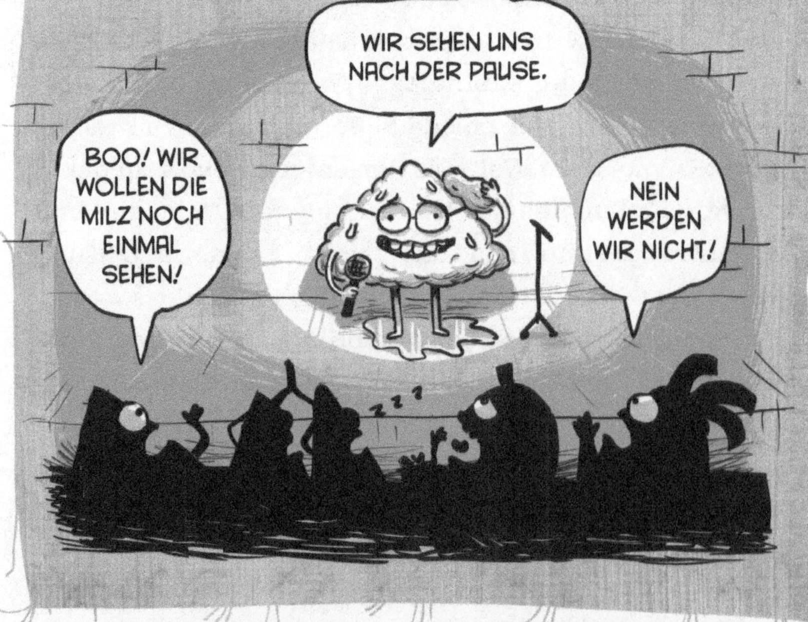
WIR SEHEN UNS NACH DER PAUSE.
BOO! WIR WOLLEN DIE MILZ NOCH EINMAL SEHEN!
NEIN WERDEN WIR NICHT!
Z Z Z

KRANKE KUREN

Könige waren schon immer von Tricks besessen, die sie jung halten sollten – vermutlich, um für immer und ewig König sein zu können. König Ludwig XIV. von Frankreich, der als Sonnenkönig bekannt war, glaubte, dass das Geheimnis der ewigen Jugend darin bestand, sich Flüssigkeiten in den Hintern spritzen zu lassen. Seine Lieblings-Po-Saft war mit Honig vermischte Mandelmilch, die er sich buchstäblich Tausende von Malen spritzen ließ, auch während Sitzungen. Wahrscheinlich hätte man ihn statt „Sonnenkönig" besser „Hinternkönig" nennen sollen.

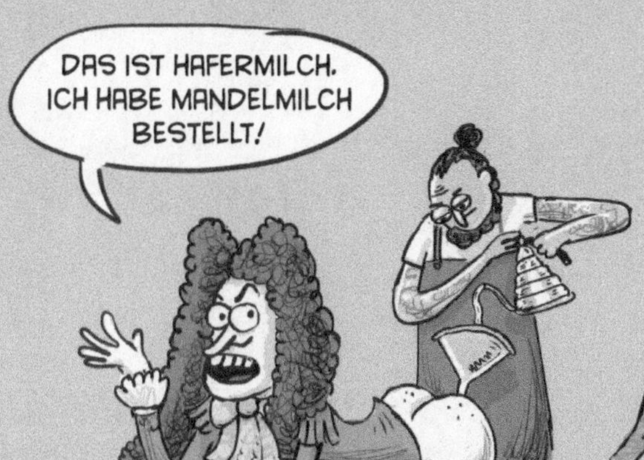

Dieses Kapitel wurde von der Gesellschaft für Urin gesponsert. Ich möchte ihnen dafür danken, dass sie mir ein Auto in Form einer Niere und einen lebenslangen Vorrat an Toiletten zur Verfügung gestellt haben.

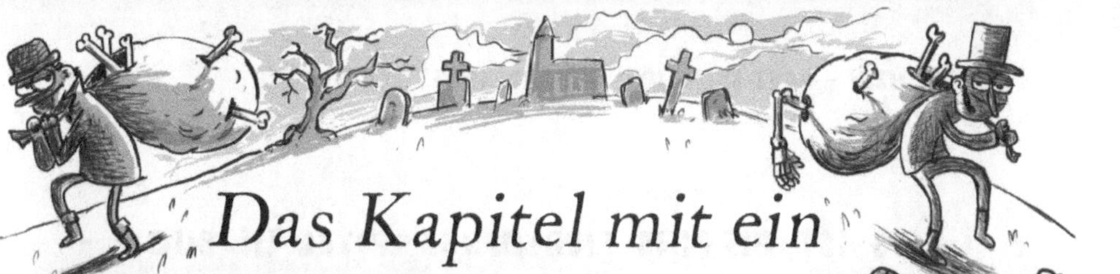

Das Kapitel mit ein PAAR GRAB-RÄUBERN & LEUTEN, DIE SCHÄDEL ZUM FRÜHSTÜCK ESSEN

(auch bekannt als die KNOCHEN)

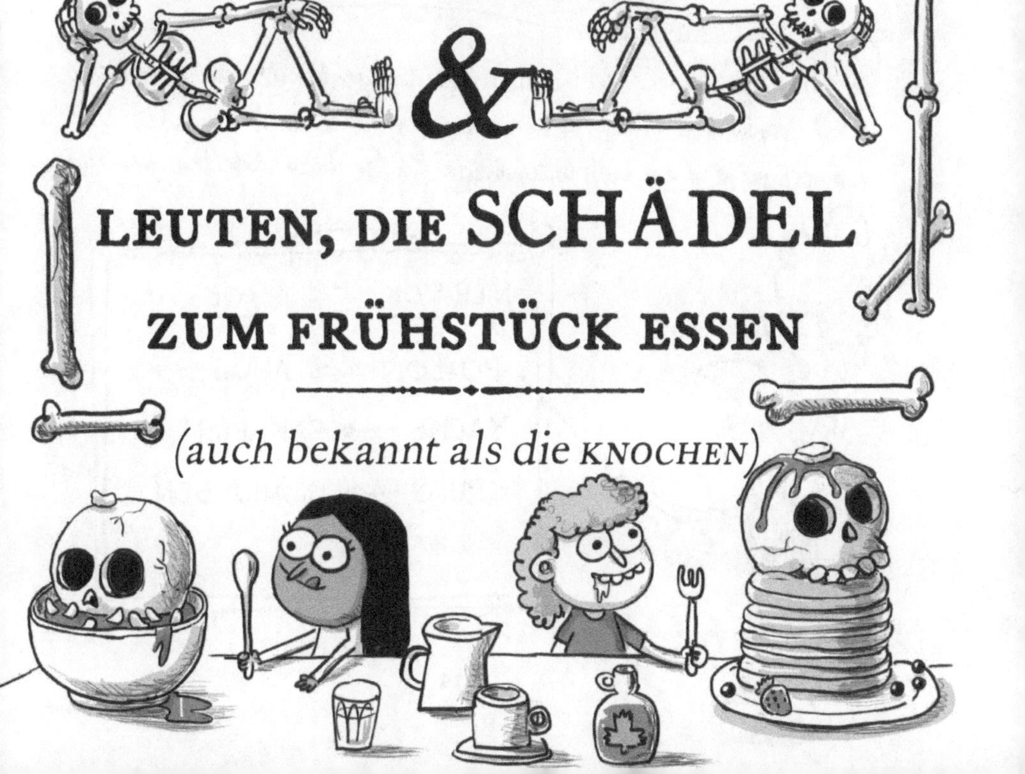

DIES IST PIPPINS LIEBLINGSKAPITEL IM BUCH – Knochen! (Es sei denn, ich schreibe ein Kapitel über das Herumwälzen in schleimigen Pfützen.) Wenn wir eines mit Sicherheit über unsere Vorfahren wissen, dann, dass sie definitiv Knochen hatten. Das ist in der Regel auch alles, was von ihnen übriggeblieben ist. Und seit wir Menschen Knochen haben, sind wir von Wollmammuts heruntergefallen und haben sie uns gebrochen. Wenn man sich vor fünftausend Jahren den Arm zertrümmerte, bedeckten die Ärzte ihn mit Lehm, der in der Sonne aushärtete und den Knochen so lange ruhig hielt, bis er ein paar Wochen später wieder verheilt war. Seitdem hat sich nicht viel geändert, außer dass man heute Gipsverbände aus einem Material herstellt, das viel leichter ist als Lehm und auf das deine Freunde viel leichter böse Wörter schreiben können.

Ermutige deine Leser nicht, unanständige Wörter zu schreiben, du schlimmer Junge. Es reicht schon, dass du das machst. Du musst nicht auch noch unschuldige Kinder dazu verleiten. Prunella

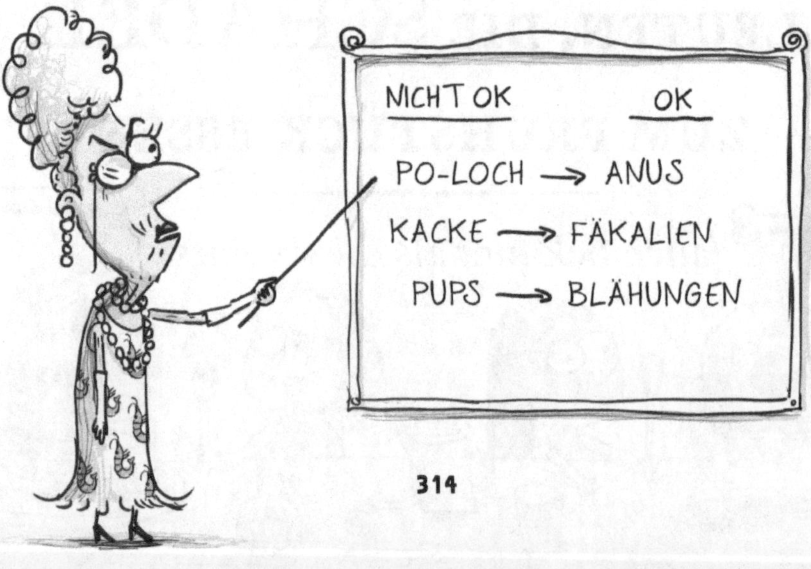

ALTES ÄGYPTEN

Wenn ich über die Ärzte im alten Ägypten rede, erzähle ich normalerweise, wie sehr sie sich geirrt haben, und sage dann so etwas wie: „Sie dachten, die Nase sei aus Nudeln" oder „Sie behandelten Ohrenschmerzen mit Stepptanz". Aber wenn es um die Knochen ging, waren sie ziemlich fortschrittlich. Sie schrieben darüber, wie man ein gebrochenes Schlüsselbein mit einer Schlinge behandelt, genauso wie wir es heute tun. Sie zeichneten Bilder, die zeigten, wie ein Arzt eine ausgekugelte Schulter (Auskugelung bedeutet, dass ein Knochen aus seinem Gelenk herausgerutscht ist) wieder einrenkt – eine weitere Technik, die sich seit viertausend Jahren nicht verändert hat. Sie machten sogar eine Zehenprothese aus Holz und Leder für jemanden, der seinen großen Zeh verloren hatte (ich meine, er war abgeschnitten worden, nicht, dass er ihn versehentlich im Supermarkt liegengelassen hatte). Es ist schon etwas seltsam, dass einige Dinge völlig richtig und die restlichen völlig falsch waren – vielleicht reiste eine alte Ägypterin in der Zeit vorwärts zur Medizinschule, besuchte aber nur eine Unterrichtsstunde und verbrachte den Rest des Tages im British Museum, um ihre Familie zu besuchen.

LAYLA DAS ZEITREISENDE ÄGYPTISCHE MÄDCHEN (DESSEN VATER ARCHITEKT IST)

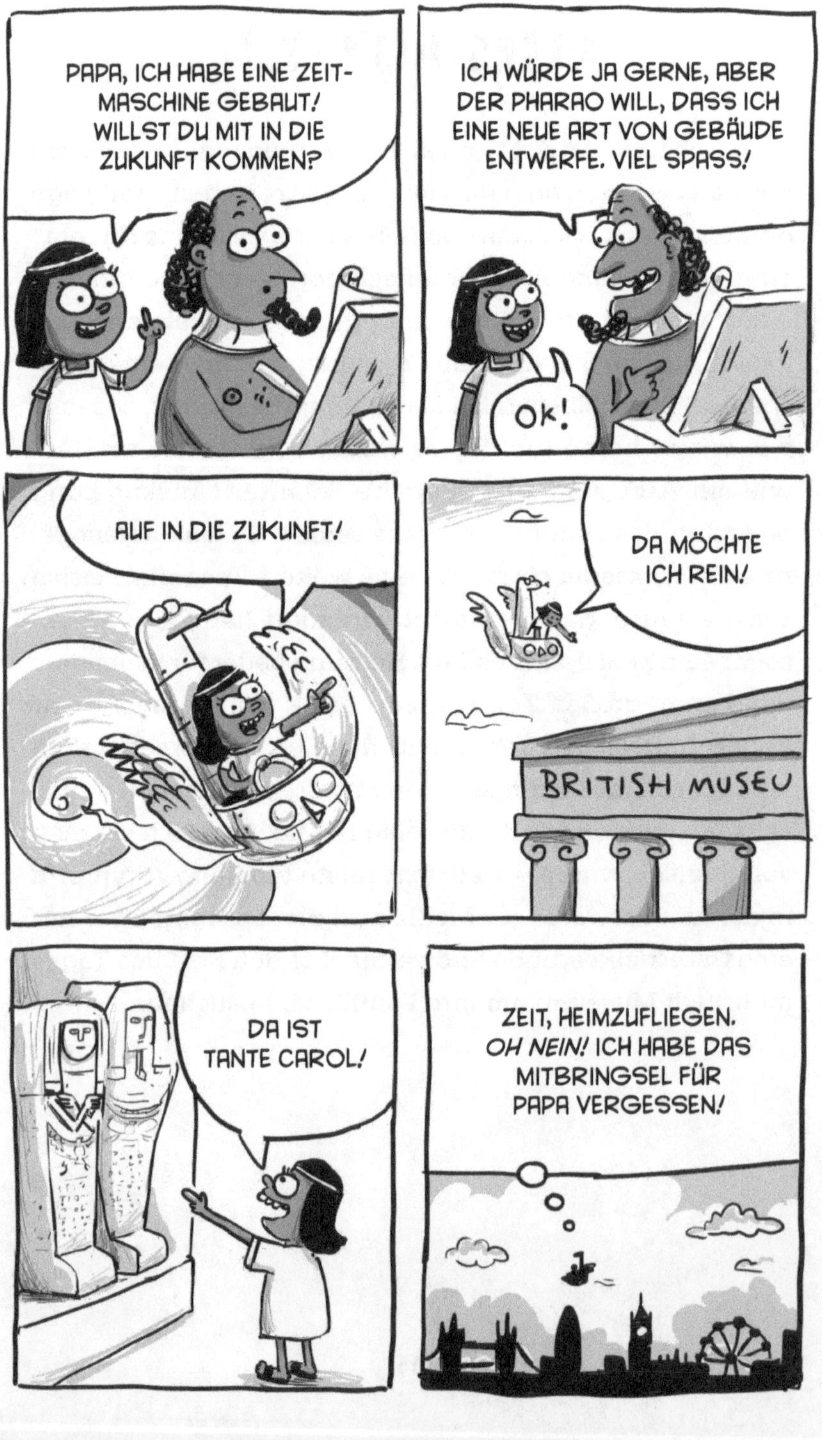
PAPA, ICH HABE EINE ZEITMASCHINE GEBAUT! WILLST DU MIT IN DIE ZUKUNFT KOMMEN?
ICH WÜRDE JA GERNE, ABER DER PHARAO WILL, DASS ICH EINE NEUE ART VON GEBÄUDE ENTWERFE. VIEL SPASS!
OK!
AUF IN DIE ZUKUNFT!
DA MÖCHTE ICH REIN!
BRITISH MUSEU
DA IST TANTE CAROL!
ZEIT, HEIMZUFLIEGEN. *OH NEIN!* ICH HABE DAS MITBRINGSEL FÜR PAPA VERGESSEN!

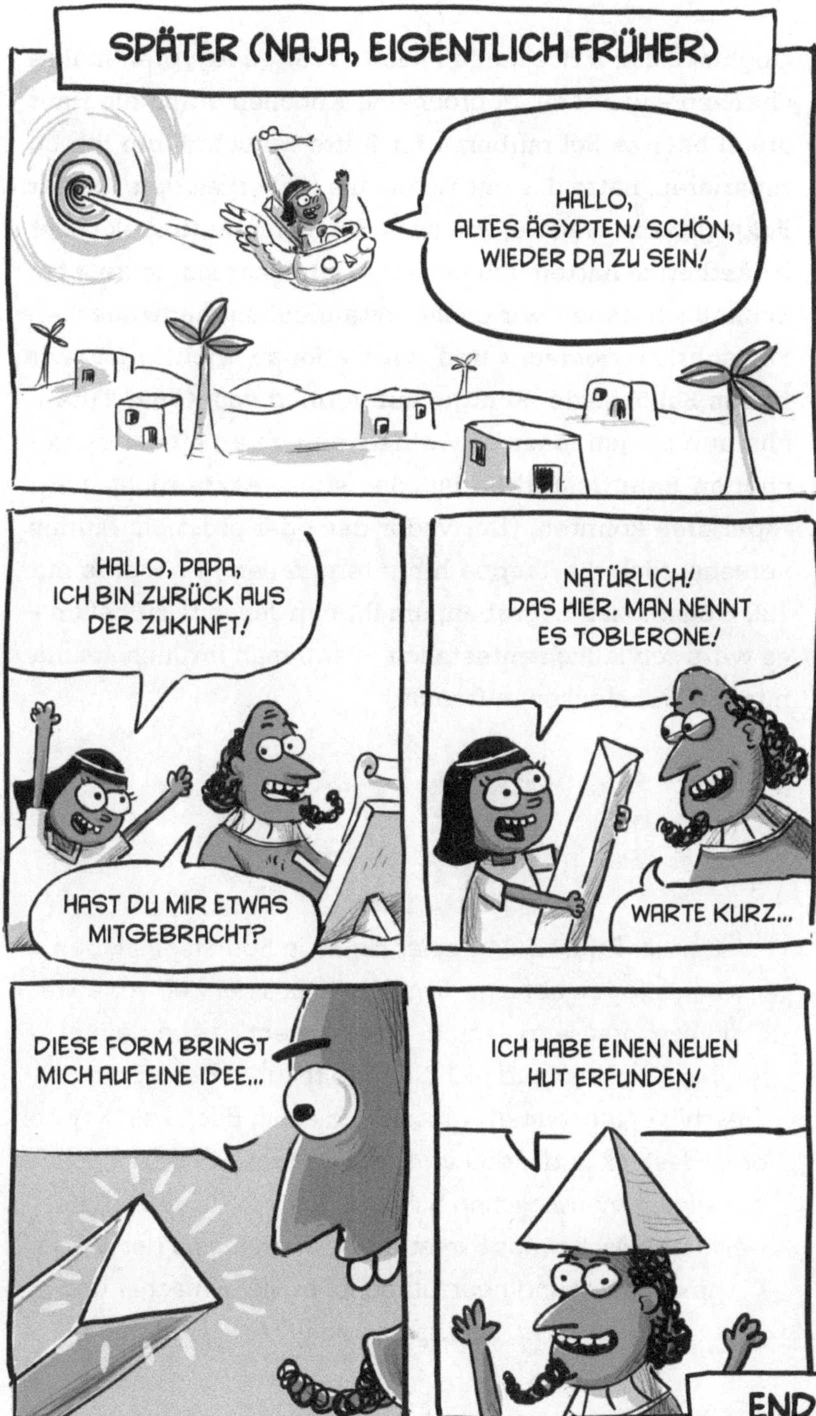
SPÄTER (NAJA, EIGENTLICH FRÜHER)
HALLO, ALTES ÄGYPTEN! SCHÖN, WIEDER DA ZU SEIN!
HALLO, PAPA, ICH BIN ZURÜCK AUS DER ZUKUNFT!
HAST DU MIR ETWAS MITGEBRACHT?
NATÜRLICH! DAS HIER. MAN NENNT ES TOBLERONE!
WARTE KURZ…
DIESE FORM BRINGT MICH AUF EINE IDEE…
ICH HABE EINEN NEUEN HUT ERFUNDEN!
ENDE

Unglücklicherweise kamen auch die alten Ägypter an ihre Grenzen – wenn ein gebrochener Knochen durch die Haut stach oder es Schrauben oder Stifte brauchte, um ihn zu reparieren, hätte das mit ziemlicher Sicherheit den Tod zur Folge gehabt, weil sie, wie du weißt, keine Antibiotika oder Anästhetika hatten. Ich bin sehr froh, dass ich heute lebe. Schließlich haben wir diese erstaunlichen medizinischen Fortschritte gemacht und, was ebenso wichtig ist, wir haben Schokolade. Röntgenaufnahmen von König Tutanchamun zeigen, dass er wahrscheinlich an einem gebrochenen Bein gestorben ist, das seine Ärzte nicht mehr reparieren konnten. (Entweder das oder er ist als Mumie versehentlich die Treppe hinuntergefallen.) Er wurde mit 130 Gehstöcken begraben, um ihm im Jenseits zu helfen – es wäre schließlich entsetzlich, wenn man im Jenseits mit nur 129 Gehstöcken auftaucht!

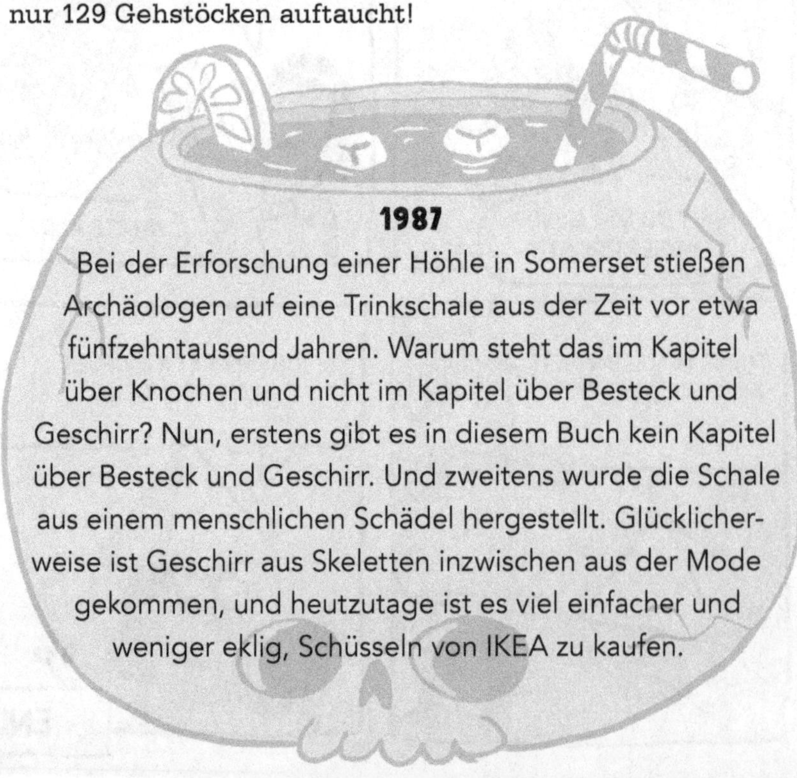

1987

Bei der Erforschung einer Höhle in Somerset stießen Archäologen auf eine Trinkschale aus der Zeit vor etwa fünfzehntausend Jahren. Warum steht das im Kapitel über Knochen und nicht im Kapitel über Besteck und Geschirr? Nun, erstens gibt es in diesem Buch kein Kapitel über Besteck und Geschirr. Und zweitens wurde die Schale aus einem menschlichen Schädel hergestellt. Glücklicherweise ist Geschirr aus Skeletten inzwischen aus der Mode gekommen, und heutzutage ist es viel einfacher und weniger eklig, Schüsseln von IKEA zu kaufen.

ANTIKES GRIECHENLAND

Im antiken Griechenland erkannte man, wie wichtig Bewegung für die Gesunderhaltung des Körpers und die Stärkung der Knochen und Muskeln ist. Hippofratze war der erste Arzt, der einem Patienten ein Rezept für Bewegung ausstellte. (Der Patient war an Tuberkulose erkrankt, sodass die Übungen nicht sonderlich hilfreich waren und er trotzdem daran starb. Aber ich finde, hier zählt der Gedanke.) Wenn du jemals griechische Statuen gesehen hast, wirst du an ihren Bauchmuskeln erkennen, dass sie viel Zeit mit Training verbracht haben – sie haben sogar Wettbewerbe erfunden, um zu zeigen, wie fit sie waren. Vielleicht hast du schon einmal von den Olympischen Spielen gehört? Sie haben auch die Turnhalle erfunden, oder, wie sie eigentlich genannt wurde, das Gymnasion – was so viel bedeutet wie „Ort, an dem man nackt trainiert". (Mein Anwalt Nigel hat mich gebeten, dich nachdrücklich darauf hinzuweisen, dass du beim Sport immer deine Sportkleidung tragen solltest).

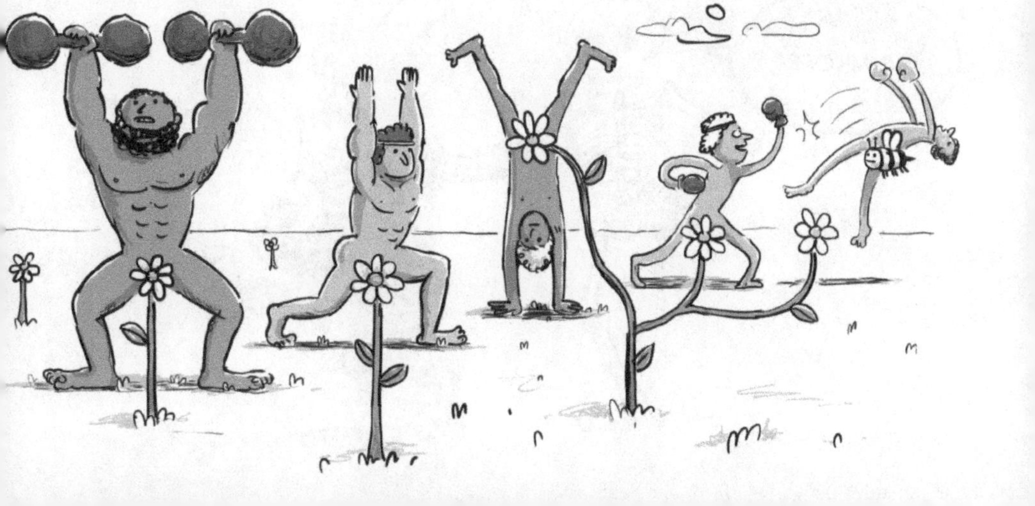

ALTES ROM

Auch die alten Römer waren der Meinung, dass Bewegung sehr gut für die Gesundheit sei, und die drei wichtigsten Arten, die sie empfahlen, waren Gehen, Laufen und... lautes Vorlesen. Na ja, immerhin hatten sie zwei Drittel richtig – nicht schlecht. Ich bin ein großer Fan des Lesens, aber ich bin mir nicht sicher, inwiefern das eine Form der Bewegung sein soll – es sei denn, das Buch ist aus riesigen Marmorplatten gemacht.

Nun, dieses Buch zu lesen, ist schon ziemlich anstrengend. Prunella

Galen hat ganz prima herausgefunden, wie die Muskeln funktionieren (nun, sie befinden sich direkt unter der Haut, also wäre es schon schwierig gewesen, das zu vermasseln), und er hat auch herausgefunden, wie Muskeln paarweise zusammenhängen. Bevor du jetzt denkst, dass er ein richtiges Genie war – er dachte, dass die Knochen aus verfestigtem Sperma bestehen. Ähm... nein!

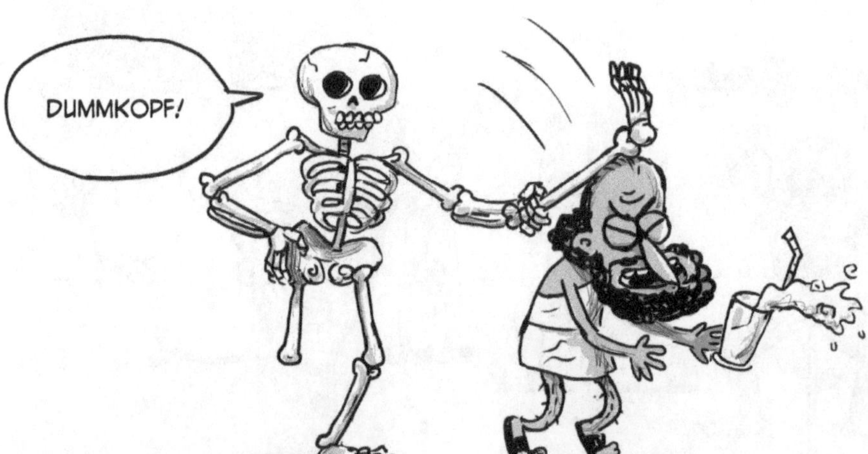

GLITZERZEIT

Wenn man sich in der Glitzerzeit einen Knochen brach, gab es eine viel bessere Methode, ihn ruhig zu stellen, als ihn mit dickem Lehm zu bedecken, sodass niemand mehr mit einem riesigen Blumentopf am Bein herumlaufen musste. Sie tränkten die Bandagen in Pferdeblut und wickelten sie dann um dein Bein herum. Wenn das Blut eingetrocknet und geronnen war, wurden die Bandagen fest und das Bein konnte sich nicht mehr bewegen. Clever, oder? (Aber eklig, natürlich.)

Du weißt doch, dass man an Halloween Süßigkeiten in Form von Totenköpfen und Chips in Form von Vampirzähnen isst? Also, in der Glitzerzeit standen sie auch auf gruselige Snacks – es gab eine besonders beliebte Leckerei, die auf Mellifikation basierte. Klingt ganz nett, oder? Soll ich dir das Rezept verraten?

- Besorg dir einen sehr alten Mann, der in den nächsten Wochen sterben wird.
- Verbiete ihm, irgendetwas zu essen oder zu trinken, außer richtig, richtig viel Honig.
- Lass ihn jeden Tag in Honig baden.
- Wenn er dann stirbt (wahrscheinlich weil er zu viel Honig gegessen hat), leg ihn in einen Sarg, der bis zum Rand mit noch mehr Honig gefüllt ist.
- Warte hundert Jahre.
- Schneide ihn in Stückchen und iss ihn als köstlichen süßen Snack.

Möchtest du davon naschen? Ich hebe dir ein paar Brocken auf. Damals behaupteten die Ärzte, dass der Verzehr eines so mumifizierten Körpers Knochenbrüche heilen könne. Ich persönlich glaube, das Einzige, was es bewirken könnte, wäre, dass du die nächsten dreißig Jahre auf dein Abendessen verzichtest.

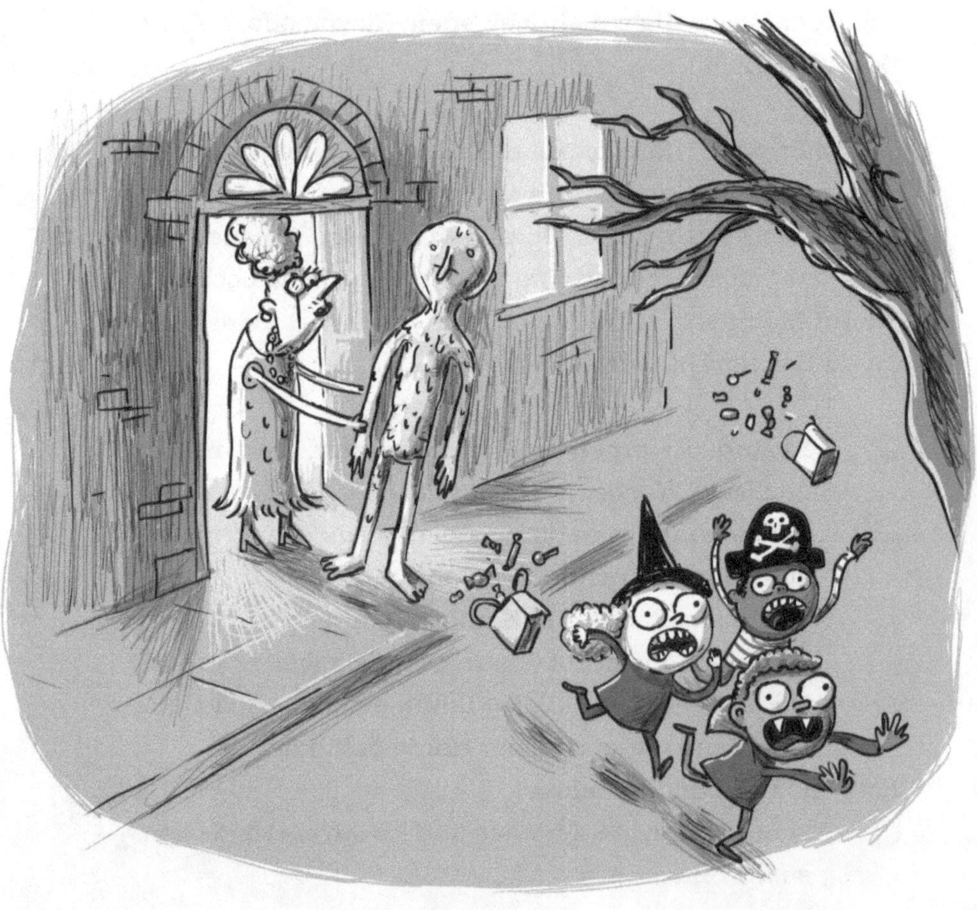

SCHNIPP-SCHNAPP

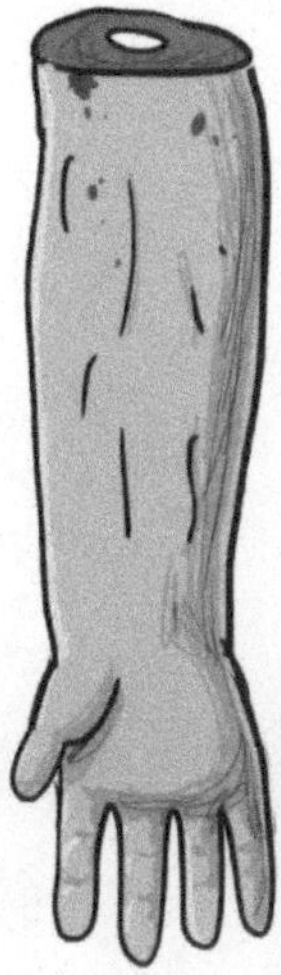

Sezieren bedeutet „das Zerschneiden von Leichen". Das ist praktisch, wenn man Medizin studiert. Wenn du nämlich gerade in einem Geschäft bist und einer deiner Freunde ruft an und fragt dich, was du gerade im Studium machst, kannst du sagen: „Ich seziere." Wenn du jedoch sagst: „Ich schneide Leichen auf", könnten die anderen Kunden ausflippen und die Polizei rufen. Das Sezieren ist ein wichtiger Teil der Ausbildung zum Arzt oder zur Ärztin, denn Körper sind dreidimensional und man kann nicht alles über sie lernen, wenn man sich nur Diagramme in Büchern ansieht. Nun, man könnte vielleicht Pop-up-Bücher verwenden, was meinst du?

Heutzutage sagen einige sehr freundliche Menschen, dass sie froh sind, wenn Medizinstudierende lernen, wie man Arzt bzw. Ärztin wird. Deshalb spenden diese Menschen ihre Körper nach ihrem Tod und stellen ihn zum Sezieren zur Verfügung. Sie wissen, dass dies in Zukunft Tausenden von Erkrankten helfen wird. Aber das war nicht immer so…

Zunächst einmal war es in der Glitzerzeit illegal, jemanden zu sezieren. Das machte es ziemlich schwierig, Ärzte auszubilden, und noch schwieriger, etwas Neues über den Körper zu erfahren. Nachdem die medizinischen Fakultäten jahrhundertelang mit den Füßen gestampft, auf den Tisch gehauen und gejammert hatten, dass diese Regel

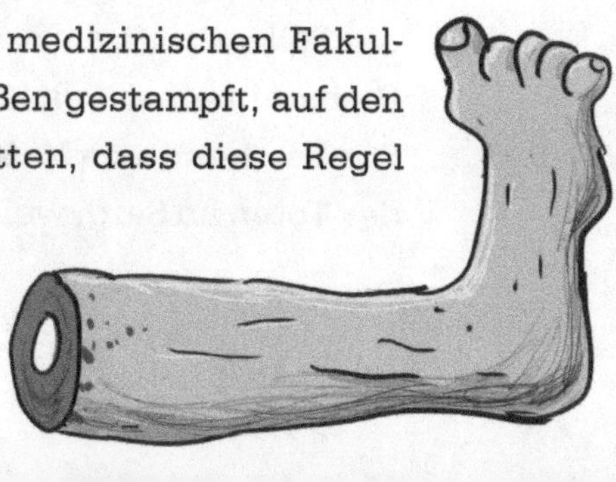

SO UNGERECHT sei, erlaubte die britische Regierung schließlich das Sezieren von Menschen. Aber es durften nur zehn Menschen pro Jahr im ganzen Land seziert werden, was natürlich längst nicht ausreichte. Stell dir vor, es gäbe nur zehn Laptops, die sich alle Schulen im Land teilen müssten – du würdest nicht viel lernen.

Nach weiterem Betteln und Stöhnen seitens der medizinischen Fakultäten beschloss die britische Regierung 1752, dass jeder, der wegen Mordes hingerichtet worden war, seziert werden durfte. Aber die Medizin wurde immer beliebter, weil jeder erkannte, dass Arzt oder Ärztin zu sein die zweitcoolste Sache der Welt war. (Die coolste Sache der Welt ist es, Adam genannt zu werden.) Infolgedessen gab es nicht genug Mörder für alle. Bald suchten die medizinischen Fakultäten verzweifelt nach Leichen und boten jedem Geld an, der ihnen eine oder zehn Leichen liefern konnte. Ich vermute, du kannst dir denken, warum das eine schlechte Idee war …

Hier betreten nun die Leichendiebe die Bühne (vielleicht solltest du laut BUH rufen). Sie trieben sich nachts auf Friedhöfen herum und gruben kürzlich begrabene Leichen aus – je frischer, desto besser, denn die medizinischen Fakultäten waren nicht an Leichen interessiert, die bereits anfingen zu verwesen. Tausende von Leichen wurden gestohlen, und die Polizei griff nicht wirklich ein, denn damals war der Diebstahl einer Leiche ein äußerst geringes Verbrechen. Die Leichendiebe ließen die Kleidung und den Schmuck des Toten im Sarg, weil es ein viel schlimmeres Verbrechen war, diese Dinge zu stehlen als die Leiche selbst… seltsam. Medizinische Fakultäten zahlten etwa sieben Pfund für eine Leiche in gutem Zustand – was heute vielleicht nur für eine Pizza reicht, damals aber eine Menge Geld war (heute etwa 1.200 Euro, also **UNMENGEN** an Pizzen).

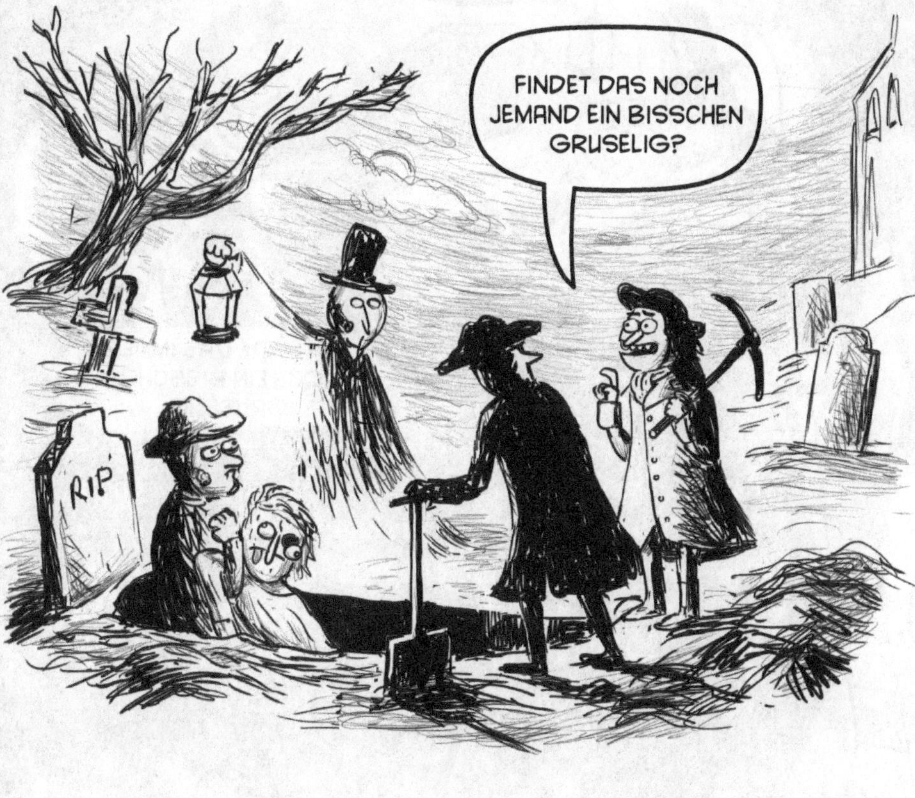

Familien, die befürchteten, dass ihre Angehörigen gestohlen werden könnten, vergruben sie in Eisensärgen, die viel schwerer aufzubrechen waren, oder schlossen ihre Leichen mit Vorhängeschlössern in den Särgen ein. Manche bauten sogar ein kompliziertes System von Sprengfallen mit Stolperdrähten, die Waffen auslösten. Aber das hat die Leichendiebe nur noch erfinderischer gemacht: Sie haben zum Beispiel unterirdische Tunnel gegraben, um an die Särge zu gelangen.

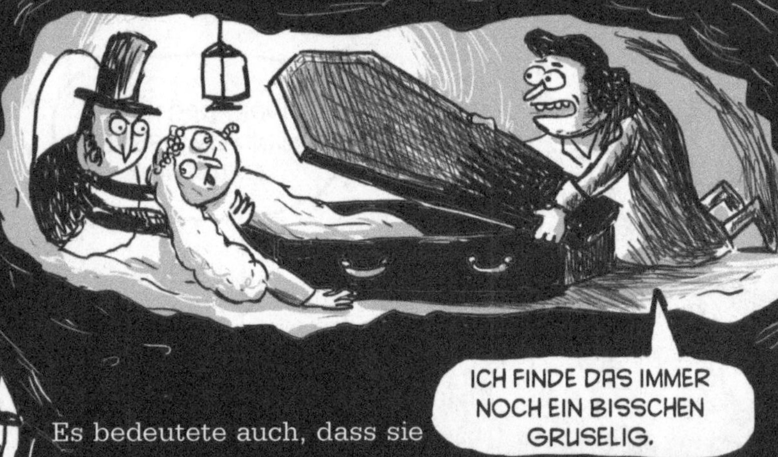

Es bedeutete auch, dass sie die Toten aus ärmeren Gräbern stahlen, weil ihre Familien es sich nicht leisten konnten, die Menschen, die sie begraben hatten, zu schützen.

Die berühmtesten Leichendiebe hießen William Burke und William Hare, die sich wahrscheinlich in der „Gesellschaft für Menschen, die William heißen" getroffen haben. Im Jahr 1828 fanden sie einen schnelleren Weg, um Leichen an die medizinische Fakultät in Edinburgh zu verkaufen, wo sie lebten, ohne auf den Friedhof gehen zu müssen und sich die Schuhe mit Schlamm zu beschmieren. Ganz genau – sie ermordeten Menschen. In einem einzigen Jahr brachten sie sechzehn Menschen um – die meisten von ihnen hatten ein Zimmer im Haus von William Hare gemietet. Wenn ich ein Zimmer in jemandes Haus mieten würde, wäre ich bestimmt sofort in Alarmbereitschaft, wenn ich erfahre, dass die letzten fünfzehn Bewohner auf mysteriöse Weise verschwunden sind. (Mein Anwalt Nigel hat mich gebeten, darauf hinzuweisen, dass man niemals jemanden ermorden sollte, wenn er in seinem Gästezimmer übernachtet).

Burke und Hare wurden schließlich geschnappt (als sie eine Leiche in einem Zimmer zurückließen, in dem bereits jemand anderes wohnte – hoppla), und Burke wurde zum Tode verurteilt. Hare wurde freigelassen, obwohl er an den Morden beteiligt gewesen war, weil er gegen Burke aussagte. Die Geschichte über die Morde war ein solcher Skandal, dass etwa 25.000 Menschen kamen, um Burkes Hinrichtung zu sehen. Damals gab es wohl noch keine Popkonzerte, die man besuchen konnte. Burkes eigener Leichnam wurde in der medizinischen Fakultät seziert – schließlich war er ja ein Mörder. Sein Skelett ist seither im Anatomischen Museum in Edinburgh zu sehen!

Ist das Kapitel immer noch nicht zu Ende? Ich bin beim Lesen schon dreimal eingeschlafen. Prunella

KNACK, KNIRSCH, AUTSCH!

Wenn man sich um 1700 ein Gelenk verrenkt oder einen Knochen gebrochen hatte, der wieder in die richtige Position gebracht werden musste, bevor man einen Gipsverband bekam, ging man wahrscheinlich zu einem sogenannten Knochensetzer. Diese hatten zwar keine Arztausbildung, aber dafür waren sie viel billiger. Eine der bekanntesten und beliebtesten Knochensetzerinnen war eine Dame namens Crazy Sally. Würdest du dir deinen gebrochenen Arm von jemandem reparieren lassen, auf dessen Tür **VeReüCkT** steht? Ich glaube, ich würde lieber zur Vernünftigen Veronika gehen.

2013

Ärzte stellen seit Tausenden von Jahren Prothesen für Menschen her, die ohne Arme oder Beine geboren wurden, oder diese bei Unfällen oder Operationen verloren haben. Die ersten Prothesen wurden aus Eisen und Pferdebeinen hergestellt. Gut, dass sich die Technik stark weiterentwickelt hat. 2013 wurde einem Mann ein Arm eingesetzt, der durch Signale aus seinem Gehirn gesteuert wird – das klingt wie Science-Fiction, ist aber eine wissenschaftliche Tatsache. Die Technologie für seinen Arm hat fast 120.000.000 Euro gekostet, also sollte er ihn besser nicht aus Versehen im Bus liegen lassen.

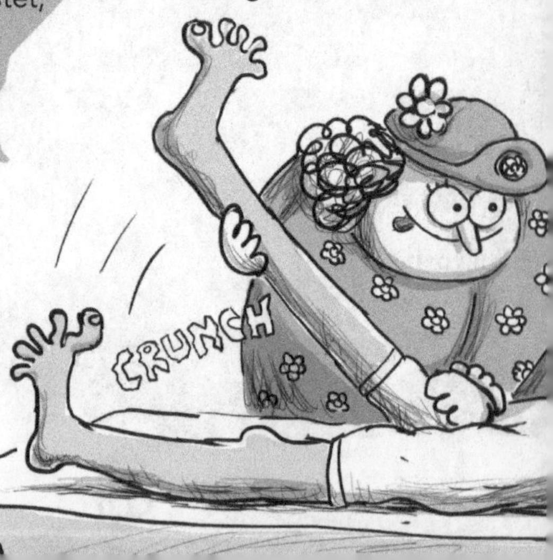

ICH HAB DICH DURCHSCHAUT!

Wenn du dir schon einmal einen Knochen gebrochen hast, erinnerst du dich wahrscheinlich an diese eine sehr wichtige Sache, die kurz danach passiert ist. Nein, nicht, dass du einen Tag schulfrei bekommen hast. Nein, nicht die Extraportion Eiscreme. Nein, auch nicht, dass du dich beschwert hast, dass es Vanilleeis war, obwohl du eigentlich ein dreifaches Schokoladeneis mit Karamell haben wolltest. Pass auf – dies ist der Abschnitt über Röntgenbilder: Hör also auf, über Eiscreme zu reden. Ich meine natürlich, dass du geröntgt wurdest.

Aber wenn du dir vor 1895 einen Knochen gebrochen hättest, wärst du nicht einmal im Traum an ein Röntgenbild herangekommen, denn damals gab es noch keine Röntgenstrahlen. Solltest du dir wirklich vor 1895 einen Knochen gebrochen haben, dann wärst du über 130 Jahre alt und lägst außerhalb des empfohlenen Lesealters für dieses Buch – bitte gib es **SOFORT** an eine jüngere Person weiter. Die Röntgenstrahlen wurden von Wilhelm Röntgen erfunden. Ist dir schon einmal aufgefallen, wie blöd man aussieht, wenn man ganz lange nur einen einzigen Buchstaben sagt? Ich finde ja öööööööööööööööööööööööööö ganz toll.

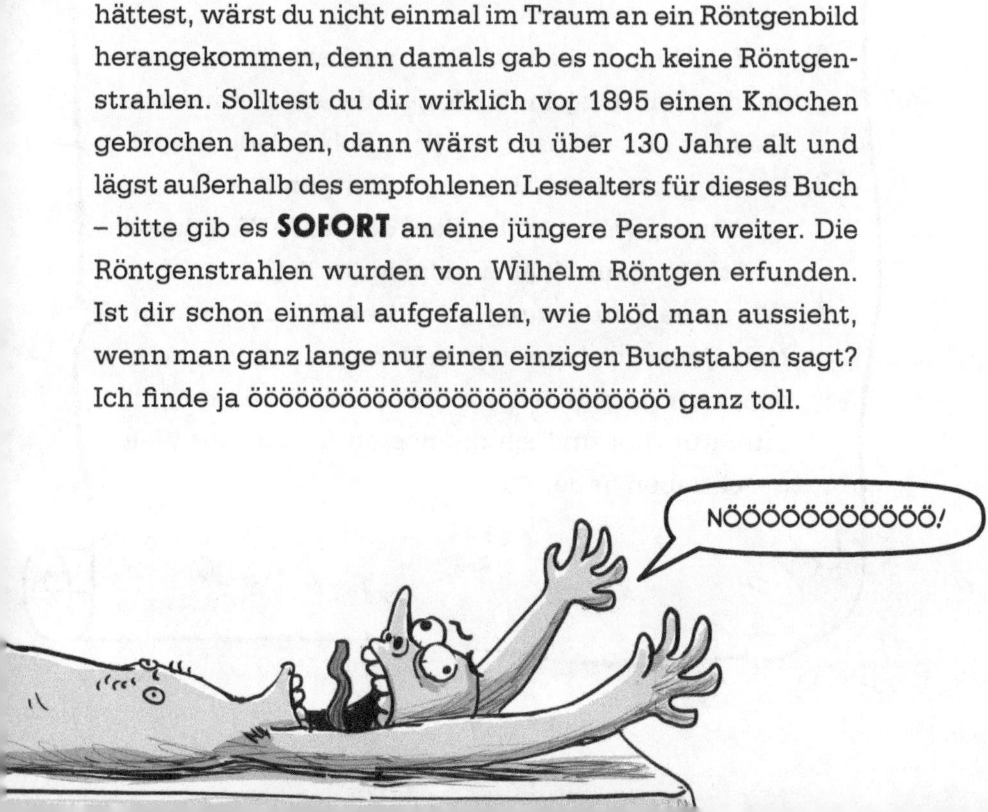

WILHELM RÖNTGEN: FÜNF FAKTEN UND EINE LÜGE

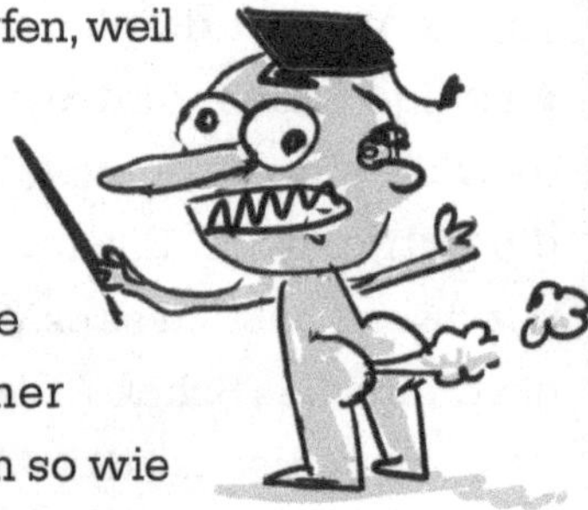

1. Er wurde aus der Schule geworfen, weil er eine unhöfliche Karikatur eines Lehrers gezeichnet hatte. Das war sehr ungerecht, denn eigentlich stammte die Zeichnung von einem seiner Freunde. Das ist ein bisschen so wie damals, als ich Ärger bekam, weil ich angeblich Marmelade in den Toaster geschüttet hatte, obwohl es eigentlich mein Bruder gewesen war. Um ehrlich zu sein, darüber ärgere ich mich immer noch.
2. Zu den Dingen, die nach Röntgen benannt wurden, gehören ein Berg in der Antarktis, ein chemisches Element und ein paar köstliche Schokoladenriegel.
3. Er weigerte sich, Geld mit Röntgenstrahlen zu verdienen, weil er wollte, dass die ganze Welt davon profitieren kann. Was für ein netter Kerl.
4. Für seine Entdeckung erhielt er den allerersten Nobelpreis. Ich habe keinen Nobelpreis gewonnen, was sehr gemein ist, weil es einen Nobelpreis für Literatur gibt und ich die besten Bücher der Welt geschrieben habe.

Ähem. Prunella

5. Er arbeitete sieben Wochen lang ununterbrochen in völliger Stille, bevor er seine große Entdeckung machte, und legte nur zum Essen und für ein gelegentliches Nickerchen Pausen ein. (Ich bin FAST genauso – wenn ich Bücher schreibe, mache ich nur alle zehn Minuten eine Pause, um einen Snack zu essen oder fernzusehen.)
6. Das erste Röntgenbild, das je gemacht wurde, war von der Hand seiner Frau. Sie schrie: „Ich habe meinen Tod gesehen!“, und das stimmt auch irgendwie, denn sie war der erste Mensch, der jemals sein eigenes Skelett gesehen hat. (Abgesehen von den Menschen, die eine schreckliche Verletzung erlitten haben.)

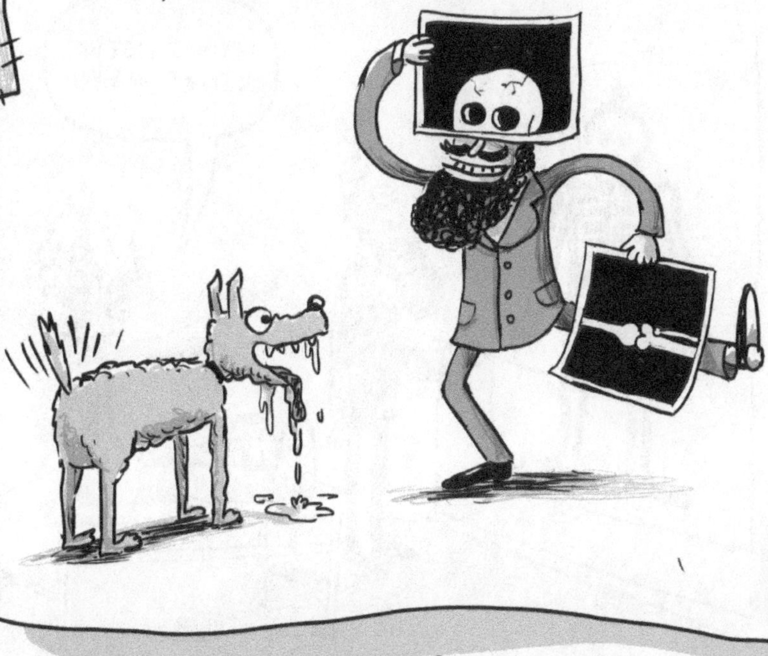

2. Das mit dem Berg (Röntgen Peak) und dem chemischen Element ist wahr. Leider stimmt das mit den Schokoriegeln nicht. Was für ein Schlag für Willi.

HIPP-HIPP-HURRA

Durch die Röntgenstrahlen wussten Ärzte endlich, was in den zertrümmerten Beinen ihrer Patienten vor sich ging, und sie konnten sich bessere Pläne ausdenken als „einen Gipsverband anlegen und das Beste hoffen". Das bedeutete, dass sie in ihrem Werkzeugkasten nach Dingen wie Nägeln und Schrauben kramen konnten. Und so – dank neu entdeckter Anästhetika und Antibiotika – hatten ihre Patienten sogar eine Chance, lange genug zu leben, um auf ihren frisch reparierten Beinen herumzulaufen.

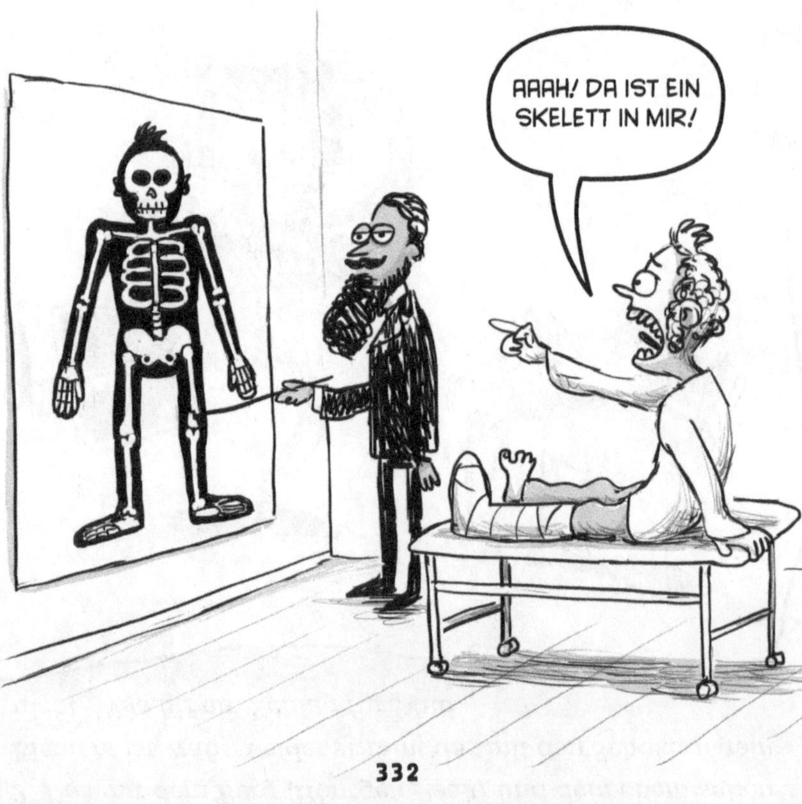

Leider lässt sich nicht alles so einfach reparieren. Ich habe zum Beispiel einmal aus Versehen die kostbare Vase meiner Großtante Prunella zerstört, als ich in ihrem Wohnzimmer Tennis spielte. Manchmal sind die Gelenke so stark beschädigt, dass sie ersetzt werden müssen. Die erste erfolgreiche Hüftprothese wurde 1938 von einem Chirurgen namens Philip Wiles eingesetzt, der ein neues Hüftgelenk aus Stahl hergestellt hatte. Heutzutage werden die meisten Hüftgelenke ausgetauscht, weil sie im Alter etwas abgenutzt sind und Schmerzen verursachen. Jedes Jahr werden über eine halbe Million Hüften ersetzt, ganz zu schweigen von den künstlichen Knien, Schultern, Knöcheln, Ellbogen, Handgelenken und Hintern. Okay, Hintern nicht wirklich – ich wollte eigentlich Daumen sagen.

So ist die also kaputtgegangen. Wie oft hab ich dir gesagt, dass du drinnen nicht Tennis spielen sollst? Prunella

1923

Hast du bemerkt, dass ich die erste *erfolgreiche* Hüftprothese geschrieben habe? Das deutet darauf hin, dass es auch weniger erfolgreiche Versuche gegeben haben könnte… wie den von Marius Smith-Petersen, der 1923 ein neues Hüftgelenk aus Glas herstellte. Es überrascht nicht, dass dies nicht funktionierte und die Hüfte seines armen Patienten in Stücke zerbrach. Ganz ehrlich, was hat er sich dabei gedacht? Er hätte sie genauso gut aus Schokolade machen können.

DIE ZUKUNFT

Es ist mal wieder Zeit für ein paar Vorhersagen, also lass uns hören, was mein Roboter-Butler zu sagen hat. Er hat mir gerade die Schuhe geschnürt (leider hat er die Schuhbänder durch Spitzenbänder ersetzt. Will er mir damit sagen, dass meine Klamotten langweilig sind?).

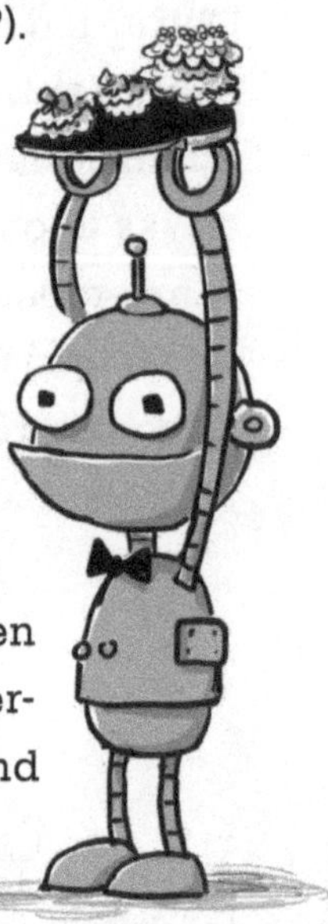

Wenn du ähnlich toll bist wie ich, wirst du in den Spiegel schauen und denken, dass es unmöglich ist, einen Menschen noch perfekter machen zu können. Aber die Menschen haben sich seit Millionen von Jahren immer weiterentwickelt, seit wir wie Affen aussahen und Triceratops als Snack verspeisten. Und es gibt keine Anzeichen dafür, dass wir jetzt aufhören. Je weniger wir uns zum Beispiel bewegen, desto kleiner werden unsere Knochen. Wissenschaftler haben bereits festgestellt, dass unsere Ellbogen leicht schrumpfen. Schnell, mach noch ein paar Ellbogenübungen! Und die Zeit, die wir nach vorne gebeugt vor Bildschirmen verbringen, verändert die Form unseres Schädels: Wir entwickeln einen vergrößerten Hinterhaupthöcker. (Oder zu gut deutsch: unser Kopf wird hinten größer.) Um ehrlich zu sein, hatte ich auf eine etwas aufregendere Entwicklung gehofft als dünnere Ellbogen und einen dickeren Kopf – vielleicht die Fähigkeit zu fliegen? Lehrer mit einem Fingerschnippen verschwinden lassen? Eine Nase, die Zuckerwatte statt Rotz produziert?

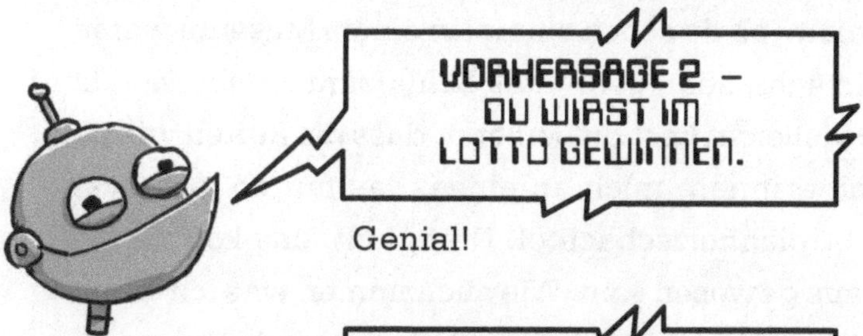

Genial!

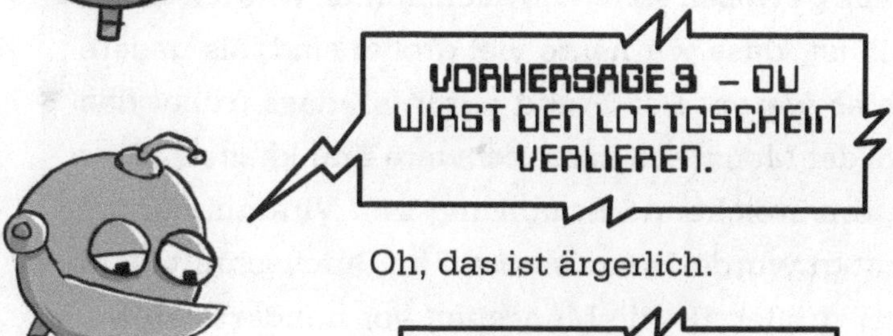
VORHERSAGE 3 – DU WIRST DEN LOTTOSCHEIN VERLIEREN.

Oh, das ist ärgerlich.

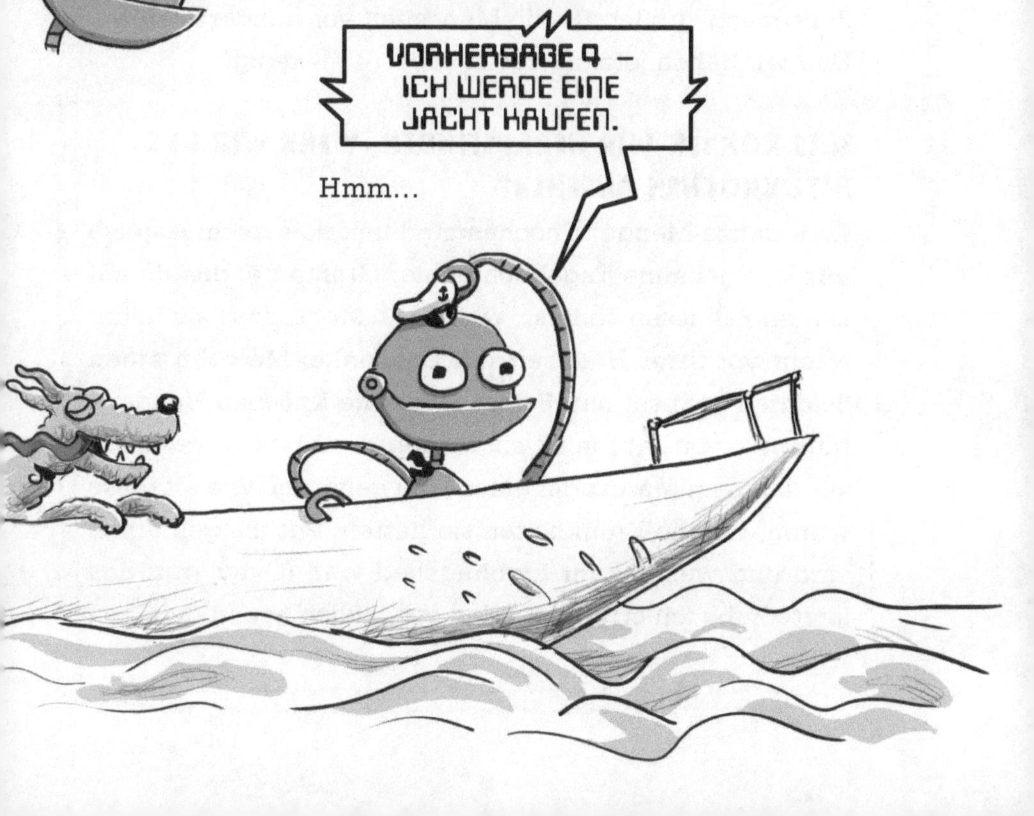
VORHERSAGE 4 – ICH WERDE EINE JACHT KAUFEN.

Hmm…

ADAM ANTWORTET

WARUM SIND WIR GRÖSSER ALS UNSERE VORFAHREN?

Ich weiß nicht, ob du schon einmal in einem Museum warst, in dem ein sehr, sehr, sehr altes Schlafzimmer ausgestellt war, aber vielleicht hast du bemerkt, dass die Betten winzig waren. Ich erinnere mich an eines, das nur so groß war wie eine Streichholzschachtel. Nein, halt, das könnte ein Puppenhaus gewesen sein. Wie auch immer, was ich damit sagen will, ist, dass wir heute viel größer sind, als unsere Vorfahren es waren. Der Grund dafür ist, dass früher das Wachstum der Menschen durch schwere Krankheiten in der Kindheit, unzureichende Ernährung und Vitaminmangel beeinträchtigt wurde. Heute sind wir im Durchschnitt neun Zentimeter größer als die Menschen vor hundert Jahren. Und wir haben jetzt auch viel bessere Kleidung.

WAS KÖNNEN WIR HERAUSFINDEN, WENN WIR UNS ALTE KNOCHEN ANSEHEN?

Eine ganze Menge! Knochen sind fast so aufschlussreich wie das geheime Tagebuch deiner Großtante, das du auf keinen Fall lesen solltest, weil darin steht, dass sie in der Nacht vor ihrer Hochzeit mit Großonkel Malcolm einen Soldaten geküsst hat. Selbst wenn die Knochen Hunderttausende von Jahren alt sind, können sie uns verraten, ob sie zu einem Mann oder einer Frau gehörten, wie alt diese waren, welche Krankheiten sie hatten, wie sie gestorben sind und welches ihr Lieblingslied war. (Okay, gut, das letzte habe ich erfunden.) Und schließlich, wenn du einen

Lösch das sofort, du schrecklicher, miserabler Lump! Prunella

Haufen Knochen in einem Koffer unter den Dielen in deinem Wohnzimmer findest, dann bedeutet das, dass du mit einem Mörder zusammenlebst und wahrscheinlich die Polizei rufen solltest.

WER HÄLT DEN WELTREKORD IM KNOCHENBRECHEN?

Ich meine übrigens die Person, die sich selbst die meisten Knochen gebrochen hat, nicht irgendeinen hammerschwingenden Verrückten. Ein Mann namens Evel Knievel hat es geschafft, sich bei der Ausübung seiner Arbeit 433 Knochen zu brechen. Das ist eine ganze Menge, wenn man bedenkt, dass der Körper nur 206 Knochen hat. Was war das für ein Job, der zu so vielen Knochenbrüchen führte? Er arbeitete in einem Supermarkt, und in jeder Schicht fiel ein großer Stapel Dosen mit Tomatensoße auf ihn. Das habe ich mir ausgedacht: Er war ein Stunt-Motorradfahrer, der von Rampen herunterfuhr und über viele aneinandergereihte Autos flog. Und offensichtlich ziemlich oft stürzte.

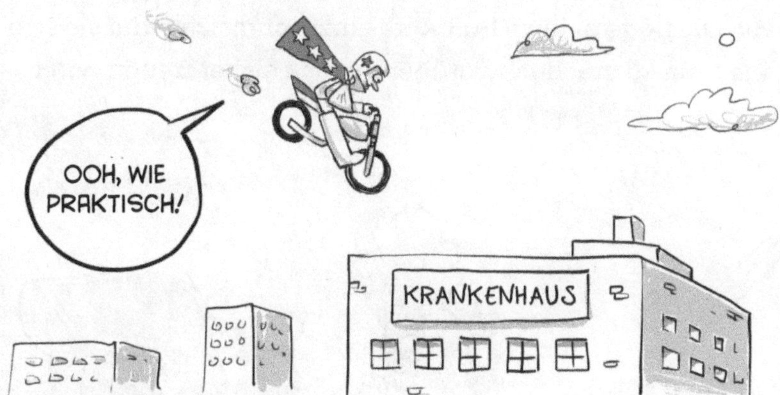

HEISS ODER SCHEISS?

KÖNIG CHARLES II WAR EIN KANNIBALE.

HEISS Er mampfte zwar nicht die Arme von Menschen wie Lammkoteletts oder aß Augäpfel wie Weintrauben, aber Charlie-Boy war ein Fan von etwas, das er „Königstropfen" nannte. Wenn er sich beim Aufwachen etwas groggy fühlte, träufelte er sich etwas von dieser herrlichen Flüssigkeit auf die Zunge: Alkohol gemischt mit zerbröselten menschlichen Schädelstücken. Vielleicht geht es nur mir so, aber wenn ich mich morgens nicht gut fühle, trinke ich ein großes Glas Wasser und lege mich wieder hin.

FRÜHER HABEN DIE ÄRZTE GOLD IN GELENKE HINEINGESPRITZT.

HEISS Es gibt eine Krankheit namens rheumatoide Arthritis, bei der die Gelenke einiger Menschen anschwellen und sehr schmerzhaft werden. Vor etwa achtzig Jahren bestand die beste Behandlung darin, in die betroffenen Gelenke Gold zu injizieren. Heutzutage gibt es viel wirksamere Medikamente, sodass es nicht mehr nötig ist, die Ohrringe deiner Großtante einzuschmelzen und sie sich ins Knie zu stechen, worüber du dich sicher freuen wirst.

Wage es ja nicht! Prunella

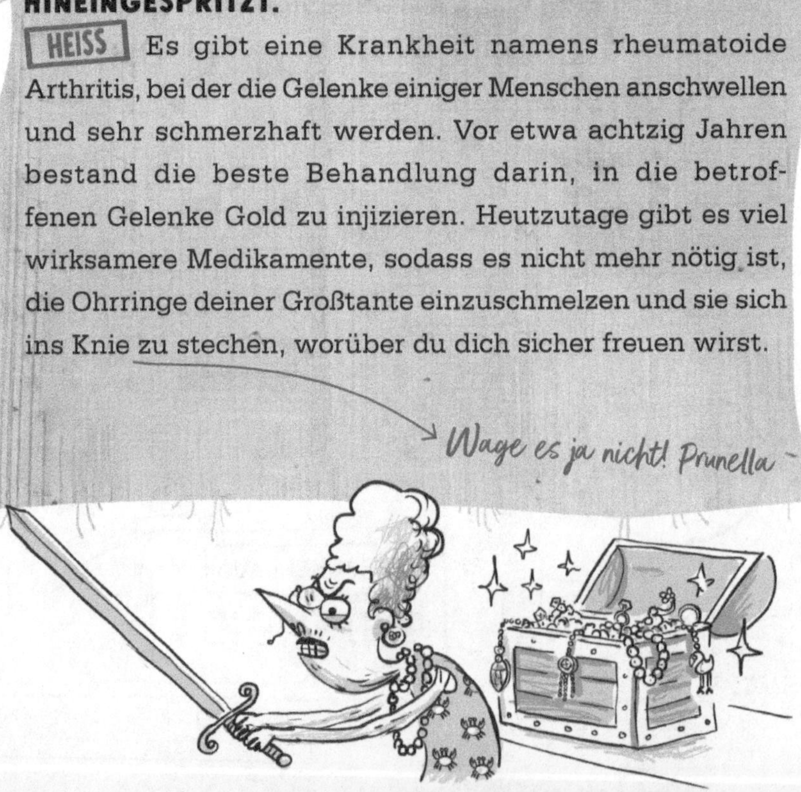

DIE ALTEN RÖMER WUSSTEN, DASS DIE KNOCHEN BLUTZELLEN BILDEN.

SCHEISS Du weißt natürlich, dass die Blutzellen des Körpers im Knochenmark in der Mitte unserer Knochen gebildet werden. (Wenn du das nicht wusstest, kannst du einfach so tun, als ob du es gewusst hättest – ich werde es nie herausfinden.) Im alten Rom hatte man davon keine Ahnung – man dachte, das Knochenmark sei voll von alten, verbrauchten, nutzlosen Knochenstücken und nannte es *excrementum ossium*. Warte. Ich schlage gerade *excrementum ossium* in einem lateinischen Wörterbuch nach, um herauszufinden, was es bedeutet… OMG. Es bedeutet „Knochen-Kacke"!

KRANKE KUREN

Wenn man vor Hunderten von Jahren schmerzende, geschwollene Gelenke hatte, was man Arthritis nennt, wurden sie mit Fett bestrichen. Hühnerfett vielleicht? Elefantenfett? Nein – Menschenfett, frisch vom nächsten Henker geliefert. Das ist wirklich ziemlich eklig, und es hat offensichtlich nicht funktioniert, aber die Ärzte von damals könnten tatsächlich etwas herausgefunden haben. Wissenschaftler haben vor Kurzem entdeckt, dass die Injektion von cremig gerührtem Fett direkt in die Gelenke Menschen mit Arthritis helfen könnte.

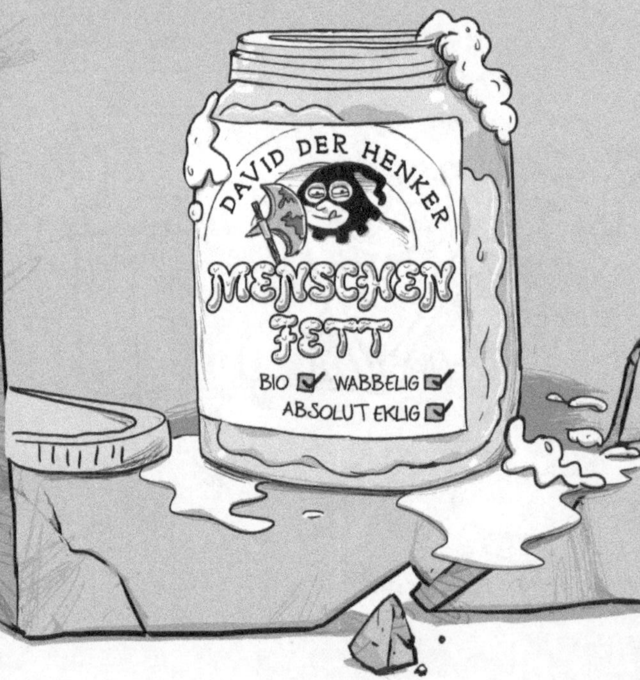

Das Kapitel mit

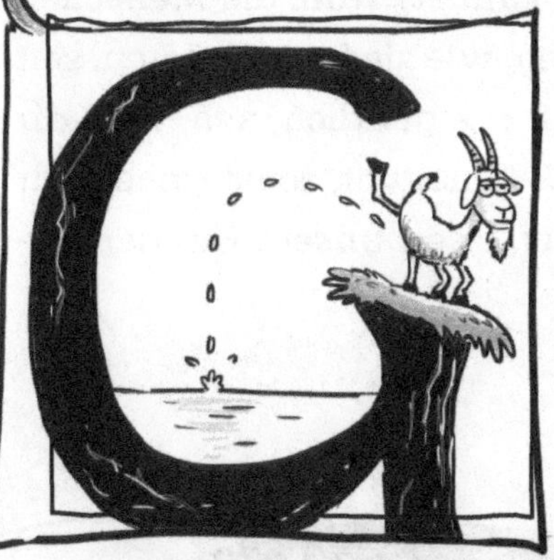

Genialen Lasern, Ziegenpisse

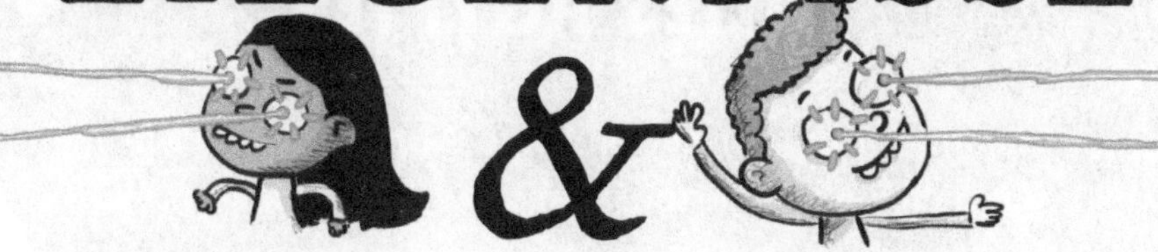

&

einem kleinen Tropfen Taubenblut

(auch bekannt als Augen und Ohren)

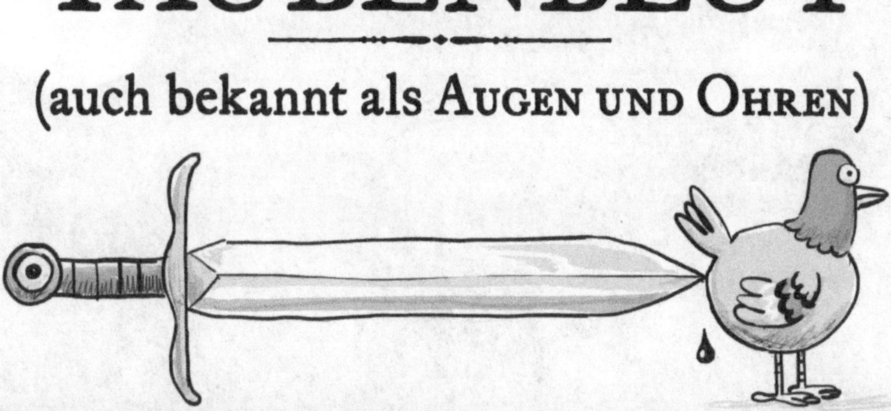

ICH NEHME AN, ICH MUSS DIR NICHT ERKLÄREN, was deine Augen sind? Große Kreise an der Vorderseite deines Gesichts, durch die du sehen kannst? Nun, die Menschen haben versucht herauszufinden, wie sie funktionieren, seit unsere Ur-Ur-Ur-Ur-Ur-Ur-Ur-Ur… eigentlich, ach, stell dir einfach noch viele weitere „Ur-“ hier vor, sonst gehen mir die Seiten in diesem Buch aus… seit unsere Hundert-Ur-Großeltern lebten.

ALTES ÄGYPTEN

Die alten Ägypter hatten keine Ahnung, wie die Augen wirklich funktionierten, aber sie wussten, dass es viele Dinge gab, die bei ihnen kaputtgehen konnten.

Woran denkst du zuerst, wenn ich ALTES ÄGYPTEN sage? Okay, gut, Pharaonen. Und was ist mit der zweiten Sache? Ach, Mumien? Und was kommt danach? Pyramiden? Ach, vergiss es. Ich meinte Sand. Damals war es sehr üblich, dass die Menschen ihre Sehkraft verloren, zum Teil wegen des Windes, der ihnen den ganzen Sand in die Augen peitschte (autsch), und auch wegen Infektionen, gegen die es keine Behandlung gab. Das war der Grund für das starke Make-up – sie gingen nicht dauernd auf Süßes-oder-Saures-Tour. Sie dachten, es würde Chemikalien enthalten, die Infektionen verhindern und den Staub von ihren Augen fernhalten könnten.

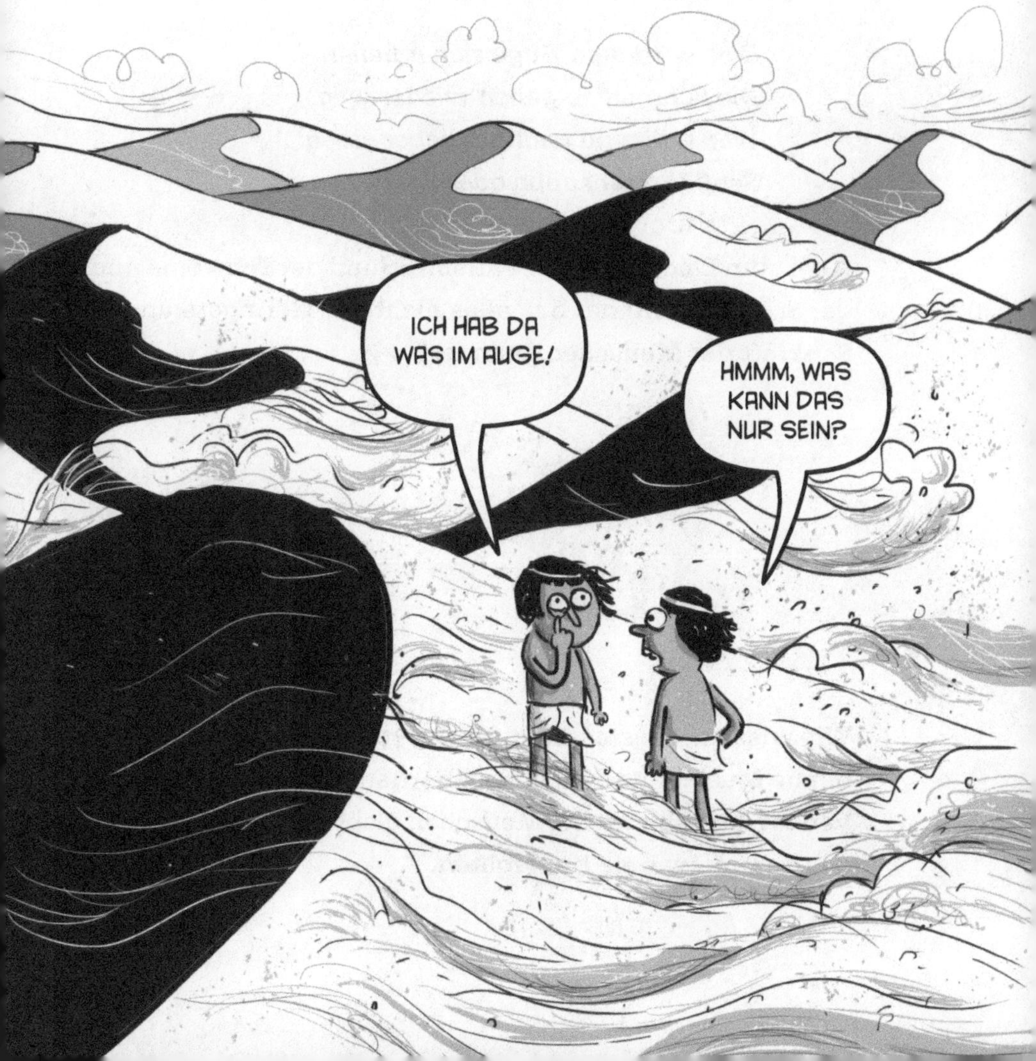

Wenn jemand sein Augenlicht verlor, hatten die Ärzte ein paar Tricks in petto. Der erste bestand darin, Schildkrötenhirn zu zerkleinern, es mit Honig zu vermischen und es auf das kranke Auge zu streichen. Die zweite Möglichkeit war, ein Schwein zu töten, sein Auge herauszuziehen und einen Zauberspruch zu sagen, der die Sehkraft des Schweins auf magische Weise auf das Auge des Patienten übertragen sollte. Ich weiß nicht mehr genau, wie der Zauberspruch lautete, aber er lautete wahrscheinlich so etwas wie:

Dies wird dein Auge sicher heilen.
Die Schmerzen gehen wieder weg.
Was willst du nachher lieber essen:
Schildkrötensuppe oder Speck?

Aber zum Leidwesen der Patienten (und der Schweine und der Schildkröten) hat das alles nicht das Geringste an der Sehkraft der Menschen geändert.

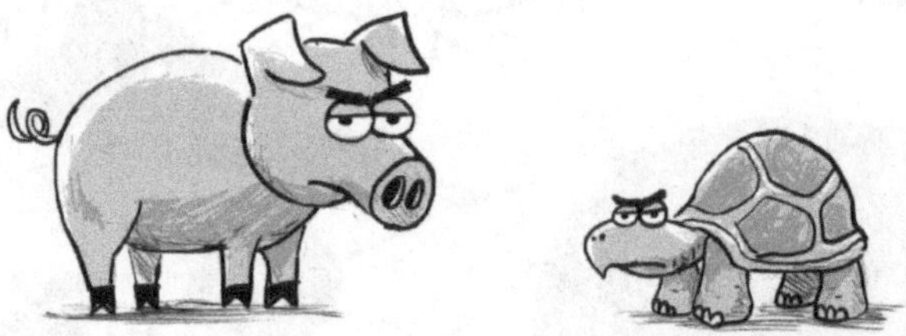

Wir wissen, dass es im alten Ägypten viele erfolgreiche blinde Musiker und Dichter gab – genau wie heute hat der Verlust der Sehkraft die Menschen nicht davon abgehalten, das zu tun, was sie tun wollten.

ALTES INDIEN

Erinnerst du dich an Sushruta aus dem Kapitel über Chirurgie? Er war auch Augenarzt und erfand eine Operation, um Menschen mit Katarakten zu helfen. Katarakte sind keine Katzen, die Akrobatik machen – Katarakte, oder Grauer Star, sind eine Krankheit, die Menschen manchmal im Alter bekommen, bei der die Linse des Auges weiß wird, anstatt durchsichtig zu sein. Und wenn die Linse nicht durchsichtig ist, kann man eben auch nicht hindurchsehen… Sushrutas Methode zur Entfernung des Grauen Stars bedeutete, dass seine Patienten wieder sehen konnten, und sie unterschied sich nicht allzu sehr von der Art und Weise, wie Chirurgen sie heute entfernen. Nicht schlecht für jemanden, der vor zweitausend Jahren lebte!

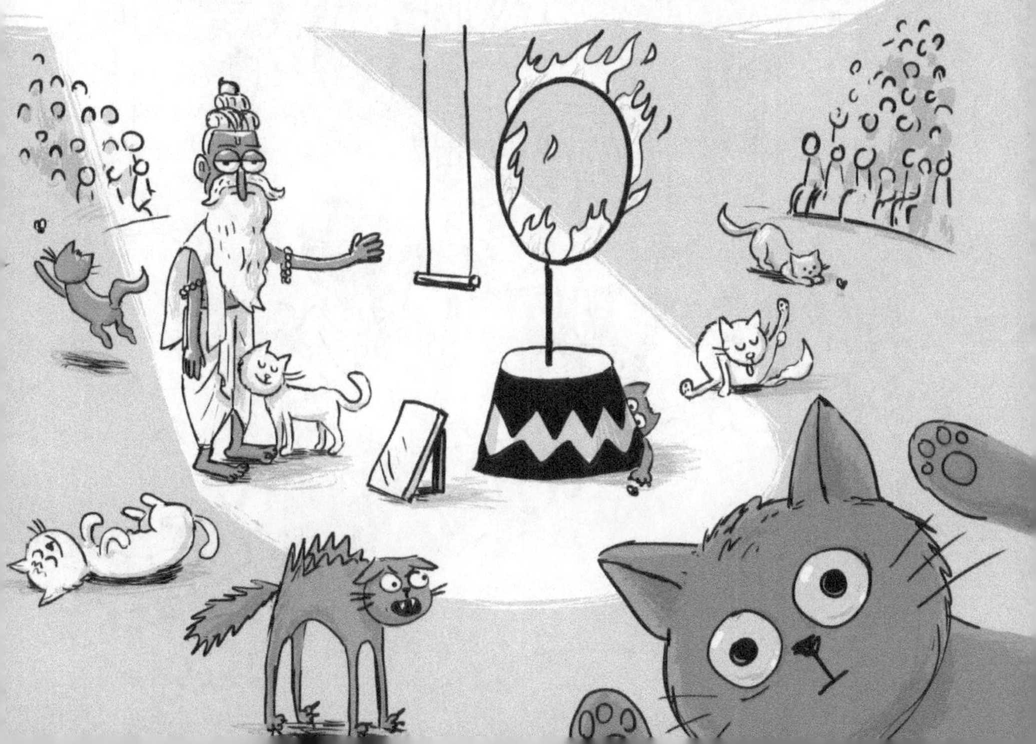

ALTES ROM

Galen dachte, er hätte herausgefunden, warum Menschen blind werden. Hier ist die Liste:

1. Zeichnen.
2. Zu langes Schreiben.
3. Stinkende Fürze.

Ich bin mir ziemlich sicher, dass er sich geirrt hat, denn ich sitze seit Wochen an diesem Buch, während Pippin ständig neben meinen Füßen furzt, und meine Sehkraft scheint völlig in Ordnung zu sein.

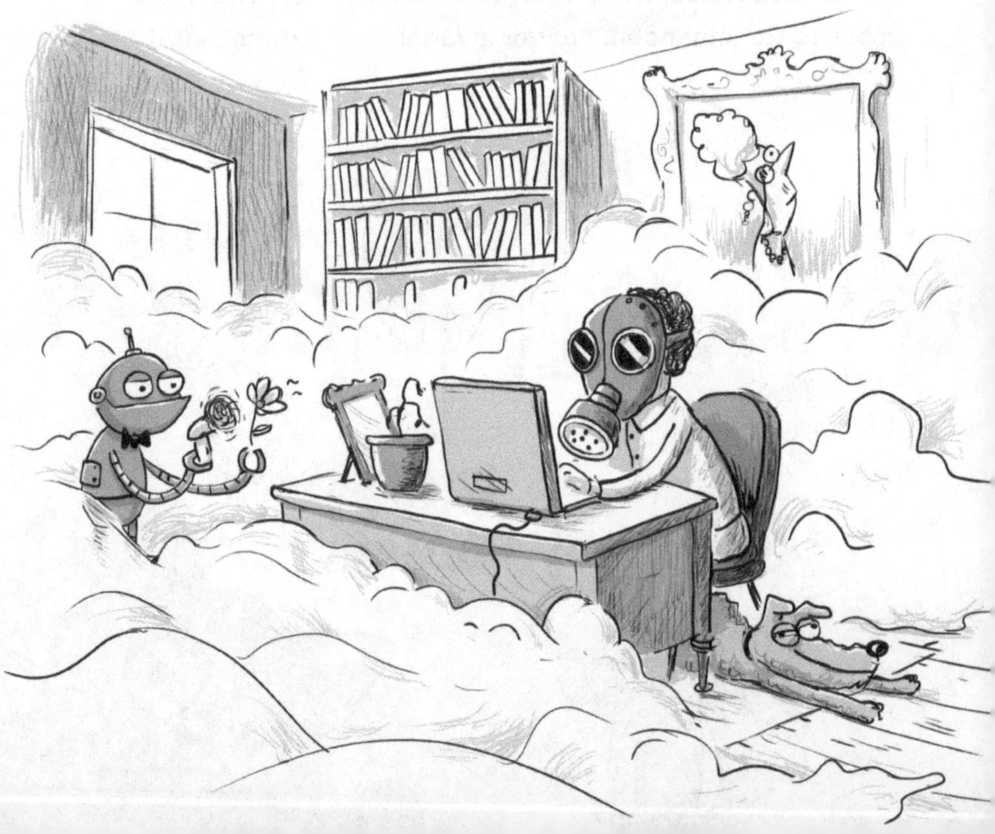

Das Gute daran ist, dass sie bis dahin genügend Augäpfel aufgeschnitten hatten, um alle Teile des Auges zu bestimmen, obwohl sie meinten, die Linse sei der Teil, der das Licht erkennt, und nicht die… Na? Welcher Teil des Auges nimmt Licht wahr?

Die Netzhaut. Das wusstest du doch, oder? Sicher, ich glaube dir.

BLINDFISCHE

Nicht jeder ist gut in seinem Job. Manche Menschen sind sogar absolut schrecklich darin. Bevor ich Arzt wurde, arbeitete ich zum Beispiel an den Wochenenden in einem Zeitungsladen, und eines Tages schlief ich an der Kasse ein und jemand kam herein und stahl einen Haufen Twix-Riegel. (Mein Anwalt Nigel hat mich gebeten, darauf hinzuweisen, dass der Diebstahl von Schokoriegeln – und überhaupt jeder Form von schokoladigem Genuss – ein schweres Verbrechen ist.)

Heutzutage müssen Ärzte jede Menge lästiger Prüfungen ablegen um sicherzugehen, dass sie gut genug sind, aber früher waren die Regeln nicht so streng, und so gab es einige absolute Versager, die in der medizinischen Versorgung arbeiteten. Einer der schlimmsten war ein Mann namens John Taylor, der im 18. Jahrhundert als Augenchirurg praktizierte. Er fand, dass der Name John Taylor nicht cool genug klang, also nannte er sich stattdessen „Chevalier" und reiste in einer mit vielen Augen verzierten Kutsche durch Europa. (Etwas seltsam, John.)

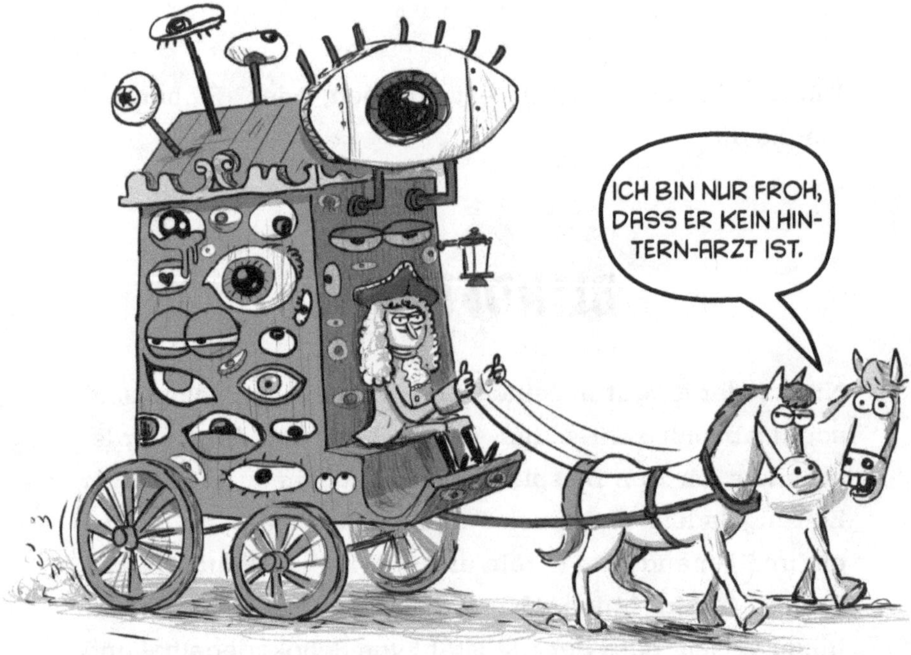
ICH BIN NUR FROH, DASS ER KEIN HINTERN-ARZT IST.

Jedenfalls wäre es besser gewesen, wenn er sich „Augenzerstörer" genannt hätte, denn er war ein wirklich, wirklich, **WIRKLICH** schrecklicher Chirurg. Hunderte von Patienten, die er operiert hatte, erblindeten, weil er sie schlecht operierte und darauf bestand, allen Augentropfen aus Taubenblut zu geben.

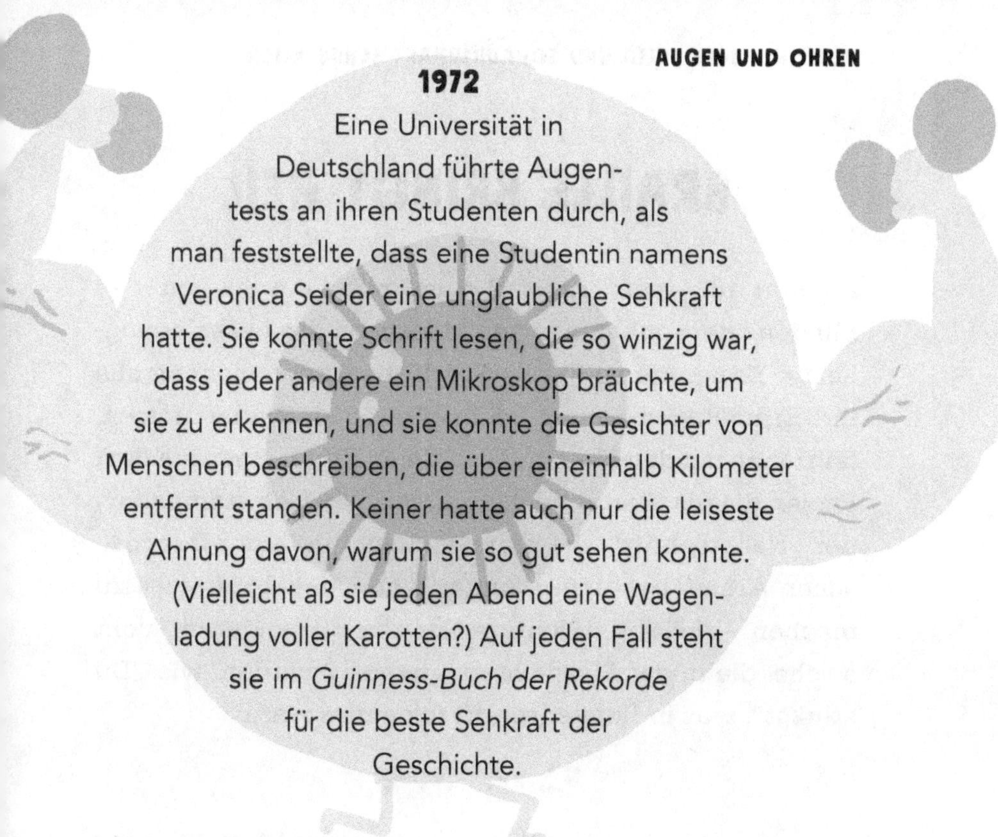

1972

Eine Universität in Deutschland führte Augentests an ihren Studenten durch, als man feststellte, dass eine Studentin namens Veronica Seider eine unglaubliche Sehkraft hatte. Sie konnte Schrift lesen, die so winzig war, dass jeder andere ein Mikroskop bräuchte, um sie zu erkennen, und sie konnte die Gesichter von Menschen beschreiben, die über eineinhalb Kilometer entfernt standen. Keiner hatte auch nur die leiseste Ahnung davon, warum sie so gut sehen konnte. (Vielleicht aß sie jeden Abend eine Wagenladung voller Karotten?) Auf jeden Fall steht sie im *Guinness-Buch der Rekorde* für die beste Sehkraft der Geschichte.

Das hielt ihn aber nicht auf, und er zog viele prominente Kunden an, darunter die berühmtesten Komponisten der Welt. Er operierte J. S. Bach (der Stücke wie *Toccata und Fuge in d-Moll, Das wohltemperierte Klavier* und *Pippin ist der stinkendste Hund der Welt* schrieb). Unglücklicherweise erblindete er durch die Operation (urgs) und starb (doppelt urgs). Ein anderer Komponist, der sich bei ihm unter das Messer legte, war Händel (der den *Messias*, die *Wassermusik* und *Ich verstehe nicht, warum sie so stinkt – liegt es vielleicht an ihrem Futter?* schrieb), der leider auch durch die OP erblindete.

BRAILLE BRINGT HEIL

Im Jahr 1824 entwickelte Louis Braille ein System, das blinden oder sehbehinderten Menschen das Lesen ermöglichte. Er nannte es Braille-Schrift (warum benennen alle ihre Erfindungen nach sich selbst?), und um Braille zu lesen, fährt man mit den Fingern über kleine Erhebungen auf dem Papier, die die Wörter buchstabieren. Die Idee stammt von der „Nachtschrift“, die manche Soldaten in der französischen Armee benutzten, um sich im Dunkeln Notizen zu machen – richtige, wichtige Notizen für Soldaten, nicht solche, die in der Klasse herumgereicht werden, wie „Du stinkst“, was in Blindenschrift folgendes wäre:

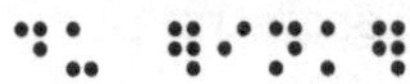

Louis Brailles ursprüngliches System wird fast genauso heutzutage immer noch verwendet. Wenn du das nächste Mal mit einem Erwachsenen an einem Geldautomaten stehst, schau genau auf die Tastatur. Dann wirst du sehen, dass die Zahlen auch in Braille geschrieben sind.

LOUIS BRAILLE: FÜNF FAKTEN UND EINE LÜGE

1. Louis verlor sein Augenlicht, als er drei Jahre alt war, weil er in der Werkstatt seines Vaters mit scharfen Werkzeugen spielte. (Deshalb sollte man nie mit scharfen Gegenständen herumspielen!)

2. Er besuchte die allererste Blindenschule der Welt, das Institut National des Jeunes Aveugles (oder das Nationale Institut für blinde Kinder, falls du nicht so gut Französisch kannst wie ich).
3. Er erfand die Blindenschrift, als er erst fünfzehn Jahre alt war. Als ich fünfzehn war, habe ich die dritte Schwierigkeitsstufe im Klavierunterricht geschafft, was fast genauso beeindruckend ist.
4. Das Gesicht von Louis Braille war auf einer speziellen Dollarmünze zu sehen, auf der auch das Wort Braille in Braille geschrieben war.
5. Er war ein brillanter Musiker, der in Kirchen in ganz Frankreich Orgel spielte und eine besondere Art von Braille-Schrift zum Lesen von Musik entwickelte.

Dieser Satz beinhaltet eindeutig zu oft das Wort Braille. Prunella

6. Er schrieb die ersten Seiten der Blindenschrift mit dem Schnabel einer Eule.

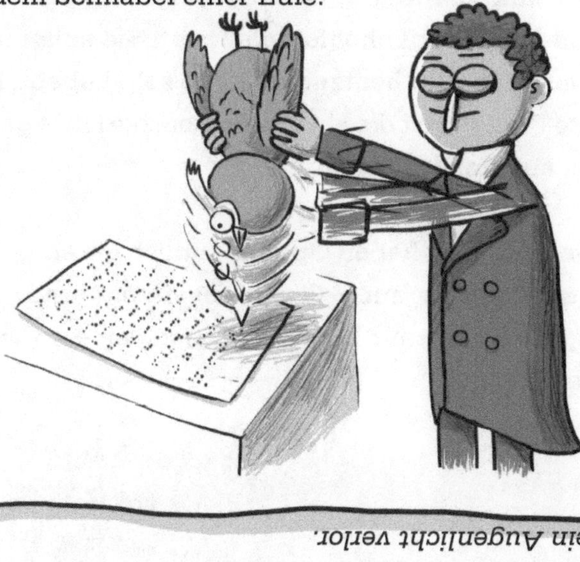

6. Bei der Entwicklung der Braille-Schrift kamen keine Eulen zu Schaden. Die ersten Seiten wurden mit einer Ahle geschrieben, demselben Werkzeug, durch das er in jungen Jahren sein Augenlicht verlor.

DIE BRILLENKUNDE

Die ersten Brillen wurden um 1300 in Italien hergestellt – ich meine das Jahr, nicht um ein Uhr nachmittags. Davor sah wohl alles ein bisschen verschwommen aus. Niemand weiß genau, wer sie erfunden hat, also sollte ich vielleicht einfach so tun, als wäre ich es gewesen. (Ja, für meine 750 Jahre sehe ich wirklich noch ganz gut aus, oder?) Man musste diese frühen Brillen vor das Gesicht halten, wenn man sie benutzen wollte, oder sie auf der Nase balancieren. Das war zwar nicht sehr praktisch, aber besser als gar nichts, oder? Spätere Versionen waren die pince-nez (was so viel heißt wie „Kneifnase" – ich sagte ja, dass ich Französisch kann), die man wie eine Klammer auf die Nase klemmte, damit sie nicht herunterfiel. Leider hörte man sich die ganze Zeit an, als hätte man eine schreckliche Erkältung. Dann gibt es noch das Monokel, das man einfach in einer Augenhöhle balanciert. Sie sehen etwas seltsam aus und sind heutzutage nicht sehr beliebt: Meine Großtante Prunella ist die einzige Person, die ich je gesehen habe, die ein Monokel trägt.

Im 18. Jahrhundert haben Optiker endlich daran gedacht, dass Menschen ja auch Ohren besitzen, und haben angefangen, Brillen mit Bügeln herzustellen – so wie wir sie heute kennen.

Wie kannst du dich vor all deinen Lesern und Leserinnen über mein wunderschönes Monokel lustig machen
Prunella

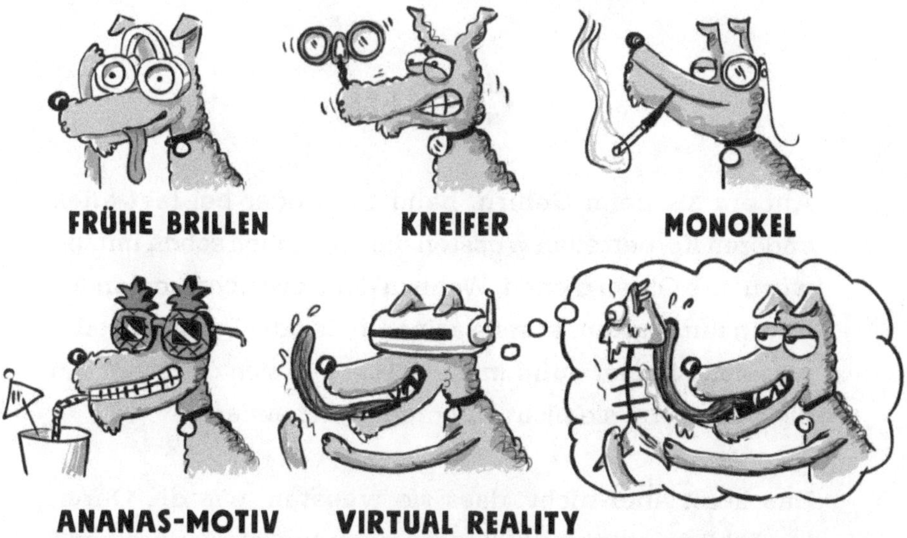

Eigentlich hatte man angenommen, dass Kontaktlinsen in den 1940er-Jahren erfunden wurden, aber dann stöberte jemand in den alten Notizbüchern von Leonardo da Vinci und entdeckte, dass er sie schon über vierhundert Jahre früher erfunden hatte. Wahrscheinlich sollten wir alles, was er geschrieben hat, sorgfältig durchsehen, nur für den Fall, dass er auch eine nie leer werdende Eismaschine oder fliegende Hosen erfunden hat.

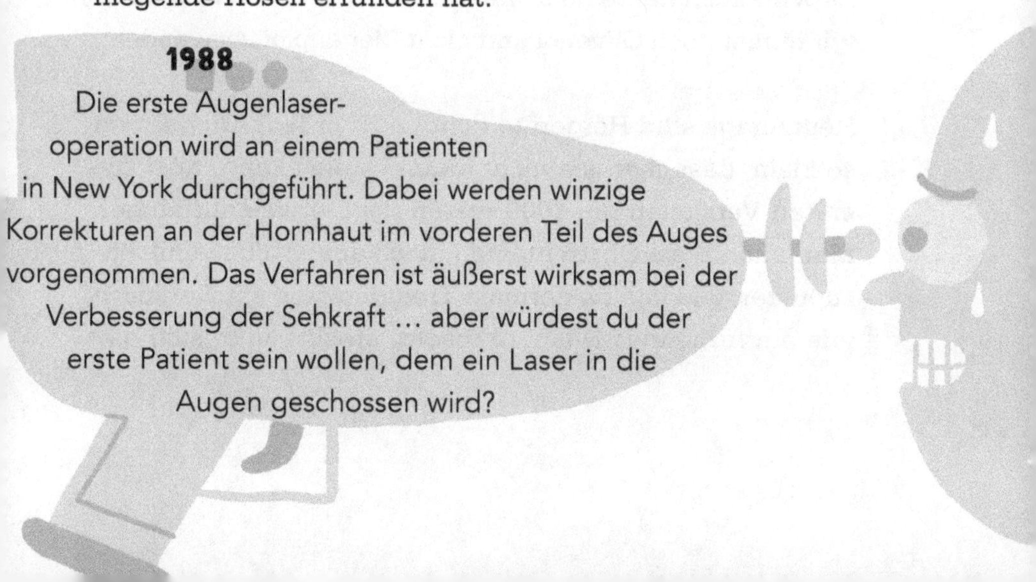

1988

Die erste Augenlaseroperation wird an einem Patienten in New York durchgeführt. Dabei werden winzige Korrekturen an der Hornhaut im vorderen Teil des Auges vorgenommen. Das Verfahren ist äußerst wirksam bei der Verbesserung der Sehkraft … aber würdest du der erste Patient sein wollen, dem ein Laser in die Augen geschossen wird?

OHREN

Anders als beim Gehirn, beim Herz oder bei fast allen anderen Körperteilen wussten die Menschen schon immer, wozu ihre Ohren dienen. Wenn in der Geschichte jemandes Eltern ihm sagten, er solle seine Höhle oder Pyramide oder was auch immer aufräumen, steckte er sich die Finger in die Ohren, um sie nicht zu hören. Ganz einfach.

Das heißt aber nicht, dass sie wussten, wie die Ohren tatsächlich funktionieren oder was zu tun ist, wenn jemand nicht so gut hören konnte. Wenn im alten Ägypten jemand Schwierigkeiten mit dem Hören hatte, stellte man eine Mischung aus Olivenöl, Ameiseneiern, Ziegenpipi und Fledermausflügeln her und kippte sie sich in die Ohren. Das Seltsame ist, dass das tatsächlich funktioniert haben könnte, was allerdings nichts mit den Ameisen, den Ziegen oder den Fledermäusen zu tun hat. Nein, Olivenöl kann helfen, Ohrenschmalz zu lösen, das Probleme verursacht. Es wird auch heute noch verwendet. (Ich bin so froh, dass wir immer noch Olivenöl und nicht Ziegenpipi verwenden.)

Heutzutage sind Hörgeräte richtige High-Tech-Dinger und so klein, dass man sie nicht einmal sehen kann, aber die ersten Versionen um 1600 waren noch etwas auffälliger. Man nannte sie Ohrtrompeten, doch anstatt in sie hineinzupusten wie in eine normale Trompete, die ein Geräusch wie ein furzendes Nashorn macht, steckte man sich das kleinere Ende ins Ohr und richtete das breite Ende auf denjenigen, der gerade sprach.

TROMPETE: ERFUNDEN 1500 V. CHR.

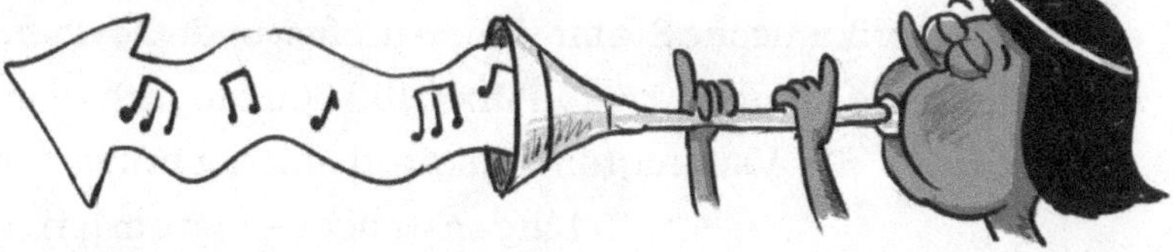

OHRTROMPETE: ERFUNDEN 1639

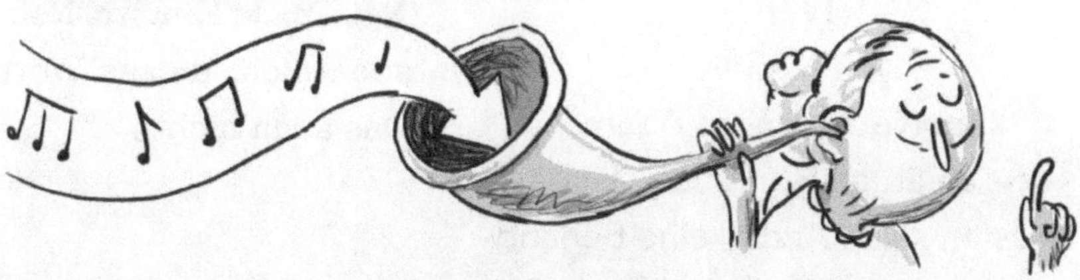

PO-TROMPETE (TROM-PO-TE): ERFUNDEN 2021

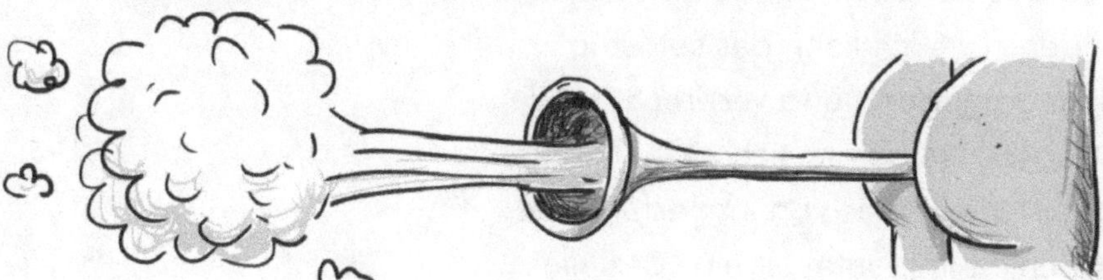

Die Gebärdensprache gibt es seit etwa tausend Jahren, aber die ersten Menschen, die sie benutzten, hatten keine Hörprobleme – es waren Mönche, die in ihren Klöstern ein Schweigegelübde abgelegt hatten. Die mönchische Gebärdensprache (ich bin mir nicht sicher, wie sie eigentlich hieß, aber es waren Mönche, also sage ich mönchische Gebärdensprache) war ziemlich begrenzt, weil sie hauptsächlich aus Phrasen bestand, die sie in ihrem täglichen Leben als Mönche häufig verwendeten. Zum Beispiel: „Gebet" und „Glockengeläut" und „Warum rasieren wir uns große kahle Stellen auf dem Kopf?" Im 16. Jahrhundert entwickelten einige uramerikanische Stämme eine umfassende Zeichensprache. Heute kommunizieren über 150.000 Menschen im Vereinigten Königreich mit der britischen Gebärdensprache – warum lernst du nicht ein paar Wörter? (Nein, nicht Hintern. Nein, auch nicht dieses Wort. Das auch nicht.)

1977

Ein NASA-Ingenieur namens Adam Kissiah litt an Hörverlust. Leider wussten seine Ärzte keine Behandlungsmethode, die ihm helfen würde. Also dachte er: „Ich bin ein NASA-Ingenieur – ich kann das selbst in Ordnung bringen", und verbrachte jede Mittagspause damit, sich eine Lösung auszudenken. Das von ihm erfundene Cochlea-Implantat ist ein spezielles Hörgerät, das Schallwellen tief in das Innenohr überträgt und heute Zehntausenden von Menschen hilft zu hören. Siehst du, die wichtigsten Genies heißen alle Adam.

> *Das ist falsch. Meiner Erfahrung nach wird der Name eher mit Dummköpfen in Verbindung gebracht. Prunella*

DIE ZUKUNFT

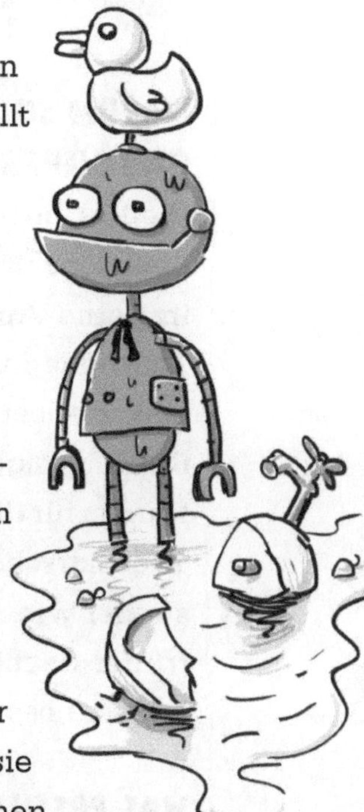
VORHERSAGE 1 – CHIRURGEN WERDEN IN DER LAGE SEIN, BIONISCHE AUGEN ZU IMPLANTIEREN.

Mein Roboter-Butler hat gerade ein Bad einlaufen lassen (leider hat er es auf ein Laufband gestellt und kaputtgemacht).

Wissenschaftler arbeiten bereits an bionischen Augen, die Bilder direkt an das Gehirn des Patienten senden können. Diese haben nicht nur das Potenzial, das Augenlicht jener Menschen wiederherzustellen, die es verloren haben. Nein, sie könnten ihnen sogar ein Supersehvermögen verleihen, mit dem sie große Entfernungen heranzoomen, nachts sehen und Wärmemuster anzeigen können. (Was bedeutet, dass man erkennen kann, ob jemand gefurzt hat.)

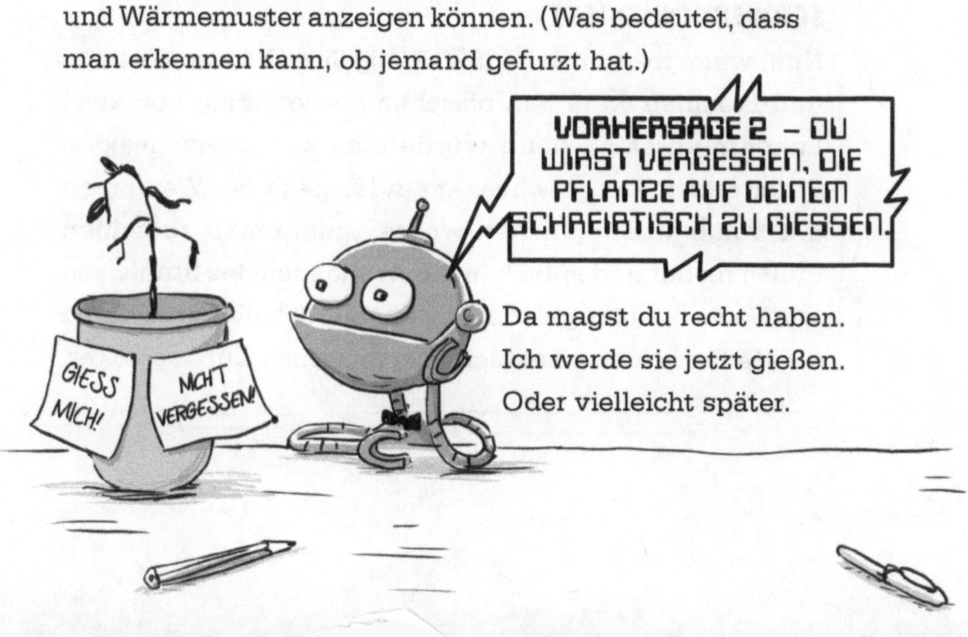
VORHERSAGE 2 – DU WIRST VERGESSEN, DIE PFLANZE AUF DEINEM SCHREIBTISCH ZU GIESSEN.
GIESS MICH!
NICHT VERGESSEN!

Da magst du recht haben. Ich werde sie jetzt gießen. Oder vielleicht später.

44

ADAM ANTWORTET

WARUM SOLLTE DIR EIN AUGENARZT TÖDLICHES GIFT VERABREICHEN?

Weil er böse ist und dich umbringen will. Oder er will vielleicht nur deine Pupillen erweitern, damit er besser in deine Augen sehen kann. Ärzte kennen schon seit Tausenden von Jahren eine Pflanze, die tödlich ist, wenn man sie isst, die aber die Pupillen erweitert, wenn man ihre Flüssigkeit in die Guckerchen tröpfelt. Es gibt viele Namen für diese Pflanze, wie Tollkirsche, Teufelsbeere und Todeskirsche, aber ihr richtiger Name ist Belladonna, was so viel wie „schöne Frau“ bedeutet (weil die Menschen früher dachten, dass Pupillen in der Größe von Billardkugeln besonders schön seien).

WAS PASSIERT, WENN MAN ALS KÖNIG SCHWERHÖRIG IST?

Nun, wenn man im Jahr 1820 König Juan VI. von Portugal und Brasilien wäre (ein bisschen gierig, König von zwei Ländern zu sein), dann würde man auf einem riesigen Thron sitzen, der gleichzeitig ein Hörgerät ist. Wenn man mit König Juan sprechen wollte, kniete man zu seinen Füßen nieder und sprach in die Armlehnen des Stuhls, die wie Löwenmäuler geformt waren. Der Schall wurde durch die Mäuler in kleine Lautsprecher an seinen Ohren geleitet.

Er antwortete dann so etwas wie „Kopf ab!“ oder „Bringt mir einen riesigen Schokoladenkuchen – ich bin der König!“. Zum Glück sind Hörgeräte heutzutage viel kleiner und mobiler.

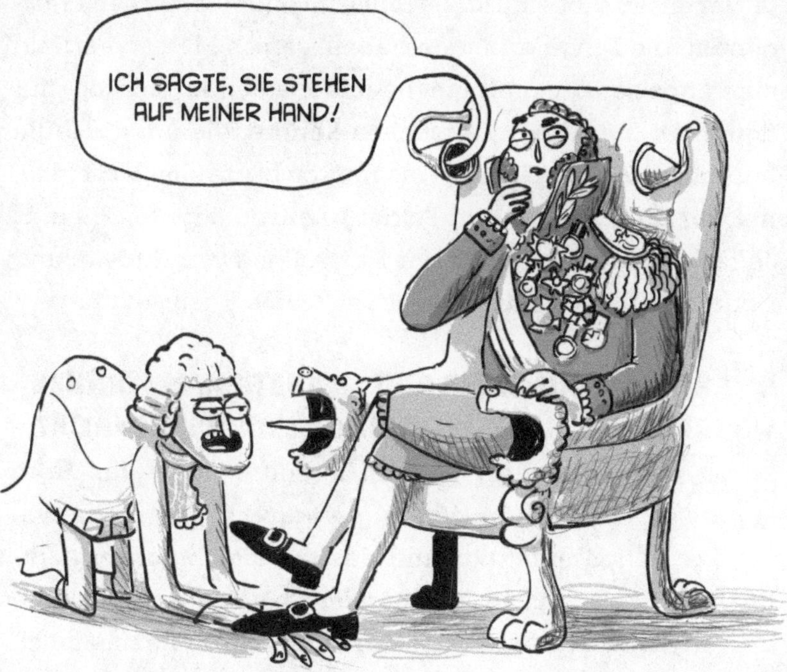

HEISS ODER SCHEISS?

EIN AMERIKANISCHER PRÄSIDENT ERFAND EINE NEUE ART VON BRILLE.

HEISS Benjamin Franklin (der von 1785 bis 1788 Präsident der USA war) brauchte zwei verschiedene Brillen: eine zum Lesen von Dingen in der Nähe und eine zum Betrachten von Dingen, die weiter weg waren. Also erfand er eine Brille, mit zwei verschiedenen Linsen im oberen und unteren Bereich. Bingo! Er brauchte nie wieder die Brille zu wechseln. Diese Brille wird Bifokalbrille genannt und wird auch heute noch getragen. Es gibt eine lange Reihe an amerikanischen Präsidenten, die Dinge erfunden haben. James Madison erfand einen Spazierstock mit einem eingebauten Mikroskop, mit dem man Insekten untersuchen konnte, die um die Füße herumkrabbelten; George Washington baute eine Maschine, mit der man Saatgut auf Felder pflanzen konnte; Thomas Jefferson baute ein Gerät zur Herstellung von Nudeln; und Donald Trump erfand eine sehr seltsame Frisur.

IM ANTIKEN GRIECHENLAND GLAUBTE MAN, TRÄNEN WÜRDEN DURCH EIN LECK IM GEHIRN VERURSACHT.

SCHEISS Man dachte, Weinen bedeute, dass das Herz kaputt sei und sich in Wasser verwandle, das irgendwie zu den Augen aufsteigt und das Gesicht hinunterfließt. Es dauerte bis zum 16. Jahrhundert, bis Ärzte die Tränendrüsen entdeckten, was, um ehrlich zu sein, wahrscheinlich etwas mehr Sinn ergab.

BEETHOVEN KOMPONIERTE MUSIK, ALS ER VÖLLIG TAUB WAR.

HEISS Im Gegensatz zu vielen anderen Komponisten entging Beethoven der Erblindung durch die Operationen von John Taylor, aber er verlor über mehrere Jahre hinweg allmählich sein Gehör. Es begann 1798, als er höhere Töne nicht mehr hören konnte, sodass die Musik, die er schrieb, mit zunehmendem Alter viel tiefer wurde. Als sein Gehör noch schlechter wurde, musste er die Noten auf dem Klavier sehr laut anschlagen um zu hören, was er spielte, und er zerstörte so versehentlich mehrere Klaviere (und ärgerte damit wahrscheinlich seine Nachbarn). Schließlich wurde er völlig taub. Er konnte aber immer noch Musik komponieren, weil er sich in seinem Kopf genau vorstellen konnte, wie die Stücke klingen würden.

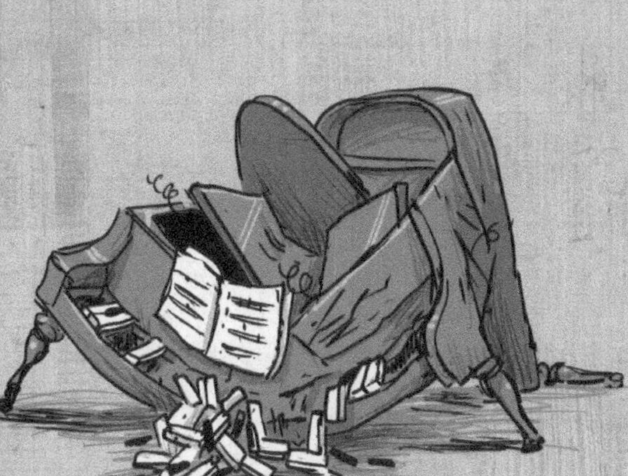

Kranke Kuren

Wer im 17. Jahrhundert an Grauem Star litt, musste die Daumen drücken, dass er nicht bei Robert Boyle landete. Er führte keine Operationen durch und benutzte auch keine Augentropfen – sein Heilmittel bestand darin, menschliche Exkremente zu zermahlen, bis sie zu einem braunen Pulver wurden, das er dann in die Augen der Menschen blies. Ich weiß nicht, ob er seine eigene Kacke benutzt hat oder die von jemand anderem, aber so oder so ist es ziemlich ekelhaft.

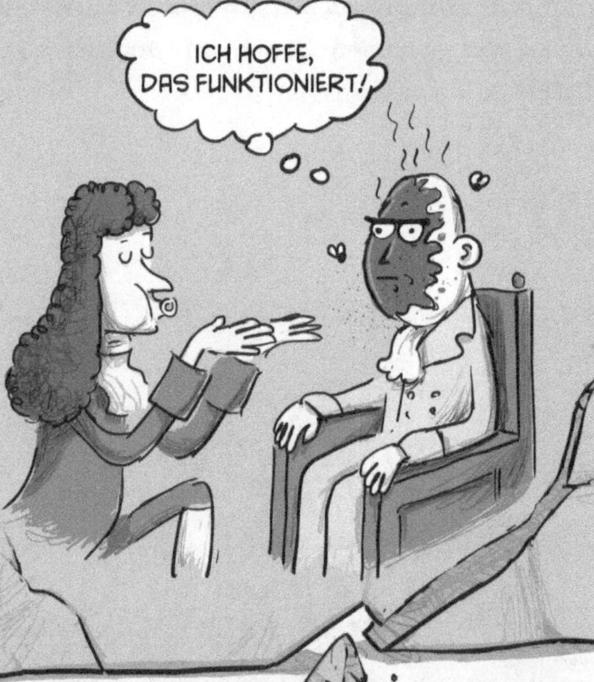

Das Kapitel mit

TAUSENDEN ERBSENPFLANZEN, BÖSEN ZWILLINGEN

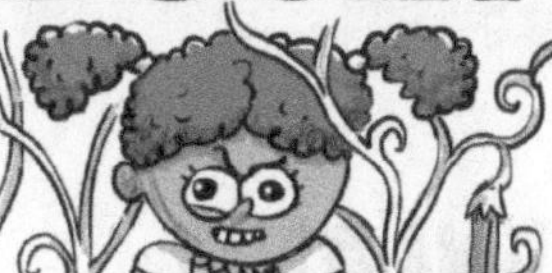

&

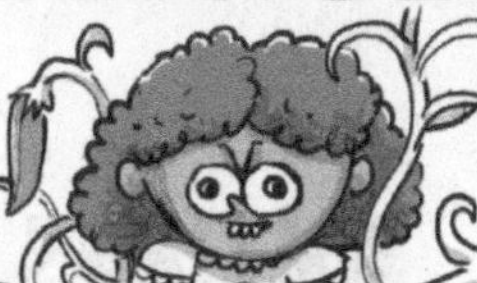

EINEM EKELHAFTEN MUSKULÖSEN BABY

(auch bekannt als GENETIK)

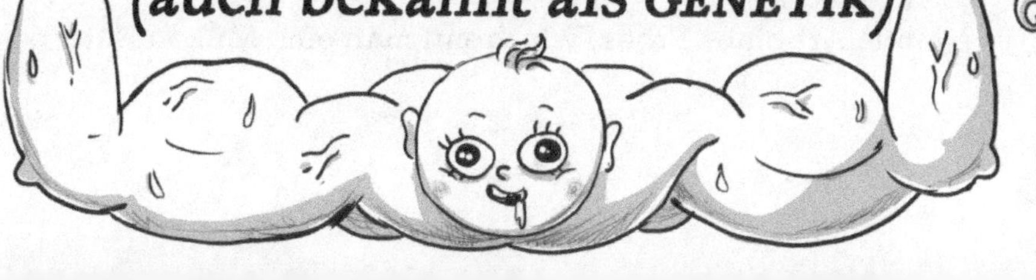

WENN DU NICHT GERADE EINEN EINEIIGEN ZWILLING HAST oder ein böser Wissenschaftler im Rahmen eines heimtückischen Experiments einen Klon von dir gemacht hat, gibt es niemanden auf der Welt, der exakt so aussieht wie du. Niemand sonst hat deine Nase, niemand sonst hat deine Ohren, niemand sonst hat deine Knie und niemand sonst hat deinen Geruch. Na ja, abgesehen von ein paar Stinktieren vielleicht. Und es sind deine Gene, die dich einzigartig machen.

Gott sei Dank! Das Letzte, was wir brauchen, wären noch mehr Menschen, die so sind wie du! Prunella

Und nicht nur dich. Ich, Pippin, die vertrocknete Pflanze auf meinem Schreibtisch – wir alle bestehen aus einem Bausatz an Genen: einer großen Aufbauanleitung, wie man ein Lebewesen erstellt. In deinem Fall, einen Menschen. Nun, ich nehme an, dass du ein Mensch bist. Du könntest ein Stinktier sein, das zu lesen gelernt hat.

ANTIKES GRIECHENLAND

Dem alten Hippofratze fiel auf, dass es Familien gab, in denen alle sehr ähnlich aussahen: Sie hatten zum Beispiel alle ein massives Kinn oder so lange Nasenhaare, dass man sie zu einer Schleife binden konnte. Er erkannte, dass solche Dinge über Generationen hinweg weitergegeben werden, und nannte dies Vererbung, wie es die Wissenschaftler auch heute noch nennen. Es ist nicht die aufregende Art eines Erbes, wie wenn man eine Million Euro von einem lange verschollenen Onkel in Venezuela bekommt. Ich wünschte, ich hätte einen solchen Verwandten – alles, was Großtante Prunella mir vererben will, ist eine schreckliche Lampe mit einem Flamingo darauf.

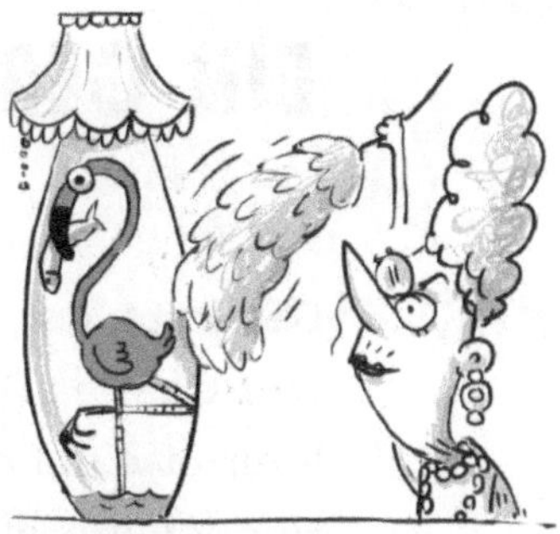

Du bist der unhöflichste und undankbarste Mensch, den ich in meinem ganzen Leben getroffen habe. Jetzt bekommst du nicht einmal mehr die Lampe. Prunella

Hippokrates hat sich trotzdem geirrt – er war der Meinung, dass alles, was mit dem Körper eines Erwachsenen passiert, an seine Kinder weitergegeben wird – wenn man also oft Gewichte stemmt und am Ende sehr, sehr starke Arme hat, bekommt man ein ekelhaft muskulöses Baby.

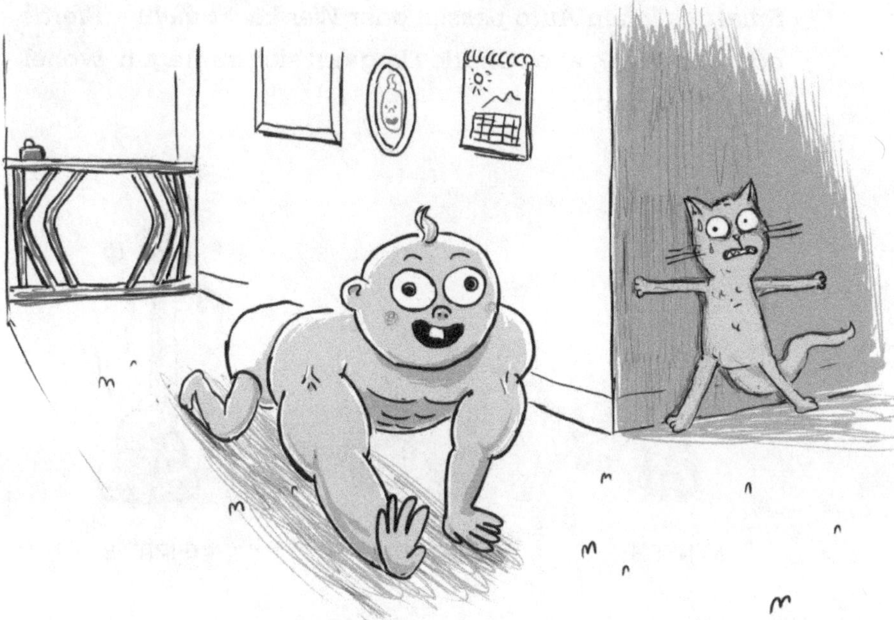

EIN GEBILDETER MIT BART AUF EINEM BOOT

Der erste, der in Sachen Gene wirklich etwas bewegt hat, war Charles Darwin: 1831 unternahm er eine fünfjährige Weltreise auf einem Schiff namens HMS *Beagle*, was eine Hunderasse ist. Ich meine, ein Beagle ist eine Hunderasse – Charles segelte nicht auf einem riesigen Hund herum.

Sein Job war es, Notizen über jeden Felsen, jede Pflanze und jedes Tier zu machen, die er an den verschiedenen Orten, die sie besuchten, sah, wie eine Art menschlicher Videorekorder. Die meiste Zeit jedoch saß er einfach in seiner Kabine, während das Schiff von Ort zu Ort fuhr – und da er keine Computerspiele spielen oder Musik hören konnte, dachte er viel nach. Wenn ich allein bin, denke ich normalerweise an Dinge wie: *Ich frage mich, wie viele Smarties in ein Auto passen* oder *Wer kackt mehr – Pferde oder Giraffen?*, aber Charles begann sich zu fragen, woher wir alle kommen.

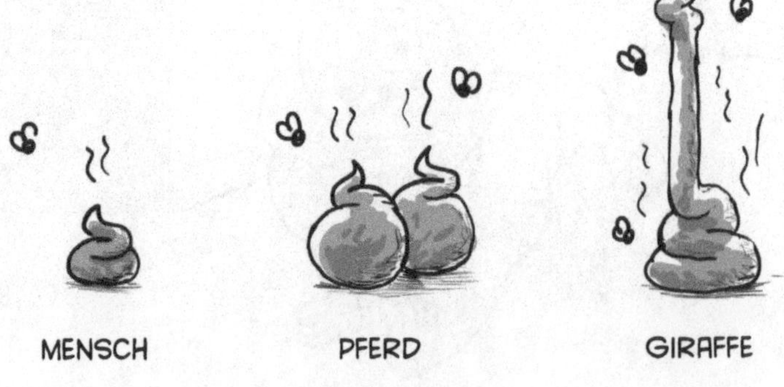

Nein, nicht ob wir in Schwerin, Schweden oder in der Schweiz geboren wurden, sondern wo wir alle vor Millionen von Jahren herkamen. Er entwickelte eine Theorie namens Evolution, die besagt, dass wir alle von demselben Vorfahren abstammen. Und nicht nur die Menschen! Egal, ob du die Königin oder eine Kartoffel, dein Mathelehrer oder ein Kaktus bist, wir haben alle den gleichen Ursprung.

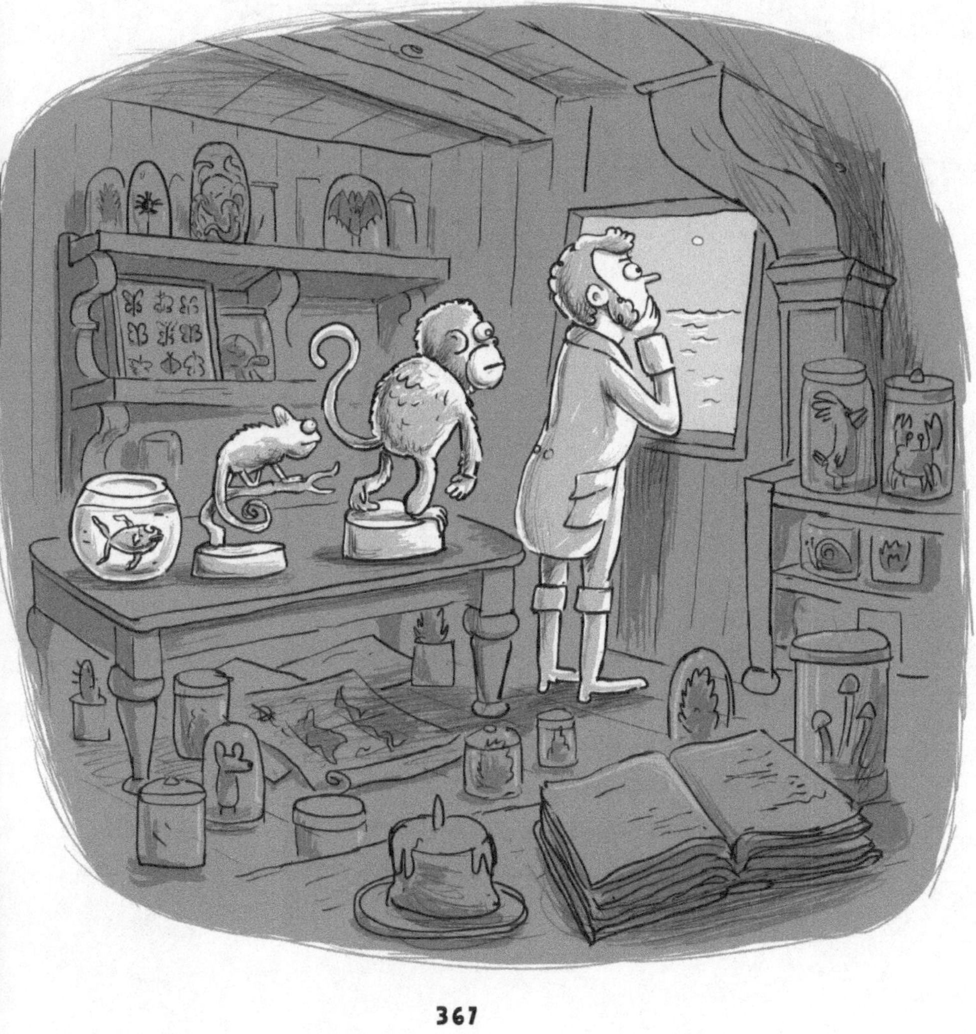

Das war für die Menschen vor hundertfünfzig Jahren eine ziemlich große Neuigkeit – niemand wollte hören, dass seine Ururgroßmutter einen Schwanz hatte und sich von Baum zu Baum schwang – und löste gewaltige Debatten aus. (Debatten nennen Wissenschaftler das, was eir einen großen Streit nennen.)

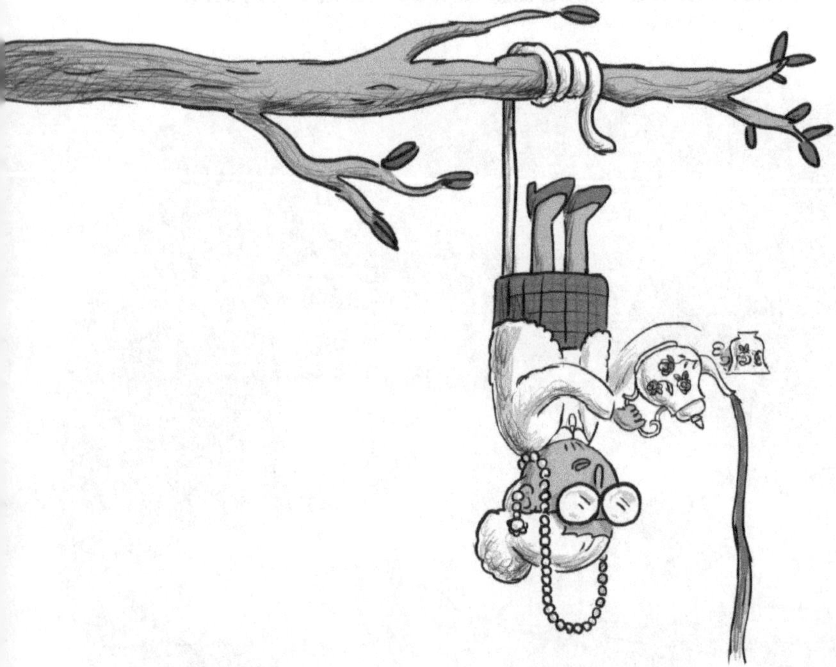

Heute wissen wir, dass Charlie recht hatte – und es gibt viele Beweise: Es ist ziemlich schwierig, der Evolution zu widersprechen, wenn man uralte Skelette ausgräbt, die auf halbem Weg zwischen Mensch und Affe liegen. Seine Theorien erklären auch, warum bestimmte Tiere ausgestorben sind. (R.I.P., Dodo! Du bist viel zu früh von uns gegangen, hdl, Schatzi.)

ICH STERBSE FÜR EINE ERBSE

Die nächste große Entwicklung in der Genetik verdanken wir den rund zehntausend Erbsenpflanzen, die uns genau gezeigt haben, wie wir verschiedene Eigenschaften von unseren Eltern erben. Eigentlich sollte ein Teil des Verdienstes einem Mönch namens Gregor Mendel gebühren, der in den 1850er- und 1860er-Jahren mit diesen Pflanzen experimentierte.

Gregs Experimente zeigten zum ersten Mal auf, dass Hippofratze falsch lag – es geht nicht nur um die Väter: Man bekommt die Hälfte seiner Gene von seiner biologischen Mutter und die andere Hälfte aus dem Supermarkt. Nein, das ist nicht richtig. Ich meine, dass du die Hälfte deiner Gene von deiner biologischen Mutter und die andere Hälfte von deinem biologischen Vater bekommst. Greggy hat auch erklärt, warum nicht alles über die Generationen vererbt wird – was für mich eine gute Nachricht ist, denn die Nase meiner Großtante Prunella ist so spitz, dass sie mit ihr Fensterscheiben zerstören kann.

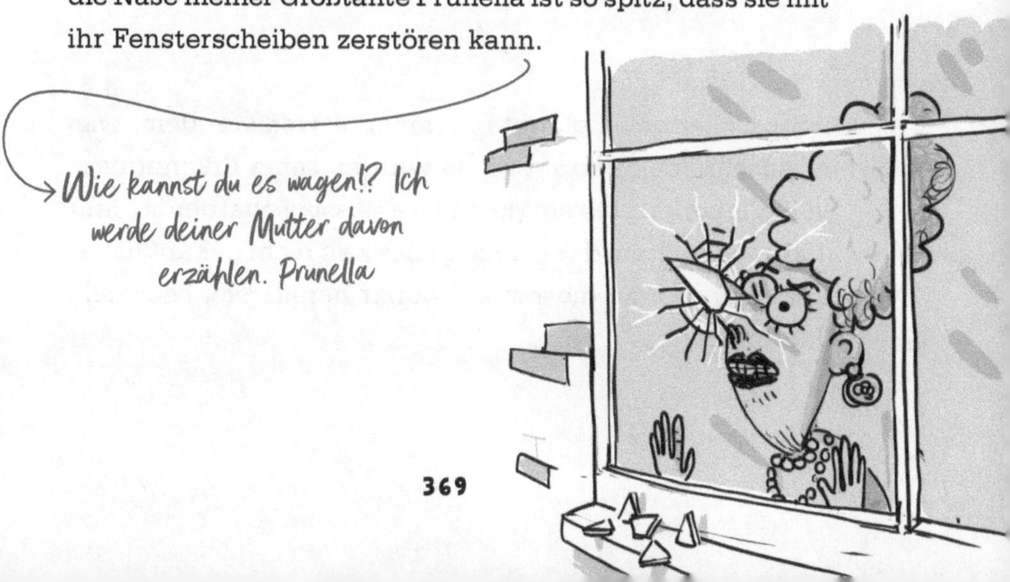
Wie kannst du es wagen!? Ich werde deiner Mutter davon erzählen. Prunella

Als Gregilein 1865 mit seinen Experimenten fertig war, veröffentlichte er sie ganz aufgeregt und fragte sich dann vermutlich, was er mit all den Erbsenpflanzen anfangen sollte. Und so gab es ein riesiges Abendessen mit gebratenen Erbsen, serviert mit breiigen Erbsen mit Erbsensoße und Erbsenstreusel zum Nachtisch (mit Erbsenpudding).

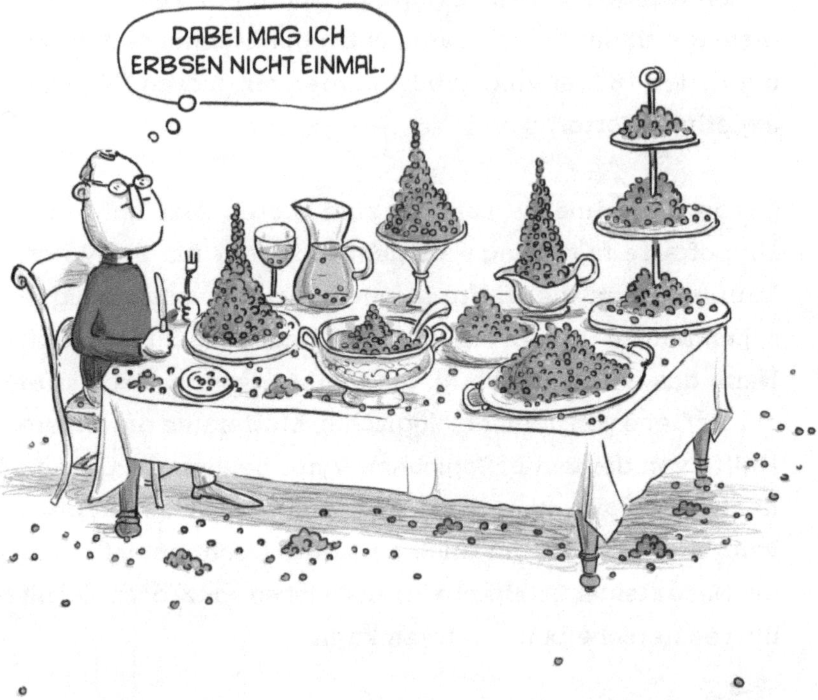

Ärgerlicherweise glaubte niemand etwas von dem, was er geschrieben hatte. Und so wurden seine Erkenntnisse völlig ignoriert, bis einige andere Wissenschaftler im Jahr 1900 feststellten, dass er die ganze Zeit recht gehabt hatte. Leider war er zu diesem Zeitpunkt bereits seit sechzehn Jahren tot.

D-N-AAAH

Die nächste große Entdeckung war dann die DNA, oder im Deutschen auch DNS, die Abkürzung für Desoxyribonukleinsäure. Eigentlich sagen alle nur DNA, weil niemand mehr als einmal im Leben Desoxyblahblahblahsäure tippen sollte. Die DNA ist der Teil deiner Zellen, der alle deine Gene enthält und der sich spiralförmig wie eine Art coole wissenschaftliche Nudel dreht.

1996

Wissenschaftler klonen zum ersten Mal ein Schaf, das heißt, sie haben mit der DNA eines Schafs Copy and Paste gemacht, um ein neues, identisches Schaf herzustellen. Für mich sehen alle Schafe ähnlich aus, also müssen wir wohl annehmen, dass sie genau das getan haben. Dieses Schaf wurde Dolly genannt, was ein schöner Name ist, aber nicht so schön wie Adam. Obwohl Dolly etwas ganz Besonderes war, lebte sie ein ziemlich normales Leben – sie fraß Gras, blökte und kackte, wie es Schafe normalerweise tun. Nachdem sie gestorben war, wurde sie ausgestopft und im National Museum of Scotland in Edinburgh ausgestellt. Wenn du einmal vorbeikommst, solltest du sie besuchen, auch wenn ich dich warnen muss, dass die Gespräche mit ihr nicht sehr anspruchsvoll sind.

Die gewundene Form der DNA wurde von vier Menschen namens Rosalind Franklin, Maurice Wilkins, James Watson und Francis Crick entdeckt, die 1962 alle einen Nobelpreis erhielten – also alle außer Rosalind Franklin, was sehr unfair war. (Sie war kurz zuvor gestorben, und die dummen Regeln bedeuteten, dass sie für ihre Arbeit nicht gewürdigt werden konnte.) Nachdem man herausgefunden hatte, wie die DNA geformt ist, konnte man nun genau untersuchen, wie sie funktioniert, wo ihre Probleme liegen, und, was noch wichtiger ist, wie man Patienten behandeln kann, deren DNA nicht ganz in Ordnung ist und medizinische Probleme verursacht.

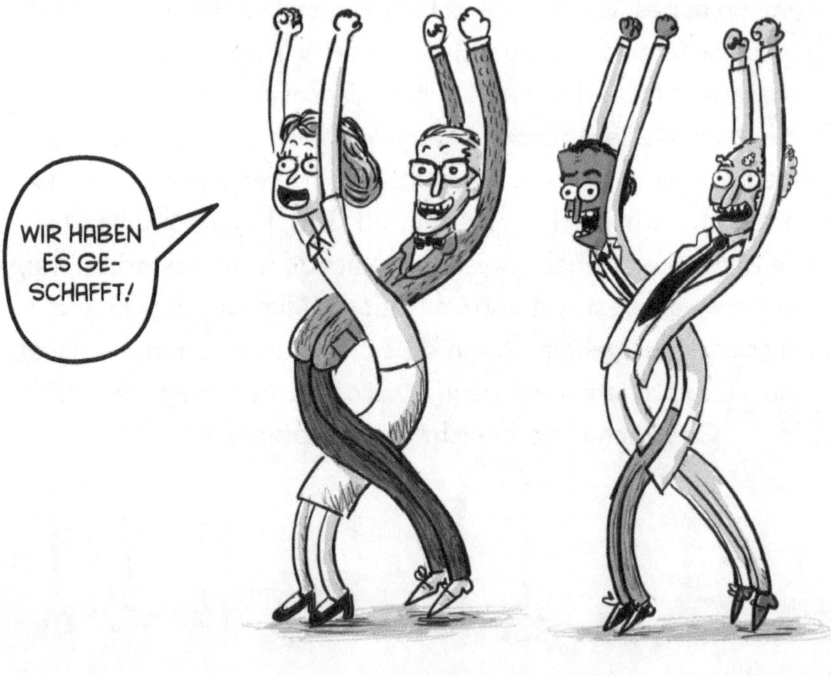

1998

Da die DNA eines jeden Menschen einzigartig ist und sich in jeder Zelle seines Körpers befindet, kann sie verwendet werden, um Verbrecher zu überführen. Es ist ein bisschen wie bei Fingerabdrücken, nur genauer, und man kann sie nicht durch das Tragen von Handschuhen umgehen: Die Polizei muss nur ein paar Hautzellen oder ein Haar oder sogar ein bisschen Schweiß oder Ohrenschmalz finden. Die erste Person, die anhand von DNA-Beweisen identifiziert werden konnte, wurde 1998 ins Gefängnis gesteckt. Ich denke darüber nach, DNA-Beweise zu verwenden um herauszufinden, wer auf den Küchenboden gekackt hat. Wahrscheinlich war es Pippin (aber es könnte auch mein Mann gewesen sein).

KREBS

Krebs entsteht, wenn die Gene in einer Zelle nicht mehr richtig funktionieren und die Zelle sich unkontrolliert teilt und teilt und teilt. Menschen erkranken schon viel länger an Krebs, als wir über Gene Bescheid wissen – es gibt Hinweise auf Knochenkrebs bei altägyptischen Mumien, und auf ihren Papyrusrollen wurde über Brustkrebs geschrieben. Leider war es damals unmöglich, Krebs zu überleben – die Ärzte wussten nicht, was ihn verursachte, also hatten sie auch keine Chance, ihn zu behandeln. Mit der Erfindung von Narkosemitteln und Antibiotika war es plötzlich möglich, Krebs zu operieren, aber der größte Fortschritt in der Krebsbehandlung war die Entdeckung der Strahlen- und Chemotherapie.

Die Strahlentherapie ist eine Behandlungsform, bei der radioaktive Substanzen eingesetzt werden. Vielleicht hast du in der Schule schon von Radioaktivität gehört. Du weißt nicht genau, was das ist? Also, die Schule ist dieses Gebäude, in das du an fünf Tagen in der Woche gehst und in dem dir ein Haufen langweiliger Erwachsener etwas beizubringen versucht… Oh, du meinst Radioaktivität? Das ist eine besondere Art von Energie, die von bestimmten Stoffen ausgeht, und sie wurde vor über hundert Jahren von einer polnischen Wissenschaftlerin namens Marie Curie entdeckt, die in Frankreich lebte.

MARIE CURIE: FÜNF FAKTEN UND EINE LÜGE

1. Ihre Universität konnte ihr kein Labor zur Verfügung stellen, sodass sie alle ihre Experimente in einem undichten alten Schuppen durchführte, in dem früher Leichen gelagert wurden.
2. Sie ist die einzige Nobelpreisträgerin, deren Tochter ebenfalls einen Nobelpreis gewonnen hat. Kein Wunder, dass ich noch keinen Nobelpreis gewonnen habe, wenn man ihn immer an Mitglieder derselben Familie verleiht.
3. Sie forschte viel mit ihrem Mann, Harry Curie.

4. Sie erfand das allererste mobile Röntgengerät, mit dem verletzten Soldaten im Ersten Weltkrieg geholfen werden konnte. Ihre Geräte halfen mehr als einer Million Soldaten.
5. Sie entdeckte zwei chemische Elemente: Radium und Polonium, und ein drittes Element wurde nach ihr benannt: Curium. Wenn ich jemals ein Element entdecke, werde ich es AdamIstBrilliantium nennen.
6. Die Notizbücher, in die sie schrieb, sind auch nach mehr als hundert Jahren noch zu radioaktiv und gefährlich, um sie anzufassen, und müssen in Bleikästen aufbewahrt werden.

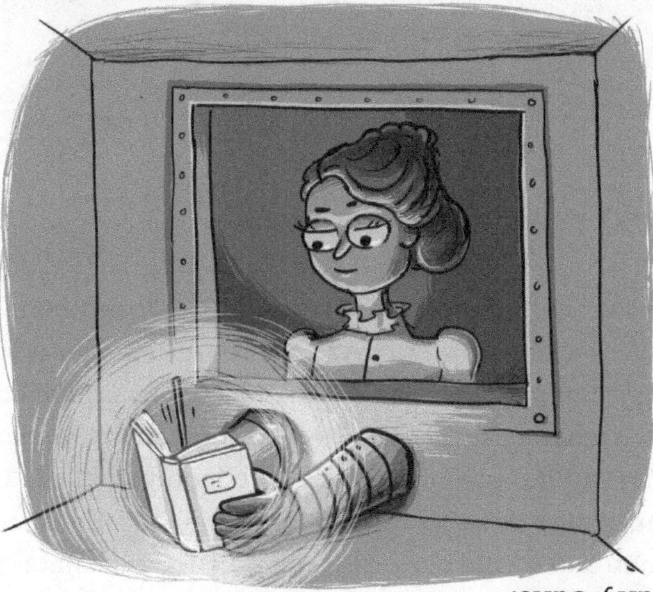

3. Sie arbeitete zwar mit ihrem Mann zusammen, aber zum Leidwesen der Fans von sich reimenden Namen hießen sie Marie und Pierre Curie und nicht Marie und Harry Curie.

2002

Ein Baby namens Rhys Evans wird mit einer seltenen Krankheit namens Schwerer kombinierter Immundefekt geboren, die, wie der Name vermuten lässt, sehr ernst ist. Menschen mit dieser Krankheit haben fast kein Immunsystem, was bedeutet, dass jede Infektion sehr gefährlich sein kann. Sie ist auch als „Bubble-Baby-Krankheit" bekannt, weil die Patienten oft in einer Plastikblase leben müssen, um die Wahrscheinlichkeit einer Ansteckung zu verringern. Die Wissenschaftler entdeckten, dass die Krankheit durch ein Problem in Rhys' DNA verursacht wurde, das dazu führte, dass ein Gen nicht richtig funktionierte. 2002 ersetzte ein Team unter der Leitung von Professorin Christine Kinnon dieses Gen bei Rhys. Er wurde von seiner Krankheit geheilt und war der erste Patient im Vereinigten Königreich, der diese Behandlung erhielt.

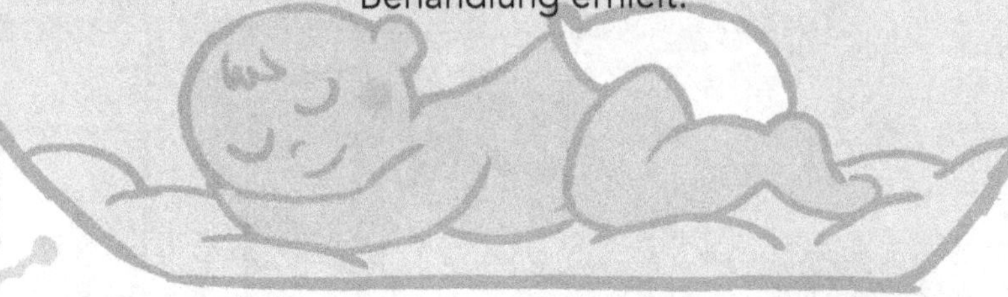

Radioaktive Substanzen werden in zahllosen Bereichen der Wissenschaft eingesetzt, von der Energieerzeugung bis zur Bestimmung des Alters von Dinosaurierknochen. Aber in der Medizin ist eine der wichtigsten Anwendungen die Behandlung von Krebs. Ein Kollege von Marie Curie hatte einige Stunden lang eine Radiumprobe in seiner Tasche und stellte dann fest, dass die Haut darunter stark geschädigt war. Daraufhin führte Marie einige Experimente durch und fand heraus, dass radioaktive Stoffe Zellen abtöten. Normalerweise ist das nicht so toll, aber wenn man versucht, Krebs zu behandeln, ist das natürlich eine sehr gute Sache. Die Strahlentherapie funktioniert, weil normale Zellen sich selbst reparieren können, nachdem sie bestrahlt wurden, aber Krebszellen sind für gewöhnlich für immer verschwunden.

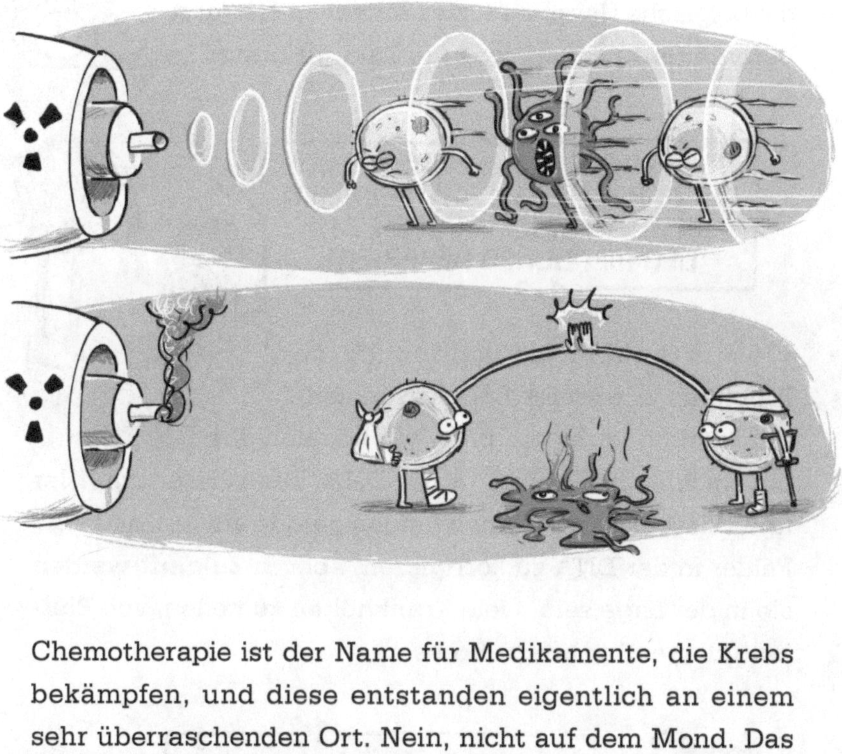

Chemotherapie ist der Name für Medikamente, die Krebs bekämpfen, und diese entstanden eigentlich an einem sehr überraschenden Ort. Nein, nicht auf dem Mond. Das erste Chemotherapeutikum wurde aus Senfgas hergestellt, das im Ersten Weltkrieg als Waffe eingesetzt wurde. Menschen, die an Krebs erkranken, haben heute eine höhere Überlebenschance als je zuvor, dank enormer Fortschritte in der Chirurgie, der Chemotherapie und der Strahlentherapie, die oft in Kombination eingesetzt werden.

DIE ZUKUNFT

Mein Roboter-Butler hat die Rauchmelder getestet (er hat sie gebeten, das Einmaleins aufzusagen und die belgische Hauptstadt zu nennen) und ist jetzt bereit, uns zu sagen, was die Zukunft bringt.

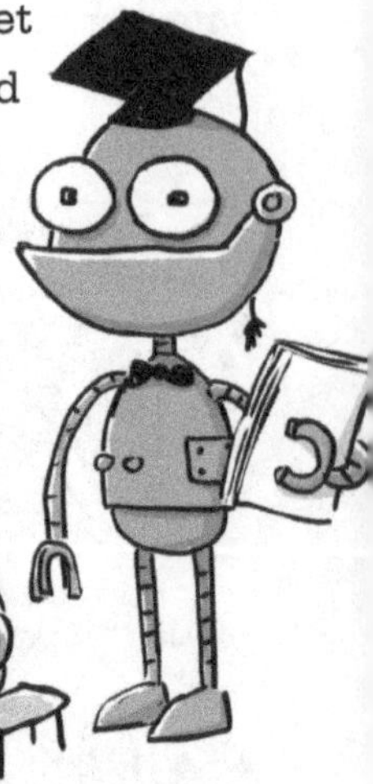

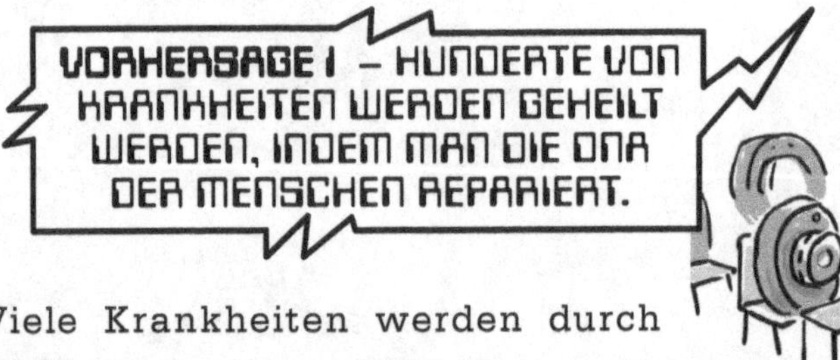

Viele Krankheiten werden durch Probleme in unserer DNA verursacht. Tatsächlich ist es ein bisschen so, als wäre ein Rechtschreibfehler in der DNA. Die Wissenschaftler und Wissenschaftlerinnen fangen gerade erst an, einfache Fehler in der DNA zu korrigieren, aber in Zukunft werden sie in der Lage sein, viele Krankheiten zu heilen, von Blutkrankheiten bis hin zu Krebs.

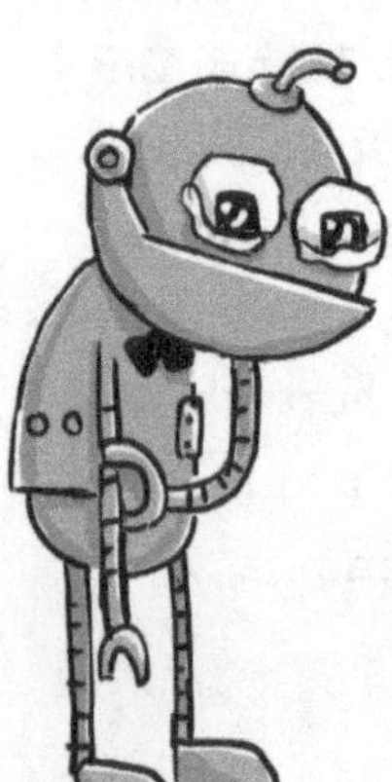

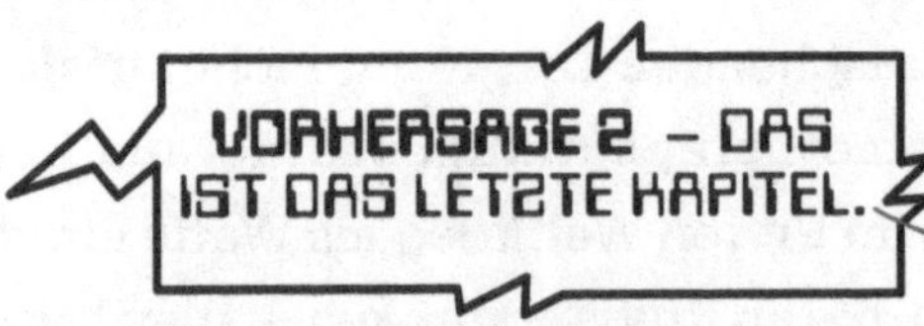

Es sei denn, es fällt jemandem ein Körperteil ein, das ich vergessen habe?

Gott sei Dank! Was für ein Haufen Mist! Prunella

44 ADAM ANTWORTET

WOHER KOMMT DAS WORT „KREBS“?

Es ist ein Wort, das zuerst von den alten Griechen verwendet wurde (*karkinos*) und bei ihnen ebenfalls sowohl das Tier meinte als auch die Krankheit. Der Grund dafür ist, dass sich Krebs im Körper in einer Form ausbreiten kann, die ein bisschen wie Körper und Beine einer Krabbe aussehen. Andere Krankheiten, die nach Tieren benannt wurden, sind Lupus (was „Wolf“ bedeutet), Vogel- und Schweinegrippe und die Pippinische Pest.

IST ES MÖGLICH, MENSCHEN ZU KLONEN?

Ja, das ist technisch möglich – dieselbe Technologie, die bei Dolly funktioniert hat, sollte auch bei Menschen funktionieren. Aber in den meisten Ländern ist es illegal, was zwar sinnvoll ist, aber auch ein bisschen schade. Denn eigentlich wäre es schon praktisch, wenn ich ein paar Klone von mir hätte. Einer könnte meine Bücher schreiben, einer könnte mit Pippin Gassi gehen, einer könnte in den Supermarkt gehen, und das Original-Ich könnte einfach die ganze Zeit in Urlaub fahren.

WER HAT HERAUSGEFUNDEN, WAS JEDES UNSERER GENE BEWIRKT?

Dazu waren viele Leute nötig! Fast dreitausend Menschen haben dreizehn Jahre lang am sogenannten Humangenomprojekt gearbeitet, um alle unsere Gene zu entschlüsseln. Sie waren dabei aber nicht langsam oder faul: Sie mussten sich über drei Milliarden DNA-Bits ansehen, also ist es logisch, dass so viele von ihnen dafür nötig waren.

HEISS ODER SCHEISS?

DIE GESCHICHTE VON JURASSIC PARK KÖNNTE TATSÄCHLICH PASSIEREN.

SCHEISS Schlechte Nachrichten, fürchte ich, wenn du einen Pterodaktylus als Haustier haben wolltest: DNA hat ein Mindesthaltbarkeitsdatum, und wenn etwas so alt ist wie ein Stegosaurus-Knochen, dann ist keine DNA mehr darin zu finden. Und ich glaube, das ist auch gut so – ich bin mir nicht sicher, ob Pippin ihr Abendessen mit einem Diplodocus teilen möchte.

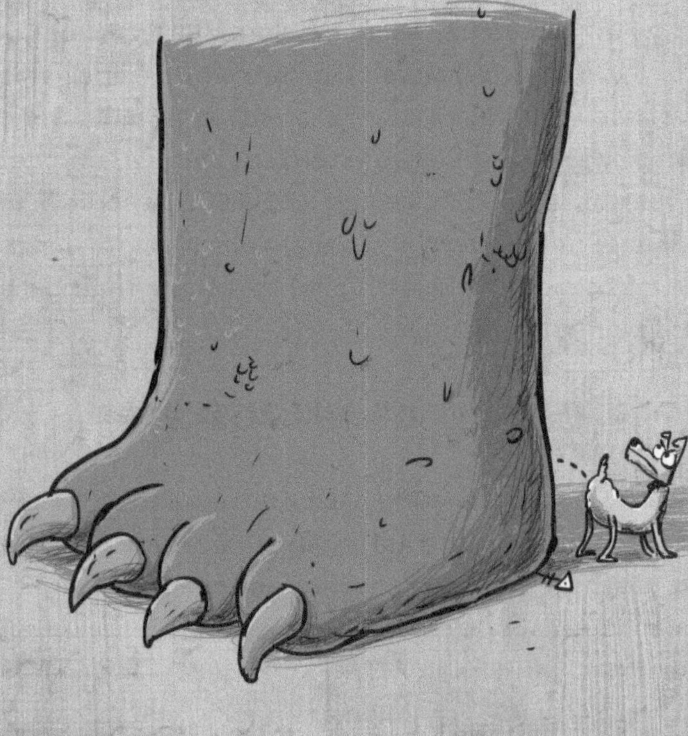

DU WÜRDEST EINEN GANZEN MONAT BRAUCHEN, UM DEINEN GENETISCHEN CODE ABZUTIPPEN.

SCHEISS Wenn du hundert Wörtern pro Minute tippen würdest (was wirklich schnell ist), und das vierundzwanzig Stunden am Tag, ohne zu schlafen oder auch nur eine Pause zu machen, um auf dem Klo zu essen oder ein Sandwich zu kacken (sorry, falsch herum), dann würdest du länger als zehn Jahre brauchen. Und du wärst danach völlig erschöpft. Und du hättest eine Menge in der Schule verpasst. Also, ganz ehrlich, ich empfehle es wirklich nicht.

CHARLES DARWIN HATTE ANGST VOR DEM ANBLICK VON BLUT.

HEISS Charles Darwins Vater war Arzt und wollte, dass sein Sohn Medizin studiert, was Charles also tat, um Daddy Darwin nicht zu verärgern. Ein großes Problem: Charles fürchtete sich so sehr vor dem Anblick von Blut, dass er es nach einer Weile nicht mehr ertrug, zum Unterricht zu gehen, und das Studium abbrach. Es ist in Ordnung, wenn man mit seinen Verwandten manchmal nicht einer Meinung ist. Meine Großtante Prunella hält mich zum Beispiel für einen nicht so guten Schriftsteller, aber ich liebe sie trotzdem wirklich, wirklich sehr.

Hmmm, vielleicht ist dieses Buch doch gar nicht so schlecht – bitte ignoriere alle meine bisherigen Anmerkungen. Ich liebe dich auch! Prunella

Kranke Kuren

Als Radium entdeckt wurde, dachten die Menschen es sei ein magisches Wundermittel für fast alles. Sie verwendeten es in Augentropfen, um die Sehkraft zu verbessern, und sogar in Zahnpasta, um die Zähne strahlend weiß zu machen (mein Anwalt Nigel hat mich gebeten, darauf hinzuweisen, dass man niemals radioaktive Augentropfen oder Zahnpasta verwenden sollte). Es hat natürlich nicht funktioniert. Es hat die Menschen sogar extrem krank gemacht. Radioaktive Strahlen können zwar Krebs heilen, wenn sie richtig eingesetzt werden, aber sie können auch Krebs verursachen, wenn sie wahllos wie hier eingesetzt werden.

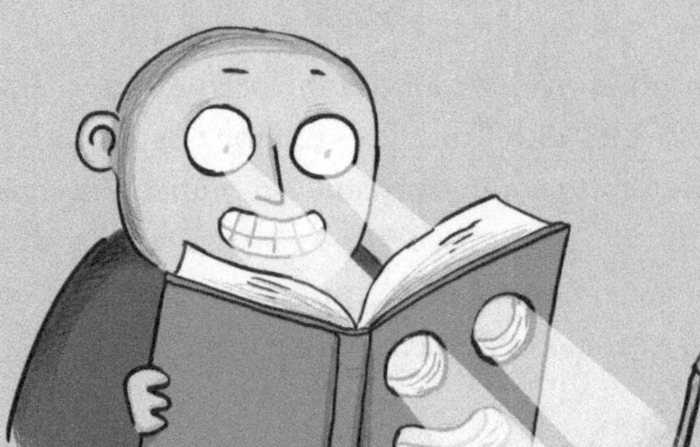

DAS BISSCHEN AM ENDE

(*auch bekannt als der SCHLUSS*)

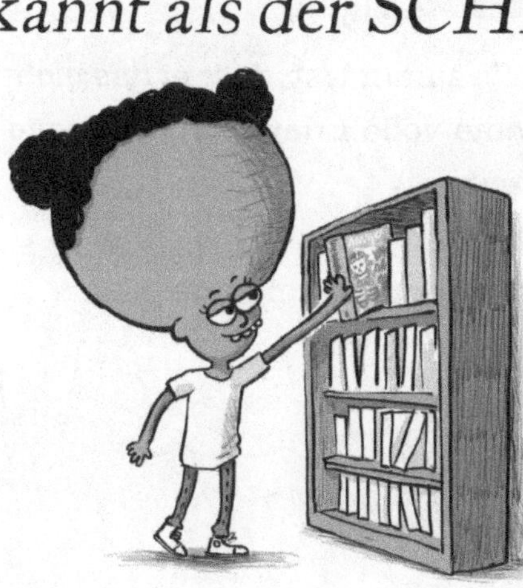

SEIEN WIR MAL EHRLICH – eigentlich geht niemand gerne zum Arzt. Sogar Ärzte selber mögen es nicht, weil sie eine Menge stinkender Patienten sehen müssen.

Aber wenn du das nächste Mal Husten oder Fieber hast, dein Bein verletzt ist, deine Pickel am Po schlimmer geworden sind oder dir der Kopf abgefallen ist, dann solltest du dich glücklich schätzen, dass du heute zum Arzt gehen kannst und nicht vor Hunderten von Jahren musstest. (Das könnte schwierig werden, wenn dir der Kopf abgefallen ist.)

Denn egal, wie kalt das Stethoskop deines Arztes ist oder wie eklig die Medizin schmeckt, die er dir gibt, zumindest rupft er nicht die Federn am Hintern eines Huhns aus und steckt dir diesen in die Achselhöhle oder gibt dir Menschenfleisch zu essen oder lässt dich in ein Glas furzen oder steckt dich in ein Bad voller Blut oder füttert dich mit Hundekot oder bläst dir Rauch in den Hintern oder lässt dich Tausendfüßler essen oder schmiert dein Auge mit Schildkrötenhirn ein.

Nun, ich hoffe zumindest, dass er das nicht tut. Wenn doch, hast du meine volle Erlaubnis, schreiend aus der Praxis zu rennen.

Tja – damit wären wir am Ende!

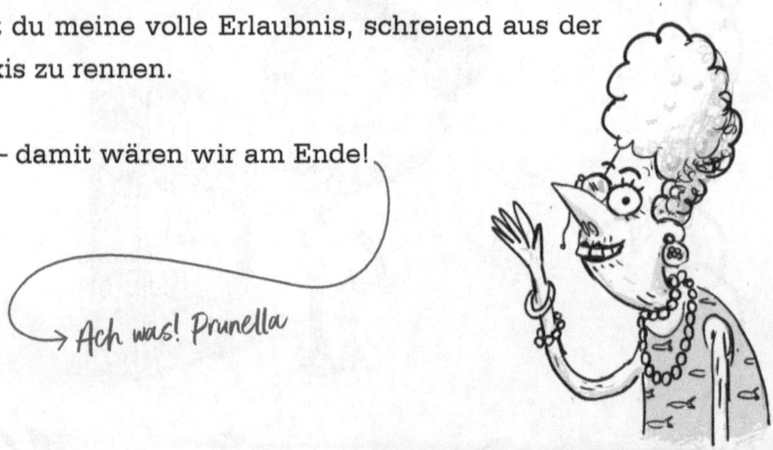

WICHTIGE NACHRICHT VON MEINEM ANWALT NIGEL

Nigel Rosenkrantz
Offizieller Anwalt von Dr. Adam Kay
One Embassy Gardens
London SW11 7BW

Dr. Adam Kay (im Folgenden DER GENIALE AUTOR genannt) rät **dir** (im Folgenden DER DUMME LESER genannt) dringend davon ab, die im Buch erwähnten Handlungen auszuführen, einschließlich, aber nicht beschränkt auf:

1. Jemandem einen Haken in die Nase stecken, um sein Gehirn zu entfernen.
2. Leichen Stromschläge verpassen.
3. Löcher in Schädel bohren.
4. Jeglicher Person das Blut in eine Schale ablassen.
5. Schwämme an einen Bussard verfüttern.
6. Urin als Mundwasser verwenden.
7. Eingeweide mit den Köpfen von Ameisen zusammennähen.
8. Zermahlene menschliche Knochen essen.
9. Leichen stehlen, um damit zu experimentieren.
10. Deine Verwandten aufschlitzen.

11. Jede andere Handlung oder Handlungen, die als illegal angesehen werden.
12. Jede andere Handlung oder Handlungen, die als absolut ekelhaft angesehen werden.

Darüber hinaus übernimmt DER GENIALE AUTOR keine Verantwortung für eine solche Handlung oder Handlungen, die von DEM DUMMEN LESER durchgeführt werden. Dieser Vertrag gilt in allen Ländern der Welt auf unbestimmte Zeit und ist sowohl für Menschen als auch für Hunde rechtsverbindlich.

Unterzeichnet von DER GENIALE AUTOR

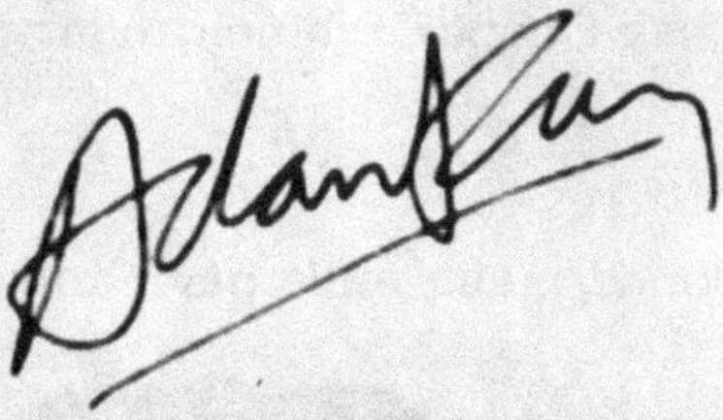

Unterzeichnet von DER DUMME LESER

………………………………………

Datum ……………………………

DANK

Ich danke meinem Ehemann James dafür, dass er nur einmal auf meinen Laptop gekotzt hat.

Ich danke meinem Hund Pippin für die unglaubliche Unterstützung während des Schreibprozesses und darüber hinaus.

Nein, Moment mal, das sollte eigentlich genau umgekehrt sein.

Mein Dank geht außerdem an

Henry Paker, den Illustrator der Stars (wie mich),

Cath Summerhayes und Jess Cooper, meine großartigen Agentinnen,

Ruth Knowles und Emma Jones, meine außergewöhnlichen Lektorinnen,

Francesca Dow und Tom Weldon, meine fabelhaften Verleger

Noah, Zareen, Lenny, Sidney und Jesse – anstelle eurer Geburtstagsgeschenke, werdet ihr nur hier erwähnt (sorry),

Hannah Farrell für all ihre Hilfe bei den Fackten und an Justin Myers, der so Sachen sagt wie: „Es wird eigentlich Fakten geschrieben."

Und schließlich danke ich DIR! (Aber nur, wenn du glaubst, dass dies das beste Buch ist, das du je in deinem Leben gelesen hast. Andernfalls besteht mein Anwalt Nigel darauf, dass du diesen Teil durchstreichst, sonst droht dir die sofortige Verhaftung.)

DOKTOROGRAFIE

ADEMOLA, OMO-OBA ADENRELE *(1916–?)* Omo-Oba Adenrele Ademola wurde als Prinzessin in Nigeria geboren und ließ sich in den 1930er-Jahren in London zur Krankenschwester ausbilden, wo sie während des Zweiten Weltkriegs arbeitete. Ich hoffe wirklich, dass sie ihre Krone auch auf der Station trug.

AGNODIKE *(400 v. Chr.)* Im antiken Griechenland war Agnodike die erste Ärztin überhaupt und auch die erste Hebamme überhaupt. Wie cool ist das denn? (Sehr.)

AL-ZAHRAWI, ABU AL-QASIM *(936–1013)* Al-Zahrawi erfand viele der Dinge, die Chirurgen heute verwenden, z. B. das Skalpell und den Retraktor (eine Art chirurgisches Instrument, kein Traktor).

ANDERSON, ELIZABETH GARRETT *(1836–1917)* Die erste Frau, die sich in Großbritannien als Ärztin qualifizierte, gründete auch das erste Krankenhaus mit weiblichem Personal und war die erste Bürgermeisterin. Sie war wirklich großartig, und mehr Menschen sollten über sie Bescheid wissen – so wie **DU** jetzt!

APGAR, VIRGINIA *(1909–1974)* Erfinderin des Apgar-Scores, eines Tests für neugeborene Babys. Als du geboren wurdest, hat ein Arzt oder eine Hebamme deinen Apgar-Wert überprüft, um zu sehen, wie gesund du bist. (Ich hatte acht von zehn Punkten, liebe Fans.)

ARISTOTELES *(384–322 v. Chr.)* Aristoteles, einer der klügsten Menschen aller Zeiten, fand eine Menge über die menschliche Anatomie heraus. Sein Spitzname war „der wache Geist", was ihn wie eine Art munteres Gespenst erscheinen lässt (aber ganz ehrlich, er war wirklich gut).

AVICENNA (IBN SINA) *(980–1037)* Ein bekannter persischer und islamischer Wissenschaftler, der den Kanon der Medizin schrieb, eines der wichtigsten Bücher über Kanonen überhaupt. Medizin natürlich, nicht Kanonen.

BANTING, FREDERICK *(1891–1941)* und **BEST, CHARLES** *(1899–1978)* Banting und Best erhielten 1923 den Nobelpreis für die Entwicklung von Insulin zur Behandlung von Diabetes. Vierhundert Millionen Menschen auf der Welt haben Diabetes, und sie alle sagen Danke. (Oder *Merci*, oder *Grazie*, oder ඔයාට ස්තූතියි).

BARNAARD, CHRISTIAN *(1922–2001)* Barnard führte die erste erfolgreiche Herztransplantation von Mensch zu Mensch durch. (Er versuchte auch eine Herztransplantation von einem Pavian auf einen Menschen, die aber nicht so gut verlief…)

BLUNDELL, JAMES *(1790–1878)* Der erste Arzt, der erfolgreich eine Bluttransfusion zur Behandlung des Blutverlustes einer Patientin nach einer Geburt einsetzte. Er schlief jeden Tag bis mittags, worauf ich sehr neidisch bin.

BRAILLE, LOUIS *(1809–1852)* Braille entwickelte ein System, das blinden oder sehbehinderten Menschen das Lesen ermöglicht. Braille gibt es heute noch (die Schrift, nicht die Person – sie ist sehr tot).

COOKE WRIGHT, JANE *(1919–2013)* Eine Wissenschaftlerin, die neue und bessere Wege zur Behandlung von Krebs entwickelte, darunter auch bahnbrechende Methoden zur Anwendung von Chemotherapie. Ihre Arbeit hat Millionen von Menschenleben gerettet.

CORI, GERTY *(1896–1957)* Die erste Frau, die mit dem Nobelpreis für Medizin ausgezeichnet wurde. Gerty Cori fand heraus, wie Energie im Körper transportiert wird. (Nicht in kleinen Taxis, wie sich herausstellte.)

COUNEY, MARTIN *(1869–1950)* Couney stellte Frühgeborene in Brutkästen in Vergnügungsparks aus. Ein bisschen seltsam, aber er rettete das Leben von über sechstausend Babys, also lasse ich ihn noch einmal davonkommen.

CURIE, MARIE *(1867–1934)* Marie Curie entdeckte zwei Elemente, erfand mobile Röntgengeräte und war eine der wichtigsten Personen in der Geschichte der Krebsbehandlung. Für all das erhielt sie zwei Nobelpreise, und das ist auch gut so.

DARWIN, CHARLES *(1809–1882)* Er stellte die Evolutionstheorie auf und erklärte, warum einige Tiere überleben und andere aussterben. Eine seiner Lieblingsspeisen waren Gürteltiere, daher ist es ein Wunder, dass sie nicht ausgestorben sind.

DA VINCI, LEONARDO *(1452–1519)* Da Vinci zeichnete erstaunliche Bilder der menschlichen Anatomie, die der Welt halfen, den menschlichen Körper viel besser zu verstehen. Er erfand auch den Fallschirm, den Hubschrauber, die Solarenergie, den Panzer und die Rechenmaschine. Ein ziemlicher Angeber, wenn du mich fragst.

DERHAM, JAMES *(1762–1802)* James Derham war der erste afroamerikanische Arzt. Er wurde in die Sklaverei hineingeboren, hatte aber später seine eigene erfolgreiche Arztpraxis und war sehr wichtig im Kampf gegen Rassismus.

ELION, GERTRUDE *(1918–1999)* Gertrude Elion entwickelte zahlreiche lebensrettende und lebensverändernde Medikamente, darunter auch Mittel gegen Leukämie und AIDS.

FLEMING, ALEXANDER *(1881–1955)* Entdeckte das erste antibiotische Medikament, Penicillin, als in seinem Labor Schimmelpilze wuchsen. Ein Beweis dafür, dass man nie den Abwasch machen sollte.

FRANKENSTEIN, VICTOR *(1818–?)* Nähte eine Menge toter Körper zusammen, um ein Monster zu erschaffen, und erweckte es dann mit Hilfe von Blitzen zum Leben. Irgendein Hobby muss jeder haben, oder? (Vielleicht war er aber auch nur eine Figur in einem Buch.)

FRANKLIN, ROSALIND *(1920–1958)*, **WILKINS, MAURICE** *(1916–2004)*, **WATSON, JAMES** *(*1928)* und **CRICK, FRANCIS** *(1916–2004)* Franklin, Wilkins, Watson und Crick entdeckten die Form der DNA. Sie nannten die Form eine „Doppelhelix". Ich hätte sie als „komisches Spiral-Dingsbums" bezeichnet, aber wahrscheinlich habe ich deshalb auch nie einen Nobelpreis bekommen.

GALEN *(ca. 129–210)* Ein Arzt in der Römerzeit, dessen Ideen und Entdeckungen die Ärzte über tausend Jahre lang lehrten, was zu tun ist. (Leider waren viele seiner Ideen falsch. Ups.)

GRAY, HENRY *(1827–1861)* Autor des medizinischen Lehrbuchs Gray's Anatomy, das auch heute noch verwendet wird, um Ärzten etwas über Anatomie beizubringen. Den Titel für sein Buch hat er bei der gleichnamigen Serie geklaut (ach nee, das war andersrum.).

HARVEY, WILLIAM *(1578–1657)* Einer der ersten, der herausfand, wie das Blut durch den Körper gepumpt wird. (Die Antwort lautet „durch das Herz". Wenn du das nicht wusstest, setz dich sofort in eine Tonne voller Würmer).

HIPPOKRATES *(ca. 460–375 v. Chr.)* Tausenden von Ärzten als „Vater der Medizin" (und den Lesern dieses Buches als „Hippofratze") bekannt.

HUA TUO *(ca. 140–208)* Der erste Arzt, der in China Anästhetika für Operationen einsetzte. Er erfand auch eine Art von Kampfsport, und ich wette, seine Patienten haben ihre Rechnungen immer pünktlich bezahlt.

IBN AL-NAFIS *(1213–1288)* Vor fast eintausend Jahren erforschte Ibn al-Nafis in Ägypten den Blutkreislauf. Leider geriet das in

Vergessenheit, sodass die Menschen noch jahrhundertelang nach ihm nichts kapierten.

JEKYLL, HENRY *(1886–?)* Ein sehr angesehener Arzt, der manchmal ein spezielles Gebräu trank und sich in einen Mörder namens Mr. Hyde verwandelte. Ein bisschen fies, um ehrlich zu sein. Er war allerdings nur eine Romanfigur, also brauchst du keine Albträume zu haben.

JENNER, EDWARD *(1749–1823)* Erfand den allerersten Impfstoff. Einige Leute hatten Angst, dass ihnen nach der Einnahme eines seiner Impfstoffe ein Kuhkopf wachsen würde. (Das war aber nicht der Fall – Impfstoffe sind supersicher.)

KAY, ADAM *(*1980)* Der wichtigste Arzt, den du kennen musst. Viel wichtiger als all die anderen Loser hier.

LAENNEC, RENÉ-THÉOPHILE-HYACINTHE *(1781–1826)* Erfand das Stethoskop. Er war wahrscheinlich auch der erste Arzt, der bei der Anwendung des Stethoskops bei einem Patienten sagte: „Entschuldigung, das ist wirklich kalt!"

LISTER, JOSEPH *(1827–1912)* Joseph Lister erfand die Blisterverpackung. Nicht wirklich – aber er fand heraus, dass die Verwendung von Antiseptika bei Operationen Leben rettet.

MENDEL, GREGOR *(1822–1884)* Ein österreichischer Mönch und Botaniker, der die Vererbung durch Experimente mit Erbsen studierte. Komischer Typ, wenn du mich fragst.

METRODORA *(ca. 200–400 v. Chr.)* Die erste Frau überhaupt, die ein medizinisches Lehrbuch schrieb. Wahrscheinlich nannten ihre Freunde sie Dora oder Dorli.

MOODY, HAROLD *(1882–1947)* Harold Moody wurde in Jamaika geboren und emigrierte nach England, um sich zum Arzt ausbilden zu lassen. Er verbrachte sein Leben damit, gegen Rassismus zu kämpfen und änderte auf brillante Weise Gesetze, die Menschen aufgrund ihrer Hautfarbe diskriminierten.

NIGHTINGALE, FLORENCE *(1820–1910)* Die Begründerin der modernen Krankenpflege. Sie hat die Bedingungen in Krankenhäusern enorm verbessert und mehr Leben gerettet, als ich zählen kann. (Andererseits kann ich auch nur bis fünfzig zählen.)

PARÉ, AMBROISE *(1510–1590)* Ein französischer Chirurg, der eine Vielzahl von Operationen erfand und sich sehr für Schusswunden interessierte. (Ich meine die Behandlung von Schusswunden, nicht die Verabreichung von Schusswunden an Menschen.)

PASTEUR, LOUIS *(1822–1895)* Louis Pasteur wies nach, dass Infektionen von Keimen herrühren, und erfand eine Methode, um sie loszuwerden, wodurch man Milch sicher trinken konnte. Wenn du also gerne Milch trinkst, sag: „Danke, Louis!“ Oder wenn du keine Milch trinkst, sag: „Ich hasse dich, Louis!“

PRUNELLA, GROSSTANTE *(*1929)* Eine nörgelnde alte Frau, die immer meine Texte kritisiert.

Dir ist schon klar, dass ich auch das hier lese?! Prunella

RÖNTGEN, WILHELM *(1845–1923)* Wilhelm erhielt einen Nobelpreis für die Entdeckung der Röntgenstrahlen. Sehr praktisch, um zu überprüfen, ob man sich einen Knochen gebrochen oder ein Sofa verschluckt hat.

SEACOLE, MARY *(1805–1881)* Mary wurde in Jamaika zur Krankenschwester ausgebildet und rettete im Krimkrieg Hunderten von verwundeten Soldaten das Leben, indem sie zu Pferd in die Schlacht ritt, um sie zu behandeln. (Den Namen ihres Pferdes kenne ich leider nicht. Wendy vielleicht?)

SEMMELWEIS, IGNAZ *(1818–1865)* Manchmal sind die einfachsten Dinge die wirksamsten. Ignaz sagte den Chirurgen, sie sollten sich die Hände waschen, und – schwupps! – die Patienten starben nicht mehr.

SHERLOCK, SHEILA *(1918–2001)* Die erste Professorin für Medizin im Vereinigten Königreich. Sie leistete eine Menge Forschungsarbeit, die uns lehrte, wie die Leber funktioniert. Nicht verwandt mit Sherlock Holmes.

SORANUS *(ca. 100 n. Chr.)* Ein antiker griechischer Arzt, der Lehrbücher über Schwangerschaft und Geburt schrieb. Nicht zu verwechseln mit Uranus, der ein Planet ist.

STRANGE, STEPHEN *(*1963)* Der oberste Zauberer der Galaxie und Beschützer der Erde gegen magische und mystische Bedrohungen. Sieht Benedict Cumberbatch ziemlich ähnlich, wenn du mich fragst. Ein wenig fiktiv. Okay, absolut fiktiv.

SUSHRUTA *(ca. 600 v. Chr.)* Wenn du plötzlich vor zweitausend Jahren aufwachen würdest und jemandem den Arm amputieren oder den Grauen Star reparieren müsstest, dann hätte Sushruta zu deinem Glück jede Menge Bücher geschrieben, in denen er dir zeigt, wie man das macht.

TU YOUYOU *(*1930)*, **CAMPBELL, WILLIAM C.** *(*1930)* und **ŌMURA, SATOSHI** *(*1935)* teilen sich den Nobelpreis für die Erfindung von Medikamenten zur Behandlung der schrecklichen Krankheit Malaria, die jedes Jahr eine halbe Million Menschen tötet.

WHO, DOKTOR *(*1963)* Ein außerirdisches Wesen, das das Universum in einem zeitreisenden Raumschiff namens TARDIS erkundet und hofft, dass die Daleks ihn nicht eliminieren. (David Tennant war der Beste, und ich werde mich nicht auf Diskussionen darüber einlassen.) Ja, ja, er ist auch fiktiv.

ZHANG ZHONGJING *(ca. 150–219)* Einer der wichtigsten Ärzte der chinesischen Medizin. Er hat auch die Teigtaschen erfunden, was ihn zu meinem Lieblingsarzt in der ganzen Geschichte macht (abgesehen von mir).

REGISTER

A

Aale 59
AdamIstBrilliantium 375
Ademola, Omo-Oba Adenrele 390
Aderlass 85, 86, 87, 89, 302
Agnodike 261, 262, 390
Ägypter, Alte
- Augen 342, 343, 344
- Blutheilmittel 93
- Chirurgie 223
- Diabetes 300
- Fortpflanzung 258
- Gehirn 17, 22, 23, 24
- Haut 160
- Herz 8, 23, 24, 64, 65, 189
- Kacke 8, 131, 149
- Krebs 373
- Leber 286
- Lunge 188, 189
- Mumien 22, 23, 25, 65, 106, 131, 160, 223
- Nieren 286
- Ohrenschmalz-Kuren 354
- Tests für das Leben nach dem Tod 65
- Träume 52
- Verschmutzung 190
- Wissen über Knochen 315, 318
- Würmer 99, 100
- Zeitreisen 315, 316

Aldini, Giovanni 41
Alexander der Große 31, 215
Alexander Stinkesocke siehe Alexander der Große 31
Aliens 9
Allen, Frederick 303
al-Zahrawi, Abu al-Qasim 227, 232, 390
Amöben, hirnfressende 121
Amputationen 176, 225, 232, 239, 241
Anästhesie 9, 238, 239, 240, 241, 269
Anatomie-Studien 173, 198, 323, 324
Anderson, Elizabeth Garrett 262, 263, 390
Anne, Königin 87
Antarktis 32, 250, 330
Antibiotika 8, 121, 122, 123
Apgar, Virginia 390
Aretaeus von Kappadokien 209
Argumente 33, 368
Aristoteles 31, 32, 33, 66, 67, 163, 287, 390
Arme, Prothesen 232, 328
Arsen 210
Arterien 62, 70, 71, 72
Ärzte
- die wichtigsten 395
- Händewaschen 271, 272
- Hippokratischer Eid 28
- Kopfbedeckung 13
- moderne 386
- Prüfungen 347
- Schnabelmasken 105
- Sexismus 16, 74, 261, 264, 265, 266
- Wächter des königlichen Anus 133
- zu viel geraucht 203, 204, 205

Aspirin 266
Asteroiden 117
Asthma 208, 209, 210
Atem, anhalten 212
Äther 238, 239
Atmen 188, 193, 199
Augen
- beste Sehkraft 349

bionisch 357
Brillen 109, 352, 353, 360
Chirurgie 69
Grauer Star 345, 362
Kontaktlinsen 353
künstliche 232
Laserchirurgie 353
Pupillenerweiterung 358
Staubinfektionen 342, 343
Tränen 360
Augentropfen 362
Autos
in Form einer Niere 311
nicht bei den alten Ägyptern 190
Avicenna 295, 296, 297, 298, 391

B

Babys
Frühgeburt 273, 274
Geschlechtsvorhersage 261
IVF (In-vitro-Fertilisation) 276, 278, 280
Operationen in der Gebärmutter 252
Zwillinge 53, 280
Bäder 166, 169, 265, 280
Baillie, Matthew 305
Bakterien
Antibiotika 119, 120, 121, 123
Größe von 96
Lepra 178
Ball, Alice 178
Banting, Frederick 303, 391
Barbier-Chirurgen 228, 230
Barnard, Christiaan 89, 391
Barry, James 118
Bauchspeicheldrüse 300, 303
Beaulieu, Jaques 307
Beaumont, William 145
Beerdigungen 91, 324
Beethoven, Ludwig van 361
Beine, Prothesen 232, 328
Belladonna 358
Best, Charles 303, 391
Bethlem, Krankenhaus 114
Betten, winzige 336
Bhoja, Raja 49
Bier 82, 305
Blase 284, 287
Blasen-Baby-Krankheit 376
Blei 182, 183, 281
Blinddarmentzündung 250
Blindenschrift 350, 351
Blundell, James 83, 391
Blut
Angst vor 381
Arten 83, 84
Knochenmark 339
Körpersäftetheorie 290, 291, 292
Kreislauf 62, 72, 77, 78
Sexismus 265
Transfusion 83, 84
Trinken 91, 209
Verbände 234, 321
wie man mehr bekommt 15
Blutegel 85, 86, 87, 90, 166
Boyle, Robert 362
Braille, Louis 350, 351, 391
Brei als Deodorant 160
Briefträger anpinkeln 284
Brillen 352, 353, 360
Brot, verschimmelt 162, 194
Brown, Louise 276
Brustwarzen 183
Bücher
alte langweilige 148
Auszeichnungen 249
Großer Brand von London 77
lange Exemplare 69, 225
massive 305
nicht auf Latein 233
Pop-Up 323
viele 29, 50, 72
wertvoll 296
Bummo, Königin 302
Burke, William 326, 327

C

Campbell, William C. 396
Carrotface Megabunny 276
Charles I. 80
Charles II. 87, 108, 338
Chemotherapie 278, 373, 377
Chirurgen
  Friseure 17, 228
  schmutzig 18, 234, 235, 236
Chirurgie
  Augen 69, 347, 348, 353
  die meisten Operationen 252
  durch Schlucken einer Tablette 150
  ferngesteuert 248
  Gehirn 48, 49, 51
  größter Tumor entfernt 250
  Herz 84, 85, 92
  im alten Ägypten 224
  längster Eingriff 53
  Laser 353
  plastisch 244, 245, 246
  Roboter 249
  Schlüsselloch-Chirurgie 246, 247
  selber machen 92, 250
  Stiche 223, 226, 232
  Vater der 225
  vor Erfindung von Anästhesie und Schmerzlinderung 18, 220, 221
Cholera 118, 126, 127
Cochlea-Implantate 356
Cooke Wright, Jane 391
Cori, Gerty 391
Coronavirus 9, 103
Couney, Martin 274, 275, 392
Crazy Sally 328
Crick, Francis 372, 393
CT-Scanner 57
Curie, Marie 8, 16, 374, 375, 376, 392

D

Dämonen 46
Därme
  explodierende 138
  Gefühle 134
  nähen mit 227
  Würmer 130
  Zusammennähen 151
Darwin, Charles 366, 368, 381, 392
da Vinci, Leonardo 196, 197, 198, 199, 353, 392
Defibrillatoren 79
Deodorant 160
Depression, Körpersafttheorie 291
de Réaumur, René 144
Derhma, James 392
Diabetes 300, 301, 302, 303
Dialysemaschine 307
Diarrhö 119, 134, 169, 301
Dinosaurier 12, 18, 376
DNA 371, 372, 373, 376, 378, 379, 380
Doktor Who 396
Dolly das Schaf 371
Donally, Mary 269

E

Eier 256, 257, 278
Eierstöcke 264, 278
Einfaltspinsel 193
Eiserne Lunge 214
Eislutscher 176
Eiter 111, 162
Elektrizität
  Gehirnnachrichten über Nerven durch 41
  Schmerzlinderung 59
Elion, Gertrude 242, 392
Elisabeth I. 182
Ellbogen 333, 334
Empedokles 192
Endoskopie 29, 147, 148, 150
Entwicklung 334, 335, 367, 368

Epilepsie 91
Erbrochenes
keine gute Werbung 229
Körpersäftetheorie 291
Pippin leckt es 54, 144
probieren 155
sieht aus wie Suppe 134
Erbsenpflanzen 369, 370
Erbsensuppe 207
Erfindungen von Präsidenten 360
Erstickung 214
Essen
Ägyptische Erste Hilfe 162
Ägyptische Verdauung 132
Bananensplit 88
beeinflusst die Körpergröße 336
Diäten 137, 138
Glitzerzeit-Ratschläge 267
Hamburger 75
macht kein Blut 71, 136
Nudeln 16, 55, 130
Pilze 29, 97
Schokolade 68
zu viel 122
Eulen 142
Evans, Rhys 376

F

Falten 166, 169, 172
Fehler im Buch 16, 51, 166, 199, 344, 378
Félicie, Jacobina 74
Finger 172, 176
Fingernägel 185
Fischköpfe 267
Fischnieren 287
Fledermäuse 142
Fleischbinden 161, 224
Fleming, Alexander 8, 119, 120, 121, 162, 392
Fliegen ausspucken 106
forensische Pathologie 231
Forßmann, Werner 92
Fortpflanzung
Glitzerzeit 266, 267
grundlegende Funktionsweise der 256
im Alten Ägypten 258, 259
im Alten Rom 264, 265
in der Griechischen Antike 260, 261
IVF (In-vitro-Fertilisation) 276, 278
Fotografien hassen 115
Frankenstein, Victor 42, 392
Franklin, Benjamin 360
Franklin, Rosalind 372, 393
Frauen, Sexismus 16, 74, 261, 262, 263, 264, 265, 266
Frère Jacques 307
Frisbees aus Gehirnscheiben 51
Frisuren 38, 237, 360
Frösche in Hosen 267, 268, 269
Froschhaut 253
Frostbeulen 176
Furzen
Achselhöhle benutzen 230
bezahlt werden für 17, 140
durch Lesen geheilt 136
einen Adam Kay machen 117
Explosionen 148
geheilt durch Blutegel 86
in ein Gefäß 141
Melodien 146
Pippin 140, 199, 203, 346
Schröpfkuren 292
Unruhen anzetteln durch 152
Witze 154
Füße
anstelle von Blutballons 77
Schützengrabenfuß 175

G

Gage, Phineas 56
Galen 68, 69, 70, 71, 136, 264, 290, 301, 320, 346, 393
Galle 285, 291, 292

Gallenblase 248, 299
Gebärmutter 174, 252, 260, 264, 276
Gebärmutter, künstliche 277
Geburt
  Anästhesie 273
  erstes Lehrbuch für Hebammen 265
  Kaiserschnitte 226, 269
  Kindbettfieber 270, 271, 272
  Taubenkot 282
Geburtshilfe 262
Gedächtnis 51, 53
Gehirn
  Beseitigung 24
  -chirurgie 48, 49, 50, 51
  Die alten Griechen sind sich darüber uneins 30, 32, 33
  Entfernung von Knoten 50
  Gedächtnis 51
  Gedankenkontrolle 54, 55
  Geister und Gespenster 39
  Größe 58
  in die Mülltonne geworfen 17, 23, 24
  Klimatisierungssystem 33
  Kontrollzentrum im Einsatz 20
  Neurotransmitter 47
  Persönlichkeit 56
  Scans 56, 57
  -scheiben als Frisbees 51
  Schleimproduktion 28
  Schutz 41
  Versuche, Menschen von den Toten zu erwecken 41, 42
  von Amöben gefressen 121
Geister
  bewegen sich durchs Herz 64
  im Gehirn 39
geistige Gesundheit 45, 46, 47, 48, 58
Gene
  Codelänge 381
  DNA 371, 372, 373, 376, 378, 379, 380
  Einzigartigkeit 364, 373
  Entschlüsselung der 379
  Vererbung 369
Genies
  Autoren 386, 387
  Schönlinge 9
Gerüche
  Deodorant 160
  Infektionen durch 16
  Rauchen 203
  Typhus 172
  zum Bewegen der Gebärmutter 260
Geschwüre 130
Gesichter
  Kämmen 159
  Transplantationen 245
Gillies, Harold 246
Glatze 163, 166, 182
Gliedmaßen, Prothesen 232, 328
Glitzerzeit
  Alkohol 304, 305
  aufregende Erfindungen 37
  Bäder 169
  Bandagen 321
  Barbier-Chirurgen 228, 230
  Entdeckung des Fastens 137, 138
  haarige Babys 279
  Halskette aus Hoden 281
  heilige Fingernägel 185
  Heilmittel aus Pflanzen 194, 195
  Hexen 183
  Hirngespinste 39
  Kreislauf 72
  Läuse 170, 171
  Leichenkatapulte 125
  Liebeszauber 60
  Masken tragen 172

Pest 101, 102, 103, 104, 105
Schmerzlinderung 266
Sezieren nicht erlaubt 323, 324
Süßigkeiten 321, 322
Goldgelenke 338
Götter, ägyptische 65, 131, 189
Grabenfuß 175, 176
Gray, Henry 393
Greatbatch, Wilson 83
Greiter, Franz 178
Griechen, Alte
Alkohol 304
Bewegung 319
Därme 134
Erbrochenes probieren 155
Erfindungen 26
Fortpflanzung 260, 261
Gehirn 28
Glatzköpfigkeit 163, 164
Haut 163
Herz 27, 66, 67, 192
Leber 287
Lunge 191, 192
Operation am Hintern 135
Pipi 287
Prometheus 288
Tränen 360
Große Pest 104, 141, 216
Großer Gestank 15, 152
Großtante Prunella
geheimes Tagebuch 336
isst Fischköpfe 267
kann zählen 48
Kochkünste 206
mag Adams Witze nicht 106, 162, 248
mag keine Kacke 44, 134, 282
mag keine Kinder 12, 65
mag keine unanständigen Wörter 314
Meinung zu Frisuren 38, 237
Milchshake im Klavier 119
Monokel tragen 352
Schmuck 132, 338
sieht aus wie eine Rosine 169
spitze Nase 369
was sie über Adam denkt 14, 16, 17, 33, 66, 86, 130, 164, 169, 171, 189, 203, 222, 225, 243, 282, 356, 364, 365, 381
was sie über das Buch denkt 21, 50, 63, 71, 75, 77, 79, 97, 140, 148, 154, 195, 229, 241, 277, 296, 320, 327, 330, 351, 378, 381, 395
was sie über den Illustrator denkt 209
Weihnachtsgeschenke 67
wie alt sie ist 22
will eine neue Vase 306, 333
will Respekt 284
Glitzerzeit 321, 322
Gurken 127

H

Haare
Färben 166
Glatzköpfigkeit 163, 164, 166, 182
Glitzerzeit-Babys 279
Haarschnitte 38
Menge 158
Shampoo 93, 166, 177
Zaubervorbeugung 183
Halsketten gegen Bauchweh 132
Hämorrhoiden 135, 148
Händewaschen 18, 99, 116, 271
Hardy, James 89
Hare, William 326, 327
Harnleiter 284
Harnröhre 284
Harvey, William 75, 76, 77, 80, 82, 200, 298, 299, 310, 393

Hausaufgaben
besser als Käfer fangen 114
Gehirn-Download 55
Inhalatoren helfen nicht 211
Haustiere
fremde 142, 144
und schwangere Frauen 279
Würmer 99, 100
Haut
Atmung durch 192
Falten 166
größtes Organ 158
Krebs 178, 181
Muttermale 185
reinigen mit Honig 224
reinigen mit Pipi 294
Scanner 180
Sonnenschutz 163
Transplantate 253
Vesalius-Entdeckungen 173, 174
Hebammen 265, 269, 270, 271
Heftklammern 151
heilige Fingenägel 185
Heizung 67
Henri II. von Frankreich 40
Herkunft des Wortes 379
Herz
3D-Druck 88
Anzahl der Kammern 66, 72
ausschneiden 27
Bestattungen 91
Chirurgie 84, 85
Gewicht 65
Herzschrittmacher 83
Hexen 74, 76, 183
Hickser, 400 Millionen 202
HLW (Herz-Lungen-Wiederbelebung) 78
Höhlenmenschen, die am Leben bleiben 62, 63
Intelligenz 67
Kacke aus 8, 64, 65
Kreislauf 72
Po-Rauch-Pumpen 79
tote Mumien 23
Transplantationen 8, 89, 243
Hinternkönig 311
Hippokrates
Doktorarbeit 393
Gehirn 28, 30
Geschlechtsvorhersage für Babys 261
Hämorrhoiden heilen 135
Heilung von Glatzköpfigkeit 164
Körpersäfte-Theorie 291
TB (Tuberkulose) 106
Übungsrezepte 319
Ursachen 8, 30
Vererbung 364, 365
Hoden 281
264
Honig
auf Pickel 161
gemischt mit Schildkrötenhirn 344
gemischt mit Tausendfüßlern 210
Glitzerzeit Bonbons 321
Pipi schmeckt wie 302
zur Reinigung der Haut 224
Hörgeräte 354, 356, 358, 359
Hounsfield, Godfrey 56
Hua Tuo 393
Hüftprothesen 333
Hühner, Kranke Kuren 128
Humangenomprojekt 379
Humor, Sinn für 310
Hunde
Infektionerkennung 126
Innereien 68
Schlüsselloch-Chirurgie 248
Hungersnot 303
Hygiene 116, 118, 160, 236, 237, 271

I

Ibn al-Nafis 72, 393
Idioten, Liste der 414, 415

Immunsystem 242, 376
Impfstoffe 111, 214
Indien, Altes 225, 345
Infektionen
Alte Ägypter 99
Bakterien 119, 120
Hygiene 114, 116, 118
Impfstoffe 110, 111
Mesopotamien 97, 98
nach Operationen 222
Pasteurisierung 112, 113
Seuchen 101, 103, 104, 105
TB (Tuberkulose) 106, 107, 108
Ursache von 16, 96
Inhalatoren 208, 210
Inkubatoren 273, 274
Innozenz VIII., Papst 87
Insekten
die aus dem Nichts auftauchen 143
in Hosen 298
Insulin 300, 302, 303
Irrenhäuser 46, 47
Isabella, Königin von Spanien 169
IVF (In-vitro-Fertilisation) 276, 278

J

James I. 76, 204
Janssen, Zacharias 109
Jefferson, Thomas 360
Jekyll, Henry 394
Jenner, Edward 109, 111, 394
Jobs
furzen 17, 140
Käfer fangen 114
Wächter des königlichen Anus 133
Juan VI. von Portugal und Brasilien 358
Julius Cäsar 14, 166, 226

K

Kacke
als Make-Up 165
als Medizin verwendet 149, 164, 362
auf der Straße 12
aus dem Fenster werfen 168
aus dem Herzen 8, 64, 65
Farbe 285
Füchse 68, 235
Großer Gestank 15
Großtante Prunella mag's nicht 44, 134
Heilung von Glatzköpfigkeit 164
Katarakt-Heilung 362
Knochen-Kacke 339
Liebesheilung 60
Mistkäfer 258, 259
Pfeile eingetaucht in 125
Pferde 206
Pippin 119, 126, 181, 211, 373
Tauben 282
Transplantate 149
Kaiserschnitte 226, 269, 277
Kamm abkochen 182
Kanalisation 152
Kaninchen 126, 276
Kapillaren 72
Katarakte 345, 362
Kay, Adam
auf der Toilette 130
Bundesjugendspiele 243
Coolness 324
einen Adam Kay machen 117
Faulheit 29, 347
Frisur 38, 237
Geburt 9
Großtante Prunellas Meinung zu 14, 16, 17, 33, 66, 86, 130, 164, 169, 171, 189, 203, 222, 225, 248, 282, 356, 364, 365, 381
kluge Familie 263
Kunstfertigkeit 196, 198

  liest geheimes Tagebuch 336
  morgendlicher Blick in den Spiegel 245
  Papa vernichtet Laptop 17
  unfallgefährdet 119, 217
  zerbricht eine Vase 306, 333
Keime 16
Kekse 145
Kelling, George 248
Kindbettfieber 270, 271, 272
Kinderlähmung 214
Kinderlieder
  furzen 146
  Nierenärzte 307
  Plagen 124
Kinnon, Christine 376
Kissiah, Adam 356
Klammern aus Ameisenköpfen 151
Klaviere
  mit Milchshake 119, 361
Klimatisierungssysteme 33, 191, 193
Klone 364, 371, 379
Knie, künstliche 333
Knievel, Evel 337
Knochen
  Analyse 336, 337
  Bewegung 319
  Gipsabdrücke 314
  nicht aus Sperma 320
  Röntgenstrahlen 329, 330, 331
  Verrenkung 315, 328
  Weltrekord im Brechen 337
Knochen-Kacke 339
Kochen im Magen 134
Kolff, Willem 307
Königstropfen 338
Kontaktlinsen 353
Kopfbeulologie 43, 44, 45
Köpfe
  gefroren 57
  Rattentransplantationen 251
Kopfläuse 170
Kopfschmerzen 45, 169
Körpersäftetheorie 290, 291, 292, 298
Krankenhäuser
  Hygiene 116
  schmutzig 114, 116, 234, 235, 236
  wütende Reinigungskräfte 85
Krankenschwestern 116, 117, 390, 394, 395, 396
Kreislauf 62, 71, 72
Krimkrieg 116, 118
Krokodilkacke 165
Kröten 76
Kuchen
  Durchfall 119
  köstlich 122
Kühe
  aufhören zu lesen 303
  explodieren 148
  Kuhpocken 110, 111
Kussmaul, Adolf 148

L

Lächeln, verursacht durch Tetanus 127
Laennec, René-Théophile-Hyacinthe 80, 394
Lähmungen 55
Landsteiner, Karl 83
Langevin, Paul 275
Laparoskopie 246, 248
Läuse 124, 170, 171
Leber
  Alkoholschäden 304, 305
  Alte Ägypter 286
  Arbeitsbereiche 285
  Griechische Antike 287, 288, 289
  Körpersäftetheorie 290
  regenerieren 289
  Transplantationen 8, 243
  Wiliam Harvey 298

Lehrer
- erzwungenes Rauchen 17
- Kleidungsstil 33
- langweilig 55
- Träume über 52

Leichendiebe 324, 326
Le Pétomane 146
Lepra 178
Lickint, Fritz 205
Linse (Auge) 345, 347
Lister, Joseph 236, 237, 272, 394
Liston, Robert 241
Loewi, Otto 47
London 15, 126, 127, 152, 206
Long, Crawford 238
Ludwig XIV. von Frankreich 311
Luft
- Atmung 188, 192, 193
- Sauerstoff 201, 202
- schlechte 103
- Verschmutzung 206, 207
- zu steif 215

Luftröhrenschnitt 216
Lunge
- Eiserne Lunge 214
- Handgepäck 23
- Klimatisierung 191, 193
- Krebs 205
- Leonardo da Vinci 196, 198
- Schmuck 188
- Transplantationen 212, 243
- Umweltverschmutzung 190
- was sie tut 188
- William Harvey 200

Lungenkraut 195

M

Madison, James 360
Magen
- Geschwüre 130
- Handgepäck 23
- Löcher im 145

Magensaft 141, 144
Magensäure 134, 141, 145
Magenschmerzen, heilende Ketten 132
Make-Up 165, 182, 183, 343
Malaria 126
Marionetten 66
Masken, die mit den Zähnen festgehalten werden 172, 173
Mather, Cotton 110
Mäuse
- Atemversuche 201, 202
- Heilung von Glatzköpfigkeit 166
- Heilung von Zahnschmerzen 133

Medizin aus Pflanzen 194, 195
Melonen 127
Mendel, Gregor 369, 370, 394
Menstruation 265
Mesopotamien 97, 98
Metrodora 394
Mikroskope 9, 97, 109, 257, 349, 360
Milch
- als Blutersatz 82
- Bäder 166
- Pasteurisierung 113
- verdorben 16

Milchshakes in Klavieren 119
Milz 299, 310
Mistkäfer 258, 259
Molaison, Henry 51
Mönche 355, 356
Monokel 352, 353
Montgomery, Hugh 80
Moody, Harold 394
Mörder 174, 324, 327, 337
Morse, Harmon Northrop 45
Mozart, Amadeus 87
Mumien, Tote 22, 23, 25, 65, 106, 131, 160, 223, 318, 342, 373
Muskeln 66, 70, 319, 320
Muttermale, wahrsagen 185

N

Namen
berühmt durch die Herkunft 196, 209
interessante 45, 83, 114, 238, 265, 302
langweilige 36, 301
Tiere 32, 170
Nasen, neue 225, 244
Nerven
Elektrizität 41, 42
Lepra 178
römische Entdeckung 34, 35
Vesalius 173
Netzhaut 347
Neurotransmitter 47
Nieren
Aristoteles irrt sich 287
Berater des Herzens 286
Dialysemaschine 307
Galen irrt sich 301
Insektenbehandlung 298
schaumiges Pipi 297
Transplantationen 8, 243
was sie tun 284
Nierensteine 305, 307
Niesen 213
Nigel, der Anwalt 27, 49, 60, 76, 88, 92, 125, 138, 154, 168, 176, 180, 192, 198, 212, 251, 271, 319, 327, 347, 382, 386
Nightingale, Florence 114, 115, 395
Nobelpreise 16, 92, 121, 242, 330, 372, 374, 391, 392, 393, 395, 396

O

O du lieber Augustin 124
Ohren 354, 355, 356, 358
Olympische Spiele 298, 319
Omura, Satoshi 396
O'Neal, Alice 269
Onesimus 110
Organe
Abstoßung 242
größte 158
Osborne, Charles 202
Ötzi 130

P

Papageien 215
Paracetamol 45
Paré, Ambroise 230, 231, 395
Pasteurisierung 113
Pasteur, Louis 16, 112, 395
Paulus von Aegina 301
Penicillin 121, 162
Penis 264, 290
Periode 265, 266
Persönlichkeit 56
Pferde 321
Pflanzenheilkunde 194, 195
Phrenologie 43, 44, 45
Pickel
am Po 12
Honigkur 161
Römisches Make-Up 165
Vorhersage des Babygeschlechts durch 261
Pinguin, versteckter im Bild 32
Pipi
als Blutersatz 82
aus dem Fenster geschüttet 168
Besessenheit in der Glitzerzeit 294
damit gurgeln 154
die Zukunft vorhersagen 308
für die Krankheitsdiagnose verwendet 295
intelligente Toiletten 306
magische Erscheinung 287
römische Affen 290
schmeckt wie Honig 302
Stammzellen 309
Steuern 309
wie es hergestellt wird 284
Pippin

Atem 244
Bett 209
Briefträger anpinkeln 284
Computer reparieren 220
Fürze 140, 199, 203, 346
Gewohnheiten 54, 68, 99, 123, 126, 144, 181, 211, 235, 259, 309, 373
Haare 158
könnte reich sein 140
Kuchen-Durchfall 119
liebt Knochen 314
riecht 349
Spanischunterricht 164
Plagen 101, 103, 124, 141, 216
Plastische Chirurgie 244, 245, 246
Po
Chirurgie 135
es zu oft sagen 122
Flecken 12, 195
Hühner 128
Rauch in Po-Loch blasen 78, 79
Transplantationen 8, 241
Tricks vorführen 146
Wächter des königlichen Anus 133
Pocken 109, 110, 111
Polyzythämie 89
Po-Trompete 355
Priestley, Joseph 201
Prometheus 288
Prothetik 232, 315, 328
Prüfung nach dem Tod 65
Psittakose 215
Pudding 233
Puls 64

Q

Qin Shi Huan (chinesischer Kaiser) 186
Quarantäne 103
Quecksilber 186
Quizshow 107

R

Radium 375, 376, 382
Ratten 101
Rauchen 8, 17, 203, 204, 216
Rehn, Ludwig 85
rheumatoide Arthritis 338
Roberts, Robert 114
Roboter-Butler 54, 88, 122, 150, 180, 185, 211, 249, 277, 306, 308, 334, 357, 378
Rogosow, Lenoid 250
Roland der Furzer 140
Römer, alte
Anatomie-Studien 68
Augen 346, 347
Bewegung 320
Blut trinken 91
Chirurgie 226
durch Fürze verursachte Unruhen 152
Essgewohnheiten 153
Fortpflanzung 264
Gehirn 9
Lunge 193
magisches Blut aus Lebensmitteln 136
Nerven 34, 35
Pipi gurgeln 154
Pipi-Steuern 309
Schönheit 164
und der Penis der Affen 290
Röntgenstrahlen 9, 57, 329, 330
Röntgen, Wilhelm 329, 330, 395
Rotz 28, 213, 292
Rülpsen 117

S

Salzwasser 155, 246
Särge 324, 326
Sauerstoff 201, 202
Säugamme 278
Schädel
als Schale verwendet 318
dick 21
Formveränderung 334

Königstropfen 338
Kopfhöckerforschung 43, 44, 45
Löcher in 48, 49, 56
Schlafen mit einem 156
Schafe 115, 371
Schildkrötenhirne 344
Schimmel 120, 121
Schleim 28, 292
Schleimproduktion 28
Schlüsselloch-Chirurgie 246, 248
Schmerzlinderung 59, 194
Schmuck 132, 188, 210, 281
Schokoriegel-Diebstahl 347
Schröpfen 292
Schulen
erste für blinde Menschen 351
für Ärzte 9
Hausaufgaben 55
Prüfungen 67
Rauchen 216
was sie sind 374
Schwangerschaft 252, 259, 261, 265, 267, 269, 276, 280, 281
Schwarzer Tod 101, 103, 104, 124, 128
Schweine 88, 202, 344
Schwertschlucken 148
Schwertwunden 215, 216, 225, 234, 254, 304
Seacole, Mary 118, 395
Seele 64
Sehkraftverlust 344
Seider, Veronica 349
Semmelweis, Ignaz 270, 271, 395
Senfgas 377
Sexismus 16, 74, 261, 263, 264, 265, 266
Sezieren 323, 324
Shakespeare, William 75
Shampoo 93, 166, 177
Sharpey-Schaefer, Edward 302
Shelley, Mary 42
Sherlock, Sheila 300, 396
Smith, Edwin 224
Smith-Petersen, Marius 333
Snow, John 126
Šobat, Budimir 212
Sodbrennen 153
Sonnenbrand 178
Sonnenbräune, nicht schick 172
Sonnenschutz 163
Soranus 265, 396
Spallanzani, Lazzaro 141, 144
Spazierstöcke 318, 360
Speiseröhre 20, 147, 153
Sperma 256, 257, 320
Spucke 64
Stammzellen 309
Steine essen 230
Steine hüpfen 142
Stethoskope 80, 81, 262, 384
Steuern auf Urin 309
Stillen 278
Stinktiere 364
St. Martin, Alexis 145
Strahlentherapie 8, 184, 373, 374, 377
Strange, Stephen 396
Stuntleute 337
Styles, Harry 183
Suppe 134, 207
Sushruta 225, 244, 345, 396
Süßigkeiten, Glitzerzeit 321

T

Tätowierungen 184
Taubenblut 348
Taubenkacke 164
Taylor, John 347, 361
TB (Tuberkulose) 106, 107, 108
Teigtaschen 396
Themse 15, 152
Tiere
Aristoteles' 31
furzende Kühe 148

Krankheiten, nach denen sie benannt wurden 379
Römische Experimente 68
zusammengeklebt 143
Toast, Erfindung des 32
Toiletten
Adam auf einer 130
intelligent 306
lebenslanger Vorrat an 311
trinken aus 123
Transfusionen 83, 84
Transplantationen
Gesicht 245
Haut 253
Herz 89, 243
Kacke 149
Leber 243
Lunge 212, 243
Nieren 8, 243
Organabstoßung 242
Rattenköpfe 251
Trepanation 49
Tumore, größte entfernte 250
Tutanchamun 224, 318
Tu Youyou 396
Typhus 171, 172

U

Ultraschall 275, 280
Umweltverschmutzung 190, 206, 207
Urin-Gesellschaft 295, 311
Uromantie 308

V

Vagina 264
Venen 70, 71, 77
Ventile 77
Verbrecher 45
Verdauungsapparat
die Ägypter haben ihn nicht verstanden 132
Endoskopie 147, 148
Vererbung 364, 365
Vergnügungsparks 274
Vesalius, Andreas 173, 174
Viren, Größe 96
Vitamine 336
Vorlesen 320

W

Walfett 176
Walker, Madam C. J. 177
Wanzen fangen 114
Waschmaschinen retten Leben 307
Washington, George 87, 360
Wasserpumpen 126, 127
Watson, James 372, 393
Weidenbäume 266
Wein
Färben 166
gemischt mit Eulenblut 209
Krankheit (nicht) heilen 292, 302
Krankheitskeime 112, 113
Weintrauben 135
wie eine Niere geformt 311
Wiles, Philip 333
Wilkins, Maurice 372, 393
William I. 137, 138
Wundstarrkrampf 127
Würmer 14, 99, 100, 130, 170, 254
Würstchen im Drucker 88
Wursthäute retten Leben 307
Wut 292

X

Xerxes, König von Persien 52

Z

Zaaarg, Oktopus-Volk der 9
Zähne
Entfernung von 58
Heilmittel tote Mäuse 133
Masken festhalten mit 172, 173
Mittel gegen Zähneknirschen 156
nie gezählt worden 174
Shampoo-Rezept 166

Zahnpasta 382
133
Zauberei 8, 30, 108, 224, 344
Zehen
Fäulnis 172, 175, 176
Frostbeulen 176
Prothesen 315
Zeichensprache 355, 356
Zeitmaschinen 18
Zhang Zhongjing 396
Zigaretten 17
Zwerchfell 193
Zwillinge 53, 280, 364

MITARBEIT

LEITUNG
Francesca Dow
Tom Weldon

REDAKTION
Isabella Haigh
Emma Jones
James Kay
Ruth Knowles
Wendy Shakespeare

DESIGN & ART DIRECTION
Jan Bielecki
Anna Billson
Jacqui McDonough
Amanda Newman
Dan Newman
Dave Smith

TEXTREDAKTION
Jane Tait

KORREKTUR
Petra Bryce
Claire Davis
Mary Fink
Toria Hegedus
Mary-Jane Wilkins

INDEX
Ruth Ellis

REDAKTIONELLE BERATUNG
Justin Myers

LESEN & BERATUNG
Josey Delaney
Hannah Farrell
Jessica Hamel-Akré
Guntaas Kaur Chugh
Rosie Sykes
Dr. Hannah Walch

RECHTSBERATUNG
Annie Lachmansingh

E-BOOK
Leah Attwood
Jessica Dunn
Koko Ekong

AUDIO
Rebecca Carewe-Jeffries
Shannon Ellis
Amber Kassianou-Hannan
James Keyte
Kate MacDonald
Laura Marlow
Jan Raben
Chloe Rose
Helena Sheffield
Dan Tetsell
Chris Thompson

BESTANDSAUFNAHME
Katherine Whelan

PRODUKTION
Naomi Grün
Michael Martin
Erica Pascal
Jamie Taylor

FINANZEN
Aimee Buchanan
Duc Luong

VERTRÄGE
Mary Fox

RECHTE
Maeve Banham
Bethany Copeland
Susanne Evans
Beth Fennell
Alice Grigg
Millie Lovett
Lena Petzke

VERTRIEB
Kat Baker
Hannah Best
Toni Budden
Karin Burnik
Ruth Burrow
Herbst Evans
Han Ismail
Lorraine Levis
Geraldine McBride
Sophie Marston
Sarah Roscoe
Rozzie Todd
Becki Wells

MARKETING UND KOMMUNIKATION
Simon Armstrong
Roma Baig
Dusty Miller
Jannine Saunders
Tania Vian-Smith

BIBLIOGRAFISCHE METADATEN
Lauren Floodgate
Jack Lowe

ARBEITSABLÄUFE
Lewis Pearce Sally Rideout

DRUCK
David Banks
Bart Chrzanowski
Richard Diaz
Ruby King
Nicola Kingsnorth
Rebecca Lynchsmith
Greg Manterfield-Elfenbein

ADAMS ANWALT
Nigel Rosenkrantz

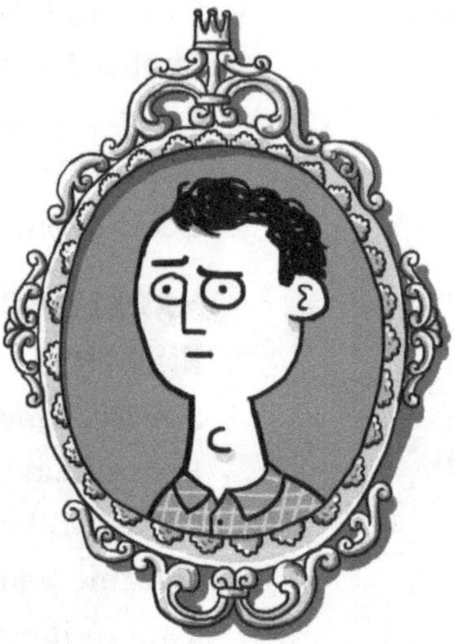

ADAM KAY ist ein ehemaliger Arzt, der drei Millionen Bücher geschrieben und vier Exemplare verkauft hat. Nein, Moment mal – er hat vier Bücher geschrieben und drei Millionen Exemplare verkauft.

#KaysMarvellousMedicine

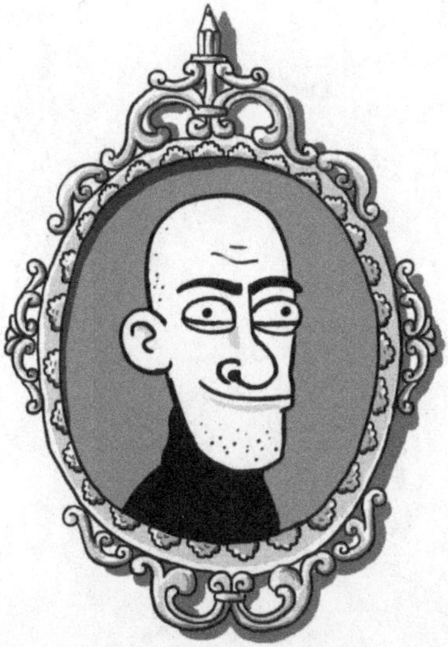

HENRY PAKER war einst ein kleiner Junge, der dumme Kritzeleien an Bücherränder machte. Jetzt ist er ein erwachsener Mann, der dumme Kritzeleien in der Mitte von Büchern macht.

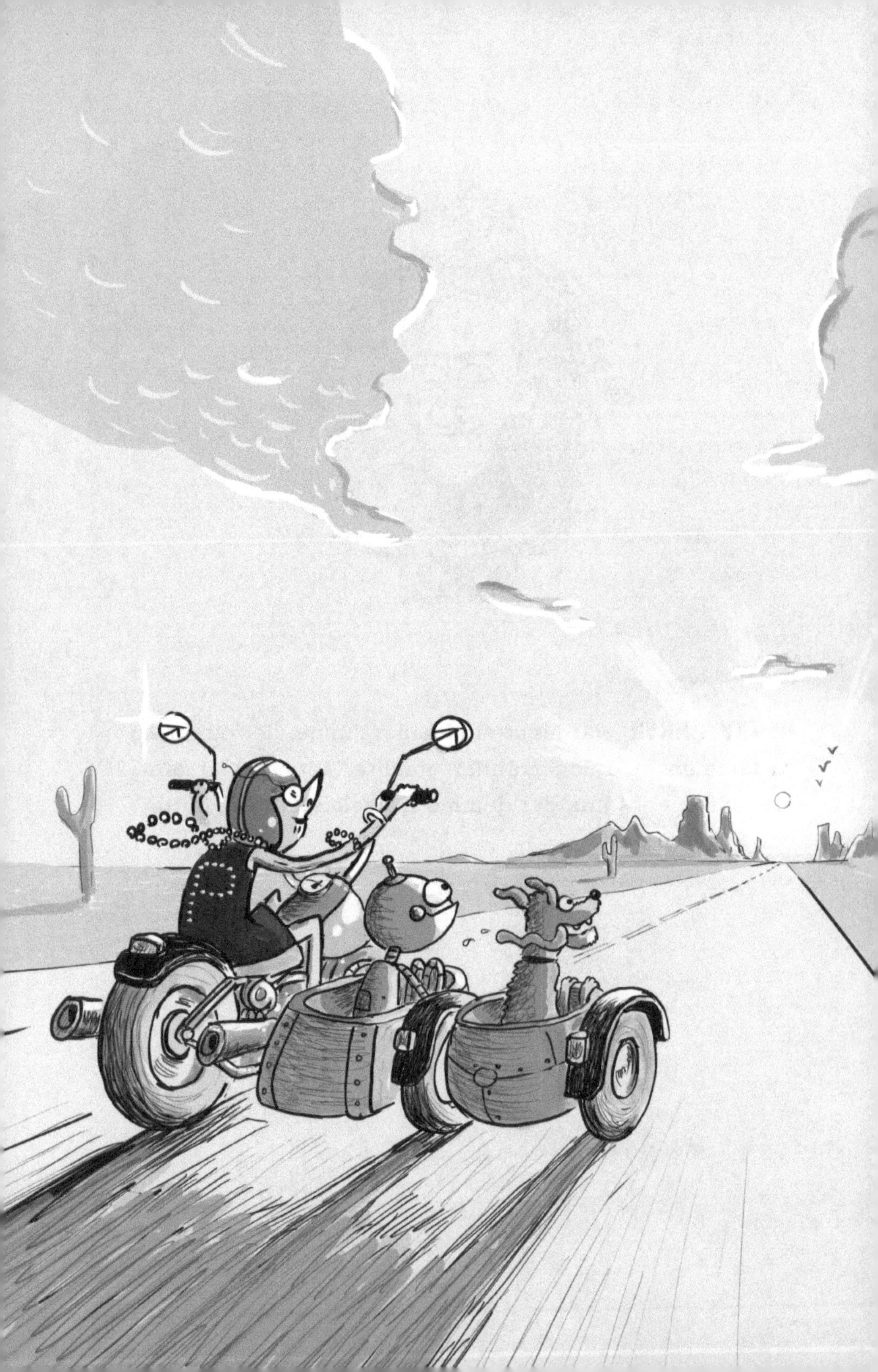